理工系の基礎

# 薬学

## 薬学 編集委員会 編

鍛冶 利幸／花輪 剛久／嶋田 修治／東 達也／真野 泰成／羽田 紀康／高澤 涼子／礒濱 洋一郎／根岸 健一／伊集院 一成／後藤 了／横山 英志／西川 元也／月本 光俊／稲見 圭子／秋本 和憲／原田 陽介／早川 洋一／市原 学／吉澤 一巳／佐藤 嗣道／山下 親正／鈴木 立紀／河野 弥生／上村 直樹／鹿村 恵明 著

丸善出版

# 刊行にあたって

　科学における発見は我々の知的好奇心の高揚に寄与し，また新たな技術開発は日々の生活の向上や目の前に山積するさまざまな課題解決への道筋を照らし出す．その活動の中心にいる科学者や技術者は，実験や分析，シミュレーションを重ね，仮説を組み立てては壊し，適切なモデルを構築しようと，日々研鑽を繰り返しながら，新たな課題に取り組んでいる．

　彼らの研究や技術開発の支えとなっている武器の一つが，若いときに身に着けた基礎学力であることは間違いない．科学の世界に限らず，他の学問やスポーツの世界でも同様である．基礎なくして応用なし，である．

　本シリーズでは，理工系・医療系の学生が，特に大学入学後1，2年の間に，身に着けておくべき基礎的な事項をまとめた．シリーズの編集方針は大きく三つあげられる．第一に掲げた方針は，「一生使える教科書」を目指したことである．この本の内容を習得していればさまざまな場面に応用が効くだけではなく，行き詰ったときの備忘録としても役立つような内容を随所にちりばめたことである．

　第二の方針は，通常の教科書では複数冊の書籍に分かれてしまう分野においても，1冊にまとめたところにある．教科書として使えるだけではなく，ハンドブックや便覧のような網羅性を併せ持つことを目指した．

　また，高校の授業内容や入試科目によっては，前提とする基礎学力が習得されていない場合もある．そのため，第三の方針として，講義における学生の感想やアンケート，また既存の教科書の内容などと照らし合わせながら，高校との接続教育という視点にも十分に配慮した点にある．

　本シリーズの編集・執筆は，東京理科大学の各学科において，該当の講義を受け持つ教員が行った．ただし，学内の学生のためだけの教科書ではなく，広く理工系・医療系の学生に資する教科書とは何かを常に念頭に置き，上記編集方針を達成するため，議論を重ねてきた．本シリーズが国内の理工系・医療系の教育現場にて活用され，多くの優秀な人材の育成・養成につながることを願う．

2015 年 4 月

東京理科大学　学長

藤　嶋　　昭

# 序　文

　薬学はいうまでもなく薬に関する研究領域であるが，包含する研究分野は広く多様であり，そのため薬系人材が活躍する職種や役割も多様なものとなっている．薬学は，日本学術会議薬学委員会薬学教育分科会によれば，「医薬品の創製，生産，適正な使用により，人々の健康を守り，医療に貢献することを目標とする総合科学である」と定義されている．一方，薬学は薬剤師のよって立つ科学的基盤である．薬剤師法第一条は薬剤師の任務について「薬剤師は，調剤，医薬品の供給その他薬事衛生をつかさどることによつて，公衆衛生の向上及び増進に寄与し，もつて国民の健康な生活を確保するものとする」と定めている．これらは薬学が「薬を使う」，「薬をつくる」および「国民の健康を守る」ための科学であり，薬剤師は薬学を科学的基盤として活動する存在であることを明確に示すものである．

　薬学の特徴は，その包含する研究分野の広さにある．原子・イオンから地球環境に至るスケールで人の健康を科学するのは薬学だけである．物質科学（物理系薬学，化学系薬学）と生命科学（生物系薬学）を両輪とする基礎薬学によって化学物質と生命のインターフェースを科学するのも薬学だけである．医療薬学（薬理・病態・薬物治療学，薬剤学など）と衛生薬学（栄養学，公衆衛生学，毒性学，環境衛生学など）は薬学独自の研究分野である．薬学臨床はこのような薬学の特徴と優位性を医療従事者として実践に活かすための研究分野である．近年，科学技術の成果を人と社会との調和のうえで最も望ましい姿に調整するための科学であるレギュラトリーサイエンスの重要性も指摘され始めている．文字通り薬学は総合科学であり，そのことによって，薬系人材は，医療従事者である薬剤師として，創薬研究者・技術者として，あるいは衛生薬事行政を担う公務員として，広く活躍できることになる．

　近年の薬物治療は高度に発展し，その適正な実践のために薬学教育改革が実施され，2006 年度から薬学教育は主に医療人としての薬剤師を目指す 6 年制教育と薬学の基礎的知識を基に医薬品や医療機器の研究者・技術者などの多様な人材養成を目的とした 4 年制教育とに分化した．しかしながら，これは 2 つの薬学が発生したことを意味しない．どちらの教育を受けようとも，切り口に違いはあるが 1 つの薬学を学ぶのであり，薬系人材としてのアイデンティティーをもってそれぞれの持ち場で人の健康に貢献しな

ければならない.

　本書は主として6年制教育を受ける諸君を対象として執筆されたものである．本書の最も大きな特徴は，薬学の膨大な内容をわずか1冊にまとめ，ガイドブック・ハンドブックとして講義の予習・復習に有効に活用できるよう配慮したことである．このような仕様は，4年制教育を受ける諸君の学習にも役立つであろう．また，本書は薬学教育モデル・コアカリキュラムに準拠した形式で執筆されている．したがって，薬剤師国家試験に向けた勉強のまとめなどにも有効に活用してほしい．本書が薬学を学ぶ一助となり，末長く活用していただければ幸いである．なお，本書は薬学科の学生を基本対象としたものであるが，東京理科大学のオリジナル教科書からなる「理工系の基礎」シリーズの一冊として本書を刊行することにした．薬学部は東京理科大学では唯一の医療系学部であり本書も薬学科の教育に沿ったものであるが，薬学が東京理科大学の教育の重要な構成部分であることを鑑みたためである．

　本書の作成にあたっては，藤嶋　昭 東京理科大学学長より終始，叱咤激励をいただいた．また，企画，編集，出版を通じて丸善出版株式会社の安平　進氏，諏佐海香氏，木下岳士氏に大変お世話になった．心より謝意を表する．

2018 年 1 月

執筆者を代表して

鍜 冶 利 幸

# 目　次

## 1．薬剤師　　1

### 1.1　薬剤師の使命 ── 1
1.1.1　医療従事者としての薬剤師の役割　1
1.1.2　薬剤師が果たす役割　1
1.1.3　患者安全と薬害の防止　2
1.1.4　薬学の歴史と未来　4

### 1.2　薬剤師に求められる倫理観 ── 7
1.2.1　生命倫理　7
1.2.2　医療倫理　7

1.2.3　患者の権利　8
1.2.4　研究倫理　9

### 1.3　信頼関係の構築 ── 9
1.3.1　コミュニケーション　9
1.3.2　患者・生活者と薬剤師　10

### 1.4　多職種連携協働とチーム医療 ── 10

## 2．薬学と社会　　12

### 2.1　人と社会に関わる薬剤師 ── 12

### 2.2　薬剤師と医薬品等に係る法規範 ── 12
2.2.1　薬剤師の社会的位置付けと責任に係る法規範　12
2.2.2　医薬品等の品質，有効性及び安全性の確保に
　　　 係る法規範　14
2.2.3　特別な管理を要する薬物等に係る法規範　18

### 2.3　社会保障制度と医療経済 ── 20
2.3.1　社会保障制度とは　20
2.3.2　医療保険制度について　20
2.3.3　介護保険制度　21

### 2.4　地域における薬局と薬剤師 ── 21
2.4.1　地域薬局の役割　21
2.4.2　学校薬剤師の役割　22
2.4.3　セルフメディケーションと薬局　22

## 3．薬学基礎　　23

### 3.1　薬学計算 ── 23
3.1.1　国際単位系と物理定数　23
3.1.2　数値の扱い　24
3.1.3　初等関数　25
3.1.4　微分と積分　26
3.1.5　化学量論と質量作用の法則　28
3.1.6　実務薬学計算　29

### 3.2　物質の物理的性質 ── 31
3.2.1　物質の構造　31
3.2.2　物質のエネルギーと平衡　36
3.2.3　物質の変化　41

### 3.3　化学物質の分析 ── 43
3.3.1　分析の基礎　43

vi　目次

3.3.2　溶液中の化学平衡　44
3.3.3　化学物質の定性分析・定量分析　47
3.3.4　機器を用いる分析法　48
3.3.5　分離分析法　51
3.3.6　臨床現場で用いる分析技術　53

## 3.4　化学物質の性質と反応　54
3.4.1　化学物質の基本的性質　55
3.4.2　有機化合物の性質と反応　60
3.4.3　化学物質の構造決定　64
3.4.4　無機化合物・錯体の構造と性質　67

## 3.5　生体分子・医薬品の化学による理解　69
3.5.1　医薬品の標的となる生体分子の構造と性質　69
3.5.2　医薬品の構造　72
3.5.3　代表的な医薬品の化学構造と性質，作用　74

## 3.6　自然が生み出す薬物　80
3.6.1　薬になる動植鉱物　80
3.6.2　薬の宝庫としての天然物　84

## 3.7　生命現象の基礎　89
3.7.1　細胞の構造と機能　89
3.7.2　生命現象を担う分子　91
3.7.3　生命活動を担うタンパク質　92
3.7.4　生命情報を担う遺伝子　95
3.7.5　生体エネルギーと生命活動を支える代謝系　97
3.7.6　細胞間コミュニケーションと細胞内情報伝達　101
3.7.7　細胞の分裂と死　104

## 3.8　人体の成り立ちと生体機能の調節　108
3.8.1　人体の成り立ち　108
3.8.2　生体機能の調節　118

## 3.9　生体防御と微生物　124
3.9.1　身体を守る　124
3.9.2　免疫系の制御とその破綻・免疫系の応用　128
3.9.3　微生物の基本　130
3.9.4　病原体としての微生物　133

# 4.　衛生薬学　137

## 4.1　健康　137
4.1.1　社会・集団と健康　137
4.1.2　疾病の予防　139
4.1.3　栄養と健康　140

## 4.2　環境　148
4.2.1　化学物質・放射線の生体への影響　148
4.2.2　生活環境と健康　160

# 5.　医療薬学　174

## 5.1　薬の作用と体の変化　174
5.1.1　薬の作用　174
5.1.2　身体の病的変化を知る　176
5.1.3　薬物治療の位置付け　177
5.1.4　医薬品の安全性　177

## 5.2　薬理・病態・薬物治療　179
5.2.1　神経系の疾患と薬　179
5.2.2　免疫・炎症・アレルギーおよび骨・関節の疾患と薬　181
5.2.3　循環器系・血液系・造血器系・泌尿器系・生殖器系の疾患と薬　182
5.2.4　呼吸器系・消化器系の疾患と薬　184
5.2.5　代謝系・内分泌系の疾患と薬　185
5.2.6　感覚器・皮膚の疾患と薬　186
5.2.7　病原微生物（感染症）・悪性新生物（がん）と薬　186
5.2.8　バイオ・細胞医薬品とゲノム情報　189
5.2.9　要指導医薬品・一般用医薬品とセルフメディケーション　189
5.2.10　医療の中の漢方薬　190

| | | | | |
|---|---|---|---|---|
| 5.2.11 | 薬物治療の最適化 | 194 | 5.4.2 薬物動態の解析 | 218 |

## 5.3 薬物治療に役立つ情報 —— 194

| | | |
|---|---|---|
| 5.3.1 | 医薬品情報 | 194 |
| 5.3.2 | 患者情報 | 201 |
| 5.3.3 | 個別化医療 | 202 |

## 5.4 薬の生体内運命 —— 204

| | | |
|---|---|---|
| 5.4.1 | 薬物の体内動態 | 204 |

## 5.5 製剤化のサイエンス —— 226

| | | |
|---|---|---|
| 5.5.1 | 物質の溶解とその速度 | 226 |
| 5.5.2 | 分散系 | 229 |
| 5.5.3 | 製剤材料の物性 | 236 |
| 5.5.4 | 製剤設計 | 250 |
| 5.5.5 | DDS | 266 |

# 6. 薬学臨床　273

## 6.1 薬学臨床の基礎 —— 273

| | | |
|---|---|---|
| 6.1.1 | 早期臨床体験 | 273 |
| 6.1.2 | 臨床における心構え | 276 |
| 6.1.3 | 臨床実習の基礎 | 277 |

## 6.2 処方箋に基づく調剤 —— 280

| | | |
|---|---|---|
| 6.2.1 | 法令・規則などの理解と遵守 | 280 |
| 6.2.2 | 処方箋と疑義照会 | 281 |
| 6.2.3 | 処方箋に基づく医薬品の調製 | 284 |
| 6.2.4 | 患者・来局者応対，服薬指導，患者教育 | 289 |
| 6.2.5 | 医薬品の供給と管理 | 290 |
| 6.2.6 | 安全管理 | 290 |

## 6.3 薬物療法の実践 —— 291

| | | |
|---|---|---|
| 6.3.1 | 患者情報の把握 | 292 |

| | | |
|---|---|---|
| 6.3.2 | 医薬品情報の収集と活用 | 294 |
| 6.3.3 | 処方設計と薬物療法の実践 | 296 |

## 6.4 チーム医療への参画 —— 299

| | | |
|---|---|---|
| 6.4.1 | 医療機関におけるチーム医療 | 299 |
| 6.4.2 | 地域におけるチーム医療 | 301 |

## 6.5 地域の保健・医療・福祉への参画 —— 302

| | | |
|---|---|---|
| 6.5.1 | 在宅（訪問）医療・福祉への参画 | 302 |
| 6.5.2 | 地域保健（公衆衛生，学校薬剤師，啓発活動）への参画 | 304 |
| 6.5.3 | プライマリケア，セルフメディケーションの実践 | 305 |
| 6.5.4 | 災害時医療と薬剤師 | 308 |

# 7. 薬学研究　310

## 7.1 薬学における研究の位置付け —— 310

## 7.2 研究の意義 —— 311

## 7.3 研究に必要な法規範と倫理 —— 311

## 7.4 研究の実践 —— 311

## 7.5 東京理科大学薬学部の研究室 —— 311

# 1. 薬剤師の使命

## 1.1 薬剤師の使命

### 1.1.1 医療従事者としての薬剤師の役割

　広辞苑第六版によると「医療」とは「医術で病気をなおすこと．療治．治療．」とされている．現在，我々の周囲には先進医療，高度医療，個別化医療，在宅医療など，さまざまな医療が存在する．しかし，「病気を診ずして病人を診よ（高木兼寛，東京慈恵会医科大学創設者）」という語に代表されるように，患者に一方的に施される行為は真の医療とはいえない．医療は患者が自分自身の病気について理解し，健康を取り戻す意欲をもつように行われるべきものであり，医療を通して患者に関わるさまざまな人々との信頼関係が重要である．

　「医療を通して患者に関わる人々」には医師，歯科医師，薬剤師，看護師，臨床検査技師，放射線技師，栄養士，ソーシャルワーカー，臨床心理士など，多くの分野の医療従事者が存在する．さらには自分たちが研究・開発した医薬品，医療器具・用具が最終的に患者のために使用され得るのなら，それらの人々も広義の医療従事者といっても過言でないだろう．

　医療従事者としての薬剤師は法律で規定されている．薬剤師法第1条では「薬剤師は，調剤，医薬品の供給その他薬事衛生をつかさどることによって，公衆衛生の向上及び推進に寄与し，もって国民の健康な生活を確保するものとする．」と，規定している．つまり，医療従事者として「調剤」，「医薬品の供給」，「その他薬事衛生」という三つの業務において「国民の健康な生活を確保する」責務を担うこととしている．

　また，「医療法第1条の4」では医療の担い手としての責任について以下のように規定している．つまり，

① 医師，薬剤師などの医療の担い手は医療提供の理念を実現するため，良質かつ適切な医療の実現のために努める．
② 医療の担い手に適切な説明を行い，医療を受ける者の理解を得るように努める．
③ 必要な医療が受けられるよう他の医療提供機関への紹介などによる連携をするよう努める．
④ 機能の分担と業務の連携，情報の共有は義務であり，施設として病院・診療所・薬局，薬局間の連携，医療の担い手として医師・歯科医師・薬剤師の連携するように努める．
⑤ 病院・診療所の管理者は退院後も患者に責任をもち，適切な環境下での療養継続ができるように配慮しなければならない．
⑥ 当該医療提供施設に勤務しない医師などの医療の担い手の診療，研究または研修のため，建物や設備を利用できるように配慮しなければならない．

などと規定している．

　このように薬剤師には，医療の担い手の一員として医薬品の適正使用を推進するため，医療従事者としての高い倫理観，使命感が求められる．

### 1.1.2 薬剤師が果たす役割

　上述したように，薬剤師法により「調剤」，「医薬品の供給」，「その他の薬事衛生」をつかさどることによって，公衆衛生の向上および推進に寄与し，国民の健康な生活を確保することが規定されている．

　「調剤」は薬剤師法第19条では「薬剤師でない者は，販売又は授与の目的で調剤してはならない」としている．ただし，「医師，歯科医師もしくは獣医師が自己の処方箋により自ら調剤できる」という例外規定もある．

　堀岡らは調剤の概念について「調剤とは，医師，歯科医師らの処方により（医師法第22条，歯科医師法第21条），医薬品を使用して特定の患者の特定の疾患に対する薬剤を，特定の使用法に適合するように調製し，患者に交付する業務をいい，薬剤師の職能（薬剤師法第19条）により，患者の投与する薬剤の品質，有効性および安全性を確保することをいう．調剤の実施には，処方点検，薬剤調製，服薬指導の三つの要素がある．それを支えるものとして医療担当者としての，倫理と，幅と奥行きの深い医薬品に関する学識と技術が必要である」としている．

さらに，1999年10月，テルアビブ（イスラエル）で採択された「薬物療法を遂行する際の医師と薬剤師の職分に関する世界医師会声明」では「薬物療法に関する責務に限ることとし，薬剤師の責務全般を論じるものではない」としたうえで，薬剤師の責務として，

・（関連法規に従って）医薬品の安全な調達，適切な保管，調剤を確かなものとすること．
・患者に情報を提供すること．当該情報には，医薬品の名称，その目的，考えられる相互作用および副作用，並びに正しい使用法や保管方法に関する事項を含めることができる．
・相互作用やアレルギー反応，禁忌，治療の重複などがないかどうか，処方内容を検討すること．疑問があれば，処方者（医師）と協議すること．
・患者の求めに応じて，医薬品に関係した問題や処方された医薬品に関する疑問に答えること．
・（そのようなことが薬剤師の責務であることを自覚し）非処方箋薬の選定や使用，さらに軽い症状や疾病に対してどのように対処すればよいのか，患者にアドバイスすること．セルフメディケーションを行うことが適切でない場合には，医師のもとを訪れ，診断，治療を受けるよう勧めること．
・医薬品の副作用について，適宜保健当局に通報すること．
・医薬品に関する全般的ないし，特別な情報を一般市民および保健医療従事者に対して提供および共有すること．
・生涯教育を通じて，薬物療法に関する高い知識水準を維持すること．

としている．

近年，調剤に対する観念は，「処方箋に記載されている医薬品を機械的に取りそろえる」という，長い間抱かれていた固定観念を脱却し，薬剤師と医師とがお互いの役割を尊重しつつ，協力しあい，医薬品が安全かつ適切に用いられ，最善の保健成果を上げるようにすることによって，患者は最大の恩恵を受けることができる．

薬剤師は医療機関，調剤薬局はもちろんのこと，行政機関，製薬企業，食品企業，化粧品企業など，薬を取り扱うさまざまな領域で医薬品の適正使用に貢献している．

## 1.1.3 患者安全と薬害の防止

医療は内在する危険を抑止し良好な効果を挙げるため，免許に基づく専門的医療従事者が担う**ヒューマンファクター**と，専門性の異なる医療集団によって，段階的・継続的に営まれる**フィジカルファクター**とよばれる二つのファクターによってシステム化されている．

手術，検査，医薬品の投与をはじめ種々の医療行為には常にリスクが伴い，それに伴う人為的なエラー，手術前後の合併症や感染症，医薬品の過量投与による副作用などは医療過誤，医療事故としてしばしば報道されている．

リスクは当然低減するべきであり，米国では1999年12月，Institute of Medicine of the National Academy of Sciences の医療の質に関する委員会（Committee on Quality of Health Care in America）において "To Err is Human: Building a Safer Health System" と題する委員会報告を発表し，医療事故防止を目指す取り組みを提唱した．そこでは「人は誰でも間違える」ことを前提に，「間違っても（事故を起こしても）障害に至らないようにするにはどうすればよいかを提言し，エラーを起こしてしまった個人を攻撃するのではなく，安全を確保できる方向にシステムを設計し直し，将来のエラーを減らすように専心すること」としている．この概念はフェイルセーフとよばれ，人為的にミスがあっても安全が確保されるよう，幾重にも安全の網を巡らす安全性の概念であり，最近では自動車の自動制御装置などを生み出している．

わが国の医療に着目すると，1990年代の医療事故に対する認識は「医療事故はあってはならず，各個人の注意で防ぐことができる（はず）」というものから，2000年以降は「医療事故は誰にでも起こり得るので，チームや組織全体の在り方を改善すべきである」というものに大きく変わっている．

医療事故・医療過誤に関わる用語は以下のように使い分けられている．

・アクシデント：医療事故に相当する．医療関係施設・場所で，医療の全過程中に発生する（医療従事者も含む）人身事故
・医療過誤：何らかの医療事故の原因に医療機関や医療従事者の過失がある場合．
・インシデント（ヒヤリ・ハット）：誤った医療行為が実施前に発見されるか，実施されても患者に影響をおよぼさなかったもの．

ハインリッヒの法則によると，一つの重大な事故の背景には，29の小事故，さらにその背景には300の事故に至らなかった事例（ヒヤリ・ハット事例，インシデント事例）がある．これらの事例を収集し，どのような状況下でインシデントが発生し，その原因がどのように考えられ，解決されたかについて医療従事者

間で情報共有することは医療事故を低減するうえで重要である.

ヒヤリ・ハット事例を解析し医療事故を未然に防ぐシステムを人的・環境的に整備することをリスクマネジメントとよぶ.

薬剤師が関与するリスクマネジメントとしては「処方設計への関与」,「与薬時の注意」,「投薬後の管理」などが挙げられる.

薬学を学ぶうえで,有害な副作用と薬害について知ることは医薬品開発,医薬品の適正使用上極めて重要である.

副作用は医薬品の効能,効果に比して著しく有害な作用があり,その有害な作用のうち医薬品との因果関係を否定できないものをいう.

薬害の定義は定まっていないが,「医薬品を適正に使用」または「適正だとして使用」した結果生じた副作用被害のうち,その被害を食い止めるための対策が不十分あるいは遅延することにより被害が拡大し,社会的問題となったものと考えることができる.

### a. ペニシリンによるショック死事件

1956 年 3 月に東京大学法学部の尾高朝雄教授(当時)が,抜歯後の化膿止めとしてペニシリンの注射を受け,その直後に胸苦しさを訴え,そのまま意識不明となり死亡する事件が発生した.この事件は,日本で医薬品による副作用が問題となったはじめての事例で,その後の調査から 1953～1957 年に 1276 名でペニシリンによるアナフィラキシーショックが出現し,うち 124 名が死亡していることが明らかになった.

これにより「事前のショックテスト」や「慎重投与」が求められるようになった.

### b. サリドマイド薬害

西ドイツのグリュネンタール社が鎮静催眠作用薬として発売し,成人の副作用として末梢神経障害(手や足のしびれ,など)が起こることが報告されたものの,重要視されなかった.その後,日本では 1958 年,睡眠薬「イソミン」として発売され,1960 年には胃腸薬「プロバン M」にも配合され,妊婦がつわり止めとして服用する機会が増えて被害が拡大した.特に妊娠初期の妊婦がサリドマイドを服用すると奇形が発生し,四肢の発育不全や未発達な状態の四肢奇形児(胎芽病,アザラシ肢症,フォコメリア児)が出生した.1959 年には欧州でも四肢奇形の報告があり,1961 年にドイツのレンツがサリドマイドと四肢奇形との関連を報告した.

これを機に非臨床試験段階からの安全性調査研究が重視されるようになった.

### c. アンプル入り風邪薬事件

1965 年 2 月に,アミノピリン,スルピリンなどを主成分とした内用液剤のアンプル入り風邪薬が原因と思われるショック死事件が次々に報道され,大きな社会問題となった.その後の調べで,同様の死亡事故は数年前から起きており,1959～1965 年に 38 名が死亡していることも明らかになった.1964 年に厚生省(当時)から規制されるまでは一回用量以上の成分が封入され,規制通知後も薬局などで在庫処分のため漫然と販売が続けられ,被害者数は増え続けた.

これを受けて副作用モニター制度が発足することとなった.

### d. スモン事件

キノホルムは第二次世界大戦以前には外用消毒および内服薬としてはアメーバ赤痢のみに適用があった.しかし,戦後日本国内では整腸剤として通常の下痢などの消化器症状まで適応が拡大され,1 日投与量あるいは投与期間についても制限が緩められ,服用することによって神経障害患者が多数発生した.患者の多くは,特に 1960 年代後半,日本国内でのみ異常に多く(1 万人以上)発生した.これに対して全国各地で裁判が起こされ,その結果,明らかな薬害として,国と製薬企業の責任が認められ,医薬品副作用被害救済基金法の制定につながった.

### e. クロロキン事件

クロロキンは 1955 年(昭和 30 年)頃に開発されて,マラリア,リウマチ,全身性エリテマトーデスの治療薬として発売された.その中で,日本でのみ腎炎,ネフローゼ,てんかんにも適応が認められため,世界に比べより多くの人が使うことになったとされている.クロロキンを使った人に,目が見えにくくなるクロロキン網膜症(視野欠損)が報告され,1962 年以降,症例報告は増加したが,網膜症が添付文書の使用上の注意に記載されたのは 1969 年であった.

このあと副作用モニター制度による調査,再評価が義務化された.

### f. 薬害エイズ

ヒト免疫不全ウイルス(HIV)に感染したと推定される血液提供者の血液を加熱処理しないまま原料とした血液凝固因子製剤で,汚染された血液が原因で発生

した．この血液製剤は，本来，血友病患者の出血を止めるあるいは出血を予防するためのもので，日本では全血友病患者の4割にあたる1800人がHIVに感染し，少なくとも500人が死亡したとされている．

これにより生物由来製品に関する規制と感染症症例報告の設置が制度化され，感染症被害救済事業の契機となった．

### g. ソリブジン事件

ソリブジンは，帯状疱疹に適応をもつ抗ウイルス薬として1993年に発売されたが，フルオロウラシル（5-FU）系抗がん剤との併用で相互作用を生じ，その後の調査で多数（23例）の未報告副作用例の存在が判明し，発売後1カ月で15名が併用による副作用で死亡したことが明らかになった．しかし，半年後においても大部分の医療機関が被害者に併用による被害の事実を知らせていないことが明らかになり，厚生省（当時）が添付文書の改訂を製薬会社側に指示した．しかし，他科診療の患者の薬剤把握ができなかったことや医薬品の回収が徹底されず，通知後も被害が発生した．

これを受けて，緊急安全性情報（イエローレター）の発行が義務となり，添付文書の「警告」「禁忌」など特に注意喚起の必要がある事項を本文冒頭に記載するなど記載様式を変更されることとなった．

### h. 医原性クロイツフェルト・ヤコブ病

脳外科手術により移植された脳硬膜（ドイツから輸入したヒトの死体由来の脳硬膜）から感染し，脳にプリオンタンパクが蓄積し，脳の一部が海綿状に変化して脳神経細胞の機能が失われた．プリオン病の代表的な症状であるCJD（Creutzfeldt-Jacob disease）は100万人に一人の難病であるが，未アルカリ処理の脳硬膜を使用した患者に多く確認されている．

生物由来製品に関する規制，および感染症定期報告・記録および記録の保存が義務となり，生物由来製品感染など被害救済制度の創設されることとなった．

## 1.1.4 薬学の歴史と未来

薬学は，薬としての科学から薬剤師としての知識・技能・態度に関するものまでの広範な分野で成立している．そこで，それらの分野と存在価値を歴史から学び，薬にまつわる先人達の思いや苦労を知り，どのようにして薬学という学問が成立し，近代医療の薬物治療に貢献し，今後，どのような未来があるのか，薬学を医薬品，薬剤師，薬学教育の三つの視点から垣間見

てもらいたい．また，薬学部で学ぶ者として，その歴史的経緯も知っておいて欲しい．

### a. 医薬品開発の歴史

病気との闘いは，人類の誕生とともにはじまったが，古代の昔，病気とは，（前世も含めた）悪い行いに対する神からの罰であると考えられており，治療とは神に許しを請うことであった．

その後，文明が発祥した地では，古代中国の「神農」，古代インドの「ブラフマー」，古代エジプトの「イムホテプ」などの治癒神の存在が語られ，神農は『神農本草経』という薬物書も伝えている．この頃は，植物と動物と鉱物などの自然界から得られたものを薬として利用していた．

紀元前400年頃，ヒポクラテスは，病気の原因を追求し，神や悪霊によるものではなく，環境が体におよぼす障害によるものであると説き，原始的な迷信や呪術による宗教的治療と医療を切り離した．その貢献から彼は「医学の祖」といわれている．

紀元78年にはディオスコリデスが『薬物誌』を刊行した．これが薬学の誕生とよばれている．その後，ガレノスは，薬物を治療に役立てるために製剤を行い，それを用いて治療を行った．これらの貢献から，彼は「薬学の祖」とよばれている．

ヨーロッパでは，その後の中世に入ると医療の暗黒時代を迎えることになり，医学・薬学の発展は止まった．そして，7世紀には，ギリシャ・ローマの古典医学と古代エジプトの鍛冶屋から発展したといわれる錬金術が出合ったアラビア医学が，再びヨーロッパに受け継がれることになる．そして，この頃の錬金術により，現代の簡単な化学実験器具が開発されており，また，その化学実験技術から成分抽出や精製が可能になり，医薬品開発の基盤と，医薬品創成を担った薬剤師誕生に至る基礎が作られた．

17世紀から18世紀にかけて，医学が“病気の科学”として確立され，病気の原因を科学的に突き止め，予防法に関する研究が盛んに行われた．

1796年ジェンナーは天然痘予防のため種痘を完成させている．日本では1803年に華岡青洲が全身麻酔による乳がん手術に成功した．

薬局薬剤師だったゼルチュナーは，1803年あへんから鎮痛成分であるモルヒネの単離に成功した．この頃より，動植物からの薬効成分単離に関する研究が盛んに行われるようになった．1820年にはペレチェとカベントウがマラリア特効薬であるキニーネをキナ皮から単離するのに成功している．

ゼンメルヴァイスは，1840年代後半に，産科医が塩素水で手を洗うことによって産褥熱による産婦死亡率が減少するという「消毒」による有効性を証明したが，認められなかった．その後，外科医のリスターは，フェノールを用いた殺菌消毒と，手術に使用する道具や衣類などの滅菌とを合わせることにより，産後や術後感染による死亡率を消毒により激減させることに成功した．

その後の19世紀後半，パスツールにより作られた狂犬病ワクチンが，はじめて人間に接種されて効果をあげ，コッホにより，炭疽菌や結核菌，コレラ菌などが発見されるなどされて，細菌学は医学の重要なキーワードとなった．なお，この頃，北里柴三郎や志賀潔，野口英世など多くの日本人が苦学の末に，細菌学発展に大きな貢献を果たしており，感染症の原因が解明されはじめた．

1887年に長井長義は生薬の麻黄（マオウ）から有効成分のエフェドリンの単離に成功し，日本における生薬有効成分研究がはじまった．この業績は日本の薬学が世界に伍してゆく実力を備えた象徴でもあった．また，日本では，薬学はあくまで医学の一分野であるという認識があったが，彼は薬学を独立した学問とし，1880年に発足した日本薬学会の発展にも貢献した．また，1900年に高峰譲吉はアドレナリン抽出に成功し，最初のホルモン発見者となった．鈴木梅太郎はオリザニン（ビタミンB₁）を発見するなどし，20世紀に入ると科学や生物学の進歩により医薬品開発も加速した．

1910年にはエールリッヒと秦佐八郎によりサルバルサンが開発され，梅毒治療に貢献した．また，ドーマクによりサルファ剤が創製され，化学療法剤が感染症に対して効果をもつようになった．

1928年にはフレミングがペニシリンを発見し，抗生物質として第二次世界大戦中にはじめて治療に使用され，人類の感染症との戦いに偉大なる貢献をした．その後，1943年にワクスマン，シャッツにより発見されたストレプトマイシンにより不治の病とされていた結核治療を飛躍的に前進させた．その後，分子レベルでの受容体との相互作用解析により胃酸分泌抑制薬であるシメチジン（H₂-Blocker）を開発（1975年）するなど，薬理学・生理学・生化学の進歩により分子レベルでの病態・薬理効果発現機構の解明が進んだ結果，現在は，がんなどの治療薬として使用される「分子標的薬」などが開発されている．さらに，遺伝子工学の進歩，ペプチド・糖鎖改変技術の高度化により生体内の微量活性物質の創製が可能となり，タンパク製剤，抗体医薬などが実用化されている．現在はアンチセンス，アプタマーやmiRNA（microRNA）標的医薬などの核酸医薬の開発が進められている．

今後は患者一人一人の病態に合わせた投与形態に関する研究が進み，個別化医療（テーラーメード医療）を支援する医薬品開発の進展が予想される．

### b. 薬剤師の歴史

古代，病気の患者に治療を行う者に，現在の多様な職種による専門性などはなく，「医療」の中に包含されていた．つまり，現在でいう所の薬剤師も医師も看護師も臨床検査技師もなく，また，臨床家と研究者などの区別も存在せず，宗教家が治療を施すことも多く，職能分離もしていなかった．西洋でも中世までは，現在でいう医師が薬を作り，現在でいう薬剤師が治療を行うこともあった．

1240年に，フリードリヒ2世（ローマ皇帝）によって薬事に関する法律が制定され，医師による薬局経営の禁止，薬剤師の資格化，薬剤師業務内容の取締などが制度化された．これを契機に，ヨーロッパでは医薬分業体制になり，医師と薬剤師の職能や役割が区別されるようになった．

日本では，薬が作られ売られるようになったのは鎌倉・室町時代以降で，それまでは主に僧侶である朝廷医による薬種（薬の材料となる生薬）が製造販売されていただけであった．上述の時代以降になると，いくつもの生薬を配合して丸剤にした薬が売られるなど，庶民が薬を手にすることができるようになる．

江戸時代には，中国で発達した「本草学（不老不死その他の薬を研究する学問）」が発達し，輸入に頼っていた生薬の基原植物の栽培などが行われるようになり，各地に薬草園が作られるようになった．江戸時代後期になると生薬を主としてはいたが，植物の育成・採取，真偽鑑定，製薬技術など薬学領域の専門性が求められるようになったと考えられるが，さらに，ヨーロッパ医薬も輸入されるようになり，医薬品の真贋を見極める必要性を求められるようになっていったと考えられる．

明治維新を迎え，1869年にドイツ医学の導入を新政府が決めたことで，陸軍軍医のミュルレルとホフマンが大学東校（後の東京大学医学部）において医学教育を開始した．その後，ミュルレルは「医学と独立した学問として薬学があり，薬剤師の協力なくして医療は成り立たない」と提言し，文部省医務局長の長与専斎は同年の1873年9月，医学校に製薬学科を付設した．

1873 年には「調剤取調之法」が布達され，医薬品の取り扱いを政府の許可を得た薬舗主に限定し，医家による販売を禁止した．翌 1874 年「医制」が公布され，漢方医による診療を排除し，医学校における医学の修得者，医師試験合格者のみが診療を行うことを定め，薬を売ることを禁止し，さらに，調剤は薬舗主・手代が医師の処方によって行うときのみに許されることも定められた．

1885 年には日本薬局方が完成し，翌年公布され，1889 年には法律「薬品営業並薬品取扱規則」が公布され，薬剤師および薬局という言葉が定義された．しかし，この頃の日本において，自ら患者に薬を与え，その報酬を薬代で得てきた医師達にとって，医薬品の調剤と販売の権利を失うことは容認できなかったと考えられ，また実際に調剤を担う薬剤師の養成者数が十分でなかったことから，上記の法律に，医師の調剤権を「当分の間」容認する条文をつけるに至った．しかし，議会での審議の間に「当分の間」という文言がいつの間にか削除されて成立してしまった．そのことにより，以降，臨床において薬剤師が十分な活動をする場所や機会の確保ができなくなってしまった．

約 100 年後，1973 年に日本医師会は完全医薬分業を 5 年限定にて決定し，その後，中央社会保険医療協議会の答申を受けて，1974 年に医療費の高騰，制度の見直しなどの一環とした診療報酬改定の際に，"医師による処方箋発行の報酬が大きく増額された"ことで院外処方箋発行が増加しはじめた．その後，1985 年と 1992 年には医療法の改正が行われ，医療の場への薬剤師の参加と位置付けが明確にされた．1996 年には薬剤師法が改正され，薬剤師による患者への情報提供・指導の義務と責任が明確化された．

これまでの薬剤師は製剤や調剤で主として活躍してきたが，現在の薬剤師は，さらに薬学的立場から医薬品を通した貢献を目的とする医療薬学を担うようになってきている．

これからの薬剤師は，患者の薬物治療への明確な貢献を目的とする臨床薬学（clinical pharmacy）と医薬品適正使用を経済・科学的に評価する drug use evaluation（DUE），medication use evaluation（MUE）などでの活躍が期待されている．

### c. 薬学教育の歴史

それまでの徒弟制度から脱した日本の近代薬学教育は，1873 年 9 月の大学東校に製薬学科を付設した所からはじまる．

1874 年に公布された「医制」の医薬分業を，早急に実施するため，文部省の「薬学校通則」の公布・通達から 3 年制甲種と 2 年制乙種の薬学校が設立されたものの，薬剤師の養成者数は少なく，また，患者への薬代で収入を得てきた医師達が，調剤と販売の権利を失うことを恐れたからか，医師の薬舗兼業を認める訓令により，医薬分業が実現せず，これにより薬学教育を受けた薬剤師の活躍の場所が失われてしまった．

さらに，当時の日本では製薬企業も未発達で，東京大学製薬学科の卒業生の就職先は，軍病院などに限られた．そのためか，1878 年から 1886 年までの卒業生は 34 名と少なく，製薬学科は廃止されてしまう．しかし，1886 年の学制改革による帝国大学設立時に医科大学薬学科として復活することができた．なお，1889 年の「薬品営業並薬品取扱規則」における医師の調剤権が「当分の間」ではなくなってしまったことから，廃校となった薬学校も多かった．その後，1903 年に専門学校令が施行され，薬学校は薬学専門学校に昇格し，製薬企業も卒業生を採用するようになった．そのような経緯もあり，約 100 年の間，薬学教育を受けた薬剤師が，その職能を医療の中で十分に発揮する機会は少なく，薬学教育は創薬技術と医薬品の開発研究が主となっていった．

戦後，連合国最高司令部（GHQ）は，1949 年に学制を施行し，すべての専門学校が新制大学となった．なお，この年に第 1 回薬剤師国家試験が行われたが，薬剤師国家試験は，1985 年に試験出題基準が策定され，1986 年から年 1 回の実施となり，1996 年から問題数が 240 問となった．

2003 年国会において，薬学教育を 6 年制とする学校教育法および薬剤師法改正案が可決・公布され，2006 年から 6 年制薬学教育がスタートした．なお，6 年制の卒業生に合わせ，2012 年の第 97 回薬剤師国家試験から問題数は 345 問に増加した．

製薬企業で必要とされる創薬や製剤のための技術，薬剤師に必要な調剤技術などは，より高度な専門性が要求されるか，徐々に機械化されていくと考えられる．これからの薬学教育は，ほかの医療系学部にはない充実した卒業研究に携わった経験を基に，多くの事象を総合した冷静な判断ができる科学者としての一面を有し，さらに高度な薬物治療を担う臨床薬剤師を育成していくことになると思われる．

### d. 東京理科大学薬学部の歴史

東京理科大学は，1881 年（明治 14 年）「理学の普及を以て国運発展の基礎とする」の志のもとに，当時唯一の大学(東京大学)の物理学科を卒業したばかりの

青年理学士ら 21 人によって東京物理学講習所として創立され，理学の普及運動を推進した．その 2 年後には東京物理学校と改称，そして昭和 24 年の学制改革により東京理科大学となり，136 年経った今日では 7 学部 31 学科を基盤とする理工系総合大学に発展した．

そして「良き理学の基礎をもつ薬学」という理念のもと理学部との協調をかかげて，1960 年（昭和 35 年）1 月 20 日に薬学部薬学科が誕生し，本学が理工系総合大学へと大きな飛躍を遂げる引き金となった．

1965 年には「製薬学科」と「薬剤・衛生薬学科」の 2 学科となり，同年，大学院薬学研究科修士課程を設けることになった．なお，1967 年に「薬剤・衛生薬学科」は「薬学科」へと改称されている．

1978 年には大学院博士課程が設置され，薬学部発足約 20 年にして，構成上の完成をみることになった．

2003 年には，野田キャンパスへと移転することになり，医療薬学教育センターが設置され，2004 年には DDS 研究センター，創薬情報科学センターが誕生することになった．

2006 年には，改正学校教育法および改正薬剤師法により，「薬学科（6 年制）」と「生命創薬科学科（4 年制）」を設置し，2010 年，薬学部は創立 50 周年を迎えている．

---

### 1.1 節のまとめ

- 薬剤師は，薬物治療を行う患者へ薬を渡す最後の医療の担い手である．
- その責任を過去の過ちから学び，それを自らのこととして忘れず，患者に対して安全で有効な薬物治療を提供するために，医薬品について最も熟知した医療従事者として，使命をまっとうする義務を有している．

---

## ■ 1.2　薬剤師に求められる倫理観

### 1.2.1　生命倫理

生命は「自己複製：自分と同じ姿の個体とつくりだすこと」，「エネルギー代謝：必要なエネルギーを生み出す化学反応のこと」，「細胞構造：外界と自己を隔てる膜を有している」の三つの属性を備えているとされている[7]．

これに倫理的な面，すなわち人間が生物的な存在であると同時に社会的な存在であるという二面性を合わせ考えたのが生命倫理である．

医療面から捉えた生命倫理として

① 自律尊重原則：人に対して敬意をもち，人格の尊重すること．患者に関しては自己決定できる患者については本人の自由意志による決定を尊重し，自己決定できない患者（子ども，精神障害者・知的障害者）については人としての保護を与える．また，そこでは個人の情報は完全に守られる．
② 無危害原則：患者や被験者に危害を与えないこと．
③ 善行原則：患者・被験者の最善の利益を考えること．医学，薬学研究の場合は将来の患者のために医学・薬学の発展を追求すること．
④ 正義原則：人に対して公正な処遇を与える．つまり，同等のものは同等に扱う相対的正義，利益・負担（医療に例えれば，医療資源，被験者の選択，被験者と受益者の対応関係，被験者の利益・患者の利益）を公平に配分する配分的正義，被害を受けた人に対して正当な補償を行う補償的正義などさらに細分化される．

これら 4 原則のうち②の無危害原則と④の正義原則はヒポクラテスの誓いの時代から医療倫理において中心的な位置を占めてきた．一方，①の自立尊重原則と③の善行原則は最近になって確立した概念である．

このように生命倫理は生命科学に関する先端研究，ヒトを対象とする臨床研究，倫理的な問題，告知やインフォームド・コンセント，および医療経済に関する問題など，多岐にわたる事項を倫理的に考えることである．

実際の医療現場では生命倫理の 4 原則はさまざまな場面における判断指標として広く活用されている．

### 1.2.2　医療倫理

「医の倫理」といえばヒポクラテスの誓いを想像する読者は多いだろう．ヒポクラテスは紀元前 5 世紀にエーゲ海のコス島に産まれたギリシャの医師で，従前より長く行われてきた呪術を中心とした医療と異なり，健康・病気を科学的な視点から捉えたことから，

医学の祖とされている．彼の弟子達により編纂された『ヒポクラテス全集』に書かれた，医師の職業倫理に関する宣誓文がいわゆる「ヒポクラテスの誓い」であり，最古の医の倫理の原点とされている．中でも最もよく知られているのは「私は能力と判断の限り患者に利益すると思う養生法をとり，悪くて有害とする方法を決してとらない．」という文言である．この誓いは弟子達により忠実に継承され，日本にも江戸時代に蘭法医により継承されている．

この誓いは患者の利益を決めるのは医師であり，患者の意思と判断はそこにはないことから，現代の患者を中心とした医療の考え方にあっては父権主義（パターナリズム，paternalism）であるとの解釈もある[8]．

ヒポクラテスの誓いを現代的な言葉で表現したのがWMA（World Medical Association，世界医師会）の**ジュネーブ宣言**（1948年）である．これは「医師として，生涯かけて，人類への奉仕の為にささげる，師に対して尊敬と感謝の気持ちを持ち続ける，良心と尊厳をもって医療に従事する，患者の健康を最優先のこととする，患者の秘密を厳守する，同僚の医師を兄弟とみなす，そして力のおよぶ限り，医師という職業の名誉と高潔な伝統を守り続けることを誓う」というものである．ジュネーブ宣言は時代の趨勢を反映して改訂が重ねられている．

医療倫理を理解するためのキーワードとしては「個人の尊重」，「インフォームド・コンセント」，「守秘義務」などがある．これらはいずれも，医師・患者関係の基本であるが，現実には相互関係において理解し合えないケースが出現する．医療倫理を学び，知ることはさまざまな事例を通して合理的かつ原則に沿って対処できるようになる．

## 1.2.3　患者の権利

患者の権利を考えるうえで**インフォームド・コンセント**という語は重要なキーワードとなる．インフォームド・コンセントという語がはじめて使用されたのはサルゴ裁判とよばれる1957年10月22日，カリフォルニア下級裁判所のブレイ判事によるサルゴ判決である．これは大動脈造影のために使用された麻酔によって半身不随となった患者のマーティン・サルゴ氏が，検査の危険性に関する事前の説明が不十分であったとして，スタンフォード大学病院に対して訴訟を起こしたもので，裁判所は，患者の同意を得るためには医師は危険性を十分に説明する義務があると述べた．

インフォームド・コンセントは一般に「説明と同意」と訳されるが，① 医療従事者による正しい説明，② 患者が説明を十分に理解すること，③ 患者の主体性や自主性，④ 患者による選択（同意，拒否，同意後の撤回など）の四つの要素から成り立っている．

したがってヒポクラテスの誓い以来，医師と患者との間にあったパターナリズムに基づいた関係には，医師と患者が同じ人間として，対等な人格として，平等な人権を有するといった考えはみられなかった．しかし，近年，米国を中心に発展してきたインフォームド・コンセントの概念は医療従事者（医師）と患者は対等の関係にあり，患者が自分自身のことを自らが決めることができるという自律の権利，自己決定権があるという点で大きく異なる．

このように，インフォームド・コンセントを実践するうえで，医師には治療のリスクと代替治療について適切に説明する義務がある．

日本におけるインフォームド・コンセントについては，インフォームド・コンセントの在り方に関する検討会により，「わが国におけるインフォームド・コンセントは，米国で反省されている患者の権利の主張と医療従事者の責任回避という対立的側面でとらえるべきではなく，よりよい医療環境を築くという基本的な考え方に基づくものでなければならない．すなわち，自己の権利のみを主張する患者や，形式的に患者の同意を得ようとする医療従事者を想定したものではなく，懇切丁寧な説明を受けたいと望む患者と十分な説明を行うことが医療提供の重要な要素であるとの認識をもつ医療従事者が協力し合う医療環境を築くことが目標なのである．

言い換えるなら，インフォームド・コンセントを成立させるためには，医療現場における患者と医療従事者の関係を上下関係や対立の構図で考えるのではなく，相互の立場を尊重し，相互の理解を深める努力が必要であり，究極において，患者のクオリティ・オブ・ライフ（生活と人生の質）の確保・向上を目的とした質の高い医療を達成しようという考えが必要である．

インフォームド・コンセントとは，医療に制約を加えようとするものではなく，医療従事者の知識と技能を最大限に発揮するための環境づくりであり，医療行為の基本的な要素であり，態度であるといえる．」と提言している[9]．

この概念は医師のみならず，薬剤師にもあてはまる概念であり，医薬品が適正に使用されるため，調剤した薬品に関する情報の患者への提供の義務，必要な薬学的知見に基づく患者指導の義務が薬剤師法第25条の2（情報の提供及び指導）で規定されている．

### 1.2.4 研究倫理

研究とは「よく調べ考えて真理を極めること」とされている（広辞苑第六版より）．言い換えれば，研究行動は「本物を見たいという知的欲求を満たす一連の行為」と考えることができる．その真理探求のうえで「人として踏み行うべき道，道徳，モラル」が**研究倫理**である．

真理を極めるのが研究であるとすれば，それに対する研究不正は真理として世に受け入れられてきた事象を根底から覆すことになり，それにより生じる影響は計り知れない．

ステネックによれば過去の研究者の責任に欠ける行為を3群に大別した[10]．この中で最も問題視されるのはFFPとよばれる，**ねつ造（fabrication），改ざん（falsification），盗用（plagiarism）**である．

日本においても2014年に文部科学省が「研究活動における不正行為への対応策等に関するガイドライン」を策定した．

また，医療に関係する研究倫理としては厚生労働省が策定した「臨床研究に関する倫理指針」，「疫学研究に関する倫理指針」，「動物愛護と代替試験法」に関する指針が策定された．例として，

① ヒトゲノム・遺伝子解析研究に関する倫理指針
② 人を対象とする医学系研究に関する倫理指針
③ 遺伝子治療臨床研究に関する倫理指針
④ 手術などで摘出されたヒト組織を用いた研究開発の在り方
⑤ ヒト幹細胞を用いる臨床研究に関する指針
⑥ 厚生労働省の所管する実施機関における動物実験などの実施に関する指針

などがある．

---

### 1.2 節のまとめ

- 薬剤師には高い倫理観が求められる．
- 生命倫理，医療倫理を学ぶことは患者の権利を守ることになる．
- Pharmacist-Scientist として研究に対する高い倫理観がこれからいっそう求められる．

---

## 1.3　信頼関係の構築

あなたが他人と関わりをもつ際，まず，あなたは一人の人間として他人と接するはずである．その他人が患者という立場だった場合，初対面でも，あなたが薬剤師であると告げれば，薬の専門家として絶大な信頼をしてくれるのだろうか．

相手の状況や思いを把握し，さらに，それらに配慮しつつ相手が理解・納得できるよう，気持ちを汲み取ったうえで，治療薬や薬物治療の話をすれば，患者は熱心にあなたの話を聞いてくれるようになるのではないだろうか．

つまり，あなたが薬剤師として他人と接するのであれば，単に話しやすい人物というだけでなく，医薬品や薬物治療と，それらに付随する確固たる知識や技能に裏打ちされた，正確かつ適切な対応が必要となる．

ただ単に，マニュアル通りの技法を駆使して接した所で，本質的な信頼は得られない．常日頃から，自らの専門性向上に取り組み，自ら恥じることのない薬の専門家となったうえで，信頼を得る思いやりや技術を身に付けてこそ，初対面の患者に対して，旧知のごと

くの信頼が得られ，それが患者自身を積極的に医療へと参加させることにつながるのではないだろうか．

### 1.3.1　コミュニケーション

人間が互いに意思・感情・思考を伝達し合うことで，言語・文字その他視覚・聴覚に訴える身振り・表情・声などの手段によって行われるものを差す．

主に，二つに分類され，言葉を伝達手段とする「言語的コミュニケーション」と，言葉以外の伝達手段によるものを「非言語的コミュニケーション」がある．私たちは意識せずに，これらを同時に行うことで，正確に相手に情報伝達を行っている．言語と準言語（言葉を使う際の声の高さや速度）によって伝えられる情報は全体の35%程度であり，残りの65%は言葉以外の手段による非言語的コミュニケーションにより得られるといわれている．例えば，何かミスを犯した際に，相手が「大丈夫だ，心配するな」という言葉を発したとしても，顔を歪め，腰に手を当てて，吐き捨てるようにいわれたら，「このミスは重大で許されないものだったのではないか」と感じるのではないだろうか．このように，純粋に言語だけのコミュニケーショ

ンというものはあり得ない．特に医療従事者である薬剤師の場合，相手と接する場合には，敬語などの言語だけでなく，準言語あるいは非言語的コミュニケーションが一致していないと相手に信用されないばかりか，不安や嫌悪感を与えてしまうことがあるので，十分な訓練が必要となる．

### 1.3.2　患者・生活者と薬剤師

　医療従事者である薬剤師は，病気になり軽度から重度の，どのような病状であるにせよ薬物治療により治癒を願う患者の行動をできるだけ支持し，援助することが求められる．しかし，患者が要望することをすべて肯定し，支持することは病状との兼ね合いで難しい場合も多い．また，逆に，最も効果的で効率的な薬物治療が最適解だと薬剤師の専門的立場から確信できたとしても，患者の気持ちを無視した援助は，必ずしも成功しない．

　医療従事者として頭に置くべきは共感的な態度である．しかし，その共感は同じ体験をしていない他人にとって，本質的に理解できることではないが，技術として身に付けたコミュニケーション技術を駆使すれば得られるというものでもない．"患者自身が感じ・思

っていることを，できる限り自分自身のこととして積極的に体験する"ことによって得られるものである．

　患者や一般市民と，薬剤師や医療従事者として接する際，相手の心理を把握するために最も重要なのは，「相手に関心をもち，その言動（特に，非言語的コミュニケーションについて）を観察する」ことである．患者と医療者の間には，目に見えない「壁」が存在しており，その見えない壁を取り除かないと，患者の信頼が得られず，心を開いてはくれない．そして，医療者自身が心を開き，一般論ではなく，その患者や家族などの個人へと向けたメッセージとして言葉を発することも重要である．ただし，過度に患者の気持ちに同調し，あたかも患者やその家族であるかのごとく同一化してしまうことのないよう，客観的かつ専門的な視点を見失ってはいけない．患者や家族の要求をできるだけ満たす必要はあるが，治療の妨げになるような要求に対しては，専門家として何処まで可能なのか，どうして要求を受け入れられないのか，などといった部分を鑑みて，落とし所を提案していくべきである．できるだけ患者・家族とともに，自分自身の心理状況や行動についても，客観的に把握できるようにしておきたい．

---

### 1.3 節のまとめ

- 薬剤師であれば，患者から信用されるなどと過信してはいけない．
- 自分や家族のことと思って，薬を介して意思疎通を行い，患者の要求と薬の専門家としての自らの方針とが一致・共感できる部分をうまく見つけ出してこそ，薬物治療のプロフェッショナルといえる．

---

## 1.4　多職種連携協働とチーム医療

　薬学部で学ぶあなたが「薬剤師」となり，医療チームの一員として仕事を行う際には，新人であろうがベテランであろうが，薬の専門家としての役割を期待され，責任をもって薬剤師という職能を発揮することを，当然求められるが，どの専門職であってもすべてのことを知り対応できる訳ではない．しかし，自分の知識や経験などの能力の限界を知ったうえで，その限界を超えていくという信念をもち，実際に超える行動力と結果が求められる．命を預かるからには，生半可な気持ちで医療に従事することは許されないという覚悟をもつようにする．

　世界的に，薬剤師の活動は「臨床で活躍する薬剤師

（clinical pharmacy）」から，患者の QOL を改善する成果を目的とし，そのために責任をもって薬に関するケアを直接患者に提供するという**ファーマシューティカルケア**へと移行しており，単なる薬の専門家として活動するだけでなく，患者に対していかにその専門性を生かした結果を出せるのかという段階に移っている．

　チーム医療では，チーム内の各専門家が自分の専門的な能力を生かし，ベストな治療を構築していくことになるが，そのチームには医療従事者ばかりでなく，**患者**や時には**家族**も加わり，それぞれの立場からの意見を述べ合い，尊重し合いながら，チームとしての目標を達成していく必要がある．

　今後，薬剤師は病気である患者ばかりを相手にするのではなく，地域住民の健康維持に対する役割や活躍

についても期待されている．今後は，薬剤師という職業がどのような活動を行い，どのような形で患者や地域住民達に役立つ存在なのか，自らの活動を通してアピールしていくことも必要になる．

## 参考文献

［1］堀岡正義，"調剤学総論 改訂12版"，南山堂，2015.

［2］中村健，白神誠，木村和子編，"薬事法規・制度・倫理マニュアル 第11版"，南山堂，2013.

［3］日本薬学会編，"ヒューマニズム・薬学入門"，東京化学同人，2015.

［4］辰野高司，"日本の薬学"，薬事日報社，2011.

［5］日本薬史学会編，"薬学史事典"，薬事日報社，2016.

［6］東京理科大学薬学部50周年記念誌編纂委員会，"東京理科大学薬学部50周年記念誌"，菅原印刷，2010.

［7］大島泰郎，生命の定義と生物物理学，生物物理，2010，50，112-113.

［8］乾賢一監修，"薬学倫理・医薬品開発・臨床研究・医療統計学"，中山書店，2017.

［9］インフォームド・コンセントの在り方に関する検討会，"インフォームド・コンセントの在り方に関する検討会報告書" 1993，http://www.umin.ac.jp/ inf-consent.htm#sec-2-1.

［10］Steneck NH., Fostering integrity in research: Definitions, current knowledge, and future directions, Sci. Eng. Ethics, 2006, 12, 53-74.

# 2. 薬学と社会

## 2.1 人と社会に関わる薬剤師

薬学を学んだ者は，薬剤師あるいは薬学の研究者として医療，創薬，医薬品の供給面において広く活躍できるが，これらの業務のほとんどは生命に関連するため法律の重い規制下に置かれている．そのため薬学を学ぶ者には，高い法律的素養を身に付けることが求められる．

## 2.2 薬剤師と医薬品等に係る法規範

### 2.2.1 薬剤師の社会的位置付けと責任に係る法規範

#### a. 法令とその構成

**（ⅰ） 法令を正しく解釈するために**

法令は解釈に疑義が生じないように要件と効果だけが簡潔に記述されており，かつ特有な言い回しが多いため，初学者にとって難解な文章である．法令を正しく解釈するためには，法令用語を正しく理解することが重要である．

(1) **又は・若しくは** 「**又は**」と「**若しくは**」は，ともに複数の語句を選択的に結び付ける場合（英語では or）に使われるが，両者は使われる段階が異なる．「若しくは」は「又は」で結び付けられたそれぞれの語句の中を細分化してさらに語句を選択的に結び付ける場合に使われる．そのため，「A 若しくは B の C 又は D……」のような法令文の構成は 図 2-1 のようになる．

(2) **及び・並びに** 「**及び**」と「**並びに**」は，とも

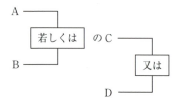

図 2-1 「又は」と「若しくは」を含む法令文の構成

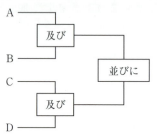

図 2-2 「及び」と「並びに」を含む法令文の構成

に複数の語句を併合的に結び付ける場合（英語では and）に使われるが，両者は使われる段階が異なる．「並びに」は「及び」で結び付けられたそれぞれの語句をさらに上位の段階で他の語句と併合的に結び付ける場合に使われる．そのため，「A 及び B 並びに C 及び D……」のような法令文の構成は 図 2-2 のようになる．

(3) **その他・その他の** 「**その他**」は一般にそれによって結び付けられる語句が並列関係にある場合に使われるが，「**その他の**」はそれによって結び付けられる語句が部分と全体の関係にある場合に使われる．

・A，B，C その他 D ⇒ ABCD はすべて並列関係
・A，B，C その他の D ⇒ ABC は D の例示
　　　　　　　　　　　　（D に ABC が含まれる．）

**（ⅱ） 法体系**

法体系は国の基本法である**憲法**を頂点とし，次に国会の議決により制定される**法律**（例：薬剤師**法**），次に法律を実行するために内閣が制定する**政令**（例：薬剤師法施行**令**），次に法律や政令を実行するために各省大臣が命令する**省令**（例：薬剤師法施行**規則**）の順に構成されている．法律を運用する際の詳細は政令や省令に記述されるので，法律を正しく解釈するためには政令や省令まで読む必要がある．

**（ⅲ） 法令の全文を知るには**

本書は紙面に制約があり，法令の全文を紹介するこ

とができない．重要な法令は学習者自らが確認することが重要である．その際に有用な書籍として，毎年刊行される『薬事衛生六法』（薬事日報社），ウェブサイトとして「e-Gov 法令検索」（http://elaws.e-gov.go.jp/search/elawsSearch/elaws_search/lsg0100/）がある．

### b. 薬剤師法

#### （ⅰ） 薬剤師の任務

薬剤師の任務は，調剤，医薬品の供給その他薬事衛生をつかさどることによって，公衆衛生の向上及び増進に寄与し，もって国民の健康な生活を確保するものと規定されている（法第1条）．

#### （ⅱ） 薬剤師免許

薬剤師になるには薬剤師国家試験に合格することが絶対条件であり，その後欠格事由に該当しないことの確認が行われ，薬剤師名簿に登録された時点で厚生労働大臣より免許が与えられる（法第2条～第7条）．

#### （ⅲ） 業務

調剤は薬剤師の独占業務であるが，一定の条件下で自己の処方箋により自ら調剤する場合に，医師，歯科医師及び獣医師も調剤ができる（法第19条）．薬剤師は調剤業務の独占が与えられているため，正当な理由がなければ調剤を拒むことができない（法第21条）．

調剤の場所は薬局であるが，例外的に病院の調剤所（院内処方箋のみ），患者の居宅（調剤の業務に制限がある）及び災害時については薬局以外の場所で調剤ができる（法第22条）．

薬剤師には，調剤した薬剤の容器又は被包に，患者の氏名，用法，用量，調剤年月日，調剤した薬剤師の氏名，調剤した薬局又は病院若しくは診療所等の名称及び所在地を記載し（法第25条，規則第14条），さらに患者又は現にその看護に当たっている者に対し，必要な情報を提供し，及び必要な薬学的知見に基づく指導を行う義務がある（法第25条の2）．

薬剤師には，調剤済みとなった処方箋に，調剤済みの旨，調剤年月日，調剤した薬局又は病院若しくは診療所等の名称及び所在地，処方医の同意を得て医薬品を変更して調剤した場合はその変更の内容，疑義照会した場合はその回答の内容を記入し，かつ記名押印し，又は署名する義務がある（法第26条，規則第15条）．

### c. 医療法

医療法には医療基本法としての性格と，病院及び診療所の施設基準法としての性格がある．

#### （ⅰ） 医療提供の理念

医療は，生命の尊重と個人の尊厳の保持を旨とし，医師，歯科医師，薬剤師，看護師その他の医療の担い手と医療を受ける者との信頼関係に基づき，及び医療を受ける者の心身の状況に応じて行われるとともに，その内容は，単に治療のみならず，疾病の予防のための措置及びリハビリテーションを含む良質かつ適切なものでなければならないと規定されている（法第1条の2）．

#### （ⅱ） 病院及び診療所

病院は20人以上の患者を入院させるための施設を有するもので，開設には都道府県知事の許可が必要である．診療所は入院施設を有しないもの又は19人以下の患者を入院させるための施設を有するもので，臨床研修等終了医師（又は歯科医師）が開設した際には都道府県知事への届出，それ以外の者が開設する際には都道府県知事の許可が必要である．病床の種別は，精神病床，感染症病床，結核病床，療養病床及び一般病床がある（法第1条の5，法第7条）．

#### （ⅲ） 地域医療支援病院

地域医療支援病院とは，紹介患者に対し医療を提供し，医療機器などの共同利用の実施等を通じてかかりつけ医等を支援する能力を有するものとして，都道府県知事の承認を得たもので，承認要件には救急医療を提供する能力を有することや病床数200以上等がある（法第4条，規則第6条の2）．

#### （ⅳ） 特定機能病院

特定機能病院とは，高度の医療を提供する能力等を有するものとして，厚生労働大臣の承認を得たもので，承認要件には高度の医療技術の開発及び評価を行う能力を有することや病床数400以上などがある（法第4条の2，規則第6条の5）．

#### （ⅴ） 医療提供体制

厚生労働大臣が定めた基本方針に即して，都道府県が地域の実情に応じて医療計画を定める（法第30条の3，法第30条の4）．

## d. 医師法と保健師助産師看護師法

医療現場で関わることが多い医師と看護師の法定業務を把握することは重要である．医師の任務は，医療及び保健指導を掌ることによって公衆衛生の向上及び増進に寄与し，もって国民の健康な生活を確保するものと規定されており，医業は医師の独占業務である（医師法第1条，医師法第17条）．看護師の定義は，傷病者若しくはじょく婦に対する療養上の世話又は診療の補助を行うことを業とする者であり，療養上の世話又は診療の補助は看護師の独占業務である（保健師助産師看護師法第5条，保健師助産師看護師法第31条）．

## e. 個人情報の保護に関する法律

この法律は，高度情報通信社会の進展に伴い個人情報の利用が著しく拡大していることに鑑み，個人情報の適正な取り扱いに関し，基本理念及び政府による基本方針の作成その他の個人情報の保護に関する施策の基本となる事項を定めている．（法第1条）．

## f. 医療の担い手としての使命・責任・倫理

医療の担い手にとって考え方や姿勢の根幹となるのは生命倫理であり，さらに重要な法的責任として，民事的責任，刑事的責任及び行政的責任がある．

### （i） 民事的責任（民法）

債務者がその債務の本旨に従った履行をしないとき，債務者の責めに帰すべき事由によって履行をすることができなくなったときは（債務不履行），債権者は損害賠償を請求できる（法第415条）．故意又は過失によって他人の権利又は法律上保護される利益を侵害した者には（不法行為），損害賠償の責任が生じる（法第709条）．

### （ii） 刑事的責任（刑法）

医師，薬剤師，医薬品販売業者，助産師，弁護士，公証人又はこれらの職にあった者が，正当な理由がないのに，その業務上取り扱ったことについて知り得た人の秘密を漏らしたときは（秘密漏示），6月以下の懲役又は10万円以下の罰金に処せられる（法第134条）．業務上必要な注意を怠り，よって人を死傷させた者は（業務上過失致死傷），5年以下の懲役若しくは禁錮又は100万円以下の罰金に処せられる（法第211条）．

### （iii） 行政的責任（関係する各法律）

行政法規に違反した場合は，特定の身分や業の許可に係る行政処分が行われる．

## 2.2.2 医薬品等の品質，有効性及び安全性の確保に係る法規範

### a. 医薬品，医療機器等の品質，有効性及び安全性の確保等に関する法律（略して医薬品医療機器等法）

#### （i） 目的

この法律の目的は，医薬品，医薬部外品，化粧品，医療機器及び再生医療等製品の品質，有効性及び安全性の確保並びにこれらの使用による保健衛生上の危害の発生及び拡大の防止のために必要な規制を行うとともに，指定薬物の規制に関する措置を講ずるほか，医療上特にその必要性が高い医薬品，医療機器及び再生医療等製品の研究開発の促進のために必要な措置を講ずることにより，保健衛生の向上を図ることである（法第1条）．

#### （ii） 対象物の定義

(1) 医薬品　医薬品とは，①日本薬局方に収められている物，②人又は動物の疾病の診断，治療又は予防に使用されることが目的とされている物，③人又は動物の身体の構造又は機能に影響を及ぼすことが目的とされている物である（法第2条1項）．医薬品は図2-3のように分類される．

(2) 医薬部外品　医薬部外品とは，一定の使用目的（人又は動物の保健のためにするねずみ，はえ，蚊，のみ等の防除や，医薬品の定義の②又は③）がある物で，人体に対する作用が緩和なものである（法第2条2項）．

(3) 化粧品　化粧品とは，人に対する一定の使用目的（身体を清潔にし，美化する等）及び使用方法（身体への塗擦，散布等）がある物で，人体に対する作用が緩和なものである（法第2条3項）．

(4) 医療機器　医療機器とは，医薬品の定義の②又は③と同じ使用目的のある機械器具等で，政令で定めるものであり，リスクに応じて高度管理医療機器，管理医療機器及び一般医療機器に分類される（法第2条4項）．

(5) 再生医療等製品　再生医療等製品とは，人又は動物の疾病の治療又は予防等に使用されることが目的とされている物のうち，人又は動物の細胞に培養その他の加工を施したもので，政令で定めるものである（法第2条9項）．

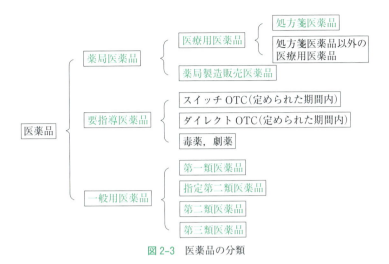

図 2-3 医薬品の分類

(ⅲ) 薬局

(1) 定義　薬局とは，薬剤師が販売又は授与の目的で調剤の業務を行う場所（医薬品の販売業に必要な場所を含む）であり，病院若しくは診療所又は飼育動物診療施設の調剤所は除かれる（法第2条12項）．

(2) 開設　薬局の開設は，その所在地の都道府県知事の許可が必要であり，6年ごとに更新が必要である（法第4条）．許可要件は，構造設備，業務体制及び申請者であり，これらの要件を満たさなければ許可が与えられないことがある（法第5条）．

(3) 薬局の管理者　薬局の管理者は，必ず薬剤師で兼業が禁止されている（例外として，都道府県知事の許可があれば学校薬剤師など一部の兼業が可能）（法第7条）．薬局の管理者には，従業者の監督，物品の管理及び業務につき必要な注意を払う義務と，薬局開設者に対し必要な意見を述べる義務がある（法第8条）．

(4) 薬局開設者の遵守事項　薬局の経営者である薬局開設者には，薬局の管理者の意見を尊重し（法第9条），薬局の管理や業務に関する書類や帳簿を所定の期間（管理に関する帳簿や医薬品の譲受け及び譲渡に関する記録は3年間，要指導医薬品又は第一類医薬品の譲渡に関する記録は2年間）保存する義務がある（規則第13条，規則第14条）．また医療を受ける者に対して薬局に関する情報を公開し（法第8条の2），調剤された薬剤に関しては，薬剤師に対面により書面を用いて必要な情報を提供させ，及び必要な薬学的知見に基づく指導をさせる義務がある（法第9条の3）．

(5) 薬局の休廃止等　薬局開設者には，薬局を廃止，休止，再開又は薬局の管理者を変更したときは30日以内に，薬局の名称を変更しようとするときはあらかじめ，都道府県知事に届け出る義務がある（法第10条）．

(ⅳ) 医薬品の販売業

医薬品の販売は，薬局開設の許可を受けた者又は医薬品販売業の許可を受けた者でなければできないが，自社製品の販売は，一定の業者間に限り許可が不要である（法第24条）．

(1) 店舗販売業　店舗販売業は，要指導医薬品又は一般用医薬品を店舗において販売する業態で（法第25条），店舗ごとに都道府県知事の許可が必要で6年ごとに更新が必要である．許可要件は，構造設備，業務体制及び申請者であり，これらの要件を満たさなければ許可が与えられないことがある（法第26条）．店舗管理者は，薬剤師又は登録販売者で兼業が禁止されている（例外として，都道府県知事の許可があれば可能）（法第28条）．店舗管理者には，従業者の監督，物品の管理及び業務につき必要な注意を払う義務と，店舗販売業者に対し必要な意見を述べる義務がある（法第29条）．

(2) 配置販売業　配置販売業は，一般用医薬品（経年変化を起こしにくいもの）を配置において販売する業態で（法第25条），都道府県ごとに都道府県知事の許可が必要で6年ごとに更新が必要である．許可要件は，業務体制及び申請者であり，これらの要件を満たさなければ許可が与えられないことがある（法第30条）．区域管理者は，薬剤師又は登録販売者で（法第31条の2），配置員の監督，物品の管理及び業務につき必要な注意を払う義務と，配置販売業者に対し必要な意見を述べる義務がある（法第31条の3）．

(3) 卸売販売業　卸売販売業は，医薬品を薬局開

設者等（医薬関係者に限定）に販売する業態で（法第25条），営業所ごとに都道府県知事の許可が必要で6年ごとに更新が必要である．許可要件は，業務体制及び申請者であり，これらの要件を満たさなければ許可が与えられないことがある（法第34条）．医薬品営業所管理者は，薬剤師で兼業が禁止されている（例外として，都道府県知事の許可があれば可能）（法第35条）．医薬品営業所管理者には，従業者の監督，物品の管理及び業務につき必要な注意を払う義務と，卸売販売業者に対し必要な意見を述べる義務がある（法第36条）．

（v）医薬品の製造販売業と製造業
(1) 製造販売　製造販売とは，その製造（他に委託して製造をする場合を含み，他から委託を受けて製造をする場合を除く）をし，又は輸入をした医薬品を，販売し，若しくは授与することである（法第2条13項）．つまり自社で工場を持たなくても（製造しなくても）他に製造を委託することで承認が取得でき，出荷・発売元の業者が製造から市販後まで責任を負う考えである．

(2) 製造販売業　製造販売業は，種類に応じた厚生労働大臣の許可が必要で5年ごとに更新が必要である（法第12条，令第3条）．許可要件は，品質管理の基準に関する省令（good quality practice；GQP），製造販売後安全管理の基準に関する省令（good vigilance practice；GVP）及び申請者であり，これらの要件を満たさなければ許可が与えられないことがある（法第12条の2）．品質管理及び製造販売後安全管理に係る業務を統括する医薬品等総括製造販売責任者（薬剤師）を設置する義務がある（法第17条）．

(3) 製造業　製造業は，区分に従い製造所ごとに厚生労働大臣の許可が必要で5年ごとに更新が必要である（法第13条，令第10条）．許可要件は，構造設備および申請者であり，これらの要件を満たさなければ許可が与えられないことがある（法第13条4項）．製造に係る業務を統括する医薬品製造管理者（薬剤師）を設置する義務がある（法第17条）．

（vi）日本薬局方
　厚生労働大臣は，医薬品の性状及び品質の適正を図るため，薬事・食品衛生審議会の意見を聴いて日本薬局方を定め，少なくとも10年ごとに全面改定する義務がある（法第41条）．現在は第十七改正（2016年）が公示されており，その内容は通則，生薬総則，製剤総則，一般試験法及び医薬品各条で構成されている．

（vii）医薬品等の表示
　医薬品の直接の容器又は直接の被包には，製造販売業者の氏名又は名称及び住所，名称，製造番号又は製造記号，重量，容量又は個数等の内容量を記載する義務がある．さらにその他の項目（日本薬局方の文字，使用の期限など）の記載が必要な医薬品も存在する（法第50条）．

（viii）医薬品の取扱い
(1) 毒薬及び劇薬　毒薬は，その直接の容器又は直接の被包に，黒地に白枠，白字をもって，その品名及び「毒」の文字を記載する義務がある．また劇薬は，その直接の容器又は直接の被包に，白地に赤枠，赤字をもって，その品名及び「劇」の文字を記載する義務がある（法第44条）．これらの記載例は図2-4のようになる（図では赤の部分を緑としている）．

　薬局開設者等には，毒薬又は劇薬を販売し，又は授与する際に，譲受人から，その品名，数量，使用の目的，譲渡の年月日並びに譲受人の氏名，住所及び職業が記載され，譲受人の署名又は記名押印のある文書の交付を受け，その文書を譲渡の日から2年間保存する義務がある（法第46条，規則第205条）．

　また何人も，14歳未満の者その他安全な取扱いをすることについて不安があると認められる者への交付が禁止されている（法第47条）．また業務上毒薬又は劇薬を取り扱う者は，これを他の物と区別して，貯蔵し，又は陳列し，毒薬を貯蔵し，又は陳列する場所には，かぎを施す義務がある（法第48条）．

(2) 処方箋医薬品　薬局開設者又は医薬品の販売業者は，医師等から処方箋の交付を受けた者以外の者に対して，正当な理由なく，処方箋医薬品を販売し，又は授与することが禁止されており，処方箋の交付を受けた者に対して処方箋医薬品を販売し，又は授与したときは，品名，数量，販売又は授与の年月日，処方箋を交付した医師等の氏名及びその者の住所又はその者の勤務する病院等の名称及び所在地，譲受人の氏名及び住所を帳簿に記載し，最終の記載の日から2年間保存する義務がある（法第49条，規則第209条）．

(3) 不正表示医薬品及び不良医薬品　不正表示医薬品は販売などの中間流通の段階（販売，授与，貯

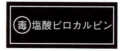 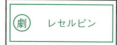

毒薬　　　　　　　　劇薬

図2-4　毒薬及び劇薬の表示

蔵，陳列）が禁止されており，不良医薬品は製造から販売までのすべての段階（製造，輸入，販売，授与，貯蔵，陳列）が禁止されている（法第55条，法第56条）．

### （ix）　医療機器の製造販売業，製造業，販売業及び修理業

**（1）　製造販売業**　製造販売業は，種類に応じた厚生労働大臣の許可が必要で5年ごとに更新が必要である（法23条の2，令第36条）．許可要件は，製造管理又は品質管理に係る業務を行う体制の基準に関する省令（QMS：quality management system），製造販売後安全管理の基準に関する省令（good vigilance practice；GVP）及び申請者であり，これらの要件を満たさなければ許可が与えられないことがある（法第23条の2の2）．

**（2）　製造業**　製造業は，製造所ごとに厚生労働大臣の登録が必要で5年ごとに更新が必要である（法第23条の2の3，令第37条の7）．登録要件は，申請者であり，要件を満たさなければ登録されないことがある（法第23条の2の3）．

**（3）　販売業**　高度管理医療機器等の販売業は，営業所ごとに都道府県知事の許可が必要で6年ごとに更新が必要である（法第39条）．管理医療機器の販売業は，あらかじめ営業所ごとに都道府県知事への届出が必要で，薬局はこの届出を行ったものとみなされる（法第39条の3，令第49条）．

**（4）　修理業**　修理業は，修理区分に従い事業所ごとに厚生労働大臣の許可が必要で5年ごとに更新が必要である（法第40条の2，令第54条）．許可要件は，構造設備及び申請者であり，これらの要件を満たさなければ許可が与えられないことがある（法第40条の2）．

### （x）　生物由来製品の特例

生物由来製品とは，人その他の生物（植物を除く）に由来するものを原料又は材料として製造をされる医薬品，医薬部外品，化粧品又は医療機器のうち，保健衛生上特別の注意を要するものとして，厚生労働大臣が薬事・食品衛生審議会の意見を聴いて指定したものであり，その中から保健衛生上の危害の発生又は拡大を防止するための措置を講ずることが必要なものが特定生物由来製品として指定されている（法第2条10項，11項）．

特定生物由来製品取扱医療関係者には，特定生物由来製品の使用の対象者の氏名及び住所，名称及び製造番号又は製造記号，使用した年月日等を記録し，使用した日から起算して少なくとも20年間保存する義務がある（法第68条の22，規則第237条，規則第240条2項）．

## b. 医薬品の開発から承認までのプロセスと法規範

### （i）　医薬品の開発

新たな医薬品の候補物質が発見された後，スクリーニング，非臨床試験，臨床試験，審査，承認を経て世に出るまでに，9〜17年の歳月と約300〜500億円の費用を要するといわれている．

### （ii）　治験

治験とは，医薬品などの製造販売の承認申請等に必要な資料のうち，臨床試験の試験成績に関する資料の収集を目的として実施される試験であり，第Ⅰ相試験（少数の健常人），第Ⅱ相試験（少数の患者），第Ⅲ相試験（多数の患者）に段階化されている．

### （iii）　承認

承認とは，非臨床試験の実施の基準に関する省令（GLP：good laboratory practice）及び臨床試験の実施の基準に関する省令（GCP：good clinical practice）に従って収集及び作成された資料を根拠に，医薬品の品質，有効性及び安全性を審査し，その他の条件も含めて，医薬品が市場に出回ることを厚生労働大臣が認めることである（法第14条）．

### （iv）　製造販売後調査制度

医薬品の品質，有効性及び安全性の評価は承認時だけではなく，それ以降においても医学・薬学等の学問の進歩や医療技術の変化に応じて継続して実施される．

再審査とは，新医薬品を対象にして，定められた調査期間に得られた知見をもとに，承認の拒否事由に該当しないかを再度確認する制度であり（法第14条の4），再評価とは，厚生労働大臣が範囲を指定した既承認薬を対象にして，承認の拒否事由に該当しないかを再度確認する制度である（法第14条の6）．

### （v）　製造販売後安全対策

医薬品の製造販売業者には，製造販売した医薬品による副作用や感染症の発生を知った場合に，厚生労働大臣に報告する義務がある．また医薬関係者には，医薬品による副作用や感染症の発生を知った場合に，厚生労働大臣に報告する義務がある（法第68条の10）．

### c. 健康被害救済制度

独立行政法人医薬品医療機器総合機構（Pharmaceuticals and Medical Devices Agency；PMDA）法は，医薬品による副作用が生じた場合の被害救済を図る制度を定めている．

被害救済は，許可医薬品（医薬品医療機器等法で規定される医薬品であって，厚生労働大臣の指定する抗がん剤，動物用医薬品等を除く）を適正な使用目的に従って適正に使用された場合に発生した副作用により入院を要する程度の医療が必要になった者，障害又は死亡に至った者が対象となり，賠償の責任を有する者が明らかでない場合に適用される．医療費，医療手当，障害年金，障害児養育年金，遺族年金，遺族一時金及び葬祭料が給付される．

### d. 安全な血液製剤の安定供給の確保等に関する法律

この法律の目的は，血液製剤の安全性の向上，安定供給の確保及び適正な使用の推進のために必要な措置を講ずるとともに，人の血液の利用の適正及び献血者等の保護を図るために必要な規制を行うことにより，国民の保健衛生の向上に資することである（法第1条）．

## 2.2.3 特別な管理を要する薬物等に係る法規範

### a. 麻薬及び向精神薬取締法

この法律の目的は，麻薬及び向精神薬の輸入，輸出，製造，製剤，譲渡し等について必要な取締りを行うとともに，麻薬中毒者について必要な医療を行う等の措置を講ずること等により，麻薬及び向精神薬の濫用による保健衛生上の危害を防止し，もって公共の福祉の増進を図ることである（法第1条）．

#### （ⅰ） 麻薬

麻薬とは，本法の別表第一に掲げる物であり，モルヒネ，コカイン及びフェンタニル等である（法第2条1号）．千分中十分（1.0%）以下のコデイン，ジヒドロコデイン又はこれらの塩類を含有する物は，家庭麻薬で麻薬に該当しない（法第2条5号）．麻薬は，その容器及び容器の直接の被包に「㊕」の記号を記載し，麻薬以外の医薬品（覚せい剤を除く）と区別し，かぎをかけた堅固な設備内に保管する義務がある（法第31条，法第34条）．業務上麻薬を施用する麻薬施用者（医師，歯科医師，獣医師）及び麻薬を業務上管理する麻薬管理者（医師，歯科医師，獣医師，薬剤師）は，都道府県知事の免許が必要である（法第2条

18号，19号）．

#### （ⅱ） 向精神薬

向精神薬とは，本法の別表第三に掲げる物であり，メチルフェニデート（第一種向精神薬），ブプレノルフィン（第二種向精神薬）及びトリアゾラム（第三種向精神薬）等である（法第2条6号）．向精神薬は，その容器及び容器の直接の被包に「㊕」の記号を記載し，実地に盗難の防止につき必要な注意をする場合を除き，かぎをかけた設備内に保管する義務がある（法第50条の19，法第50条の21，規則第40条）．

### b. 覚せい剤取締法

この法律の目的は，覚せい剤の濫用による保健衛生上の危害を防止するため，覚せい剤及び覚せい剤原料の輸入，輸出，所持，製造，譲渡，譲受及び使用に関して必要な取締を行うことである（法第1条）．

#### （ⅰ） 覚せい剤

覚せい剤とは，フェニルアミノプロパン（アンフェタミン），フェニルメチルアミノプロパン（メタンフェタミン）及びその各塩類である（法第2条1号）．覚せい剤はかぎをかけた堅固な場所に保管する義務がある（法第22条）．覚せい剤施用機関は都道府県知事の指定が必要である（法第2条3号，法第3条）．

#### （ⅱ） 覚せい剤原料

覚せい剤原料とは，本法の別表に掲げる物であり，10%を超える含有率のエフェドリン又はメチルエフェドリン及びセレギリン等である（法第2条5号）．覚せい剤原料はかぎをかけた場所に保管する義務がある（法第30条の12）．病院・薬局等は医薬品である覚せい剤原料に限り，覚せい剤原料取扱者の免許がなくても取り扱うことができる（法第30条の7，法第30条の9）．

### c. 大麻取締法

大麻草（カンナビス・サティバ・エル）及びその製品（ただし，大麻草の成熟した茎及びその製品（樹脂を除く）並びに大麻草の種子及びその製品を除く）の栽培並びに大麻の取り扱いを法律で取り締まっている．大麻取扱者（大麻栽培者，大麻研究者）は都道府県知事の免許が必要である（法第2条，法第5条）．何人も大麻から製造された医薬品を施用し，施用のため交付すること，施用を受けることは禁止されている（法第4条2号，3号）．

#### d. あへん法

この法律の目的は，医療及び学術研究の用に供するあへんの供給の適正を図るため，国があへんの輸入，輸出，収納及び売渡を行い，あわせて，けしの栽培並びにあへん及びけしがらの譲渡，譲受，所持等について必要な取締を行うことである（法第1条）．**けし**とは，パパヴェル・ソムニフェルム・エル，パパヴェル・セティゲルム・ディーシー及びその他のけし属の植物であって，厚生労働大臣が指定するものである（法第3条第1号）．**あへん**とは，けしの液汁が凝固したもの及びこれに加工を施したもの（医薬品として加工を施したものを除く）である（法第3条2号）．**けしがら**とは，けしの麻薬を抽出することができる部分（種子を除く）である（法第3条3号）．**けし栽培者**（けし耕作者，甲種・乙種研究栽培者）は**厚生労働大臣**の免許が必要である（法第12条）．

#### e. 毒物及び劇物取締法

この法律の目的は，毒物及び劇物について，保健衛生上の見地から必要な取締を行うことである（法第1条）．

**毒物**とは，本法の別表第一に掲げる物であって，医薬品及び医薬部外品以外のもの（黄燐，シアン化水素，水銀，砒素等）である（法第2条1項）．**劇物**とは，本法の別表第二に掲げる物であって，医薬品及び医薬部外品以外のもの（塩化水素，水酸化ナトリウム，クロロホルム，メタノール等）である（法第2条2項）．**特定毒物**とは，毒物であって本法の別表第三に掲げる物（四アルキル鉛，モノフルオール酢酸等）

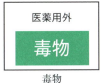

図 2-5 毒物及び劇物の表示

である（法第2条3項）．

（ⅰ）表示

**毒物**は，容器及び被包に「医薬用外」の文字及び赤地に白字をもって「毒物」の文字を記載する義務がある．また**劇物**は，容器及び被包に「医薬用外」の文字及び白地に赤字をもって「劇物」の文字を記載する義務がある．さらに貯蔵し，又は陳列する場所に，「医薬用外」の文字及び毒物については「毒物」，劇物については「劇物」の文字を表示する義務がある（法第12条）．これらの記載例は図2-5のようになる．

（ⅱ）譲渡手続と交付の制限

**毒物劇物営業者**は，毒物又は劇物を他の毒物劇物営業者に販売し，又は授与したときは，その都度，必要事項を書面に記載する義務があり，毒物劇物営業者以外の者に販売し，又は授与する際は，譲受人から必要事項を記載された書面の提出を受ける義務がある（法第14条）．毒物劇物営業者は，**18歳未満**の者又は心身の障害により毒物又は劇物による保健衛生上の危害の防止の措置を適正に行うことができない者への交付は禁止されている（法第15条）．

---

### 2.2 節のまとめ

- 医薬品は生命関連物質であるため，その製造から市場への供給と販売，さらに医療現場において，すべて法律の重い規制下に置かれている．
- 将来薬事関係者として活躍するものにとって，薬事関連法規は一生涯にわたる行為規範となるものである．薬事関連法規を「広く」かつ「深く」学ぶことを心がける．
- 法規範は時代とともに変化するため「新しさ」を追い求めることも忘れない．

20    2. 薬学と社会

# 2.3 社会保障制度と医療経済

## 2.3.1 社会保障制度とは

### a. 社会保障制度とは，社会保障制度審議会により以下のように定義される.

「国民の生活の安定が損なわれた場合に，国民に健やかで安心できる生活を保障することを目的として，公的責任で生活を支える給付を行うもの」

つまり，災害，失業，貧困，疾病傷害等が発生した場合に，社会的な仕組みで保障することである.

### b. 社会保障制度の分類

社会保障制度はその方式により四つに分類される（表2-1）.

## 2.3.2 医療保険制度について

### a. 特徴

日本における医療保険制度は，**社会保険制度**を採用している．国民は必ずどこかの保険に強制的に加入しなければならず，任意に加入することや，選ぶことはできない.（**国民皆保険制度**という）また，現物給付，フリーアクセスといった特徴が挙げられる.

社会保険では以下の流れで医療保険の提供が行われる.

表 2-1　社会保障制度の分類

| | |
|---|---|
| 社会保険 | 病気や失業時の経済的な保障をするもの（**医療保険，介護保険，年金保険，雇用保険，労働者災害補償保険**など）【加入者に一定の負担を課すことにより個人にかかる過重な負担をやわらげようとするもの】 |
| 公的扶助 | **困窮状態にある者を対象に，資産調査を行った上で，公費負担により無償の給付を行うもの（社会扶助方式）** |
| 社会福祉 | 老人，児童，身体障害，精神薄弱，母子家庭等，経済面や心身の面でハンディをもった人々（社会的弱者）に対し，必要な指導や援護育成を行うもの（老人福祉法，児童福祉法など） |
| 保健医療公衆衛生 | 国民の保健衛生の向上，健康の増進を図るため，さまざまな対策を行うもの（結核予防法，公害健康被害の補償等に関する法律，精神保健及び精神障害者福祉に関する法律など） |

① 集団・団体を構築（保険者）
② 拠出金集中の結果，事務を委任契約
③ 保険者と医療機関が契約（保険指定）
④ 被保険者が医療受診
⑤ 保険の範囲内で，内容・費用決定

### b. 社会保険制度の種類

日本の医療保険は，職域保険と地域保険に分類される．職域保険は被用者を対象としており，地域保健は被用者以外を対象としており国民健康保険とも呼ばれている．被用者とは，企業や個人事業などに雇用されている者である.

### c. 医療保険の給付

保険給付には，以下の四つがある.

① 現物給付：診療，薬剤の交付等，行為や物として被保険者に給付．保険給付の大半が現物給付である.
② 現金給付：各種手当金（傷病等に伴う）として，保険者から被保険者に給付.
③ 償還払い：保険医療機関や保険薬局に費用を支払った後に，保険者から払い戻しを受ける.
④ 付加給付：保険者の裁量で付加する給付.

### d. 保険医療機関及び保険薬局

#### （ⅰ）医療保険における決まり事

保険医療を適切な水準に維持するために，保険医療を担当する者にも遵守事項が定められている．保険医療機関においては，保険医療機関及び保険医療養担当規則（療担規則），薬局においては，保険薬局及び保険薬剤師療養担当規則（薬担規則）と呼ばれている.

薬担規則では，第1条に保険薬局の療養の担当の範囲について述べられている.

第1条　保険薬局が担当する療養の給付及び被扶養者の療養（以下単に「療養の給付」という．）は，薬剤又は治療材料の支給並びに居宅における薬学的管理及び指導とする.

また，第2条には担当方針として，「懇切丁寧に療養の給付を担当しなければならない．」と定められている.

### e. 調剤報酬

#### （ⅰ）薬局における医療保険報酬

薬局は，被保険者に対し現物給付を行った際，自己負担金を被保険者から受け取る．自己負担以外の負担金に関しては，月毎にまとめ保険者へ請求を行ってい

る.

診療・調剤報酬では，1点が10円に相当し，請求単位は「円」ではなく「点」で行われる.

調剤報酬は，**個別出来高払い方式**であり，被保険者に対し行った業務に関して算定の根拠となる**調剤報酬点数表**に基づき請求する.

#### （ⅱ）調剤報酬の内訳

調剤報酬は，以下の項目の合計で算定する.
・調剤基本料※
・調剤料※
　※調剤基本料と調剤料を合わせて**調剤技術料**という.
・薬学管理料
・薬剤料
・特定保険医療材料料

薬剤師の医療保険制度における調剤業務は，時代と共に変化してきており，**医薬品の供給**は当然の業務として，これからは「医薬品情報の提供・活用」が求められている.調剤報酬の中の「薬学管理料」に，今後の期待が集まっている.

#### （ⅲ）薬価基準制度

保険診療・保険調剤で使用する事のできる医薬品は，厚生労働大臣の定める医薬品であり，**薬価基準**に収載された医薬品でなければならない.

薬価基準は，医薬品の品目表であると同時に，その価格も定めた価格表という二つの性格を持っている.薬価基準は，市場の価格調査をベースに2年に1回改定されている.

### 2.3.3　介護保険制度

#### a. 仕組み

日本における超高齢化の流れは，社会保障費の増大を招いている.そのために，老人保健法と老人福祉法による施策の再編を行い，保健・医療・福祉にわたる**介護サービス**を総合的に選択利用できるように介護保険が創設された.介護保険は，高齢者が尊厳を維持し，その有する能力に応じ自立した日常生活を営むことができるように様々なサービスの給付を行う.

#### b. 介護保険制度における薬剤師の役割

薬剤師は，居宅等で療養している利用者に対し，利用者に関わっている他の職種と連携し療養管理指導を行う.薬剤師の療養管理指導は，**居宅療養管理指導**と呼ばれる.

居宅療養管理指導を行うためには，以下の条件が必要である.
① 医師等の指示
② 薬学管理計画の策定
③ 訪問後に，医師等への報告書作成

---

#### 2.3 節のまとめ
- 社会保障制度は，災害・失業・貧困・疾病・傷害などが発生した場合に，社会的な仕組みで保障する.
- 方式は，社会保険，公的扶助，社会福祉，保健衛生・公衆衛生の四つに分類される.
- 日本における医療保険制度の特徴は，「国民皆保険制度」「現物給付」「フリーアクセス」である.
- 介護保険制度において薬剤師の担うサービスは，「居宅療養管理指導」である.

---

## 2.4　地域における薬局と薬剤師

### 2.4.1　地域薬局の役割

地域薬局が担うものとして**ファーマシューティカルケアの実践**が挙げられる.

薬局のグランドデザインとして示された役割を確実に担っていくことによって，地域住民の健康を支える薬局として機能していくことができる.

薬局のグランドデザインで示された役割は次のとおりである.
① 地域住民が必要とする医薬品の供給
② 医薬品の適正使用による患者のQOL向上
③ 最小薬剤による最適な薬物治療達成への貢献
④ 社会保障制度の健全な運営への貢献
⑤ 国民のセルフケアへの貢献
⑥ 在宅医療・福祉への参画
⑦ 医療廃棄物・不要医薬品の回収廃棄
⑧ 地域社会への貢献

また，平成26年（2014年）1月には，厚生労働省

22    2. 薬 学 と 社 会

から「薬局の求められる機能とあるべき姿」が通知され，薬局としていかに地域に貢献すべきかという点について具体的な方策が示された.

### 2.4.2　学校薬剤師の役割

薬局薬剤師は，地域に関わる業務の一環として学校薬剤師業務を担当している.

学校薬剤師は，大学以外の学校に必置とされ，学校における保健管理に関する専門的事項に関し，技術及び指導に従事するとされている.（学校保健安全法第23条）

学校薬剤師の業務は主に以下の業務である.（学校保健安全法施行規則第24条）

・学校保健計画及び学校安全計画の立案に参与
・学校保健安全法第5条の環境衛生検査に従事
・学校の環境衛生の維持及び改善に関し，必要な指導及び助言
・健康相談に従事
・保健指導に従事
・学校において使用する医薬品，毒物，劇物並びに保健管理に必要な用具及び材料の管理に関し必要な指導及び助言，必要に応じ試験，検査又は鑑定
・必要に応じ，学校における保健管理に関する専門的事項に関する技術及び指導に従事

学校薬剤師の検査業務は，学校環境衛生基準に定められており，具体的には，飲料水水質，照度，騒音，給食器，プール水質検査等が挙げられる.

### 2.4.3　セルフメディケーションと薬局

セルフメディケーションとは，「自分自身の健康に責任を持ち，軽度な身体不調は自分で手当すること」と WHO によって定義されている.

軽度な体調不良を手当する際に一般用医薬品を用いることは，一般消費者としては普通のことであり，OTC 医薬品を選択する際には薬剤師のアドバイスは必須である. 消費者がより安全に OTC 医薬品を服用することが出来るよう，医療用医薬品のみならずサプリメントも含めた食品などに対しても，アドバイスを行うことが必要である.

### 2.4 節のまとめ

・地域薬局の担う役割として，「ファーマシューティカルケアの実践」が挙げられる.
・「薬局の求められる機能とあるべき姿」により，薬局として地域に貢献する具体的な方策が示された.
・薬局薬剤師は，地域に関わる業務の一環として学校薬剤師業務を担当している.
・薬剤師は消費者に対する医薬品の説明以外に，食品などに対するアドバイスも行う必要がある.

# 3. 薬学基礎

## 3.1 薬学計算

薬学は多岐にわたる分野を包括する広範囲の知識と経験を培い，人命と社会の安全に関わる医療，医薬品開発，健康と環境のエキスパートになる基礎を生み出す．さらに関係法規や日本薬局方の規定に対して適正な判断が求められる．本節では各分野を横断する「共通言語」となる科学と数学を身に付ける．

### 3.1.1 国際単位系と物理定数

#### a. 物理量と単位系

#### （i） SI基本単位

物理量（physical quantity）とは，① 物質や現象の属性であり，② 比較できる大きさをもち，③ 量的に計測できるものである．

つまり，物理量は大小が比較できるだけでなく，加成性（足し算・引き算），および実数による掛け算・割り算が成り立たなければならず，その尺度を単位（unit）という．

物理量には主従関係がある．例えば面積や体積は長さから誘導され，速度は長さと時間から誘導される．今日，科学において測定されるすべての物理量は七つの物理量から誘導され，これを基本物理量（base quantity）という．

メートル条約に基づき1960年に設置された国際度量衡総会で採択された国際単位系（Système international d'unités；SI）では，基本物理量に長さ（L），質量（M），時間（T），電流（I），熱力学温度（Θ），物質量（N），光度（J）を用いる．カッコ内は該当する基本物理量を意味する次元（dimension）の記号で，サンセリフのローマン体の大文字で表記する．

日本国内でのSI単位および非SI単位の取り扱いは計量法などの法令，日本工業規格（Japanese Industrial Standards；JIS）や日本薬局方（Japanese Pharmacopoeia；JP）などの規格書で定められているので，調べてみよう．

基本物理量のSI基本単位を表3-1に示す．

#### （ii） SI組立単位と固有の名称をもつ単位

基本単位を除くすべての単位は基本単位から誘導される．例えば，面積 $m^2$，体積 $m^3$，速度 $m \cdot s^{-1}$，密度 $g \cdot m^{-3}$ などである．これを SI組立単位または SI誘導単位という．組立単位は基本物理量の次元の積や商となる固有の次元をもつ．

組立単位には無次元の単位がある．例えば平面角を表す弧度法の単位は円弧の長さを半径の長さで割ることで無次元となり，単位にはラジアン（rad）を用いる．そのほか，頻繁に用いられる20種あまりの組立単位には固有の名称をもつ単位がある．薬学・健康科学で重要なものを表3-2に示す．

#### （iii） 非SI単位とSI併用単位

SI基本単位とSI組立単位を用いればすべての物理量を表すことができる．しかし，医学では伝統的に血圧を表す単位に mmHg を用いるし，健康科学分野において標準大気圧（後述）を 1 atm と表す．また，質量 1 kg の物体にかかる重力を 1 kg重と表す．これらを非SI単位という．

SI基本単位とその組立単位だけでは不便になることがある．例えば時間をすべて秒（s）で表すのは日常性が乏しいため，分（min），時間（h），日（d）を

表3-1　基本物理量のSI基本単位

| 物理量 | 基本単位 | 定義（2018年採用見込み） |
| --- | --- | --- |
| 長さ | m | 真空中の光速に基づく |
| 質量 | kg | プランク定数に基づく |
| 時間 | s | $^{133}Cs$ 原子の 0 K における基底状態の超微細構造の周波数に基づく |
| 電流 | A | 電気素量に基づく |
| 熱力学温度 | K | ボルツマン定数に基づく |
| 物質量 | mol | アボガドロ定数に基づく |
| 光度 | cd | $540 \times 10^{12}$ Hz 単色光の立体角あたりの放射強度に基づく |

**表3-2　固有の名称をもつSI組立単位**

| 物理量 | 読み | 記号 | 組立単位表記 |
|---|---|---|---|
| 力 | ニュートン | N | $kg \cdot m \cdot s^{-2}$ |
| 仕事，エネルギー | ジュール | J | $kg \cdot m^2 \cdot s^{-2}$ |
| 圧力 | パスカル | Pa | $kg \cdot m^{-1} \cdot s^{-2}$ |
| 電荷，電気量 | クーロン | C | $s \cdot A$ |
| 周波数，振動数 | ヘルツ | Hz | $s^{-1}$ |
| 放射能 | ベクレル | Bq | $s^{-1}$ |
| 吸収線量 | グレイ | Gy | $m^2 \cdot s^{-2}$ $(J \cdot kg^{-1})$ |
| 線量当量 | シーベルト | Sv | $m^2 \cdot s^{-2}$ |

**表3-3　SIの定義に関わる物理定数とほかの重要な物理定数**

| 物理定数 | 記号 | 数値（2018年採用見込み） |
|---|---|---|
| 真空中の光速 | $c$ | $2.997\,924\,58 \times 10^8\,m \cdot s^{-1}$ |
| プランク定数 | $h$ | $6.626\,069\,57 \times 10^{-34}\,J \cdot s$ |
| 電気素量 | $e$ | $1.602\,176\,565 \times 10^{-19}\,C$ |
| ボルツマン定数 | $k_B$ | $1.380\,648\,8 \times 10^{-23}\,J \cdot K^{-1}$ |
| アボガドロ定数 | $N_A$ | $6.022\,141\,29 \times 10^{23}\,mol^{-1}$ |
| 万有引力定数 | $G$ | $6.673\,84(31) \times 10^{-11}\,N \cdot m^2 \cdot kg^{-2}$ |
| 気体定数 | $R$ | $R = N_A k_B = 8.314\,J \cdot K^{-1} \cdot mol^{-1}$ |
| ファラデー定数 | $F$ | $F = N_A e = 96\,485\,C \cdot mol^{-1}$ |
| ディラック定数 | $h$ | $h = \dfrac{h}{2\pi} = 1.055 \times 10^{-34}\,J \cdot s$ |
| 真空の透磁率 | $\mu_0$ | $\mu_0 = \dfrac{4\pi}{10^7}\,N \cdot A^{-2}$ |
| 真空の誘電率 | $\varepsilon_0$ | $\varepsilon_0 = \dfrac{1}{\mu_0 c^2} = 8.854 \times 10^{-12}\,F \cdot m^{-1}$ |

併用する．このように，SIではいくつかの非SI単位を**SI併用単位**として使用を認めている．面積のアール（a），体積のリットル（L），質量のトン（t）とダルトン（Da），エネルギーの電子ボルト（eV）等がある．なお，年や月は計量法でなく暦法で取り扱われる．

　一般に人名など固有名詞に由来する単位は頭文字を大文字とする（例：A，K，N，J，Pa，Hz，例外L）．

### （iv）　SI接頭辞

　SI単位の十進法の倍量と分量の位取りを表す記号として**SI接頭辞**を用いる．ただし，接頭辞は重ねて使わない．質量ならmkgでなくgとし，ほかでもgに一つの接頭辞を付ける．倍量には，10倍のデカ（da），100倍のヘクト（h），1000倍のキロ（k）に加え，メガ（M），ギガ（G），テラ（T），ペタ（P），エクサ（E），ゼタ（Z），ヨタ（Y）のように1000倍刻みで語尾がア段となり大文字記号表記の接頭辞が定められている．分量には1/10のデシ（d），1/100のセンチ（c），1/1000のミリ（m，$10^{-3}$）に加え，マイクロ（μ），ナノ（n），ピコ（p），フェムト（f），アト（a），ゼプト（z），ヨクト（y）のように1/1000刻みで語尾がオ段となり小文字記号表記の接頭辞が定められている．

### b. 物理定数と標準状態

　SI基本単位の定義に用いられるような，値が変化しない物理量を**物理定数（physical constant）**という．

　物質の**標準状態（standard state）**は，異なる状態の熱力学的性質を比較する場合に基準として参照するものである．これは，ボイル・シャルルの法則において熱力学温度の原点を0Kとしているが，理論的に0

Kの状態は実現できないため，日常世界で可能な基準を定めたものである．

　物理学分野では，**標準大気圧**としてパリの緯度における地表海抜0mでの大気の圧力101 325 Paを用いるが，化学・生命科学・環境科学分野で命名法の統一を担う**国際純正・応用化学連合（IUPAC）**は**標準圧力**として$10^5$ Paを推奨した．このため標準状態には，特定の圧力，特定の温度における物質量1 molの物質の状態を用いる．両者に基づいて，三つの標準状態が用いられてきた経緯がある．

　**NTP**（Normal Temperature and Pressure）規格では標準大気圧を用い，**標準温度**を0℃ = 273.15 Kとする．

　**STP**（Standard Temperature and Pressure）規格では標準圧力$10^5$ Pa，標準温度0℃ = 273.15 Kを用いる．

　**SATP**（Standard Ambient Temperature and Pressure）規格は標準圧力$10^5$ Pa，標準温度25℃ = 298.15 Kである．

　**日本薬局方**では標準温度として20℃を設定している．

### 3.1.2　数値の扱い

#### a. 数値と誤差

　**数値（value of a quantity）**とは，① 特定の物理量の強さであり，② 一般に計量単位と**数（number）**の掛け算で表すとIUPACで定義される．ここで，数値

を表すとき，数と単位は必ず1文字空ける．

数値（測定値）の扱いについては3.3.1項に詳しい．ただし，物理量の基準とした0は計測値ではないから有効数字はない．グラフの原点は0と書くべきで，0.00などと表記しない．

**誤差（error）** とは，① 測定対象とする特定量（measurand）の真の値に対する測定値との差であるが，② 真の値は決定できないので，個別に国際的に認められた値を用いるとIUPACで規定される．

測定値を $x$，真の値を $\mu$ とすると，誤差は $\varepsilon = x - \mu$ で表される．$x$ と測定される頻度を関数 $f(x)$ と表すと，① $\varepsilon = 0$ にて $f(x)$ は最大で，② $\varepsilon \to \pm\infty$ にて $f(x) \to 0$ に収束し，③ 全区間滑らかで，④ 左右対称であり，⑤ 全区間にて積分すると1になるという条件を満たす式（3-1）が提案されている．なお，指数関数は $e^a = \exp(a)$ と表す．

$$f(x) = \frac{1}{\sqrt{2\pi\sigma^2}} \exp\left\{-\frac{(x-\mu)^2}{2\sigma^2}\right\} \quad (3\text{-}1)$$

これを正規分布，または提案者の名前からガウス分布といい，そのグラフは釣り鐘のような左右対称の滑らかな曲線となる（図3-1）．ここで，$\sigma$ を標準偏差という．

正規分布 $f(x)$ を $\mu \pm \sigma$ の範囲で定積分すると0.683となり，$\mu \pm 2\sigma$ の範囲で定積分すると0.954となる．$\sigma$ が小さいほど誤差の範囲が狭く，測定値の精度（ばらつきの程度）を示す指標となる．また，$\sigma^2$ を分散といい，同様の指標に用いる．

真の値は測定を無限回数行ったときに得られる $\mu$ になるが，現実には測定回数は有限回数しか行えないので，正規分布の $\mu$ は平均値と一致する．

### b. 誤差の伝播

数値を，測定値の平均値 $M_i$ と標準偏差 $\varepsilon_i$ から $M_i \pm \varepsilon_i$ と表したとする．このとき，数値の四則演算における誤差の伝播は，微小量の積が微小になると近似すると，以下のように計算することができる．

$$(M_1 \pm \varepsilon_1) + (M_2 \pm \varepsilon_2) = (M_1 + M_2) \pm \sqrt{\varepsilon_1^2 \pm \varepsilon_2^2} \quad (3\text{-}2)$$

$$(M_1 \pm \varepsilon_1) - (M_2 \pm \varepsilon_2) = (M_1 - M_2) \pm \sqrt{\varepsilon_1^2 \pm \varepsilon_2^2} \quad (3\text{-}3)$$

$$(M_1 \pm \varepsilon_1)(M_2 \pm \varepsilon_2) = M_1 M_2 \pm \sqrt{(M_2 \varepsilon_1)^2 + (M_1 \varepsilon_2)^2} \quad (3\text{-}4)$$

$$\frac{(M_1 \pm \varepsilon_1)}{(M_2 \pm \varepsilon_2)} = \frac{M_1}{M_2} \pm \sqrt{\left(\frac{\varepsilon_1}{M_2}\right)^2 + \left(\frac{M_1 \varepsilon_2}{M_2^2}\right)^2} \quad (3\text{-}5)$$

## 3.1.3 初等関数

### a. べき乗と指数関数

べき乗は，$3 \times 3 = 3^2$ のような表記を指し，$3^2$ をべきといい，3を底，2をべき指数という．べき指数が自然数のべき乗を累乗ともいう．べき乗で表わされる関数を指数関数といい，しばしばネイピア数 $e$ を底とする．以下の公式がある．

$$\exp(0) = 1 \quad (3\text{-}6)$$

$$\exp(1) = e \quad (3\text{-}7)$$

$$\exp(-x) = \frac{1}{\exp(x)} \quad (3\text{-}8)$$

$$\exp(x+y) = \exp(x) \cdot \exp(y) \quad (3\text{-}9)$$

$$\exp(x-y) = \frac{\exp(x)}{\exp(y)} \quad (3\text{-}10)$$

マクローリン級数を用いると，指数関数は次のように表すことができる．

$$\exp(\pm x) = \sum_{n=0}^{\infty} \frac{(\pm x)^n}{n!}$$

$$= 1 \pm x + \frac{x^2}{2} \pm \frac{x^3}{6} + \frac{x^4}{24} \pm \frac{x^5}{120} + \cdots$$

このため，条件 $|x| \ll 1$ ならば，$\exp(\pm x) = 1 \pm x$ という近似を利用できる．

### b. 対数関数

$y = a^x$ が成り立つとき，$x = \log_a y$ と表され，$y$ を真数，$a$ を底，$x$ を対数という．以下の公式がある．

$$\log_a 1 = 0 \quad (3\text{-}11)$$

$$\log_a a = 1 \quad (3\text{-}12)$$

$$\log_a x^n = n \log_a x \quad (3\text{-}13)$$

$$\log_a (xy) = \log_a x + \log_a y \quad (3\text{-}14)$$

$$\log_a \left(\frac{x}{y}\right) = \log_a x - \log_a y \quad (3\text{-}15)$$

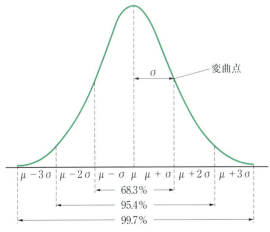

図 3-1　正規分布と標準偏差

$$\log_a x = \frac{\log_b x}{\log_b a} \tag{3-16}$$

ここで常用対数 $\log_{10} 2 \approx 0.301$ と $\log_{10} 3 \approx 0.477$ を覚えておくと，公式を用いることで以下の要領で常用対数を近似計算することができる．

$\log_{10} 4 = \log_{10} 2^2 = 2\log_{10} 2 \approx 0.602$

$\log_{10} 5 = \log_{10}(10/2) = \log_{10} 10 - \log_{10} 2 \approx 0.699$

$\log_{10} 6 = \log_{10}(2\times 3) = \log_{10} 2 + \log_{10} 3 \approx 0.778$

$\log_{10} 7 = \log_{10}\sqrt{49} \approx \log_{10} 50^{\frac{1}{2}} = \frac{1}{2}\log_{10}\frac{100}{2} \approx 0.849$

$\log_{10} 8 = \log_{10} 2^3 = 3\log_{10} 2 \approx 0.903$

$\log_{10} 9 = \log_{10} 3^2 = 2\log_{10} 3 \approx 0.954$

これらを応用すると，$10^{-1.4} = 10^{0.6}\times 10^{-2} \approx 4\times 10^{-2}$ のような近似計算をすることも可能になる．この計算技術は溶液調製でおよそのpHの見当をつけたり，薬物の作用濃度や毒物の致死濃度を計算したりするのに有用になる．

自然対数は $\log_e x = \ln x$ と表す．ここで，自然対数 $\ln 10 \approx 2.303$ を覚えておく．以下のような底の変換は今後いくつかの授業で扱うことになる．

$$\log_{10} x = \frac{\ln x}{\ln 10} \approx \frac{\ln x}{2.303} \tag{3-17}$$

ここから，$\ln 2 = 2.303\log_{10} 2 \approx 2.303\times 0.301 = 0.693$ を導くことができるが，自然対数 $\ln 2 \approx 0.693$ は薬学において非常に重要だから，覚えておくことが好ましい．

### c. 三角関数とオイラーの公式

三角関数については高校数学で十分に学習したことだろう．ここでは指数関数と三角関数を関係付けるオイラーの公式を紹介するにとどめる．

$$\exp(\pm i\theta) = \cos\theta \pm i\sin\theta \tag{3-18}$$

ここで $i$ は純虚数（虚数単位）である．

オイラーの公式を用いると $\cos(\theta\pm\varphi)$ や $\sin(\theta\pm\varphi)$ の加法定理や $\sin\theta\cos\varphi$ などの積和公式を容易に導くことができる．

## 3.1.4 微分と積分

### a. 導関数と微分

薬学では，薬物の安定性や血中濃度推移に代表されるように，物質量・濃度の時間変化を対象とする場合が多い．刻一刻と変化する物質量を解析することでその傾向を明らかにするのが微分法である．一方，変化していく量を足し合わせることで，蓄積する量を求め

るのが積分法である．

薬物の血中濃度は時間とともに変動する．このように相伴って変化する二つの変数 $x$, $y$ があり，$x$ の値に対して $y$ の値が一つに定まるとき，$y$ を $x$ の関数とよび，$y = f(x)$ と表す．関数 $y = f(x)$ が $x = a$ の近くで定義されていて，$x$ が限りなく $a$ に近付く（$x\to a$）とき，関数 $y = f(x)$ が一定値 $\alpha$ に限りなく近付く（収束する）場合，$f(x)$ は極限値 $\alpha$ をもつといい，下記の式で表す．

$$\lim_{x\to a} f(x) = \alpha \tag{3-19}$$

一方，$x\to a$ のときに $f(x)$ が正あるいは負の値に限りなく大きくなることを発散するという．また，$x\to a$ に代えて，$x\to\infty$，$x\to -\infty$ の場合も同様である．

関数 $y = f(x)$ において $f(a)$ が存在し，

$$\lim_{x\to a} f(x) = f(a) \tag{3-20}$$

を満たすとき，関数 $f(x)$ は $x = a$ で連続である．$x$ の区間のすべての点で連続な関数を連続関数という．関数 $f(x)$ が閉区間 $[a,\ b]$ で連続で $f(a)\neq f(b)$ のとき，$f(a)$ と $f(b)$ の値の任意の値 $k$ に対して以下の式で表される実数 $c$ が存在する．

$$a < c < b, \qquad f(c) = k \tag{3-21}$$

また，関数 $f(x)$ が閉区間 $[a,\ b]$ で連続であるとき，この区間に $f(x)$ が最大値をとる点および最小値をとる点が存在する．

関数 $f(x)$ において，$x = a$ から $x = a + h$（ただし $h\neq 0$）までの平均変化率は以下の式で求められる．

$$\frac{f(a+h)-f(a)}{(a+h)-a} = \frac{f(a+h)-f(a)}{h} \tag{3-22}$$

この関数 $f(x)$ の平均変化率において，$h$ を限りなく 0 に近付けたとき（$h\to 0$）の値を関数 $f(x)$ の $x = a$ における微分係数といい，$f'(x)$ で表す．

$$f'(a) = \lim_{h\to 0}\frac{f(a+h)-f(a)}{h} \tag{3-23}$$

微分係数 $f'(a)$ は $a$ の値に応じて変化する．この，値 $a$ に微分係数 $f'(a)$ を対応させる関数が $f(x)$ の導関数であり，$y'$ や $f'(x)$，$dy/dx$ のように表される．

$$f'(x) = \lim_{h\to 0}\frac{f(x+h)-f(x)}{h} \tag{3-24}$$

関数 $f(x)$ の導関数を求めることを，$f(x)$ を微分するという．定数関数 $f(x) = k$（$k$ は定数）の導関数は，

$$f'(x) = \lim_{h\to 0}\frac{k-k}{h} = 0 \tag{3-25}$$

となる．また，関数 $f(x) = x^n$ の導関数は以下のようになる．

$$f'(x) = \lim_{h \to 0} \frac{(x+h)^n - x^n}{h}$$
$$= \lim_{h \to 0} (nx^{n-1} + {}_nC_2 x^{n-2}h + \cdots$$
$$+ {}_nC_{(n-1)}xh^{n-2} + {}_nC_n h^{n-1})$$
$$= nx^{n-1} \qquad (3\text{-}26)$$

関数 $f(x)$ が微分可能であれば，式（3-22）に従って $f(x)$ の導関数 $f'(x)$ を計算することができる．導関数は線形性があることから，微分可能な関数 $f(x)$, $g(x)$ について以下の公式が成り立つ．

$$\{f(x) + g(x)\}' = f'(x) + g'(x) \qquad (3\text{-}27)$$
$$\{kf(x)\}' = kf'(x) \qquad \text{ただし，} k \text{ は定数} \qquad (3\text{-}28)$$
$$\{f(x)g(x)\}' = f'(x)g(x) + f(x)g'(x) \qquad (3\text{-}29)$$
$$\left\{\frac{1}{g(x)}\right\}' = -\frac{g'(x)}{\{g(x)\}^2} \qquad (3\text{-}30)$$
$$\left\{\frac{f(x)}{g(x)}\right\}' = \frac{f'(x)g(x) - f(x)g'(x)}{\{g(x)\}^2} \qquad (3\text{-}31)$$

指数関数 $y = a^x$ の導関数は以下のように表される．

$$(a^x)' = \lim_{h \to 0} \frac{a^{x+h} - a^x}{h} = \frac{a^x}{\log_a e} = a^x \ln a \qquad (3\text{-}32)$$

したがって，$a = e$ の場合は，

$$(e^x)' = e^x \qquad (3\text{-}33)$$

となる．

対数関数 $y = \log_a x$ の導関数は以下のように求められる．

$$(\log_a x)' = \frac{1}{\dfrac{\mathrm{d}x}{\mathrm{d}y}} = \frac{1}{a^y \ln a} = \frac{1}{x \ln a} \qquad (3\text{-}34)$$

$a = e$ の場合は，

$$(\ln x)' = \frac{1}{x} \qquad (3\text{-}35)$$

となる．

また，$\alpha$ を実数とするとき，関数 $y = x^\alpha$ ($x > 0$) の導関数は以下のように表される．

$$(x^\alpha)' = \alpha x^{\alpha-1} \qquad (3\text{-}36)$$

#### b. 積分と偏微分

関数 $f(x)$ に対して，微分すると $f(x)$ になる関数を原始関数あるいは不定積分といい，以下のように定義する．

$$F'(x) = f(x) \qquad (3\text{-}37)$$

が成り立つとき，$F(x)$ を $f(x)$ の原始関数あるいは不定積分といい，

$$\int f(x)\mathrm{d}x \qquad (3\text{-}38)$$

で表す．関数 $f(x)$ の不定積分には任意定数 $C$ が異な

るものが複数存在する．したがって，$f(x)$ の不定積分は以下のように表される．

$$\int f(x)\mathrm{d}x = F(x) + C \qquad C \text{ は任意定数} \qquad (3\text{-}39)$$

この任意定数を積分定数といい，$f(x)$ から不定積分を求めることを積分するという．

式（3-22）および式（3-23）から，指数関数の不定積分に関する公式が得られる．

$$\int e^x \mathrm{d}x = e^x + C \qquad (3\text{-}40)$$

$$\int a^x \mathrm{d}x = \frac{1}{\ln a} a^x + C \quad (a > 0, \; a \neq 1) \qquad (3\text{-}41)$$

また，式（3-35）および式（3-36）から，$x^\alpha$ の不定積分に関する公式が得られる．

$$\int x^\alpha \mathrm{d}x = \frac{1}{\alpha+1} x^{\alpha+1} + C \quad \text{ただし } \alpha \neq -1 \qquad (3\text{-}42)$$

$$\int \frac{1}{x} \mathrm{d}x = \ln|x| + C \qquad (3\text{-}43)$$

ある区間で連続な関数 $f(x)$ の不定積分の一つを $F(x)$ とするとき，区間内の二つの実数 $a$, $b$ に対して，$F(b) - F(a)$ の値を関数 $f(x)$ の $a$ から $b$ までの定積分といい，以下のように定義される．

$$\int_a^b f(x)\mathrm{d}x = \left[F(x)\right]_a^b = F(b) - F(a) \qquad (3\text{-}44)$$

独立変数と未知関数に関する導関数についての方程式を微分方程式という．微分方程式を満たす関数 $y$ を，この微分方程式の解という．このように，微分方程式の解は関数の形で求まり，任意の定数 $C$ を含む解を一般解という．別に与えられた初期条件を満たすような解を特殊解という．

一般に，反応速度は反応物質量が変化する速度で表す．したがって，反応速度 $v$ を反応物質の濃度 $C$ で表すと，

$$v = \frac{\mathrm{d}C}{\mathrm{d}t} \qquad (3\text{-}45)$$

と定義できる．ここで，$\mathrm{d}C/\mathrm{d}t$ は，時間 $t$ での物質濃度 $C$ の変化速度である．単位時間に反応を起こす分子数が，存在する分子数に比例する場合，反応速度は以下の微分方程式で記述可能である．

$$\frac{\mathrm{d}C}{\mathrm{d}t} = -kC \qquad (3\text{-}46)$$

この式は，反応速度を表しているので反応速度式とよばれる．ここで，$k$ を速度定数という．初期条件，$t = 0$ のとき $C = C_0$ を使ってこの微分方程式を解くと，

$$C = C_0 e^{-kt} \qquad (3\text{-}47)$$

となる．

関数 $f(x)$ は独立変数が $x$ だけなので 1 変数関数と

**28    3. 薬 学 基 礎**

よばれる．これに対し，独立変数が2個以上の関数を多変数関数という．2変数関数$f(x,y)$について，$x$軸方向，$y$軸方向の微分はそれぞれ以下の式で与えられる．

$$\frac{\partial f(x,y)}{\partial x} = \lim_{\Delta x \to 0} \frac{f(x+\Delta x,y)-f(x,y)}{\Delta x} \quad (3\text{-}48)$$

$$\frac{\partial f(x,y)}{\partial y} = \lim_{\Delta y \to 0} \frac{f(x,y+\Delta y)-f(x,y)}{\Delta y} \quad (3\text{-}49)$$

このように，$f(x,y)$から，偏導関数$\partial f(x,y)/\partial x$，$\partial f(x,y)/\partial y$を求めることを偏微分するという．

## 3.1.5　化学量論と質量作用の法則

### a. 化学量論

**化学反応式**は，反応物と生成物に関して定性的および定量的な情報を与える．

$$\text{HCl} + \text{NaOH} \longrightarrow \text{NaCl} + \text{H}_2\text{O} \quad (3\text{-}50)$$

$$\text{I}_2 + 2\text{Na}_2\text{S}_2\text{O}_3 \longrightarrow 2\text{NaI} + \text{Na}_2\text{S}_4\text{O}_6 \quad (3\text{-}51)$$

反応式（3-50）からは塩酸と水酸化ナトリウムの中和反応によって塩化ナトリウムと水が生成するという定性的な情報とともに，塩酸1 molと水酸化ナトリウム1 molから生じる塩化ナトリウムと水が1 molずつであるという定量的情報も得られる．同様に反応式（3-51）の酸化還元反応の式からは，ヨウ素1 molに対してチオ硫酸ナトリウム2 molが反応することが分かる．

後述する**質量作用の法則**をはじめとし，**質量保存の法則**，**定比例の法則**，**倍数比例の法則**など種々の法則に基づいて，化学反応に関わる反応物および生成物の量的な関係を取り扱うのが**化学量論**である．**化学量論は化学における計算の基本**である．上記の反応式（3-50），反応式（3-51）のように，化学量論的に反応が起こる場合は，反応物あるいは生成物の定量が可能になる．つまり，濃度$C_1$（mol/L）の希塩酸$V_1$（mL）を中和するのに水酸化ナトリウム液$V_2$（mL）を要した場合，水酸化ナトリウム液の濃度$C_2$（mol/L）は，$C_2 = (C_1 \cdot V_1)/V_2$として求めることができる．

一方，女性ホルモンであるエストロゲンに硫酸を加え加熱すると蛍光物質が生じる（コーバー反応）．この反応は臨床検査などで使われている．アルミニウム塩の定性分析では，その溶液にアンモニア試液を加え白色沈殿を生成させた後，アリザリンレッドS試液を加えると赤色のレーキ化合物が生じるが，これらの反応は化学量論的には進行しない．したがって，各々エストロゲン，アルミニウム塩の検出（存否の判断）に利用できるが，正確な量的情報は得られない．

### b. 質量作用の法則

例えば，$\text{A}+\text{B} \rightleftharpoons \text{C}+\text{D}$のような可逆反応では，AとBが反応してCとDが生成するだけでなく，生成したCとDが反応し，AとBが生じる．一定温度において，十分な時間が経過すると，正反応（右向き）と逆反応（左向き）の反応速度が等しくなり，見かけ上，反応が停止した状態，つまり，A，B，CおよびDの濃度が一定の値になった状態になる．この状態を**化学平衡**の状態という．

今，正反応の速度定数を$k_1$とし，逆反応のそれを$k_2$とする．ある時間において正反応の速度$v_1$は，$v_1 = k_1[\text{A}][\text{B}]$で表される．ここで，$[\text{X}]$はXの濃度（mol/L）を表す．反応開始時は$[\text{A}]$，$[\text{B}]$は元々の濃度であるが，時間が経過するとそうではない．

一方，逆反応についても$v_2 = k_2[\text{C}][\text{D}]$となる．反応開始時は$[\text{C}] = [\text{D}] = 0$（mol/L）であるが，正反応が進むにつれてCおよびDが生成し，逆反応も起こる．平衡状態では$v_1 = v_2$であるから，

$$\frac{k_1}{k_2} = \frac{[\text{C}][\text{D}]}{[\text{A}][\text{B}]} \quad (3\text{-}52)$$

となる．

ここで，$k_1/k_2$を**平衡定数**$K$と定義すると，

$$K = \frac{[\text{C}][\text{D}]}{[\text{A}][\text{B}]} \quad (3\text{-}53)$$

が得られる．つまり，平衡定数は正反応における生成物の濃度の積を反応物の濃度の積で割った値で，ある反応のある温度における固有の値である．$[\text{A}]$および$[\text{B}]$を変えて反応を開始しても同じ温度であれば，$K$は同じ値になる．

これをより一般的に表すと次のようになる．$a$ molのA，$b$ molのB，$c$ molのC，… が反応して$x$ molのX，$y$ molのY，$z$ molのZ，… が生成する可逆反応，$a\text{A}+b\text{B}+c\text{C}+\cdots \rightleftharpoons x\text{X}+y\text{Y}+z\text{Z}+\cdots$が平衡状態にあるとき，その平衡定数$K$は

$$K = \frac{[\text{X}]^x[\text{Y}]^y[\text{Z}]^z\cdots}{[\text{A}]^a[\text{B}]^b[\text{C}]^c\cdots} \quad (3\text{-}54)$$

であり，温度と圧力が変化しなければ一定に保たれる．

これを**質量作用の法則**という．本法則は3.3.2項を理解するための基本である．また，ほとんどの物質は，溶液中で2種以上の形態で存在し，それぞれの形態間には平衡が成立している．したがって，化学平衡における種々の計算では，質量作用の法則に加えて，溶液中に存在する化学種には**質量収支**や**電荷収支**にも気を付けるべきである．

## 3.1.6　実務薬学計算

実務薬学，すなわち，医療現場における薬剤師業務ではさまざまな場面で計算が必要となる．とくに，調剤において，散剤・内用液剤の秤量，注射剤調剤における等量，浸透圧，熱量を把握する上で計算は重要である．

### a. 散剤・内用液剤の計算

処方中の散剤や内用液剤の規格（含量）単位には「○○%」の表示と共に「原薬量/製剤量」を表示する場合や，「原薬量/製剤量」だけを規格単位として表示する場合がある．**製剤量**は秤量する製剤の量を示し，**原薬量**は製剤の中の主薬（原薬）量を示す．散剤において「原薬量/製剤量」を表示する場合は製剤1 gあたりの原薬量を示すことが多い．内用液剤の%は，w/v%を意味する．薬品名の記載の仕方については，散剤では通常，「（商品名）散○○%」となる．内用液剤は，エリキシル剤，懸濁剤，乳剤，リモナーデ剤およびシロップ剤があるが，シロップ剤における薬品名は「（商品名）シロップ□□%」となる．**表3-4**に散剤とシロップ剤を例にした規格（含量）単位を示す．散剤および内用液剤の秤取量の計算は6.2.3項を参照されたい．

$$散○○\% = ○○ \text{ g}/100 \text{ g} \qquad (3\text{-}55)$$
$$シロップ□□ \text{ w/v}\% = □□ \text{ g}/100 \text{ mL} \qquad (3\text{-}56)$$

### b. 当量

実務薬学において電解質濃度の計算は重要である．どのくらいの量の注射剤・輸液剤を投与するか，これらを調製する上で電解質の組成を把握し，濃度（mEq/L）の計算を理解しておく必要がある．また，血清ナトリウム値110 mEq/Lなどの検査値のように患者の病態を把握する上でも大切である．

**当量**（equivalent, Eq）とは，溶液中のイオン電荷の物質量を表す単位であり，電解質の量を表す．以下で計算することができる．

$$Eq（当量）= 物質量(\text{mol}) × 価数の絶対値 \qquad (3\text{-}57)$$

例えば，一価のイオンであるは，$Na^+$ 1 mol は1 Eq，$Cl^-$ 1 mol は1 Eq となる．二価のイオンである，$Ca^{2+}$ 1 mol は2 Eq となる．

電解質濃度（mEq/L など）は注射剤および輸液剤中の電解質の濃度を表す．

$$Eq/L = モル濃度(\text{mol/L}) × 価数の絶対値 \qquad (3\text{-}58)$$
$$mEq/L = モル濃度(\text{mol/L}) × 価数の絶対値 \\ ×1000 \qquad (3\text{-}59)$$

生理食塩液（0.9% NaCl 水溶液）の $Na^+$ イオン，$Cl^-$ イオンの濃度（mEq/L）は次のように計算することができる．まず，0.9% NaCl 水溶液をモル濃度に換算する．NaCl の式量は58.5であるため，0.154 mol/L となる．

次に，反応式と電離前後のモル濃度（mol/L）を求める．

|  | NaCl | → | $Na^+$ | + | $Cl^-$ |
|---|---|---|---|---|---|
| （電離前） | 0.154 |  | 0 |  | 0 |
| （電離後） | 0 |  | 0.154 |  | 0.154 |

よって，それぞれの電解質濃度（mEq/L）は次のように計算することができる．

$$Na^+ : 0.154 \text{ mol/L} × 価数の絶対値(1) ×1000 \\ = 154 \text{ mEq/L} \qquad (3\text{-}60)$$
$$Cl^- : 0.154 \text{ mol/L} × 価数の絶対値(1) ×1000 \\ = 154 \text{ mEq/L} \qquad (3\text{-}61)$$

### c. 力価

医薬品が一定の生物学的作用を示す量のことを**力価**という．抗生物質や生物学的製剤などで用いられる．力価は単位または質量で表示する．塩型・エステル型・結晶水数などによって力価は異なる．抗生物質の力価とは塩ではなく，薬効本体として表示される．

『ホスホマイシンナトリウム点滴静注用1.0 g（力価）/バイアル』の添付文書に以下の記載がある．「本剤は14.5 mEq/g（力価）のナトリウムを含有するので，心不全，腎不全，高血圧症等ナトリウム摂取制限を要する患者に投与する場合は注意すること．」

下線部はどのように計算されたのか．抗生物質の力価は塩ではなく，薬効本体として表示されるので，この場合はホスホマイシンナトリウム塩ではなく，ホス

表3-4　散剤・内容液剤の規格単位

| 製品名の%表示 | 原薬量/製剤量 (g/100 g) | 原薬量/製剤量 (mg/g) |
|---|---|---|
| 散 1% | 1 g/100 g | 10 mg/g |
| 散 10% | 10 g/100 g | 100 mg/g |
| 散 0.1% | 0.1 g/100 g | 1 mg/g |
| シロップ 1% | 1 g/100 mL | 10 mg/mL |
| シロップ 10% | 10 g/100 mL | 100 mg/mL |
| シロップ 0.1% | 0.1 g/100 mL | 1 mg/mL |

ホマイシンとなる。ホスホマイシン1gとした場合，ホスホマイシンナトリウム塩および含有する$Na^+$イオンの質量を計算する。ホスホマイシンナトリウム塩の分子量は182，ホスホマイシン（$C_3H_7O_4P$）の分子量は138であるため，ホスホマイシンナトリウム塩の質量は，下記のように求めることができる。

$$\text{ホスホマイシン：ホスホマイシンナトリウム塩}$$
$$= 138 : 182 = 1\,(g) : x\,(g) \qquad (3\text{-}62)$$
$$\therefore \quad x = 1.3188\,(g)$$

次にホスホマイシンナトリウム塩1.3188g中の$Na^+$イオンの質量を求める。

$$\text{ホスホマイシンナトリウム塩：}Na^+\text{イオン}$$
$$= 1.3188\,(g) : y\,(g) = 182 : 46 \quad (3\text{-}63)$$
$$\therefore \quad y = 0.3333\,(g)$$

最後に，$Na^+$イオン0.3333gは何mEqに相当するかを計算する。

$$333\,(mg)/23 \fallingdotseq 14.5\,(mEq) \qquad (3\text{-}64)$$

よって，ホスホマイシンナトリウム塩中にホスホマイシンが1g含まれるとき，$Na^+$イオンは14.5mEq含有していることが計算できる。

### d. 浸透圧

**浸透圧（osmolarity）**とは溶解している電解質が通過を制限する細胞膜などの半透膜で隔てられた状態で水分子が電解質側に引き込まれる圧力をいう。1mol/Lの水溶液がもつ浸透圧を1オスモル（Osm）という（または，osmol/Lと表示）。医学・生理学分野で使われる溶液の浸透圧はミリオスモル（mOsm）で表現されることが多い。

輸液療法では，体液を細胞内液および外液，血液の三つの区分に分け，病態に応じてどの区分を補充するのか，さらに投与ルートをどうするのか（末梢静脈，中心静脈のどちらにするのかなど），血管痛は起こらないかといった適切な投与方法を判断する必要がある。そのためには浸透圧の計算が重要となる。

浸透圧は溶液中のイオンや非電解質の総物質量を表すので，以下のように計算することができる。

$$\text{ブドウ糖} \longrightarrow \text{ブドウ糖} \qquad (3\text{-}65)$$
$$1\,mol/L \qquad\qquad 1\,Osm$$
$$CaCl_2 \longrightarrow Ca^{2+} + 2\,Cl^-$$
$$1\,mol/L \quad\quad \underbrace{1\,Osm \quad\quad 2\,Osm}_{3\,Osm} \quad (3\text{-}66)$$

前述の生理食塩液の浸透圧については以下のように計算できる。

$$Na^+ : 154\,mEq/L \longrightarrow 154\,mOsm \qquad (3\text{-}67)$$

$$Cl^- : 154\,mEq/L \longrightarrow 154\,mOsm \qquad (3\text{-}68)$$

よって，生理食塩液の浸透圧は308mOsm（＝154mOsm＋154mOsm）となる。

### e. 浸透圧比

**浸透圧比（osmolarity）**は血漿浸透圧に対する比である。血漿浸透圧の正常値は通常，285±5mOsmである。

20%ブドウ糖液の浸透圧比を計算すると次のようになる。なお，血漿浸透圧は290mOsmとし，ブドウ糖の分子量は180とする。

まず，20%ブドウ糖液の浸透圧を求める。20%ブドウ糖液をモル濃度に換算する。ブドウ糖の分子量は180であるため，1.111mol/Lとなる。浸透圧は1111mOsmとなる。血漿の浸透圧が290mOsmなので，浸透圧比を計算すると下記となる。

20%ブドウ糖液の浸透圧比
$$= 1111\,mOsm/290\,mOsm = 3.8 \qquad (3\text{-}69)$$

一般に，末梢静脈から投与可能な輸液剤の浸透圧は約700（〜1000）mOsm程度で，これは10%ブドウ糖液に相当する。このときの浸透圧比は約2〜3である。つまり，末梢静脈から投与される輸液剤では，約10%ブドウ糖液が上限となる。上記の計算の結果，20%ブドウ糖液の浸透圧比が3.8であったことから，末梢静脈から投与は難しいことがわかる。もし投与すると静脈炎を引き起こすことがある。そこで，このような場合は中心静脈から投与する。

高カロリー輸液は中心静脈から25〜30%という高張糖液を投与することで必要とする熱量を確保することができる。ちなみに脂肪乳剤の浸透圧比は1であり，中心静脈からでなく，末梢静脈から投与可能である。

### f. 熱量

注射剤投与の目的の一つに栄養の補給がある。その方法の一つに高カロリー輸液療法があり，術後の栄養補給など，経口・経腸栄養の摂取不能な患者に使用される。実務薬学において，高カロリー輸液療法における**熱量（kcal）**を把握することは大切なことである。全熱量は投与される糖質，脂質，アミノ酸の熱量を合計したものである。通常，成人は1日約2000kcalを必要とする。個々の状態や病態に見合った輸液を投与することが大切である。熱量は，**アトウォーター係数（Atwater's coefficient）**を用い，1gあたり糖質4kcal，脂質9kcal，アミノ酸4kcalとして計算する。

### g. 非タンパク性熱量/窒素量（NPC/N）

窒素量（nitrogen：N）に対する非タンパク性熱量（nonprotein calorie：NPC）の比を指す．アミノ酸とほかの栄養分とのバランスの指標である．通常，アミノ酸は主にタンパク質合成に利用されるが，病態によって（外傷，熱傷などの侵襲期など）は糖新生にも利用される．そのような場合にはアミノ酸の必要量が増大し，ほかの栄養分とのバランスを変える必要がある．通常は，NPC/N 比が 150～200 であることが望ましいとされるが，上記の病態のときには NPC/N を 100 程度に設定することもある．腎不全時の場合は，NPC/N 比を 300 程度にする．

NPC/N は下記で計算することができる．

> 非タンパク性熱量(NPC)／窒素量(N)
> ＝糖質, 脂質由来の熱量(kcal)／窒素量(g)※
>
> (3-70)
>
> ※窒素量(g)＝アミノ酸重量(g)/6.25

ある患者にブドウ糖含有率 25％の基本液 1400 mL に，アミノ酸含有率 10％の総合アミノ酸輸液 600 mL，高カロリー輸液用微量元素製剤 2 mL，総合ビタミン製剤 5 mL，ダイズ油を 20％含む脂肪乳剤 100 mL の高カロリー輸液が処方された．この患者に投与される熱量（kcal）と，この処方における NPC/N を計算する．ただし，アミノ酸の窒素の含有量は 16％，脂肪乳剤（100 mL）に含まれるダイズ油以外の成分（アミノ酸は含まれていない）の熱量は 20 kcal とする．

まず，投与される熱量を求める．糖質，脂肪，アミノ酸の熱量はそれぞれ，1400 kcal，180 kcal，240 kcal となる．

糖質の熱量：

$$1400 \text{ mL} \times \frac{25 \text{ g}}{100 \text{ mL}} \times 4 \text{ kcal/g} = 1400 \text{ kcal} \quad (3\text{-}71)$$

脂肪の熱量：

$$100 \text{ mL} \times \frac{20 \text{ g}}{100 \text{ mL}} \times 9 \text{ kcal/g} = 180 \text{ kcal} \quad (3\text{-}72)$$

アミノ酸の熱量：

$$600 \text{ mL} \times \frac{10 \text{ g}}{100 \text{ mL}} \times 4 \text{ kcal/g} = 240 \text{ kcal} \quad (3\text{-}73)$$

これにダイズ油以外の成分（アミノ酸は含まれていない）の熱量 20 kcal と加えると，投与される熱量は合計で 1840 kcal となる．

次に NPC/N について計算する．非タンパク性熱量および総窒素量は下記のように計算される．

非タンパク性熱量
＝ 糖質の熱量＋脂質の熱量＋ダイズ油以外の
　　成分の熱量
＝ 1400 kcal＋180 kcal＋20 kcal
＝ 1600 kcal　　　　　　　　　(3-74)

総窒素量

$$= 600 \text{ mL} \times \frac{10 \text{ g}}{100 \text{ mL}} \times 0.16 = 9.6 \text{ g} \quad (3\text{-}75)$$

したがって，NPC/N は下記のように算出される．

NPC/N ＝ 1600 kcal÷9.6 g≒167 kcal/g　(3-76)

通常は，NPC/N 比が 150～200 であることが望ましいとされているため，この処方は適切であると考えられる．

---

## 3.1 節のまとめ

- 薬学を学ぶうえで基礎となる数学に関する基本的知識を修得し，それらを薬学領域で応用するための基本的技能を身につける．
- すなわち，数値の扱い（単位系と物理量，測定値），化学量論，質量作用の法則，初等関数，微分と積分，および実務薬学計算について科学のうえでも法規のうえでも責任をもって適正に取り扱うことができる．

---

# 3.2　物質の物理的性質

薬学は生命現象を物質科学として理解し，タンパク質・核酸・糖質・脂質・代謝産物などの生体分子に対する医薬品・毒劇物・病原体などの相互作用に関する深い知識と経験を活用し，疾患の治療や公共の福祉へ貢献することを目標とする．関連する物質の性質を理解するため，原子・分子の構造，熱力学，反応速度論などに関する基本的事項を学ぶ．

## 3.2.1　物質の構造

生体分子，医薬品，毒劇物，病原体を構成するのは

原子や分子である．ここでは原子・分子の構造や相互作用に関する**分子科学（molecular science）**の基礎を学ぼう．

## a. 化学結合論

### （i）古典的化学結合論

ベルセリウスは，元素から分子が形成されるのは陽性の元素と陰性の元素が結合するためと考える電気化学二元論を唱えた．ケクレは化学結合の対応を決定する原子ごとの数量を**原子価（valence）**とし，分子を一重結合や二重結合などで表す化学構造式を整備した．ルイスは，原子の最外殻電子配置（H，He は 2 個，B，C，N，O，F，Ne は 8 個）に原子価を割り当てる八偶子説を提唱した．今日もルイス表記として用いられている（図 3-4 を参照）．

### （ii）ハイトラー・ロンドン理論と共有結合

距離 $r$ だけ離れた電荷 $q_1$ と電荷 $q_2$ の間に働く力 $F$ を静電気力またはクーロン力といい，式（3-77）で表す．

$$F = \frac{q_1 q_2}{4\pi\varepsilon r^2} \qquad (3\text{-}77)$$

ここで $\varepsilon$ は真空の誘電率を表す．誘電率は電荷間の静電気力の生じやすさを電荷の差で割ったもので，静電気力の伝わり方に関係する係数にあたる．

力と距離の積は仕事やエネルギーになる．通常，物質間の相互作用の強さはクーロンポテンシャルエネルギー $U$ として表される．無限遠を基準として，$F$ を距離 $r$ から無限遠まで定積分することで静電相互作用を表す式（3-78）を得る．

$$U = \frac{q_1 q_2}{4\pi\varepsilon r} \qquad (3\text{-}78)$$

ハイトラーとロンドンは，水素分子の原子核と電子に働くクーロンポテンシャルエネルギーと，電磁波と物質の相互作用を明らかにする**量子論（quantum theory）**から導かれる電子の運動エネルギーとの調和によって水素分子が形成される運動方程式の解を示した．これは，化学結合の本質が個々の元素の陽性・陰性ではなく，複数の原子核の正電荷が電子の負電荷を共有する**共有結合（covalent bond）**であることの証明に相当する．

### （iii）原子価結合理論

原子核との静電相互作用を受けた電子が原子を構成する空間に閉じ込められた状態を表す波動関数を**原子軌道（atomic orbital）**といい，共有結合を形成する

ときには相互の原子軌道が**共鳴（resonance）**して安定化する．ここで個々の電子が区別できなくなる有様を**非局在化（delocalization）**，互いに区別できない電子が占める空間を**電子雲（electron cloud）**という．スレーターは，ルイスの八偶子説を量子論で正しく記述するために，原子間で原子軌道が共有されることを示した．これを**原子価結合理論（valence bond theory；VB 法）**という．

### （iv）混成軌道と共役系

最外殻電子において，安定な一つの電子対の対称性の高い原子軌道（s 軌道）に対し，ほかの三つの電子対の原子軌道（p 軌道）は負電荷の斥力（反発力）で互いに 90°の角度を保つ振動運動の方向性をもつ．しかし，例えば水分子の 2 個の O—H 結合の角度（原子価角）は 90°よりも正四面体角（109.5°）に近い．ポーリングはこの矛盾を克服し，1 個の s 軌道と 3 個の p 軌道が区別のできない等価なエネルギー準位の新たな**混成軌道（hybrid orbital）**を形成することを見出した．この結果，飽和炭化水素における C 原子の結合は 109.5 度の角度をもつ正四面体中心の $sp^3$ 混成軌道を有することが理解されるようになった．

ケクレはベンゼン環の原子価の配置に迷った末，環内で隣接する一重結合と二重結合の動的な交換の繰り返しと解釈した．1 世紀後にポーリングは，炭素の 1 個の s 軌道と 2 個の p 軌道が互いに 120 度の角度で正三角形中心の $sp^2$ 混成軌道となり，残る 1 個の p 軌道が共鳴して結合し，三角形平面に垂直な π 軌道を形成すると考えた．さらに，ベンゼン環やポリエン構造の π 軌道が共鳴して結合の相互作用が拡張することを**共役（conjugation）**とよぶ．

### （v）分子軌道理論と密度汎関数理論

マリケンは，複数の原子核によって空間に束縛された電子の運動方程式を，原子軌道を経由しないで直接求める**分子軌道（molecular orbital）**の計算体系を開発した（MO 法）．MO 法はポープルのプログラム GAUSSIAN により 1970 年代以降の ICT 機器の目覚ましい発展を背景に理論化学の主流となった．

VB 法や MO 法では，原子核と電子に働く静電相互作用を露わに扱うのに対し電子と電子の斥力の取り扱いが不十分となる問題があり，さまざまな工夫が加えられてきた．コーンは，電子雲の反発を誘導する演算処理を取り入れた**密度汎関数理論（density functional theory；DFT）**を考案し，複雑な構造を有する有機化合物の量子化学計算の効率を飛躍的に向上した．

1998年，ポープルとコーンはノーベル化学賞を受賞した．

## b. 分子間相互作用

### （ⅰ） 基本となる相互作用１──クーロン静電力

原子や金属イオン，ハロゲンイオンなどの粒子では，原子核の周囲に電子が非局在化し，見かけの電荷は粒子の中心に局在する．したがって，点電荷イオン間の静電相互作用はクーロンポテンシャルエネルギー（式3-78）で表され，距離に反比例する．

### （ⅱ） 基本となる相互作用２──キーサム配向力

量子論によって元素の陽性・陰性を定量的に求めたものを**電気陰性度**（electronegativity）といい，ポーリングが求めた値がよく用いられる．分子を構成する原子には電気陰性度の差により電荷の偏りが生じる．このように，電荷が偏ることを**分極**（polarization）といい，電荷が分極した状態を**双極子**（dipole），双極子における電荷の高低差と方向を**双極子モーメント**（dipole moment）という．電荷が偏って分極を生じた分子種を**永久双極子**（permanent dipole）という．

永久双極子の間でクーロン相互作用が働くために，分子の陽性部分と相手分子の陰性部分が互いに向き合った姿勢をとる．異符号の電荷が相互作用の相手に配向するには３次元の回転の自由度があり，互いに距離の３乗に反比例した強さの相互作用が働くので，点電荷と永久双極子ではポテンシャルエネルギーが距離の４乗に反比例し，永久双極子と永久双極子では距離の６乗に反比例する．この力をキーサム配向力という．

### （ⅲ） 基本となる相互作用３──デバイ誘起力

炭化水素を構成する炭素原子や水素原子には電荷の偏りはほとんどない．このため炭化水素は**無極性**（nonpolar）であって永久双極子ではないのだが，無極性分子にプラス電荷が接近すると**電子雲のゆらぎ**を生じて電荷の偏りが誘起される（p.56「誘起効果」とは無関係）．逆に，マイナス電荷が接近したときは無極性分子の電子雲が遠ざかるように電荷の偏りが誘起される．このように一時的に発生した双極子を**誘起双極子**（induced dipole）という．

点電荷と誘起双極子の間に働く相互作用も距離の４乗に反比例するポテンシャルを生じ，一方，永久双極子と誘起双極子では距離の６乗に反比例するポテンシャルを生じる．ここで働く弱い力をデバイ誘起力という．

### （ⅳ） 基本となる相互作用４──ロンドン分散力

無極性分子と無極性分子の間にも相互作用が生じる．これは電子雲のゆらぎが無極性分子間で同調することで生じ，これをロンドン分散力という．これも双極子間の相互作用であるから，距離の６乗に反比例する．

距離の乗数が大きくなることは，より短い距離でのみ強力に作用することを意味しており，このためキーサム力，デバイ力，ロンドン力は生体分子が特定の医薬品や毒物の構造を分子認識する基盤の現象となる．水と油が分離するとき油相で働く力がロンドン力であり，水と油がほとんど混ざらないようにロンドン力はデバイ力より強力である．

### （ⅴ） 基本となる相互作用５──電荷移動相互作用

これらの相互作用において，陽性の構造における電気陰性度がきわめて小さい場合，相互作用の相手分子に電子雲を渡してしまう．これを**電荷移動**（charge transfer）という．

### （ⅵ） 派生的な実測的相互作用

**ファンデルワールス相互作用**（van der Waals force）は，気体分子が凝集して液体や固体に相転移するときの分子間相互作用で，その実体はキーサム力＋デバイ力＋ロンドン力からなる．

**水素結合**（hydrogen bonding）は，分極分子の陽性の水素（NH，OHなど）が点電荷や双極子に働く強力なキーサム力を指す．水やグリセリンなどの沸点を100℃以上にしたり，これらが極性物質を溶解したりする原動力となる．

**疎水性相互作用**（hydrophobic interaction）は，極性溶媒間の相互作用（水素結合など）が強力なのに対し，極性物質と無極性物質の間の相互作用が小さいために，無極性物質が凝集するとき，無極性物質間に働いているように見える相互作用である．実際に凝集を促進しているのは極性溶媒の凝集力である．

### 例題3-1 アセトン・クロロホルム混合物の沸点

アセトン（沸点56℃）とクロロホルム（沸点61℃）を混合すると沸点が上昇し，等モル量のとき最高で65℃になる．沸点が上昇する理由を説明せよ．

酸素や塩素の電気陰性度が非常に強いので，アセトン（Me$_2$C=O）では酸素が陰性となり，炭化水素が陽性となる．クロロホルム（H−CCl$_3$）では塩素が陰性となり，水素が陽性となる．この結果，アセトン分

子は酸素だけが突出し，クロロホルム分子は水素だけが突出した形となる．するとアセトン間，クロロホルム間よりも，混合物でアセトンとクロロホルム間の強いキーサム配向力が働き，安定化することで沸点が上昇する．

## c. 原子・分子の挙動

### （ⅰ） 光の屈折，偏光，散乱，干渉

光は空間における電場のゆらぎで，真空中を光速 $c = 3.00 \times 10^8\,\mathrm{m \cdot s^{-1}}$ で移動する横波である．光の周波数 $\nu$ (Hz) と波長 $\lambda$ (m) の関係は式 (3-79) で表される．

$$\nu\lambda = c \tag{3-79}$$

電場の移動は電場に垂直な磁場を生じ，光は電場と垂直に交わる磁場のゆらぎでもある．媒質と相互作用するので速度は真空中よりも遅い．例えば水中での光速は真空中の 3/4 になる．空気中から水面に斜めに光が入射すると，周波数が変わらず速度が低下して波長が短くなり，光の進行方法が変化する．これを屈折 (refraction) という．

一方，光が何か粒子との衝突や相互作用で進行方向が変わることを散乱 (scattering) という．空が青いのは気体分子や大気中の塵埃によるレイリー散乱，雲が白いのは水滴など比較的大きな粒子によるミー散乱が原因である．

光は波動であるため，経路の異なる光が交差するとき，波長ごとに特定の位置で振幅の重ね合わせが起こり，色彩豊かな鹿の子模様となる．これを干渉 (interference) という．

光は空間における横波の電場のゆらぎなので，進行方向を $z$ 軸とすると $x$ 軸方向と $y$ 軸方向の自由度 2 をもつ．すると，$x$ 軸方向または $y$ 軸方向の微細スリットを通過した光は一方向のゆらぎのみを有する偏光 (polarization) となる．例えば水面を斜めに反射 (reflection) してくる光は水面に平行な偏光になる．

分子の結晶は分子中の電子雲が規則正しく整列しているため，特定の反射面が積層した状態となる．ここに波長の短い光を照射することで干渉パターンを生じる現象を回折 (diffraction) といい，分子の構造決定に利用されている．

### （ⅱ） 電磁波の性質と物質との相互作用

原子核を構成する陽子や中性子は通常の化学的環境では分離できないクオークから構成されている．これら物質を構成する基本単位を素粒子 (elementary particle) という．素粒子は粒子の性質と波動の性質をあわせもつ．光や電波は光速で移動する光子（光量子）という質量を持たない素粒子に分類されると同時に，電磁波 (electromagnetic wave) という波動に分類される．

ガンマ線 (γ-ray) は，原子核内の粒子のエネルギー状態が変化して輻射される波長 1 nm 以下の高エネルギーの電磁波放射線である．エックス線 (X-ray) は，核外の軌道電子におけるエネルギー状態の変化（電子遷移，electronic transition）や核と飛来電子（真空放電）との相互作用（制動放射）で輻射される高エネルギーの電磁波放射線であり，物質を間接的に電離させ，遺伝子を破壊するなどの毒性を示す．

紫外線 (ultraviolet；UV) は，波長 10〜380 nm の高エネルギーの電磁波で，強力な電子遷移を誘発することで物質の化学変化を起こす．波長 280 nm 未満の UV は電離層で吸収されて地表に届かない．

可視光線 (visible light；Vis) は，波長 380〜800 nm の光で，物質の電子遷移により主に分子の構造（コンフォメーション）を変化させることが多い．ヒトの視覚はビタミン A 由来物質の電子励起を神経刺激として感知する．

赤外線 (infrared；IR) は，波長 800 nm〜100 $\mu$m の見えない光で，分子の結合振動 (stretching vibration) や変角振動 (vending vibration) を励起させ，温度を上昇させる効果をもつ．このため，熱を光速で伝える（輻射熱）．

マイクロ波 (microwave) は，波長 100 $\mu$m〜1 m と長波長の光であると同時にきわめて短波長の電波であるといえる．物質透過性は低いが空中での到達距離が長く，レーダー，無線通信，携帯電話に用いられる．また，マイクロ波は水の回転振動 (rotation vibration) を増幅するので加熱調理として電子レンジに用いられる．

### （ⅲ） スピンと磁気共鳴

電子のもつ電荷の絶対値を電気素量 (elementary charge) といい，その大きさは $e = 1.60 \times 10^{-19}$ C である．陽子は電荷 $+e$，電子は電荷 $-e$ であり，これら粒子は磁気双極子モーメントをもつ．電荷をもつ粒子の回転は，これと釣り合った異符号の電荷が粒子の周囲を回転することと等価と考えられるので，環電流を生じる．だから粒子は磁場モーメントをもち，これをスピン (spin) とよぶ．単一電荷をもつ電子には同じ大きさで 2 種類の方向をもつスピンがあり，パウリの排他原理から一つの原子軌道をスピンの異なる電子対 (electron pair) が占有する．複数の電荷をもつ原

子核は多様なスピンをもつ. 電磁波も空間の電場のゆらぎなので1対のスピンをもつ. これは左右の旋光性 (optical rotation) として分離される.

電子のスピンはマイクロ波と, 原子核のスピンは波長1〜100 m のラジオ波と同程度のエネルギーをもつので, このような磁場をかけると電子や核の磁気双極子モーメントが歳差運動する. これを磁気共鳴といい, 分子構造の違いが歳差運動の大きさにわずかな違いを生じる. これを利用して分子構造や電子遷移を精密に測定することができる. これらの測定手法を電子スピン共鳴 (electron spin resonance；ESR), 核磁気共鳴 (nuclear magnetic resonance；NMR) という.

### d. 放射線と放射能
#### (i) 放射壊変

放射性同位体は, 不安定な核種であり, 放射線を放出し, 原子核がより安定な原子核へと自発的に変換する. これを放射壊変とよび, 壊変が単位時間に起こる確率 (壊変率) は各核種に固有である. そのため, 放射性同位体が壊変し, 減少していく時間も各核種に固有であり, 原子数が半分になるまで時間を半減期とよぶ. 半減期14日の核種では, 14日で1/2, 28日で1/4となる. また, 放射能とは, 単位時間あたりの壊変原子数である. 放射線には, $\alpha$線, $\beta$線, 中性子線などの粒子線や$\gamma$線, X線などの電磁波放射線があり, 放射壊変には, $\alpha$壊変や$\beta$壊変などが存在する. 質量数約140以上の大きな原子核では, 陽子2個, 中性子2個の$\alpha$粒子 ($\alpha$線) が放出され, 原子番号2減, 質量数4減の核種になる. これを$\alpha$壊変とよぶ. $\beta$壊変は, 核内の陽子と中性子が電子を介して相互作用するもので, $\beta^-$壊変, 軌道電子捕獲, $\beta^+$壊変がある. $\beta^-$壊変では, 中性子が陰電子 ($\beta^-$線) とニュートリノを放出して陽子になり, 原子番号が1増加した原子になる. 軌道電子捕獲では, 陽子が軌道電子を取り込んで中性子となり, 原子番号が1減少した原子になる. $\beta^+$壊変では, 陽子が陽電子 ($\beta^+$線) を放出し中性子となる. また, $\alpha$壊変後や$\beta$壊変後などに原子核が励起状態となり, その余剰エネルギーを電磁波 ($\gamma$線) として放出し, 安定な状態になることを$\gamma$転移という. 特に励起状態の長い準安定な核種を核異性体とよび, $^{99m}$Tcなど質量数にmを付ける.

#### (ii) 放射平衡

放射壊変が連続的に起こり, A→B→Cとなる場合を連続壊変とよぶ. 連続壊変で, 親核種Aの半減期が娘核種Bの半減期より長い場合, 親核種が残り, 娘核種の生成量と壊変量が釣り合い, 親核種と娘核種が一定の割合で存在する状態を放射平衡とよび, 親核種と娘核種の半減期の差が10倍程度の場合には過渡平衡, 1000倍以上の場合には永続平衡となる. この放射平衡を利用して, $^{99m}$Tcなどの娘核種を取り出すことをミルキング, 装置をジェネレータとよび, 放射性医薬品の調製に利用されている.

#### (iii) 放射線の性質および物質との相互作用

放射線による作用には, 軌道電子を原子からはじき出す電離作用やエネルギーを与える励起作用, ラジカル生成作用, 透過・写真作用, 蛍光作用などがある. $\alpha$線 (ヘリウム原子核) は, 一定のエネルギーをもち, 粒子が大きいため, 飛程は短く, 透過力は低いが, 電離能は高い. 粒子が止まる直前にエネルギーを一気に放出させる. $\beta^-$線は電子であり, そのエネルギーは最大値のある連続的な値をとる. 原子核近傍でクーロン力により方向を変えられ, 後方散乱する場合もある. また原子番号の大きな原子の物質を通過する時には, $\beta$線が減速し, そのエネルギー損失分を電磁波 (X線) として放出する制動放射が生じる. $\beta^-$線は, 陽電子であり, 陰電子と反応して2本の電磁波を反対方向に放出して消滅する (消滅放射線). この陽電子放出核種は, 消滅放射線を検出するPET診断に利用されている. 電磁波放射線である$\gamma$線やX線は, 飛程が長く, 透過力が高い. これらは, 軌道電子にエネルギーを与えて軌道外に飛び出させる光電効果, 軌道電子にエネルギーを与えて飛び出させ, 残ったエネルギーの$\gamma$線自身も散乱するコンプトン散乱, 原子核近傍で陰陽一対の電子を生成し消滅する電子対生成が生じる.

#### (iv) 放射線測定法

放射線を測定する機器には, 気体の電離現象を利用した電離箱, 比例計数管, GMカウンタ, 固体の電離現象を利用した半導体検出器, 励起発光現象を利用したNaI (Tl) シンチレーションカウンタ, 液体シンチレーションカウンタなどがある. $\beta$線 ($\gamma$線) の検出にはGMカウンタ, $^3$Hなどの弱い$\beta$線の検出には, 液体シンチレーションカウンタ, $\gamma$線やX線の検出には, 半導体検出器やNaI (Tl) シンチレーションカウンタが用いられる. これらの測定機器は, サーベイメータやエリアモニタ, 個人モニタリング用に用いられる.

## 3.2.2 物質のエネルギーと平衡

化学における**状態**（state）という用語は特別である．それは特定の熱力学温度 $T$，圧力 $p$，体積 $V$ におけるその物質または物質の集合が有する特定の相互作用や分子運動を意味する．ここでは物質の状態を理解する**熱力学**（thermodynamics）の基礎を学ぼう．

### a. 気体の微視的特徴と巨視的特徴
#### （ⅰ）気体の分子運動とエネルギー

**理想気体**（ideal gas）は定義上，①分子間相互作用を無視できることと，②分子の大きさを無視できることを満たす．このとき理想気体の状態方程式 $pV = nRT$ の関係が成立する．ここで $R = 8.314$ $J\cdot K^{-1}\cdot mol^{-1}$ は気体定数である．

**実在気体**（real gas）は冷却や圧縮により凝縮して液体や固体になる．これはファンデルワールス相互作用が無視できないことを示す．実在気体は，ファンデルワールスの状態方程式で近似される．

$$\left(p + \frac{a}{V_m^2}\right)(V_m - b) = RT \qquad (3\text{-}80)$$

ここで $V_m$ はモル体積，$a$ は分子間引力，$b$ は分子の体積を意味する．

状態方程式は気体分子の力学的エネルギーと熱エネルギー $RT$ の関係を表す．マクスウェルの気体分子運動論では，理想気体において分子が完全弾性衝突するとき，一つの自由度あたり $RT/2$ の熱エネルギーに対応する．例えば，単原子分子の並進運動エネルギーは $3RT/2$ である．

#### （ⅱ）エネルギーの量子化とボルツマン分布

量子論において物質は粒子的性質と波動的性質をあわせもつため，特定の状態に置かれると許される波動を重ね合わせたエネルギー準位をとる．これは不連続なとびとびの値となる．物理量が離散値をとるよう数学処理することを量子化という．結合の振動エネルギーや回転エネルギーの観測において離散値を確認しやすい．

エネルギー準位 $E_0$ とエネルギー準位 $E_i$ の状態があるとき，両者の量比 $N_i/N_0$ は式（3-81）のボルツマン分布で表される．

$$\frac{N_i}{N_0} = \exp\left(-\frac{E_i - E_0}{k_B T}\right) \qquad (3\text{-}81)$$

ここで，$k_B = 1.38\times10^{-23}$ $J\cdot K^{-1}$ はボルツマン定数であり，これは気体定数 $R$ をアボガドロ定数 $N_A$ で割った値である．**$RT$ は分子 1 モルの熱エネルギー，$k_B$** $T$ は分子 1 個の熱エネルギーを表す．

### b. 内部エネルギーとエントロピー
#### （ⅰ）熱力学第一法則

熱力学では「研究の対象とする物質の集合」を**系**（system），系以外の宇宙全体を**外界**（surroundings），両者を区別する面を**境界**（border）という．

コンロで鍋に入れた水を加熱している．蓋をしていないとき，水蒸気が鍋の外に出て拡がった体積を $\Delta V$ とすると，水は熱量 $q$ を受け取り，大気圧 $p$ において水蒸気は $-w = p\Delta V$ ぶんを外界に与える．圧力一定条件におけるこの過程を**定圧過程**（isobaric process）という．このとき系（水）の分子運動の総和に対応する**内部エネルギー**（internal energy）の変化は以下の重要な式で表される．

$$\Delta E = q + w \qquad (3\text{-}82)$$

これを**熱力学第一法則（エネルギー保存の法則）**という．

系のエネルギーは外界と熱か仕事として往来するものであり，新しく生まれたり，消滅したりしない．鍋を蓋すると水蒸気は外に出ないが，この過程を**定容過程**（isochoric process）という．このとき，内部エネルギー変化は $\Delta E = q$ で表される．物体の温度を1℃上げるのに要する熱量を**熱容量**（heat capacity）という．定容過程と定圧過程における熱容量は**定容熱容量** $C_V = (\partial q/\partial T)_V$，**定圧熱容量** $C_p = (\partial q/\partial T)_p$ となる．理想気体ではマイヤーの関係式 $C_p - C_V = R$ が成り立つ．定容過程では外界への仕事が不要で，熱量はすべて水の温度上昇に使われるので沸騰時間が定圧過程よりも短い．

#### （ⅱ）熱力学第二法則

フェーン現象では，空気の塊（気団）が山上から地上まで風で移動するときに気圧差によって圧縮仕事を受け，気団の内部エネルギーが増大して温度が上昇する．この効果を断熱圧縮という．逆に，上昇気流で地表の気団が上空に移動すると気圧差による膨張仕事を外界に与えるので，気団の内部エネルギーが減少して気温が低下する．これを断熱膨張という．気温低下に伴い飽和水蒸気量が低くなって積乱雲が発生する．このように，系と外界において熱の往来はないが，仕事の往来を生じる変化を**断熱過程**（adiabatic process）といい，その系を**断熱系**（adiabatic system）という．

系が高温 $T_2$ において外界から熱量 $q_2$ を受け取り，これを断熱膨張によって温度 $T_1$ まで低下させる．こ

の温度で熱量 $q_1$ を外界に与えてから断熱圧縮することで温度 $T_2$ まで上昇させる．カルノーは熱機関（エンジン）が動き続ける条件は上記の操作が繰り返せることだと発見した．このとき高温で足し算される $q_2$ が，断熱膨張で低温に縮小された温度から引き算するときの $q_1$ では小さくなっている．クラウジウスは，これは熱量の尺度が内部エネルギーの尺度とずれることを意味することを見出し，温度によらない量として熱量を熱力学温度で割った**エントロピー（entropy）**を $S$ で表し，以下の巨視的な定義を示した．

$$\Delta S = \frac{q}{T} \qquad (3\text{-}83)$$

クラウジウスは「低温の熱源から高温の熱源に自発的に熱は移動しない」ことを見出した．つまり，外界から熱も仕事もやりとりしない**孤立系（isolated system）**において，自発的な変化が起こるならばエントロピー変化は増大する．

$$\Delta S \geq 0 \qquad (3\text{-}84)$$

これを**熱力学第二法則（エントロピー増大の法則）**という．

### （iii）熱力学第三法則

ボイル・シャルルの法則から，$-273.15℃$ を熱力学温度 $T = 0\,\text{K}$ とし，これを絶対零度という．$0\,\text{K}$ を実現するのに断熱膨張を用いるなら，体積を無限大にする必要がある．冷却するなら $0\,\text{K}$ よりも低い熱だめを要する．吸熱反応などで熱を奪う場合も，ネルンストはどのような化学変化も $0\,\text{K}$ では進行しないと考えた．以上の制約から，$0\,\text{K}$ を実現することはできないとされた．

$$T \geq 0 \qquad (3\text{-}85)$$

これを**熱力学第三法則（絶対零度不可能の法則）**という．

### （iv）微視的なエントロピーの定義

マクスウェルは容器内を仕切る壁に高速分子だけ一方向に通過させる仕掛け（マクスウェルの悪魔とよばれる）を設けることで，高速分子が集積する側と他方で温度差が生じるという思考実験からエントロピー増大則に矛盾がある可能性を示した．一方，ボルツマンは，マクスウェルの分子運動論をさらに発展させ，エントロピー増大則を仮定することで分子のとる状態（位置，姿勢，並進，回転，振動）の組み合わせ $W$ の対数がエントロピーと比例することを導いた．これはボルツマンの原理として式（3-86）で表される．

$$S = k_\text{B} \log_e W \qquad (3\text{-}86)$$

今日では，マクスウェルの悪魔（ブラウン運動ラチェットという）を作ると分子の速度の識別にエントロピーを産生してしまうという解釈からエントロピー増大則には抵触しないとされる．

---

**例題 3-2　20℃以上で気が抜ける炭酸飲料水**

$CO_2$ が水に溶解するとごく一部は水と反応して炭酸（$HCO_3{}^-$）になり電解質として溶解するが，多くは無極性の $CO_2$ 分子のまま溶解している．温度の上昇で $CO_2$ 濃度が低下するときのエントロピー変化を説明しなさい．

水は無極性分子を取り囲んだかご構造を形成することで，無極性分子を保持する．これを**疎水性水和（hydrophobic hydration）**という．かご構造の形成で水のとりうる状態の組み合わせ $W$ が減少し，水のエントロピーが低下する．温度が高いときには，水の運動が激しくなり，かご構造が破壊され，無極性分子を保持できなくなる．その結果，揮発性の高い $CO_2$ は大気に逃げ，揮発性の低い無極性分子は凝集して沈殿，あるいは油層として分離する．高温になると水の状態の組み合わせ $W$ が増大し，水のエントロピーは上昇する．換言すれば，水のエントロピーの低下が $CO_2$ の溶解を促進している．

---

### c．エンタルピーと自由エネルギー

### （i）エンタルピーとその計算

医学・薬学では，生物における化学変化・物理変化を働きかけの対象とするため，定圧過程が前提である．$\Delta p = 0$ において圧縮仕事や膨張仕事（$w = -p\Delta V$）は熱量の往来で温度変化したり，相転移したりするとき常について回る．そこで，式（3-82）に $w = -p\Delta V$ を代入して $q$ で解いたものを**エンタルピー（enthalpy）** $H$ で表し，導入する．

$$\Delta H = \Delta E + p\Delta V \qquad (3\text{-}87)$$

高校の熱化学方程式は定圧過程において主語を実験者＝人間として，化学反応から人間が得る熱量が正だったが，熱力学では系＝物質を主語にし，符号が逆転する．

例えばグルコース（固）の生成エンタルピーを計算するときには，単体 $H_2$（気），$O_2$（気），$C$（固）を基準にする．$CO_2$（気）と $H_2O$（液）の生成エンタルピーがそれぞれ $-394\,\text{kJ·mol}^{-1}$ と $-286\,\text{kJ·mol}^{-1}$，グルコース（固）の燃焼熱が $-2808\,\text{kJ·mol}^{-1}$ とすると，

$C$（固）$+ O_2$（気）$\rightarrow CO_2$（気）　　$\Delta H = -394$

$H_2$（気）$+ (1/2)O_2$（気）$\rightarrow H_2O$（液）　　$\Delta H = -286$

$C_6H_{12}O_6$（固）$+ 6O_2$（気）$\rightarrow 6CO_2$（気）$+ 6H_2O$（液）

38　3. 薬学基礎

$$\Delta H = -2808$$

これより，生成系分−反応系分として

$$(-394)\times6+(-286)\times6-(-2808) = -1272 \text{ kJ·mol}^{-1}$$

と求められる.

### （ii）ギブズ自由エネルギー

　宇宙は孤立系なので熱力学第二法則が成り立つ. 宇宙を系とそれ以外＝外界に分けると以下が導かれる.

$$\Delta S(宇宙) = \Delta S(系)+\Delta S(外界) \geq 0 \quad (3\text{-}88)$$

$$\Delta S(系)+\frac{q(外界)}{T} \geq 0 \quad (3\text{-}89)$$

$$\Delta S(系)-\frac{q(系)}{T} \geq 0 \quad (3\text{-}90)$$

$$\Delta S(系)-\frac{\Delta H(系)}{T} \geq 0 \quad (3\text{-}91)$$

この両辺を $-T$ で割ることで系について以下を得る.

$$\Delta H-T\Delta S \leq 0 \quad (3\text{-}92)$$

そこで，式（3-92）の左辺を**ギブズ自由エネルギー（Gibbs' free energy）** $\Delta G = \Delta H-T\Delta S$ と定義する.

　系は $\Delta G<0$ となる方向に自発的に変化し，どの方向に対しても $\Delta G = 0$ であれば平衡状態となる.

### d. 化学平衡の原理
#### （i）状態関数と標準状態

　系の状態を表す $V$, $p$, $T$ のほかに，$S$, $E$, $H$, $G$ などを**状態関数（state function）**という. 一方，熱量 $q$ や仕事 $w$ は同じ量であっても往来における状態に依存して変化したあとの状態関数が異なる. これを経路が異なるといい，$q$ や $w$ は状態関数ではなく経路関数という. 状態関数は同じ量であれば異なる経路を経由しても同じ状態を表す. 状態関数が経路に依存しないことをヘスの法則という. 状態関数を比較するとき，国際的な規格として基準に用いる気体の状態を**標準状態（standard conditions for temperature and pressure）**といい，圧力と温度を指定する. 標準状態の状態関数には記号の右肩に丸をつけ，1 mol での値を示す.

#### （ii）ギブズ自由エネルギーと化学ポテンシャル

　これまで系と外界で物質の往来がない**閉鎖系（closed system）**を扱ってきた.
閉鎖系における状態関数の関係は以下になる.

$$dE = TdS-pdV \quad (3\text{-}93)$$

$$dH = TdS+Vdp \quad (3\text{-}94)$$

$$dG = -SdT+Vdp \quad (3\text{-}95)$$

系と外界で物質の往来がある系を**開放系（open**

**system)** という. 物質量 $n$ の変化（持ち込み）による内部エネルギー変化を以下のように定義する.

$$dE = TdS-pdV+\mu dn \quad (3\text{-}96)$$

ここで，持ち込みの係数 $\mu$ を**化学ポテンシャル（chemical potential）**という. 式（3-96）は以下のように変形できる.

$$\left[\frac{\partial E}{\partial n}\right]_{S,V} = \mu \quad (3\text{-}97)$$

$$\left[\frac{\partial H}{\partial n}\right]_{S,p} = \mu \quad (3\text{-}98)$$

$$\left[\frac{\partial G}{\partial n}\right]_{T,p} = \mu \quad (3\text{-}99)$$

このことから，化学ポテンシャルは成分 1 mol あたりのギブズ自由エネルギー変化とみなすこともできる.

#### （iii）ギブズ自由エネルギーと平衡定数

　式 3-95 を標準状態とみなしモル体積 $V_m$ について解くと，

$$\left[\frac{\partial G^{\circ}}{\partial p}\right]_T = V_m \quad (3\text{-}95')$$

ここから以下が誘導される.

$$-\Delta G^{\circ} = RT\ln K \quad (3\text{-}100)$$

#### （iv）平衡定数に及ぼす圧力と温度の影響

　式（3-95）をエントロピー $S$ について解くと，

$$\left[\frac{\partial G}{\partial T}\right]_p = -S \quad (3\text{-}95'')$$

ここから次のギブズ・ヘルムホルツの式が誘導される.

$$-\left[\frac{\partial}{\partial T}\left(\frac{\Delta G^{\circ}}{T}\right)\right]_p = \frac{\Delta H^{\circ}}{T^2} \quad (3\text{-}101)$$

式（3-101）に式（3-100）を代入すると，

$$\frac{\partial(\ln K)}{\partial T} = \frac{\Delta H^{\circ}}{RT^2} \quad (3\text{-}102)$$

　これを**ファント・ホッフの反応定圧式**という. ファント・ホッフ式（3-102）を積分型で表すと以下に変形される.

$$\ln K = -\frac{\Delta H^{\circ}}{RT}+constant \quad (3\text{-}102')$$

　すなわち，平衡定数は温度の関数であり，圧力や体積では変化しないことを意味する.

　式（3-102'）を用い，実験で得られた平衡定数の対数を縦軸に，温度の逆数を横軸にプロットすると傾きからエンタルピー変化を決定できる.

> **例題 3-3　ボンベの元栓はできるだけゆっくり開けよう**
>
> 　ガスの種類によらずボンベの元栓を急に開くとガス

管が熱くなって破裂する危険がある。ガス管内の空気を理想気体として，温度上昇メカニズムを説明せよ。

　まず，ガス管内の空気はそれまで大気圧だが，元栓を急激に開放するとボンベ内の高圧ガスで圧縮仕事を受ける。このため空気の内部エネルギーが増大して温度が高くなる。これを断熱圧縮という。

### e. 相平衡

#### （ⅰ）相変化に伴う熱の移動

　物質において均質な状態が連続したものを**相（phase）**という。実在気体は熱量（気化熱）を奪うと気相が凝縮して液相になったり，凝固して固相になったりする。固体は分子の並進や回転の自由度がないのでエントロピー $S_S$ が低い。液体は運動の自由度があるので $S_L$ が高い。単原子分子や球形分子には回転の自由度がなくどの物質も融解エントロピー $\Delta_{fus}S = S_L - S_S$ は約 $10.5 \, \mathrm{J \cdot K^{-1} \cdot mol^{-1}}$ となる。これをリチャーズの規則という。一方，非球形分子では融解で回転の自由度を得るため，多くの物質の $\Delta_{fus}S$ は約 $56.5 \, \mathrm{J \cdot K^{-1} \cdot mol^{-1}}$ となる。これをワルデンの規則という。分子の構造多様性が増すと $\Delta_{fus}S$ はさらに増大する。固体分子の分子間相互作用の大きさが異なるため，融点は物質ごとに異なる。固体と液体の**相平衡において，ギブズ自由エネルギーはゼロとなる**ので

$$\Delta S = \frac{\Delta H}{T} \qquad (3\text{-}103)$$

の関係式がなりたち，この結果，$\Delta_{fus}S$ が似ていても融解エンタルピー $\Delta_{fus}H$ は物質ごとに大きく異なる。

　液体は空間の自由度が束縛されているが，気体は解放される。このときの蒸発エントロピー $\Delta_{vap}S = S_G - S_L$ もまた多くの物質で $85 \sim 90 \, \mathrm{J \cdot K^{-1} \cdot mol^{-1}}$ となる。これをトルートンの規則という。極性物質は分子間力が大きく分子運動が束縛されているため液体の $S_L$ が低いので $\Delta_{vap}S$ はトルートンの規則よりも大きい。また，酢酸のように気体になるときに二量体を形成する場合などは気体の $S_G$ がやや低いのでトルートンの規則よりも小さい。これも沸点や蒸発エンタルピー $\Delta_{vap}H$ は上記と同じ理由で物質ごとに大きく異なる。

#### （ⅱ）相平衡

　ある物質の相 a と相 b が平衡状態にあるとき，それぞれのギブズ自由エネルギー変化が $\Delta G_a = \Delta G_b$ のように釣り合う。これを微小変化として式（3-94）を代入して整理すると，

$$\frac{\mathrm{d}p}{\mathrm{d}T} = \frac{S_b - S_a}{V_b - V_a} = \frac{\Delta S}{\Delta V} \qquad (3\text{-}104)$$

式（3-104）を**クラペイロンの式**という。例えば，氷と水が平衡状態にあるとき，水の融解エントロピーは水分子の対称性が高いのでワルデンの規則より小さく $22 \, \mathrm{J \cdot K^{-1} \cdot mol^{-1}}$ である。氷の比重は水（分子量 18）に対して 0.92 とすると

$$\frac{\mathrm{d}p}{\mathrm{d}T} = \frac{22}{18 \times 10^{-6} \times \left(1 - \frac{1}{0.92}\right)} = -14 \times 10^6 \, \mathrm{Pa \cdot K^{-1}}$$

であるから，10 気圧の融点は $273.15 + (10-1) \times (1.013\,25 \times 10^5)/(-14 \times 10^6) = 273.08 \, \mathrm{K}$ に低下する。水分子は強い水素結合によってダイヤモンド格子という密度の低い結晶になる。こうして氷が軽いため高圧で融点が低くなることが式（3-104）からわかる。ほかの物質は融解するとき固体は液体よりも密度が高い。圧力が大きくなるとより密度の高い固体になりやすく，融点が上昇する。

　次に沸騰を考える。式（3-104）に式（3-103）を代入すると

$$\frac{\mathrm{d}p}{\mathrm{d}T} = \frac{\Delta H}{T \Delta V} \qquad (3\text{-}105)$$

が得られる。沸騰では気体に比べて液体の体積ははるかに小さいので $\Delta V$ は気体の体積とほぼ等しい。そこで理想気体の状態方程式を代入してから，$\mathrm{d}p/p = \mathrm{d}(\ln p)$ の関係を用いて変形すると式（3-102）と同じ形となる。

$$\frac{\mathrm{d}(\ln p)}{\mathrm{d}T} = \frac{\Delta H}{RT^2} \qquad (3\text{-}106)$$

これを**クラウジウス・クラペイロンの式**といい，積分型で表すと

$$\frac{\mathrm{d}(\ln p)}{\mathrm{d}(1/T)} = -\frac{\Delta H}{RT} - constant \qquad (3\text{-}107)$$

以上をまとめると，横軸に温度，縦軸に圧力をとったグラフを**状態図，相図（phase diagram）**という。状態図では式（3-105）にしたがう**融解曲線**（水以外では右上がり）と，式（3-107）にしたがう右上がりの**沸騰曲線**が得られ，融解曲線よりも低温側は固相，融解曲線と沸騰曲線の間は液相，沸騰曲線より高温側は気相となる。また，低温低圧の領域に融解曲線と沸騰曲線の交点が表れる。これを**三重点（triple point）**といい，固体と液体と気体が平衡状態になる。沸騰曲線の高温高圧側には，液相と気相の密度が区別できない点があり，これを**臨界点（critical point）**という。臨界点より右上の状態を**超臨界流体（supercritical fluid）**という。

**40　3. 薬 学 基 礎**

## f. 溶液の性質
### （ⅰ）　希薄溶液の束一的性質

　液体で溶質間に相互作用が働かず，溶媒間の分子間相互作用と比較して溶質と溶媒の分子間相互作用に特に違いがないときを**理想溶液（ideal solution）**という．溶質が溶媒と比べて十分少量であるならば，理想溶液としての性質を示すものが多く，これを希薄溶液という．

　水の希薄溶液では，水の状態図において液相の面積を拡大する性質をもつ．すなわち，融解曲線は低温側に移動し，沸騰曲線は高温側に移動する．この結果，**凝固点降下（freezing-point depression）**，**沸点上昇（boiling-point elevation）**，**蒸気圧降下（vapor-pressure depression）**が見られ，その効果は溶質の種類とは無関係に溶質粒子のモル分率にほぼ比例する．

　微細な細孔をもち，水分子や$H_3O^+$，$OH^-$は通過するが，溶質は通さない膜を**半透膜（semipermeable membrane）**という．ブタの膀胱膜，セルロース膜，コロジオン膜などがある．膜の内外に濃度勾配があると，濃度平衡を形成しようと低濃度相から高濃度相へ水が透過する．この駆動力を**浸透圧（osmotic pressure）**という．希薄溶液の浸透圧は理想気体の状態方程式と同式で表され，溶質の種類に依存せず，溶質粒子の濃度のみに比例する．希薄溶液におけるこれらの効果を**束一的性質（colligative properties）**という．

### （ⅱ）　活量と活量係数

　溶液中で電解質は強力なクーロン相互作用を及ぼしあう．イオン間の距離に反比例するから電解質濃度に比例する．同符号イオン間の反発や異符号イオン間の誘引は電解質濃度が大きいほど遮蔽されるために，見かけ上電解質が解離していないように見える．この実効的な見かけの濃度を**活量（activity）**という．

　生理食塩水の濃度 $[NaCl]$（$mol \cdot L^{-1}$）は以下となる．

$$[NaCl] = \frac{0.9\,(g) \div 58.5\,(g \cdot mol^{-1})}{0.1\,(L)} = 154 \times 10^{-3}$$

よって，溶質粒子である$Na^+$と$Cl^-$の合計濃度は$308\,mmol/L$である．すると浸透圧は状態方程式で表されるから，37℃にて浸透圧 $\pi$（Pa）は次のように求められる．

$$\pi = \frac{nRT}{V} = \frac{0.308 \times 8.314 \times 310}{10^{-3}} = 794 \times 10^3$$

これが血清の浸透圧と釣り合うとされるが，血清の浸透圧濃度の臨床基準値は$275 \sim 290\,mmol/kg$で，生理食塩水の活量はおおよそ$280\,mmol/L$と等しいことに

なる．活量を調製濃度で割った値を**活量係数（activity coefficient）**という．生理食塩水ではおよそ0.91である．

### （ⅲ）　イオン強度

　活量係数を $\gamma$ とすると，電解質溶液の濃度（$mol \cdot L^{-1}$）とイオン $i$ の活量係数 $\gamma_i$ との関係は以下で近似される．

$$\log \gamma_i = -\frac{AZ_i^2\sqrt{J}}{1 + Ba_i\sqrt{J}} \tag{3-108}$$

これを**デバイ・ヒュッケルの式**といい，25℃で$A = 0.5115$，$B = 3.291 \times 10^7$が用いられ，$a_i$はイオンが水和径に関するパラメータである．また，$J$を**イオン強度（ionic strength）**という．

$$J = \frac{1}{2}\sum_i C_i Z_i^2 \tag{3-109}$$

イオン強度の平方根は上述の遮蔽効果に比例し，大きくなるほど活量係数が小さくなる．

### （ⅳ）　電解質溶液の電気伝導率とモル伝導率

　電解質溶液におけるイオンの挙動は，モル伝導度で表すことができる．溶液に面積$S$（$m^2$），間隔$L$（m）の電極によって測定した電気抵抗の逆数を電気伝導度$K$（S）という．

$$K = \frac{S}{L}\kappa \tag{3-110}$$

ここで，$\kappa$（$S \cdot m^{-1}$）を**電気伝導率（electrical conductivity）**という．電気伝導率を電解質のモル濃度$C$（ここでは$mol \cdot m^{-3}$）で割った$\Lambda$（$S \cdot m^2 \cdot mol^{-1}$）を**モル伝導率（molar conductivity）**という．

$$\Lambda = \frac{\kappa}{C} \tag{3-111}$$

　強電解質の希薄溶液ではモル伝導率は電解質のモル濃度$C$の平方根に対して直線的に低下する．これを**コールラウシュの平方根則**という．$C = 0$に外挿した値を極限モル伝導率$\Lambda_0$とし，イオン間の相互作用がない状態における固有のモル伝導率と考える．このとき，構成するイオン個々の寄与の和$\Lambda_0 = \lambda_0^+ + \lambda_0^-$で表され，この関係を**コールラウシュの法則の独立移動の法則**という．

　弱電解質は平方根則に従わず，希釈とともに活量係数が急激に大きくなるのでモル伝導率が上昇する．

## g. 電気化学
### （ⅰ）　起電力とギブズ自由エネルギー

　化学電池の**起電力（electromotive force）**は1対の

電極の酸化還元反応に伴い電流が流れるときの**電極電位**（electrode potential）の差である.

ダニエル電池 $Zn|ZnSO_4|CuSO_4|Cu$ であれば, イオン化傾向の大きい Zn がマイナス極として電子を放出して酸化され電位が $-0.76\,V$ となる一方, イオン化傾向の小さい Cu がプラス極として電子を受け取って還元され電位が $+0.34\,V$ になる. 起電力はその差の $E^0 = 1.10\,V$ となる. 起電力と酸化還元反応のギブズ自由エネルギーの関係は以下になる.

$$\Delta G^0 = -nFE^0 \qquad (3\text{-}112)$$

### （ⅱ） 酸化還元電位

イオン化傾向の大きい物質は電子を放出しやすく, 低い酸化還元電位をもつ. イオン化傾向が小さい物質は電子を受け取りやすく, 高い酸化還元電位をもつ. 酸化還元電位は電子の受け取りやすさの指標であり, 相対的に決まるが, 基準として標準状態の水素の $2H^+ + 2e^- \longrightarrow H_2$ の電位を $0\,V$ として, これとの差で表記することに決められている.

---

**例題 3-4　三つの標準状態**

「標準環境温度と圧力（SATP）」は 25℃, 100 kPa とする.「標準温度と圧力（STP）」は 0℃, $10^5\,Pa$ とする. さらに, 1982 年以前は STP で標準大気圧 1013.25 hPa を用いていた. $R = 8.314\,J\cdot K^{-1}\cdot mol^{-1}$ として, SATP, STP および 1982 年以前の STP における理想気体 1 モルの体積を計算せよ.

$$V^0(\text{SATP}) = \frac{RT^0}{p^0} = \frac{8.314\times(25+273.15)}{10^5}\times10^3$$
$$= 24.8\,L$$

$$V^0(\text{STP}) = \frac{RT^0}{p^0} = \frac{8.314\times273.15}{10^5}\times10^3 = 22.7\,L$$

$$V^0(\sim1982) = \frac{RT^0}{p^0} = \frac{8.314\times273.15}{101\,325}\times10^3 = 22.4\,L$$

---

## 3.2.3　物質の変化

化学反応, 相転移, あるいは体内に投与された医薬品の血流中から患部への移行などの変化過程を**時間発展**（time evolution）という. 時間発展を記述するには, 空間変化と時間変化を捉えなければならないが, はじめは複雑さを回避するために空間は均一系であるとする近似を要請する. これで方程式の変数は時間に絞られる. ここでは時間発展を理解する**速度論**（kinetics）の基礎を学ぼう.

**表 3-5**　積分型速度式と半減期

| 0 次反応 | 1 次反応 | 2 次反応 |
|---|---|---|
| $\dfrac{\mathrm{d}C}{\mathrm{d}t} = k$ | $\dfrac{\mathrm{d}C}{\mathrm{d}t} = kC$ | $\dfrac{\mathrm{d}C}{\mathrm{d}t} = kC^2$ |
| $C = C_0 - kt$ | $\ln C = \ln C_0 - kt$ <br> $\log C = \log C_0 - \dfrac{kt}{\ln 10}$ <br> $C = C_0 \exp(-kt)$ | $\dfrac{1}{C} = \dfrac{1}{C_0} + kt$ |
| $t_{1/2} = \dfrac{C_0}{2k}$ | $t_{1/2} = \dfrac{\ln 2}{k}$ | $t_{1/2} = \dfrac{1}{kC_0}$ |

### a. 速度論
### （ⅰ）　速度式, 次数, 速度定数, 半減期

均一系の空間的要素は物質の濃度である. 速度論では濃度を時間で微分した式を取り扱う. そこで基本となる方程式は以下の**微分型速度式**（differential rate law）である.

$$\frac{\mathrm{d}x}{\mathrm{d}\tau} = kx^n \qquad (3\text{-}113)$$

ここで, $n$ を**次数**（order）, $k$ を**速度定数**（rate constant）, $\mathrm{d}x/\mathrm{d}\tau$ を**速度**（rate, velocity）と定義する. 初歩では, 次数 $n$ は主に 0 次, 1 次, 2 次に注目する. **表 3-5** 中段に**積分型反応式**（integrated rate law）を示す. ここで, いずれも $C_0$ は初濃度である. 積分操作よりも暗記しておくほうが素早いし, $\ln 2 \approx 0.693$, $\ln 10 \approx 2.303$ も暗記してしまう.

化学反応での代表的な反応次数の決定法が三つある.

**積分法**は, 横軸に時間をとった**表 3-5** 中段の積分型速度式に従ったグラフに実験結果を当てはめてみて直線性が高いものを選ぶ方法である.

縦軸が実数で右下がりの直線ならば **0 次過程**であり, 反応系の濃度に依存しない. 0 次過程は均一反応ではありえず, 表面酸化や光反応などの例が多い. 縦軸が対数で右下がりの直線になるならば **1 次過程**である. 均一反応であれば基本的に 1 次過程となる. 縦軸が逆数で右上がりの直線になるならば **2 次過程**である. これは同じ反応物が 2 分子で互いに反応しあう場合に見られる. 積分法は初濃度の半分以上が消費されるまで測定しなければならない. 短い時間では次数の決定は難しい. いずれの次数でも直線の傾きから速度定数を決定する.

反応系に複数の分子があると, 反応次数は各成分の次数の足し算となる. A＋B が反応するとき次数は 2 である. 水溶液中のエステルの加水分解反応は, 真の反応次数は水濃度とエステル濃度に比例するから 2 次

反応である．この場合，水は溶媒でもあるので反応が進行しても濃度は減少しない．このように一方が十分量供給されているとき，反応速度はエステル濃度に比例する1次反応となる．これを擬1次反応（pseudo first order reaction）という．

反応次数決定法の二つ目は微分法である．ここで式（3-113）の両辺の対数をとる．

$$\log v_0 = \log k + n \log C_0 \qquad (3\text{-}114)$$

この式（3-114）に従って，濃度の対数を横軸に，反応速度の対数を縦軸にとると傾き $n$，切片 $\log k$ の直線が得られる．反応が進行すると逆反応の影響があるため，初濃度と初速度を用いることが好ましい．逆に積分法は反応が進行しなければ判断が難しい点に問題がある．

反応次数決定法の三つ目は半減期法である．半減期（half-life）とは反応が進行して初濃度において反応しうるものの量の半分が消費されるまでの時間を指す．半減期は初濃度と速度定数から導くことができる．表 3-5 中段の積分型速度式に $C = C_0/2$ と $t = t_{1/2}$ を代入して求めたのが表3-5下段である．

1次反応のみ半減期は初濃度に依存せず一定である．これらの式から，横軸に初濃度の対数，縦軸に半減期の対数のグラフを作成すると，反応次数 $n$ に対して傾きが $1-n$ となるから，次数の決定に応用できる．また，反応速度定数の対数を縦軸にとって傾きを $n-1$ としても同じである．

### （ⅱ）　素反応と複合反応

相転移は化学ポテンシャルが大きい状態が化学ポテンシャルの小さい状態に変化するだけだが，化学反応では活性化エネルギーを獲得して遷移状態（transition state）になった分子だけが反応するエネルギー障壁を持つ．

遷移状態が一つだけ含まれる反応を素反応（elementary reaction）という．反応プロセスにおいていくつかの中間体（intermediate）を経由し，複数の遷移状態を持つものを複合反応（multiple reaction）という．

複合反応の構成は多数考えられるが，組み合わせの基本としては次に述べる3種類にまとめられる．

可逆反応（reversible reaction）は，A と B が相互に変換されるものを指し，十分な時間が経過すると平衡状態に達して量的な変化が見られなくなる．

$$A \underset{k_b}{\overset{k_f}{\rightleftharpoons}} B$$

速度論的な特徴として，正方向と逆方向の速度定数をそれぞれ $k_f$ と $k_b$ とすると，見かけの反応速度定数は $k_{obs} = k_f + k_b$ になる．平衡定数を $K$ とし，A，B それぞれの平衡濃度を $[A]_{eq}$，$[B]_{eq}$ と置くと，

$$K = \frac{[B]_{eq}}{[A]_{eq}} = \frac{k_f}{k_b} \qquad (3\text{-}115)$$

という関係式が成り立つ．半減期とは，反応が進行して初濃度において反応しうるものの量の半分が消費されるまでの時間である．A の初濃度を $[A]_0$ とすると，$[A]_0 - [A]_{eq}$ の半分が消費される時間が半減期である．

平行反応（parallel reaction）は，一つの反応物が反応速度定数 $k_1$，$k_2$，$k_3$ などの異なる生成物へと反応するものを指す．

$$R \overset{k_1}{\nearrow} P_1 \quad \overset{k_2}{\longrightarrow} P_2 \quad \overset{k_3}{\searrow} P_3$$

速度論的な特徴として，見かけの反応速度定数は $k_{obs} = k_1 + k_2 + k_3$ となること，いずれの反応時間においても生成物の比は速度定数の比と一致することがある．

$$[P_1]:[P_2]:[P_3] = k_1:k_2:k_3 \qquad (3\text{-}116)$$

連続反応（consecutive reaction）は，反応物 A からの1段階目の生成物 B が2段階目の反応物となり生成物 C を生ずるものを指す．

$$A \overset{k_1}{\longrightarrow} B \overset{k_2}{\longrightarrow} C$$

1段階目と2段階目の反応速度定数を $k_1$，$k_2$ とすると，この大小によってまったく異なる速度論的な特徴を示す．$k_1 \gg k_2$ のとき，B の最大濃度 $[B]_{max}$ となる $t_{max}$ が早期に現れ徐々に C へと変化する．C の生成グラフで反応開始時に少しタイムラグが生じることで B の存在がわかる．$k_1 > k_2$ のとき，$[A]_0$ が少量でも大量でも $t_{max}$ は変わらず，これを決定しているのは反応速度定数である．反応速度定数の差が小さくなると B の最大濃度 $[B]_{max}$ が低くなる．$k_1 < k_2$ のとき，$[B]_{max}$ は見られず，しばらくの期間 $[A]$ と $[B]$ の比が一定に保たれる．$k_1 \ll k_2$ のとき，$[B]_{max}$ は見られず，$[B]$ が定常状態になる．

### （ⅲ）　反応速度と温度との関係

反応速度定数と温度の関係はアレニウスの式で表される．

$$k = A \exp\left(-\frac{E_a}{RT}\right) \qquad (3\text{-}117)$$

ここで，$E_a$ を活性化エネルギー，$A$ を頻度因子という．

式（3-117）はファント・ホッフの反応定圧式（3-102）やクラウジウス・クラペイロンの式（3-107）と同じ形であり，これらは以下のように変形することができる．

$$\ln k = \ln A - \frac{E_a}{RT} \qquad (3\text{-}118)$$

$$\ln \frac{k_1}{k_0} = \frac{E_a}{R}\left(\frac{1}{T_0} - \frac{1}{T_1}\right) \qquad (3\text{-}119)$$

ここで，式（3-118）に従って，反応速度定数の対数を縦軸に，熱力学温度の逆数を横軸にしてプロットすると右下がりの直線となり，傾きから活性化エネルギーを見積もることができる．これをアレニウスプロットという．

#### （iv） 酸塩基触媒反応

エステルの加水分解は擬一次反応と見なせることはすでに述べた．低 pH では $H^+$ が，高 pH では $OH^-$ が触媒としてエステルの加水分解反応を促進することが知られている．この反応は，エステルの反応とは別に，エステルと $H^+$ の複合体，エステルと $OH^-$ の複合体がそれぞれ加水分解する平行反応である．したがって，見かけの反応速度定数はこれらの和で表される．

$$k = k_0 + k_H[H^+] + k_{OH}[OH^-] \qquad (3\text{-}120)$$

ここで $k_H$ を酸触媒定数，$k_{OH}$ を塩基触媒定数という．さらに，水のイオン積を $K_W$ とすると，以下の関係式が成り立つ．

$$k_{OH}[OH^-] = \frac{k_{OH}K_W}{[H^+]} \qquad (3\text{-}121)$$

そこで，式（3-120）につき両辺の対数をとると

$$\log k = \begin{cases} \log k_H - pH, & \text{低 pH} \\ \log k_0, & \text{中性 pH} \\ \log k_{OH} + pH - pK_W, & \text{高 pH} \end{cases} \qquad (3\text{-}122)$$

のように近似することができる．

このような効果を**特殊酸塩基触媒（specific acid-base catalysis）**という．横軸に pH をとり，縦軸に見かけの反応速度定数の対数をとると，酸性領域において右下がり 45° の直線に，塩基性領域において右上がり 45° の直線になる．

> **例題 3-5　次数不明で半減期を計算する**
>
> 初濃度 48 mg·mL$^{-1}$ の薬物が加水分解して，1 カ月後に 36 mg·mL$^{-1}$，5 カ月後に 18 mg·mL$^{-1}$ であったとする．半減期を計算しなさい．
>
> $C = C_0 - kt$ に代入しても $k = (48-36)/1 = 12$ と $k = (48-18)/5 = 6$ で一致しない．次に $1/C = 1/C_0 + kt$ に代入すると $k = (1/36 - 1/48)/1 = 2/288$ と $k = (1/18 - 1/48)/5 = 5/720$ で一致するから反応次数が 2．$k = 1/144$ となり半減期は $144/48 = 3$ カ月．

---

### 3.2 節のまとめ

- 物質を構成する原子・分子の化学結合・構造と分子間相互作用に関する分子科学（分子論）の基礎
- 物質の状態を理解する熱力学（平衡論）の基礎
- 物質の変換過程を理解する反応速度論と移動現象論の基礎

を身に付ける．

---

## ▌3.3　化学物質の分析

「分」は「分ける」，「析」は「絡み合ったものを解く」という意味をもつ．「分析」とは**化学的組成**（何が），**存在場所**（どこに），**形態**（どのような形で）および**存在量**（どれだけ）を究明することである．分析化学とは分析の理論と技術を体系づけた学問であり，分析方法論の開発も含む．

### 3.3.1　分析の基礎

#### a. 分析法の分類

試料中に含まれる成分の種類（化学的組成と形態）を調べる操作を**定性分析**といい，各成分の存在量を決定する操作を**定量分析**という．

**化学的分析法**は溶液中の化学反応に基づいて行う方法であり，中和滴定や各種試薬を用いる呈色反応などがこれに相当する．**物理的分析法**は，物理的あるいは物理化学的手段を用いて行う方法で，機器を用いるこ

とが多いことから**機器分析法**ともよばれる。動物，微生物などの生物材料を用いて行う分析法が**生物学的方法**であり，バイオアッセイともよばれる。

分析対象の試料の種類によって無機分析，有機分析，**医薬品分析**，食品分析，環境分析などに分類される。医薬品分析を**日本薬局方（日局）**に合わせて細分すると，医薬品の定性分析（目的の成分の検出）である「確認試験」，その存在量を決定する「定量法」，不純物の限度あるいは量を調べる「純度試験」となる。薬学領域では血液や尿中の生体成分の変動の把握に基づく疾病の診断や病態解析，薬物の体内動態解析，環境，食品などの衛生試験など，分析はあらゆる分野できわめて重要な役割を果たしている。

### b. 分析用器具

分析用器具は目的に応じて適切な材質や規格のものを用いないと，検出を誤ったり，大きな誤差を生じたりする。容量分析では**体積測定容器（量器）**が重要な役割を果たす。化学用量器の体積誤差は許容された範囲（**体積許容差**）でなくてはならない。例えば容量 50 mL の量器で比べても，ビュレットの体積許容差は ±0.05 mL であるが，メスシリンダーのそれは ±0.5 mL である。したがって，メスシリンダーは，厳密な測容には用いられない。また，量器には，受用（E と表示）と出用（A と表示）の区別があり，注意すべきである。

### c. 測定値の取り扱い

#### （ⅰ）単位

物理量の値は，数値と単位の積として表される。単位として，SI 基本単位（長さ：メートル ＝ m，質量：キログラム ＝ kg，時間：秒 ＝ s など）およびそれらを組み合わせた SI 組立単位（体積：$m^3$，力：$m \cdot kg \cdot s^{-2} = N$ など）とともに日局では，体積にリットル ＝ L（SI 単位では $dm^3$）なども使用される（3.1.1 項も参照）。濃度に関しては，モル濃度 ＝ mol/L，質量百分率（w/w%，日局では単に%），体積百分率濃度（v/v%，日局では vol%），質量対容量百分率（w/v%）など種々の表示が用いられる。

#### （ⅱ）誤差と有効数字

分析を行って得られた測定値には**誤差**（真の値とのずれ）が含まれている。**系統誤差**は原因が解明でき，補正可能な誤差であり，量器に起因する器差，方法誤差，操作誤差などが相当する。一方，**偶然誤差**は原因が不明な誤差であり，同一試料を繰り返して分析し，測定値の平均をとることで影響を少なくする。

最小目盛が 0.1 mL のビュレットを用いるとき，その 10 分の 1 である 0.01 mL の桁まで目測し，12.34 mL のような測定値を得る。この場合，**有効数字**は 4 桁であるが，最後の 1 桁（小数第 2 位）には誤差が含まれている。12300 の場合，有効数字の桁数を明確にするために，$1.23 \times 10^4$（有効数字 3 桁）や $1.230 \times 10^4$（同 4 桁）のように表示すべきである。また 0.0123 のような表示も避け，$1.23 \times 10^{-2}$ と表示することで有効数字が 3 桁であることを明瞭にする。測定値を用いて計算を行う場合，有効数字を考慮して数値を整理する（丸める）。通常，$n$ 桁の数値を得るためには $(n+1)$ 桁まで数値を求めた後，$(n+1)$ 桁目の数値を四捨五入する。異なる桁数の数値を含む計算においては，有効数字は桁数の最も少ない数値に支配される（3.1.2 項も参照）。

### d. 分析法のバリデーション

**分析法バリデーション**とは，「分析法の誤差が原因で生じる試験の判定の誤りの確率が許容できる程度であることを科学的に立証すること」と定義される。分析法は，**真度**（真の値とのずれの程度），**精度**（ばらつきの程度），**特異性**（共存物質による妨害の受けにくさ），**検出限界**，**定量限界**，**検量線の直線性**および**範囲**などのパラメータによって評価される。

## 3.3.2　溶液中の化学平衡

化学平衡の基礎概念は，物質がさまざまな環境下における存在形態とその量を考察するうえで不可欠である。一般に薬物をはじめとする物質は 2 種以上の形態で存在し，それぞれの形態間には平衡が成立している（3.1.5 項も参照）。

### a. 酸・塩基平衡

#### （ⅰ）酸・塩基の定義

分析化学では**ブレンステッド・ローリー（Brønsted-Lowry）の酸・塩基の定義**を採用する。この定義では酸とは $H^+$ を供与できる物質，塩基とは $H^+$ を受容できる物質である。

$$CH_3COOH + H_2O \rightleftharpoons CH_3COO^- + H_3O^+ \quad (3\text{-}123)$$
$$NH_3 + H_2O \rightleftharpoons NH_4^+ + OH^- \quad (3\text{-}124)$$

式（3-123）の反応において $CH_3COOH$ は $H_2O$ に $H^+$ を供与して $CH_3COO^-$ となるので酸である。一方，$H_2O$ は $CH_3COOH$ から $H^+$ を受け取って $H_3O^+$ となるので塩基である。同様に式（3-124）の反応をみると，$NH_3$ は塩基で，$H_2O$ は酸と定義できる。このように

$H_2O$ は単なる溶媒ではなく，酸または塩基として働いている．ブレンステッド・ローリーの定義では，酸・塩基は反応相手との相対的な関係において決まる．式 (3-123) の平衡反応を右から左へと視点を変えると，$CH_3COO^-$，$H_3O^+$ はそれぞれ，塩基，酸として働いている．このような酸・塩基平衡反応において，$CH_3COO^-$ は $CH_3COOH$ の共役塩基，また $H_3O^+$ は $H_2O$ の共役酸という．

### (ⅱ) 酸解離定数と塩基解離定数

弱酸 HA の水中での解離反応は $HA+H_2O \rightleftarrows A^- +H_3O^+$ と表される．この反応の平衡定数を $K$ とし，各物質 X の濃度を $[X]$ と表す．水溶液中では $[H_2O]$ は $[HA]$ よりも著しく高いため，$H_2O$ が HA と反応して消費されても $[H_2O]$ はほとんど変化せず一定と見なすことができる．そこで $K$ に $[H_2O]$ を乗じ，$H_3O^+$ を単に $H^+$ と表記すると，

$$K[H_2O] = \frac{[A^-][H^+]}{[HA]} = K_a$$

この $K_a$ は酸解離定数とよばれ，個々の弱酸に固有の値である．

同様に弱塩基 B の水中での解離反応は，$B+H_2O \rightleftarrows BH^+ + OH^-$ となり，弱酸の場合と同様に考えると，塩基解離定数 ($K_b$) は，

$$K_b = \frac{[BH^+][OH^-]}{[B]}$$

となる．$K_a$ または $K_b$ が大きいほど酸または塩基として強い．$K_b$ を定義した上記の式の右辺の分母，分子に $[H^+]$ を掛けると，

$$K_b = \frac{[BH^+][OH^-][H^+]}{[B][H^+]} = K_W \cdot \frac{[BH^+]}{[B][H^+]}$$

$BH^+$ は B の共役酸であるから，その酸解離定数 $K_a$ を用いて表せば，$K_b = K_W/K_a$ となる．なお，$K_W$ は水のイオン積 ($=[H^+][OH^-]$) であり，温度一定の条件下では一定である．したがって，pH + pOH = $pK_W$ = 14.0 と同じく，$pK_a$ + $pK_b$ = $pK_W$ = 14.0 が成り立つ．

### (ⅲ) 水溶液の pH

**(1) 強酸 ($C_A$ mol/L) および強塩基 ($C_B$ mol/L) の水溶液**

強酸：pH = $-\log[H^+]$ = $-\log(C_A \times$ 価数)
強塩基：pH = $14+\log[OH^-]$ = $14+\log(C_B \times$ 価数)

**(2) 1 価の弱酸 ($C_A$ mol/L) および弱塩基 ($C_B$ mol/L) の水溶液** まず弱酸の水溶液について考えると，$HA \rightleftarrows A^- + H^+$ において，

$$K_a = \frac{[A^-][H^+]}{[HA]}, \quad [A^-] = [H^+]$$

であるから $[H^+]^2 = K_a[HA]$，つまりは

$$pH = 1/2(pK_a - \log[HA])$$

となる．ここで弱酸の解離度は非常に小さいから $[HA] \fallingdotseq C_A$ と近似できる．以上より $C_A$ mol/L の 1 価の弱酸の pH は pH = $1/2(pK_a - \log C_A)$ として求めることができる．同様に，$C_B$ mol/L の 1 価の弱塩基の水溶液では pH = $14 - 1/2(pK_b - \log C_B)$ である．これらの pH 計算法は，強酸と弱塩基の反応によって生じる塩，または弱酸と強塩基の反応によって生じる塩にも適用できる．例えば，$NH_4Cl$ の水溶液では弱酸 ($NH_3$ の共役酸) の $NH_4^+$ が生成するから，上記の弱酸の式から pH を計算できる．このとき，$pK_a$ + $pK_b$ = 14.0 を利用して，$NH_4^+$ の $pK_a$ は $NH_3$ の $pK_b$ から求める．

**(3) 両性物質の水溶液** $NaHCO_3$ のような NaHA と表現される化合物を考えると，水中で生成した $HA^-$ は，

$$HA^- + H_2O \rightleftarrows A^{2-} + H_3O^+$$
$$HA^- + H_2O \rightleftarrows H_2A + OH^-$$

のように，酸としても塩基としても働く両性物質である．$H_2A$ の第一および第二酸解離定数をそれぞれ，$K_{a1}$ および $K_{a2}$ とすると，

$$K_{a1} = \frac{[HA^-][H^+]}{[H_2A]}, \quad K_{a2} = \frac{[A^{2-}][H^+]}{[HA^-]}$$

$$K_{a1} \cdot K_{a2} = \frac{[H^+]^2[A^{2-}]}{[H_2A]}$$

ここで，$H_2A+A^{2-} \rightleftarrows 2HA^-$ の平衡から $[H_2A] = [A^{2-}]$ と近似でき，結局，$[H^+]^2 = K_{a1} \cdot K_{a2}$ となる．したがって，pH = $1/2(pK_{a1} + pK_{a2})$ であり，両性物質の水溶液の pH はその濃度に関係なく，$pK_{a1}$ と $pK_{a2}$ により決定される．アミノ酸は水溶液中で見かけ上，両性イオン ($H_3N^+CHRCOO^-$) として存在する．したがって，その等電点 (p$I$) は p$I$ = $1/2(pK_{a1} + pK_{a2})$ から計算できる．

### (ⅳ) 緩衝液

少量の酸や塩基を加えてもその pH がほとんど変化しない性質 (緩衝能という) をもつ酸とその共役塩基，または塩基とその共役酸の対の水溶液を緩衝液とよぶ．酸解離定数を表す式から

$$pH = pK_a + \log([A^-]/[HA])$$

が得られるが，この式をヘンダーソン・ハッセルバルヒ (Henderson-Hasselbalch) の式といい，緩衝液の調製やその pH の計算に利用される．水溶液中に濃度

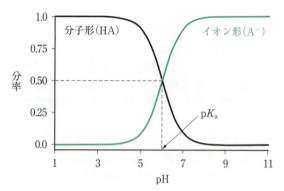

図 3-2　pH 1～11 における弱酸性薬物（$pK_a = 6.0$）の分子形とイオン形の存在比

$C_A$ mol/L の弱酸 HA と濃度 $C_S$ mol/L（一般に>0.01 mol/L）の共役塩基 $A^-$ が共存すれば，少量の酸または塩基を加えても $HA + H_2O \rightleftarrows H_3O^+ + A^-$，$A^- + H_2O \rightleftarrows HA + OH^-$ の平衡から $[HA] = C_A$，$[A^-] = C_S$ が保たれる．つまり $[A^-]/[HA] = C_S/C_A$ が一定であるから，pH はほとんど変化しない．緩衝液の緩衝性が保たれるのは $1/10 \leq [A^-]/[HA] \leq 10$ のときであり，緩衝液の pH 範囲は HA に固有の値である $pK_a$ によって決定される．

イオン性の薬物は環境に応じて分子形とイオン形の平衡状態で存在する．分子形薬物は有機溶媒に抽出されやすく，生体膜の透過性が高い．一方，イオン形薬物は水に対する溶解度が高い．したがって，ヘンダーソン・ハッセルバルヒの式を

$$pH = pK_a + \log([イオン形]/[分子形])$$

と見ると，その pH における薬物の**分子形分率**が求められる（図 3-2）．これから薬物の溶媒抽出効率や体内への吸収性，注射剤調製時の溶解性などの予測や計算につなげられる．

### b. 錯体・キレート生成平衡

中性分子や陰イオンがそれらの非共有電子対を用いて金属イオンと**配位結合**した化合物を**錯体**といい，非共有電子対を金属イオンに与える分子や陰イオンを**配位子**という．2 座以上の配位子が金属イオンを挟むような形で錯体を形成するときには環構造ができ，これを**キレート**（キレート化合物）とよぶ．

金属イオン $M^{2+}$ と単座配位子 L による錯体生成の平衡反応は，

$$M^{2+} + nL \rightleftarrows ML_n^{2+}, \quad \beta_n = \frac{[ML_n^{2+}]}{[M^{2+}][L]^n}$$

$\beta_n$ は全生成定数とよばれ，$M^{2+}$ に L が一つずつ配位する場合の平衡定数（$K_1, K_2, \cdots K_n$，これを逐次生成定数とよぶ）とは $\beta_n = K_1 \cdot K_2 \cdots K_n$ の関係にある．

### c. 沈殿平衡

一定量の溶媒に溶ける溶質の最大量を**溶解度**といい，ここでは AgCl のような難溶性の塩を取り扱う．金属イオン $M^{n+}$ と陰イオン $A^{m-}$ からなる難溶性の塩 $M_mA_n$ を水に加えると，微量のそれが溶けて飽和溶液となる．このとき，$M_mA_n(固) \rightleftarrows mM^{n+} + nA^{m-}$ の平衡が成立し，これの平衡定数 $=[M^{n+}]^m[A^{m-}]^n/[M_mA_n(固)]$ に一定と見なせる $[M_mA_n(固)]$ を乗じると，$K_{sp} = [M^{n+}]^m[A^{m-}]^n$ となる．$K_{sp}$ は**溶解度積**とよばれ，一定温度では物質に固有の値である．

難溶性塩の溶解度を $S(mol/L)$ とすると，$K_{sp} = (mS)^m \cdot (nS)^n = m^m n^n S^{(m+n)} (mol/L)^{(m+n)}$ の関係が成り立つ．一般に溶液中に沈殿を構成するイオンと共通のイオン（AgCl の場合は $Cl^-$）を加えると難溶性塩の溶解度が減少する．このことを**共通イオン効果**という．逆に溶液中に沈殿とは無関係なイオンが多量に存在すると溶解度が増加する（**異種イオン効果**）．

### d. 酸化還元平衡

**酸化**とは原子，イオン，分子が電子を失うことであり，**還元**とは電子を受け取ることである．酸化と還元は同時に進行する．電子を受け取る化学種を**酸化剤**，電子を与える化学種を**還元剤**という．$Ox_A$ が電子を受け取って $Red_A$ になり，同時に $Red_B$ が電子を与えて $Ox_B$ となる平衡反応（$Ox_A + Red_B \rightleftarrows Red_A + Ox_B$）を考えると，これは，$Ox_A + ne^- \rightleftarrows Red_A$，$Red_B \rightleftarrows Ox_B + ne^-$ と 2 つの半反応に分けられる．$Ox_A/Red_A$ 系および $Ox_B/Red_B$ 系の電位をそれぞれ $E_A$ および $E_B$ とすると，

$$E_A = E_A^0 + 0.0592/n \cdot \log([Ox_A/Red_A])$$
$$E_B = E_B^0 + 0.0592/n \cdot \log([Ox_B/Red_B])$$

本式は**ネルンスト（Nernst）の式**とよばれ，酸化還元電位と反応電子数，酸化剤と還元剤の存在割合の関連を示している．$E_A^0$, $E_B^0$（合わせて $E^0$）は**標準酸化還元電位**または**標準電極電位**で，半反応に固有の値である．$E^0$ の値が大きいほど酸化剤として強い．$Ox_A + Red_B \rightleftarrows Red_A + Ox_B$ が平衡状態の電位 $E_{AB}$ は $E_{AB} = E_A = E_B$ であるから，

$$2E_{AB} = E_A + E_B$$
$$= E_A^0 + E_B^0 + 0.0592/n \cdot \log\frac{[Ox_A][Ox_B]}{[Red_A][Red_B]}$$

また，このとき $[Ox_A] = [Red_B]$，$[Ox_B] = [Red_A]$ と

なり，結局，$E_{AB} = (E_A{}^0 + E_B{}^0)/2$ である．

### e. 分配平衡

一定の温度および圧力のもとで，溶質がベンゼンと水のような互いに混合しない2種類の溶媒（2液相）に溶解して平衡に達すると一定の濃度比で分配する．このことを**分配の法則**という．非電解質の物質Nが混合しない2液相で分配平衡にあるとき，**分配係数（真の分配係数）** $K_D$ はNの有機相中の濃度（$[N]_o$）と水相中の濃度（$[N]_w$）を用いて，$K_D = [N]_o/[N]_w$ と与えられ，その2液相系において物質に固有の値である．この関係はあくまでも同一化学種について成り立つ概念であり，溶質が溶液中で解離などによって異なる化学種として存在する場合は成立しない．このときは，各相の異なる化学種を含む溶質の全濃度の比である**分配比**（$D$，**見かけの分配係数**ともいう）を用いて分配平衡を考える．溶液中で溶質が単一化学種として存在する場合は $K_D = D$ であるが，複数の化学種が存在するとき $D$ は条件に依存して変化する．例えば弱酸の $D$ は，

$$D = \frac{K_D}{1 + 10^{(pH - pK_a)}}$$

となり，$D$ は水相の pH が低くなるにつれて大きくなり，$K_D$（一定値）に近づく．したがって，弱酸のp$K_a$ より十分に低い pH での $D$ をその弱酸の $K_D$ として扱うことができる．また，pH = p$K_a$ のとき $D = K_D/2$ である．

## 3.3.3 化学物質の定性分析・定量分析

### a. 定性分析

#### （ⅰ）無機イオンの定性反応

金属イオンおよびハロゲン化物イオンの定性分析の予試験として，**炎色反応試験**が行われる．医薬品の定性分析（確認試験）においては，**特異試薬**あるいは**選択的試薬**を利用して試料溶液中の各イオンを検出する場合が多い．これには金属錯体形成反応，沈殿の生成と溶解，酸化還元反応などが利用される．例えば，アルミニウム塩（$Al^{3+}$）は，$NH_4Cl$ 試液および $NH_3$ 試液を加えたときに白色のゲル状沈殿を生じ，これが過剰の $NH_3$ 試液を加えても溶解しないことから検出される．また，このゲル状沈殿にアリザリンレッドS試液を加えると赤色レーキが生成することからも確認される．

#### （ⅱ）医薬品の確認試験

医薬品はそれが有する官能基に基づく**呈色反応**，結晶性誘導体への変換とそれに続く融点測定のほか，最近では各種機器分析によって確認される．以下に呈色反応の例を記す．

**（1）フェノール** ① 塩化鉄（Ⅲ）と錯体形成．② ジアゾベンゼンスルホン酸を用いるエールリッヒのジアゾ反応．③ 4-アミノアンチピリンと酸化剤による呈色．

**（2）活性水素化合物** ① 4-ジメチルアミノベンズアルデヒドを用いるエールリッヒ反応．② 1,3-ジニトロベンゼンを用いるジンマーマン反応．

**（3）カルボン酸** 縮合剤存在下，ヒドロキシルアミンとの反応によるヒドロキサム酸への変換とその後の $Fe^{3+}$ とのキレート生成．

**（4）アミン** ① ジアゾカップリング反応．② ニンヒドリンによる呈色．

**（5）還元糖** フェーリング試液による検出．本反応は還元糖以外にも，$-COCH_2OH$ または $-COCH_2OCOR$ を有する合成コルチコイドの検出に利用される．

これら以外にも，アルカロイドのマルキス反応，ピリジン環のフォンゲリヒテン反応，ステロイド類のコーバー反応など構造特異的な反応が利用されている．また，二重結合を有する医薬品は，臭素液や $KMnO_4$ の脱色を利用して確認される場合もある．

### b. 定量分析

#### （ⅰ）容量分析とは

定量しようとする成分が，濃度既知の標準液と**化学量論的に反応**する場合，目的成分のすべてが反応し終わった点を**当量点**という．この当量点を検出し，消費した標準液の量がわかれば，目的成分が定量できる．当量点を誤差なく検出することは困難であるが，**指示薬**や電気的方法（電位差や電流の測定）により**滴定終点**を決定し，これに基づいて標準液の消費量を求めて定量を行う．容量分析法には以下に記す種類があり，それぞれについて医薬品の定量の例を示す．

#### （ⅱ）中和滴定（非水滴定を含む）

目的の医薬品が酸や塩基である場合，それぞれを塩基や酸の標準液で滴定し，中和が完了した点を pH 指示薬などで検出すれば，定量が可能である．この方法を**中和滴定**という．

解離定数が $10^{-7}$ mol/L 以下の弱酸，弱塩基は水溶液中で中和滴定できない．しかし，このような弱酸，弱塩基も，塩基性あるいは酸性溶媒中ではそれぞれ強酸，強塩基として働く．その結果，最強の塩基である

テトラメチルアンモニウムヒドロキシドや最強の酸である過塩素酸で滴定可能となる．このように水以外の溶媒中で行う中和滴定を**非水滴定**という．

例）アスピリン（$C_9H_8O_4$：180.16）：アスピリンに一定過剰量の 0.5 mol/L 水酸化ナトリウム液を加えて加熱すると，COOH 基の中和と酢酸エステルの加水分解が起こる．残存する NaOH を 0.25 mol/L 硫酸標準液で中和滴定する（指示薬：フェノールフタレイン）．このときの硫酸の消費量を $B$ mL とする．**空試験**（アスピリンなしで同様の操作を行う）での硫酸の消費量および**ファクター**を $A$ mL および $f$ とすると，アスピリンの量（mg）＝ $45.04 \times (A - B) \times f$ と求められる．このように，試料に一定過剰量の標準液を反応させた後，過量の標準液を別の標準液で滴定し，試料によって消費された最初の標準液量を求めて目的成分を定量する方法を**逆滴定**という．

### （ⅲ） キレート滴定

主に医薬品に含まれる金属イオンを定量するときに用いられる．

例）リンゲル液中の塩化カルシウム水和物（$CaCl_2 \cdot 2H_2O$：147.01）：ほかの金属の妨害を防ぐ目的で強塩基性条件下，NN 指示薬を用いて行う．0.01 mol/L **エチレンジアミン四酢酸二水素二ナトリウム液（EDTA 液）** を標準液として滴定する．EDTA は Ca をはじめ，アルカリ金属以外の大部分の金属イオンと**1：1のモル比**でキレートを生成する．生成定数は EDTA-Ca キレート ＞ NN 指示薬-Ca キレートである．

### （ⅳ） 沈殿滴定

主に医薬品に含まれるハロゲンを対象に，**硝酸銀標準液**を滴加し，難溶性のハロゲン化銀を形成させて定量する．中性～弱アルカリ性条件下，吸着指示薬を用いる**ファヤンス法**と硝酸あるいは硫酸酸性下，**硫酸アンモニウム鉄（Ⅲ）**を指示薬として用いる**フォルハルト法**がある．

例）ブロモバレリル尿素（$C_6H_{11}BrN_2O_2$：233.07）：ブロモバレリル尿素を NaOH によりアルカリ分解すると $Br^-$ が生じる．これを硝酸酸性下で一定過剰量の 0.1 mol/L 硝酸銀液を加えて AgBr とし，過剰の $AgNO_3$ を 0.1 mol/L チオシアン酸アンモニウム標準液で滴定する．終点の検出はフォルハルト法による．

### （ⅴ） 酸化還元滴定

酸化還元滴定は，電子の授受に基づく反応を利用する方法であり，過マンガン酸塩滴定，ヨウ素滴定，ヨウ素酸滴定，ジアゾ滴定などがある．医薬品の酸化還元滴定では**ヨウ素（$I_2$）**がよく出てくるが，これの量を求めるには標準液として**チオ硫酸ナトリウム液**，指示薬として**デンプン試液**を用いる．

例）フェニレフリン塩酸塩（$C_9H_{13}NO_2$：203.67）：**臭素液**に塩酸を加えると臭素（$Br_2$）が発生し，1 mol のフェニレフリンは 3 mol の $Br_2$ と反応して，フェノール性ヒドロキシ基のオルト位とパラ位が臭素化される．一定過剰量の 0.05 mol/L 臭素液をフェニレフリン塩酸塩に加えて上記の反応を行う．その後，ヨウ化カリウム試液を加え，残存する $Br_2$ を $I_2$ に変換する．この $I_2$ を 0.1 mol/L チオ硫酸ナトリウム標準液で滴定する．同様の方法で空試験を行う．

### （ⅵ） その他の定量法

医薬品は容量分析のほかに，**重量分析**や機器分析によっても定量される．重量分析では，試料から目的成分を抽出や沈殿によって分離し，それを秤量する．また，適当な化学形に変換した後に秤量する場合もある．

## 3.3.4 機器を用いる分析法

### a. 分光分析法（電磁波を利用する分析法）

#### （ⅰ） 紫外可視吸光度測定法

**（1） 紫外可視吸収の原理**　分子の持つエネルギーには，電子エネルギー，振動エネルギーおよび回転エネルギーがあり，各エネルギーにおいて**基底状態**と**励起状態**が存在する．分子は，その構造に応じて特有の波長の光（電磁波）を吸収する性質を持っている．**紫外線**（波長 200～380 nm）および**可視光線**（波長 380～800 nm）の持つエネルギーの大きさは電子エネルギーに相当し，C＝C，C＝O などの多重結合（**発色団**という）を有する分子は，特定の波長の紫外線または可視光線を吸収して励起状態になる（**$\pi \to \pi^*$ 遷移**または**$n \to \pi^*$ 遷移**）．分子中に発色団が複数存在し，かつそれらが共役すると（共役ジエン，$\alpha, \beta$-不飽和ケトン，芳香環など），光を吸収する程度が大きくなる．また，発色団に結合して吸収波長を移動させ，光の吸収を増加させる原子団（—OH，—$NH_2$，—Cl など）を**助色団**という．試料溶液に紫外線（重水素放電管）または可視光線（タングステンランプ）を照射し，ある波長における吸収の程度や紫外可視吸収スペクトルに基づいて成分を定性，定量する方法が**紫外可視吸光度測定法**である．

電磁波はその波長により X 線，紫外線，可視光線，赤外線，ラジオ波などに分類され，各種の分光分析法

## 3.3 化学物質の分析

表 3-6 分光分析法の原理と主な利用目的

| 分析法 | 原理 | 主な利用目的 |
|---|---|---|
| 紫外可視吸光度測定法 | 多重結合を有する分子の紫外・可視光線の吸収 | 共役二重結合の構造解析，化合物の定性，同定と定量 |
| 蛍光光度法 | 紫外・可視光線により励起された分子の発光 | 高感度検出と定量 |
| 赤外吸収スペクトル測定法 | 分子の赤外線の吸収（分子振動） | 官能基の同定，化合物の同定と定性 |
| 原子吸光光度法 | 原子の紫外・可視光線の吸収 | 元素の定性と定量 |
| 原子発光光度法 | 熱エネルギーにより励起された原子の発光 | 元素の定性と定量 |
| 旋光度測定法 | 旋光性（紫外・可視光線） | 光学活性化合物の同定と定量 |
| 円二色性測定法 | 偏光（紫外・可視光線）の吸収 | 光学活性化合物の同定と立体構造解析 |
| 核磁気共鳴スペクトル測定法 | 原子核のラジオ波の吸収 | 有機化合物の構造解析（立体構造解析も可） |
| X 線分析法 | X 線の吸収と回折 | 原子の定性<br>化合物の絶対構造解析 |

に用いられている（**表 3-6**）.

**(2) ランベルト・ベールの法則**　溶液中の物質がある波長の光（単色光）を吸収し，強さ $I_0$ の入射光に対し，透過光の強さが $I$ に減少したとする．入射光に対する透過光の強さの比を**透過度**（$t$）という．また，透過度の逆数の常用対数を**吸光度**（$A$）という．

$$t = I/I_0\,(\text{透過率：}T = t\times100\,(\%))$$
$$A = -\log(I/I_0) = -\log t$$

吸光度は，単色光が通過する溶液の光路長（セルの長さ，$l$）および溶液中の光を吸収する物質の濃度（$c$）に比例する．すなわち，$A = a\cdot c\cdot l$（$a$ は比例定数）の関係が得られ，これを**ランベルト・ベール（Lambert-Beer）の法則**という．$l$ を 1 cm とし，$c$ を 1 mol/L に換算したときの吸光度を**モル吸光係数**（$\varepsilon$），$c$ を 1%（w/v）に換算したときの吸光度を**比吸光度**（$E_{1\,\text{cm}}^{1\%}$）とよぶ．

**(3) 定性および定量分析**　波長を連続的に変えて各波長における吸光度を測定すると**吸収スペクトル**が得られる．スペクトル中の山の波長を**極大吸収波長**

（$\lambda_{\max}$）とよび，物質に固有であることから定性に利用される.

一方，ランベルト・ベールの法則から，$l$ が一定のセルを用いれば，モル吸光係数あるいは比吸光度を利用して試料溶液中の成分の量（濃度）が求められる．また，目的成分の標準液を用いて検量線を作成し，同じ条件で測定した試料の吸光度をその検量線に当てはめれば，定量が可能である.

### (ⅱ) 蛍光光度法

上述のように，分子は光のエネルギーを吸収すると励起状態となる．基底状態に戻るときに多くの分子は熱エネルギーを放出するが，なかには吸収したエネルギーを熱ではなく，その全部または一部を光として放出するものがある．この現象を**フォトルミネセンス**といい，**蛍光**や**リン光**がこれにあたる．**蛍光光度法**では，蛍光物質の励起／蛍光スペクトルやそれらの波長から定性を，その強度から定量を行う．なお，蛍光は励起光よりもエネルギーが小さい，長波長の光であり，これを**ストークス（Stokes）の法則**という.

蛍光物質の希薄溶液では，蛍光強度（$F$）は蛍光物質の濃度（$c$）や吸収された励起光の強さに比例する．

$$F = kI_0\phi\varepsilon cl\quad(k \text{ は比例定数})$$

ここで，$\phi$ は**蛍光量子収率**で，吸収した光量子数に対する蛍光量子数の比を意味する．蛍光強度は温度や溶媒によって変動するため，定量は必ず同一条件下，標準品との比較によって，あるいは検量線を用いて行う．蛍光光度法は紫外可視吸光度測定法と比較して非常に高感度である．上記のように蛍光強度は励起光の強さに比例するので，通常のキセノンランプに代えてレーザーなどの強い光源を用いると，$10^{-10} \sim 10^{-11}$ mol/L の検出限界が得られる．また，蛍光光度法では励起および蛍光の 2 つの波長を選ぶことから，選択性も高い.

### (ⅲ) 赤外吸収（IR）スペクトル測定法

分子中の原子間の結合は常に周期的に振動している（**分子振動**）．この状態の分子に**赤外線**を照射すると，分子振動のエネルギーに相当する波長のそれが吸収される．分子中の極性官能基（—OH，—NH$_2$，C=O，—NO$_2$ など）の振動による吸収がスペクトル中の特定の位置（波長）に強く観測されるため（**特性吸収帯**という），これを基に官能基の同定が可能である．一方，物質は自身の構造を反映する多くの吸収帯を含む固有のスペクトル（**指紋領域**）を示すことから，同じ条件で測定した標準品のスペクトルと比較することで

**50**　3.　薬 学 基 礎

化合物の同定，確認ができる．

### （iv）　原子吸光光度法および原子発光光度法

　高温に加熱して原子化した試料に光を照射すると，個々の元素（主として金属）が固有の鋭い線スペクトル（吸収スペクトル）を示す．この現象を利用して試料中の元素の定性と定量を行う分析法が原子吸光光度法である．原子化法にはフレーム（炎），電気加熱，冷蒸気などの方式があり，光源には中空陰極ランプが用いられる．定量はランベルト・ベールの法則に基づく．

　原子発光光度法は，炎や電気放電によって励起された原子の発光波長および強度を測定することにより元素の定性，定量を行う方法である．熱源として誘導結合プラズマ（ICP）を用いると試料中の原子のほとんどがイオン化されるため，質量分析法に適用することができ（ICP-質量分析法），より高度な定性，定量分析が可能となる．

### （v）　旋光度測定法

　光学活性物質は，偏光の振動面を右または左に回転させる性質（旋光性）を有している．その回転する角度を旋光度といい，旋光度測定法は医薬品を含む光学活性物質の同定，純度測定や定量に利用される．旋光度は波長によって異なる（旋光分散，ORD）ことから，波長を連続的に変化させるとスペクトルが得られる．紫外・可視部に吸収を有する光学活性物質では，吸収帯で旋光度の符号が逆転する（コットン効果）．また，光学活性物質が左右の円偏光に対して異なる吸収を示す現象を円二色性（CD）といい，タンパク質や核酸などの生体高分子の解析に利用される．

### （vi）　核磁気共鳴スペクトル測定法

　核磁気共鳴（NMR）は，磁場中に置かれた物質にラジオ波を照射したときに物質を構成する原子の原子核（主に $^{1}H$ や $^{13}C$ が対象）がエネルギーを吸収して励起される現象である．この現象を利用して有機化合物の構造やタンパク質などの立体構造の解析に用いられる分光分析法が核磁気共鳴スペクトル測定法である．シグナルの化学シフト，積分値の比，スピン-スピンカップリング，カップリング定数などが構造解析の情報として利用される．

### （vii）　X線分析法

　X線の波長は 0.01〜10 nm と，原子の半径と同程度であり，X線の回折現象を利用すると，分子の立体構造や分子相互の配列を決定することができる．単結晶にX線を照射し，結晶のさまざまな格子面についてX線回折斑点を記録して分子の絶対構造を決定する方法がX線結晶解析である．一方，単結晶の代わりに微小な結晶の粉末から回折像を分析するのが，粉末X線回折測定法である．本法は結晶多形や溶媒和結晶の分析に有用である．

### b．質量分析法

　質量分析法（MS）は，測定対象の分子（原子の場合もある）をイオン化した後，そのイオンを質量電荷比（$m/z$）に応じて分離し，分子量や構造に関する情報，さらには量的な情報を得る分析法である．マススペクトルの横軸は $m/z$ であり，縦軸はイオンの相対強度を表している．イオン化法にはさまざまな手法があり，揮発性低分子には電子イオン化（EI）や化学イオン化（CI）が用いられる．EIではフラグメントイオンが生成しやすく，豊富な構造情報が得られる．エレクトロスプレーイオン化（ESI）はソフトな大気圧イオン化法で，低分子薬物からタンパク質などの生体高分子まで適用範囲が広い．また，LC/MSのイオン化法として最も使用されている．マトリックス支援レーザー脱離イオン化（MALDI）はマトリックスとの混晶にレーザーを照射して対象化合物をイオン化させる方法で，タンパク質などの高分子の質量分析に汎用される．

　イオン分離部は磁場セクター型（二重収束型では高分解能測定が可能），四重極型（小型，簡便），飛行時間型（広い測定質量範囲）などがあり，かっこ内に記したようにそれぞれに特長を有する．MSは後述の高速液体クロマトグラフィー，ガスクロマトグラフィー，キャピラリー電気泳動法などの分離分析法と接続され（それぞれLC/MS，GC/MS，CE/MS），薬物代謝・動態研究，臨床検査，プロテオーム解析など多くの分野で威力を発揮している．2台の質量分析計の間に衝突活性化室を設けてタンデム質量分析（MS/MS）を行うと，より多くの構造情報の獲得，より高感度，高選択的な定量（選択反応モニタリングなど）が可能である．

### c．熱分析法

　熱分析法は，プログラム制御された加熱炉に試料を置き，加熱あるいは冷却に伴う試料の変化（融解，熱膨張/収縮，蒸発，分解など）を検出し，医薬品の純度，結晶多形，含水量などを測定する方法である．熱重量測定法（TG）は，試料の温度変化に伴う質量変

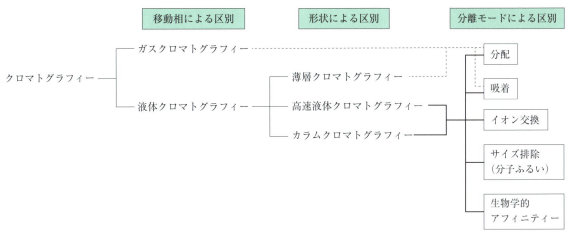

図 3-2 主なクロマトグラフィーの分類

化を熱天秤により検出記録する．また，加熱または冷却によって試料の融解，転移，化学反応などが起こるとき，この熱的変化を試料と同一条件で測定した基準物質との温度差として検出するのが，**示差熱分析法（DTA）**であり，その温度差をゼロにするための熱量（エンタルピー変化）を測定するのが，**示差走査熱量測定法（DSC）**である．

## 3.3.5 分離分析法
### a. クロマトグラフィー
#### （ⅰ） クロマトグラフィーの分離機構

クロマトグラフィーの原理は，互いに混合しない2種類の相，**固定相**と**移動相**において，試料中の各成分（溶質）が化学的または物理的な相互作用によってこの2つの相に異なる割合で分布されると，成分ごとの移動速度に差が生じて分離されることに基づいている．相互作用には水素結合，疎水性相互作用，静電的相互作用などがある．一般的には，クロマトグラフィーの分離機構は，**吸着，分配，イオン交換，サイズ排除（分子ふるい），生物学的アフィニティー**の5つに分類される（図 3-2）．しかし，実際の分析においては吸着と分配のモードを厳密に区別できないことが多く，吸着・分配モードとよばれることもある．また，吸着・分配クロマトグラフィーに関しては，極性の固定相と低極性（疎水性）の移動相を使うものを**順相クロマトグラフィー**とよび，疎水性の固定相および極性の移動相を使うものを**逆相クロマトグラフィー**とよんでいる．

**（1） 吸着・分配クロマトグラフィー**　順相モードの固定相には，主にシリカゲルが用いられ，表面のシラノール基（—SiOH）と対象化合物との間の相互作用（主に水素結合）により試料中の成分が分離される．極性化合物の保持が強く，疎水性化合物が早く溶出する．一方，逆相分配クロマトグラフィーでは，固定相としてシリカゲル表面のシラノール基にアルキル基を化学的に結合させたものが利用され，なかでもオクタデシルシリル基を導入した**オクタデシルシリル化シリカゲル（ODS）**が汎用される．この種の固定相では，疎水性相互作用が分離に大きな役割を果たし，極性の高い成分は早く溶出する．

**（2） イオン交換クロマトグラフィー**　イオン交換基を持つ固定相を用い，無機イオン，アミノ酸，タンパク質，DNAなどのイオン性物質の分離を行う．交換基にはスルホ基やカルボキシ基（以上，陽イオン交換基）および第四級アンモニウム基や第三級アミノ基（以上，陰イオン交換基）が用いられる．

**（3） サイズ排除クロマトグラフィー**　三次元的な網目構造を持つ多孔性ゲルを用いて，分子量の違いによって各成分を分離する．**ゲルろ過クロマトグラフィー**と**ゲル浸透クロマトグラフィー**があり，前者はタンパク質や多糖類，核酸などの生体高分子の分離，精製に利用される．分子量の大きな化合物が早く溶出する．

**（4） 生物学的アフィニティークロマトグラフィー**　抗体，受容体に代表されるタンパク質や核酸などの生体高分子は，特定の物質を見分けて結合する性質を有している．この性質を生体分子の分離・精製に利用したものが生物学的アフィニティークロマトグラフィーである．分子間に静電的相互作用，疎水的相互作用などが総合して働き，結合の強さが決まる．保持された溶質は，pHや塩強度の変化，カウンターリガンドなどにより溶出される．

### （ii）　薄層クロマトグラフィー

**薄層クロマトグラフィー（TLC）**は，固定相の薄層上にスポットした混合物を展開溶媒（移動相）で展開させ，それぞれの成分に分離して検出する方法である．固定相にはシリカゲルやアルミナのような吸着剤（吸着クロマトグラフィー）やODS（逆相分配クロマトグラフィー）が汎用される．

原線からの各成分の展開距離を原線から溶媒先端までの距離で除した値を $R_f$ 値とよび，TLCでの定性の指標とする．分離後の各成分の検出には，ニンヒドリン，硫酸（噴霧後加熱），ヨウ素などさまざまな発色試薬が用いられる．紫外部に吸収を持つ化合物用のTLCプレートも市販されている．

### （iii）　高速液体クロマトグラフィー

**高速液体クロマトグラフィー（HPLC）**は，耐圧性に優れる高性能の充塡剤（固定相または担体に保持させた固定相）をカラムに詰め，これに移動相である液体を加圧して通導し，対象化合物を分離，検出，定量する方法である．迅速でしかも高分離能が得られ，広範囲の化合物に適用でき，多成分の同時測定が可能である．

**（1）　HPLCの装置**　　HPLCでは，高圧送液ポンプ，試料導入部（インジェクター），カラム，検出器，記録計（データ解析コンピュータ）が必要である．多様な分離モードの充塡剤を充塡した数多くのHPLC用カラムが市販されている．薬学領域のHPLCでは吸着・分配モードが汎用される．現在，全多孔性（ポーラス）型充塡剤が主流を占めているが，これは直径 $3\sim5\,\mu m$ 程度の修飾シリカゲルなどの粒子である．

検出器は，測定対象に対して鋭敏に応答し，直線性を示す濃度範囲が広いことなどが望まれる．**紫外・可視吸光検出器**は最も広く利用され，とりわけ医薬品の測定に有利であり，ピコモルレベルの検出も可能である．蛍光物質の選択的検出に利用される**蛍光検出器**は，フェムトモル程度の物質も測定でき，高感度分析に威力を発揮する．**電気化学検出器**は，カテコールアミンなど酸化あるいは還元されやすい化合物，いわゆる電気化学的に活性な物質の検出に用いられ，蛍光検出器と同様，感度と特異性に優れる．**LC/MS**は，化合物の相互分離に優れた能力を発揮するHPLCと高感度で構造に関して豊富な情報を提供する質量分析計を連結し，両手法の特長を兼ね備えたハイフネーテッド技術である．LC/MSは選択性がきわめて高く，生体試料中微量成分（薬物を含む）の同定・構造解析と定量，体内動態解析に欠かせない方法となっている．

**（2）　定性と定量**　　保持時間（$t_R$）は，化合物によって異なり（異なる化合物でも同一の値を示す場合があることに注意），定性の根拠となる．HPLCでは保持の指標として**質量分布比**（$k$）が用いられ，測定対象成分（溶質）の固定相と移動相に存在する量の比と定義される．クロマトグラムでは，横軸は試料を注入してからの時間，縦軸は検出器の応答が示される．二つのピークの分離の様相を示すには，**分離係数**（$\alpha$）と**分離度**（$R_S$）が指標として用いられる．後者はピークのシャープ性も加味しており，前者よりもピーク相互の分離を正確に表す．一般に $R_S \geqq 1.5$ であるとき，二つのピークは完全に分離された状態になる．カラム効率（分離能力）は**理論段数**（$N$）や**理論段高さ**（$H$）によって評価される．

定量は通例，ピーク高さあるいはピーク面積に基づいた**絶対検量線法**および**内標準法**により行われる．後者は適切な内標準物質の選定・入手に苦労することもあるが，前者に比べて精度に優れる．

### （iv）　ガスクロマトグラフィー

**ガスクロマトグラフィー（GC）**では，HeやN$_2$などを移動相（キャリアガスともよばれる）として用い，試料中の各成分を高温で気化させ，これらの固定相へ吸着または分配の程度が異なることを利用して分離する．難揮発性の化合物は，シリル化などの**誘導体化**によって揮発性を付与して分析する．固定相は固体（シリカゲルなど）または液体（高沸点ポリマー）の場合があり，前者の分離機構は吸着，後者のそれは分配である．GCでは温度が各成分の保持や分離に大きく影響するため，カラム温度は恒温槽で厳密に制御する．カラムは高理論段の**キャピラリーカラム**が有利である．

GC用検出器は種類が多いが，**熱伝導度検出器**（主な対象化合物：ほとんどすべての無機・有機化合物），**水素炎イオン化検出器**（ギ酸，ホルムアルデヒドを除く有機化合物），**電子捕獲型検出器**（有機ハロゲン化合物，ニトロ化合物），**アルカリ熱イオン化検出器**（有機窒素化合物，有機リン化合物），**炎光光度検出器**（硫黄化合物，リン化合物）などが薬学領域で主に用いられる．このほか，MSを組み合わせ，GC/MSとしても利用される．

GCにおいても定性分析は標準品との $t_R$ の比較に基づいて行われ，定量分析は通例，絶対検量線法または内標準法により行う．しかし，定量結果に対して，共存物質の影響が無視できない場合は，**標準添加法**も用いることができる．

## b. 電気泳動法

### （ⅰ） 電気泳動の原理

溶液中に陰極と陽極の一対の電極を浸して電圧をかけたとき，イオン性物質はそれが有する電荷と符合の異なる電極に向かって移動する．この移動速度の違いを利用してイオン性物質を分離する方法が**電気泳動法**である．移動速度はイオン性物質の電荷に比例し，サイズ（粒子半径）に反比例する．薬学領域では，一般的な**ゲル電気泳動法**に加えて，内径 $100\,\mu m$ 以下のキャピラリー内でイオン性物質を高速かつ高分離能で分離する**キャピラリー電気泳動法（CE）**も利用される．

### （ⅱ） キャピラリー電気泳動法

CE うち，**キャピラリーゾーン電気泳動法（CZE）**では，キャピラリー内に電解質溶液を満たし，両端に高電圧をかけ，それによって生じる**電気浸透流（EOF）**を積極的に分離に利用する．EOF は陰極に向かい，その効果は電気泳動の効果より大きい．陽イオンは EOF 速度と電気泳動速度の和で，中性物質は電気浸透流と同じ速度で（中性物質相互の分離は不可），陰イオンは EOF 速度から逆方向に働く電気泳動速度を差し引いた速さで陰極に向かって移動する．キャピラリーの一部のコーティングをはがし，その部分をセルとして紫外可視吸光度や蛍光強度を測定し，成分の検出・定量を行う．

**ミセル導電クロマトグラフィー（MEKC）**では，泳動液にイオン性ミセルを添加し，水相とミセル相の二相間の物質の分配を利用して，イオン性物質のみならず中性物質相互も分離する．すなわち，分配クロマトグラフィーと電気泳動法を組み合わせた方法である．

**キャピラリーゲル電気泳動法**は，キャピラリー内にポリアクリルアミドゲルやアガロースゲルなど，あるいはポリマー溶液を満たし，分子ふるい効果を加えて，DNA やタンパク質などの生体高分子を分子量の違いによって分離する方法である．

## 3.3.6 臨床現場で用いる分析技術

### a. 試料の前処理法

血清，血漿，尿などの生体試料は多くの水を含み，非常に複雑な混合物である．そこに含まれる微量の成分を直接検出・定量することはほぼ不可能であり，多くは試料の**前処理**（「まえしょり」と読む）が必要である．

生体試料中の低分子薬物の分析では，タンパク質の高次構造を破壊して変性・不溶化させ，それを除去する．これには，過塩素酸などを用いてタンパク質内部

のイオン結合を切断することに基づく**酸変性**，アセトニトリルやメタノールなどがタンパク質内部の疎水領域に浸透することによる**有機溶媒変性**がある．また，**限外ろ過**や**透析**などの物理的手法によっても，試料からタンパク質が除去でき，遊離型薬物とタンパク結合型薬物との分別定量が必要な場合などでも使用される．

生体試料から脂溶性化合物（薬物）の**有機溶媒抽出（液-液抽出ともいう）**にはジエチルエーテル，1-ブタノールやクロロホルムなどが用いられる．分配平衡の理解によって溶媒抽出の効率を上げることができる．例えば，弱酸性薬物の場合，試料の pH をその薬物の $pK_a$ より 2 小さい値となるように調整すると，有機溶媒に抽出されやすい分子形薬物が全体の99%以上となる．したがって抽出率が向上する．また，使用する溶媒量が同じでも，小分けして回数を増やすことで抽出される全体量が増加する．比較的水に溶けやすい化合物の有機溶媒抽出には**塩析**が効果を示す．

液体クロマトグラフィーを基本原理とする**固相抽出法（SPE）**は，有機溶媒抽出と比べて使用する溶媒が少ない，抽出率が良好な場合が多い，自動化が可能，などの利点を有する．生体試料は水を多く含むことから，SPE を適用する場合，逆相分配モードが得策である．

## b. 免疫化学的測定法

**免疫化学的測定法**はイムノアッセイともよばれ，**抗原-抗体反応**を原理とする定量法である．抗体**（IgG）**が分析試薬として働き，抗原決定基が一つの低分子（**ハプテン**）からそれが複数の高分子（**多価抗原**）まで広範囲の化合物が測定対象となる．本法は高感度，簡便，検体処理能力が高いなどの特長を有する一方で，抗体の交差反応性などに起因して，機器分析よりもやや定量精度や正確度に劣る．

免疫化学的測定法は**競合法**と**非競合法（サンドイッチ法）**に大別される．前者は一定量の抗体に対して一定量の標識抗原と濃度既知の測定対象標準品（検量線作成用）あるいは検体中の測定対象（濃度未知）を競合させる．このとき，抗体量＜抗原量とする．次に抗原を抗体と結合した画分と遊離の画分に分離（**B/F 分離**という）する．抗体と結合した割合は標識抗原と測定対象（非標識抗原）の濃度の比となり，これに基づいて定量値が得られる．一方，非競合法は固相上に固定化した抗体と測定対象を反応させ（第一抗原-抗体反応），抗体に結合しなかった共存物質などを洗浄除去する．次に標識抗体による第二抗原-抗体反応の

後，固相上の標識信号から測定対象の量を求める．非競合法では抗体量＞抗原量である．非競合法は競合法に比べて感度，精度が高いが，原理上，測定対象は二つの抗体が結合できる多価抗原に限られる．抗原や抗体の標識には放射性同位元素や酵素が汎用され，それぞれを用いた方法を**ラジオイムノアッセイ（RIA）**，**酵素イムノアッセイ（EIA）**という．また，固定化した抗原や抗体を用いた EIA を特に **ELISA**（enzyme-linked immunosorbent assay）とよぶ．治療薬物濃度モニタリング（TDM）など，迅速な定量が強く求められる場合は，感度や精度をやや犠牲にすることになるが，B/F 分離を必要としない**ホモジニアスイムノアッセイ**が使われる．**EMIT**（enzyme multiplied immunoassay technique）や**蛍光偏光イムノアッセイ（FPIA）**などがこれに相当する．

### c. 酵素を用いた分析法

　酵素反応を利用して，その酵素の基質となる生体成分などを定量する．高い特異性，操作が簡便，反応速度が早いことから自動分析が可能，などの特長を有する．例を挙げると，グルコースに水と酸素存在下でグルコースオキシダーゼ（GOD）を作用させると，D-グルコノ-δ-ラクトンと過酸化水素が生成する．生成した過酸化水素は，ペルオキシダーゼの作用によりフェノールと 4-アミノアンチピリンを赤色のキノン型色素に変換する．この二つの酵素反応の結果生じるキノン型色素の吸光度測定に基づいてグルコースが定量できる．また，GOD を固定化し，酸素の消費量や過酸化水素の生成量が測定できる電極を組み合わせたものが**グルコースセンサー**であり，糖尿病患者の血糖自己測定のための簡易測定器として用いられている．

### d. ドライケミストリー

　試薬をろ紙などにしみ込ませて乾燥した状態で固定し，これに液体試料を接触させて分析する方法を**ドライケミストリー**という．**尿タンパク試験紙**やイムノクロマト法の**妊娠診断薬**が代表的である．

### e. 画像診断法

　放射線，NMR，超音波などが関与する物理現象を利用して，体外から臓器の形状や機能，病態に関する情報を画像として得る生体分析法である．X 線の組織吸収係数を利用した **X 線撮影**や **X 線コンピュータ断層撮像法（X 線 CT）**，NMR を利用した**核磁気共鳴イメージング（MRI）**，**超音波検査**，放射性同位元素を利用した**陽電子放射断層撮像法（PET）**や**単光子放射型コンピュータ断層撮像法（SPECT）**などがある．

　MRI では被ばくすることなく，無侵襲で軟部組織においてコントラスト，解像度の高い画像が得られる．造影剤なしで血管像を画像化できるが，ガドリニウムなどの**常磁性物質**を造影剤として用いると病変部位がより明確に検出できる．

　PET では**陽電子（ポジトロン）**を放出する放射性薬剤を投与し，ポジトロンと近傍の電子が結合して発せられる 2 本の**消滅 $\gamma$ 線**（180° 正反対方向に放出）を PET カメラで測定し，画像化する．PET 薬剤は半減期がきわめて短く（数分〜2 時間程度），使用時に院内で合成される．代表的なものは $^{18}F$-FDG である．SPECT では特定の臓器に集まる微量の放射性薬剤（**単光子放出核種**，半減期は数時間〜数日）を投与して，そこから放出される $\gamma$ 線をガンマシンチカメラで測定し，画像化する．X 線 CT，MRI，超音波検査では主に臓器の形の異常を検出するのに対し，PET や SPECT では臓器の形や位置に加えて，臓器の働き，代謝など生化学的プロセスも測定することができる．

### 3.3 節のまとめ
- 溶液中の化学反応や化学平衡を理解し，それに基づく定性および定量分析の基礎を修得する．
- 分光分析法や質量分析法などの機器分析法の原理，得失や薬学的応用を理解する．
- クロマトグラフィーに代表される分離分析法の原理，得失や薬学的応用を理解する．
- 生体試料の前処理や臨床現場で用いられる分析技術に関する基本的事項を修得する．

## 3.4　化学物質の性質と反応

　分子構造や電子配置，共鳴，置換基の電子効果など

の基本的事項を習得し，さらに化学物質の性質や反応性を系統的に理解する．

## 3.4.1 化学物質の基本的性質
### a. 分子の構造
#### (i) ルイス構造

ルイス構造 (Lewis structure) は点電子構造式ともよばれ，原子のまわりに価電子のみを点 (・) で表し，分子中の原子間の結合と孤立電子対 (非共有電子対) を示す．ルイス構造式は，安定な構造が 8 個すなわちオクテットであるとする八偶子説 (オクテット則，octet theory) に基づく．

ルイス構造の描き方を炭酸イオン $CO_3^{2-}$ で説明する．4 個の原子がオクテットを満足するために，$8×4 = 32$ 個が電子必要数である．電子供給数は各原子の価電子に負電荷の分の 2 電子を含めた総数，$4+6+6+6+2 = 24$ である．したがって $32-24 = 8$ 個が共有電子数である．また，形式電荷 (formal charge) は原子の価電子数から，その原子が専有する電子数を差し引いた値である．形式電荷は二重結合の酸素が $\{6-(4+4/2)=0\}$ で電荷なし，単結合の酸素が $\{6-(6+2/2)=-1\}$ で負電荷をもち，炭素が $\{4-(8/2)=0\}$ で電荷はない (図 3-3)．ルイス構造を毎回描くのは煩雑なので，簡略化した描き方がある．基本的には原子上の 2 個の点は非共有電子対を示すが，共有された電子対 1 組を実線で表す．

#### (ii) 原子軌道

原子構造 (atomic structure) は，エネルギー値がとびとびの値をとる，決まった軌道 (オービタル) (orbital) にしか電子は入ることができない．原子軌道 (原子オービタル) (atomic orbital) は，原子核に最も近い K 殻では 1s 軌道 1 個から，L 殻では 2s 軌道 1 個と 2p 軌道 3 個からなる．

s 軌道 (s orbital) は球対称で，p 軌道 (p orbital) は∞形である．p 軌道には方向性があり，$x, y, z$ の方向性をもつ 3 種がある (図 3-4)．

電子が軌道に入るときには次の規則に従う．

【規則 1】1 個の原子軌道には向き (スピン，spin) が反対になった 2 個の電子まで収容できる．

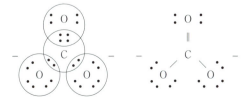

図 3-3 炭酸イオンのルイス構造と簡略化した構造

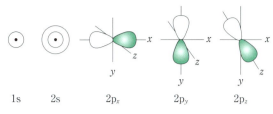

図 3-4 原子軌道の形

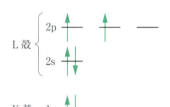

図 3-5 炭素の電子配置

【規則 2】原子軌道は最低のエネルギー準位 (energy level) のものから順次満たされる．

【規則 3】複数の軌道が同一のエネルギー値をもつときには縮重・縮退 (degeneracy) という．縮重原子軌道には同じ向き (スピン) をもつ電子が 1 個ずつ入り，その後で対をつくる．

炭素の電子配置を図 3-5 に示した．炭素は 6 個の電子をもつ．第 1 の K 殻 (1s) に 2 電子が入る．第 2 の L 殻 (2s, 2p) には，2 電子は 2s 軌道に入り，残りの 2 電子は 1 個ずつ異なる 2p 軌道に入る．

#### (iii) 共有結合の種類

共有結合は 2 個の原子軌道が結合して分子軌道を形成する．分子軌道にはシグマ (σ) 軌道とパイ (π) 軌道がある．

σ 軌道は 1s と 1s，1s と 2p，および 2p と 2p が末端同士の相互作用ででき，2 個の核を結ぶ軸のまわりに軸対称 (axial symmetry) の形である．σ 軌道に 2 個の電子が入るとシグマ (σ) 結合ができる．

π 軌道は隣りあった原子上の平行な p 軌道の側面同士の相互作用でできる．π 軌道に 2 個の電子が入るとパイ (π) 結合ができる．

#### (iv) 三種類の混成軌道
(1) **sp³ 混成軌道** メタン ($CH_4$) は H—C—H 結合角が等しく，4 個の炭素-水素結合はすべて等価である．その結合を作るために，混成 (hybridization) が起こる．炭素原子の 2s 軌道 1 個と 2p 軌道 3 個を

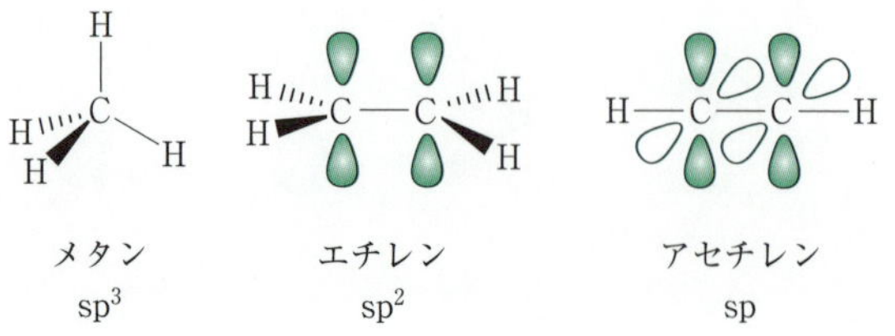

56　3. 薬学基礎

　　メタン　　　　　エチレン　　　　　アセチレン
　　$sp^3$　　　　　　$sp^2$　　　　　　　sp

図 3-6　混成軌道

混ぜ合わせて 4 個の等価な混成軌道を作る. s, p, p, p の混成という意味から **$sp^3$ 混成軌道（$sp^3$ hybrid orbital）** とよぶ. メタンでは各 $sp^3$ 混成軌道が, 各水素原子の 1s 軌道 1 個と重なり合って σ 結合を形成する. この等価な 4 個の σ 結合が最も離れあう **正四面体角（tetrahedral angle）**（109.5°）を形成する. **単結合（single bond）** は $sp^3$ 混成軌道を用いた σ 結合からなる（図 3-6）.

**(2) $sp^2$ 混成軌道**　　エチレン（$CH_2 = CH_2$）の炭素は σ 結合 3 個が必要である. 炭素は 2s 軌道 1 個と 2p 軌道 2 個を混ぜ合わせて 3 個の等価な **$sp^2$ 混成軌道（$sp^2$ hybrid orbital）** を作る. 炭素の $sp^2$ 軌道 2 個はそれぞれ水素原子の 1s 軌道と σ 結合を形成し, 残りの $sp^2$ 軌道は隣の炭素の $sp^2$ 軌道と σ 結合を形成する. この σ 結合は同一平面内にあり, 結合角は 120° である. さらに, 炭素に残った p 軌道 1 個が隣の p 軌道と相互作用して π 結合を作る. π 結合は σ 結合の平面と直交するので, 炭素−炭素結合の周りで回転ができない. **二重結合（double bond）** は $sp^2$ 軌道を用い, σ 結合 1 個と π 結合 1 個からなる（図 3-6）.

**(3) sp 混成軌道**　　アセチレン（$CH\equiv CH$）の炭素は σ 結合 2 個が必要である. 炭素は 2s 軌道 1 個と 2p 軌道 1 個を混ぜ合わせて 2 個の等価な **sp 混成軌道（sp hybrid orbital）** を作る. 炭素の sp 軌道 1 個と水素の 1s 軌道が相互作用して σ 結合を形成し, 残りの sp 軌道 1 個は隣の炭素の sp 軌道と σ 結合を形成する. 2 つの σ 結合は直線上にあり, 結合角は 180° である. さらに炭素に残った 2p 軌道と隣の炭素の 2p 軌道が相互作用して, π 結合を形成する. π 結合は計 2 個できる. 1 つの π 結合は σ 結合と直交し, その π 結合はもう 1 つ別の π 結合と直交する. **三重結合（triple bond）** は sp 軌道を用い, σ 結合 1 個と π 結合 2 個からなる（図 3-6）.

**b. 電子効果**

**（ⅰ）　共鳴**

　構造には 1 つのルイス構造では適切に表現できない場合もある. 例えば, 解離した酢酸のカルボキシラー

トの電子対は自由に O—C—O の共役した軌道の中を動きまわる. このように電子対が p 軌道を通じて **非局在化（delocalization）** することを **共鳴（resonance）** という. 共鳴は常に安定化につながり, **共鳴エネルギー（resonance energy）, 非局在化エネルギー（delocalization energy）** を生じる. 表記するときには, 電子対の位置だけを変えた **共鳴構造式（resonance structure）** として示し, 双頭の矢印 ⟷ で結ぶ. 実際の共鳴した構造はそれぞれの共鳴構造の中間の性質で, どの単一のルイス構造式よりも安定な **共鳴混成体（resonance hybrid）** として存在する. ベンゼン（$C_6H_6$）は二重結合も単結合もなく, すべて 1.5 重結合である. 共鳴できる構造を **共役系（conjugated system）** という. 共役系とは, p 軌道が重なり合って電子が同一平面上で自由に行き来して共鳴することである.

　芳香族化合物の安定性はこの共鳴に基づいている. 芳香族性とは平面環状の共役系をもち, 共役系に関与する π 電子数が $4n+2$ 個で表されるときに安定化している. この条件を **ヒュッケル則（Hückele rule）** といい, この条件を満たすものを **芳香族化合物（aromatic compound）** とよぶ. π 電子数が $4n$ のときは, 共役系がつながっていても, かえって非共役系よりも不安定な **反芳香族（antiaromatics）** となり, 実際には平面共役構造を保てない.

**（ⅱ）　共鳴効果**

　多重結合の π 結合や非共有電子対が関与して生じる電子効果である. 共鳴効果は共役系が続く限り遠くまで伝わる. π 結合上の π 電子は強くひきつけられて負に分極する（表 3-7）. この効果を **電子求引性共鳴効果（electron withdrawing resonance effect）** という. 一方で, 窒素, 酸素, ハロゲンなど原子上に非共有電子対をもつ原子が二重結合などに結合すると, その電子が π 結合を通じて電子を供与する. この効果を **電子供与性共鳴効果（electron donating resonance effect）** という. アルケン, アルキン, 芳香族の共役系は共鳴効果が伝搬する場を作り, それ自体は共鳴効果はない.

**（ⅲ）　誘起効果**

　**誘起効果（inductive effect）** は, σ 結合を通じて伝わり, 結合距離が遠くなると小さくなる（表 3-7）. 有機金属化合物を除く多くの有機化合物では, 水素以外の原子は炭素より電気陰性度が大きく, 電子を引き付ける. この効果を **電子求引性誘起効果（electron**

3.4 化学物質の性質と反応　**57**

表 3-7　置換基の電子効果

- 電子求引性共鳴効果であり，電子求引性誘起効果
  $-C\equiv N$, $-CO-R$, $-SO_2R$, $-NO_2$
- 電子供与性共鳴効果であり，電子求引性誘起効果
  $-F$, $-Cl$, $-Br$, $-I$, $-OR$, $-OH$,
  $-OCOR$, $-NR_2$, $-NH_2$, $-SR$, $-SH$
- 電子求引性共鳴効果であり，電子供与性誘起効果
  $-CO_2^-$
- 電子供与性共鳴効果であり，電子供与性誘起効果
  $-CH_3$, $-O^-$, $-NH^-$
- 電子求引性誘起効果
  $-C=C-$, $-C\equiv C-$, $-Aryl$, $-N^+R_3$, $-S^+R_2$

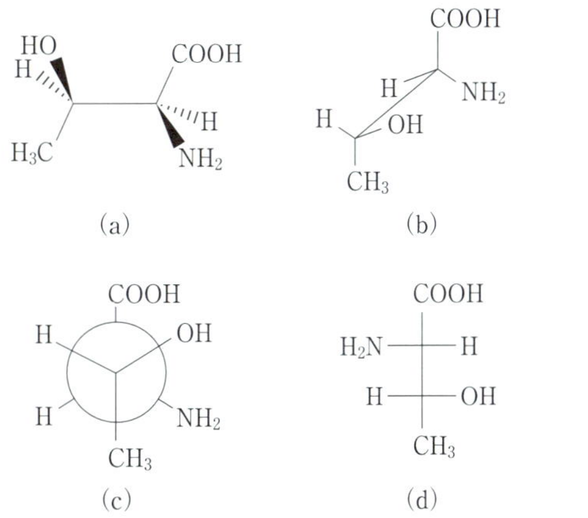

図 3-7　L-トレオニンの表し方：(a) くさび式　(b) のこぎり台　(c) ニューマン投影　(d) フィッシャー投影

withdrawing inductive effect）とよぶ．一方，負に荷電した置換基は原子の周りに電子が過剰にあるために電子を与える．これを電子供与性誘起効果（electron donating inductive effect）とよぶ．

### (iv) 超共役

メチル基は誘起効果では C—H の分極により電子供与性となる．共鳴効果では C—H の σ 結合が，隣接する空の反結合性 p 軌道と，たまたま向きが一致して平面になったときに電子を送り込み共役系のようになる．これを超共役（hyperconjugation）とよぶ．結果として電子供与性を示す．

### c. 立体化学
### (i) 立体構造

実際の分子構造は三次元的である．結合した原子の配列順序は等しいが原子の空間での配置が異なる化合物を立体異性体（stereoisomer）とよぶ．立体異性体はさらに 2 種に分類される．単結合のまわりの回転によって互いに容易に相互変換できる配座異性体（conformer）と，異性体間の変換には結合の開裂と再形成を要する配置異性体（configurational isomer）がある．

### (ii) 二次元での表示

分子の三次元配置を二次元的に表現する方法がある（図 3-7）．透視式（perspective formula）のうちで一般的な表現はくさび式（wedge formula）である．太線のくさび（�）は紙面の手前にのびた結合を，破線のくさび（llⅢ‥）は紙面の奥にのびた結合を示す．実線は面内の結合を表す．投影式（projection formula）にはのこぎり台投影（木びき台投影，saw-

horse projection）がある．すべての結合は実線で表され，角度の表現によって三次元図をつくる．ニューマン投影（Newman projection）では，炭素-炭素結合軸を重ねて眺める．前方の炭素原子は中心の点で表され，結合は点からのびる．後方の炭素分子は円で表され，後方の炭素原子の円周上からのびる．フィッシャー投影（Fischer projection）では多くのキラル化合物を表現できる．一般のくさび式から，破線のくさびが縦方向に，太線のくさびが横方向になるように向きを変える．それから図を押しつぶして二次元に投影する．キラル炭素は描いても描かなくてもよい．

### (iii) キラリティーと鏡像異性体

2-ブタノールのように炭素原子に異なった 4 個の置換基が結合すると，2 種の異なる化合物ができる（図 3-8）．この 2 種は互いに鏡像（mirror image）の関係であり，この立体異性体を鏡像異性体（対掌体，鏡像体，エナンチオマー，enantiomer）とよぶ．このような分子をキラル（chiral）な分子といい，この特徴をキラリティー（chirality）という．2-ブタノールのキラリティーの原因は第二番目の炭素で，キラリティーを示す原因になっている原子（主に炭素原子）を不斉（炭素）原子，その場所をキラル中心（chiral center）または不斉中心（asymmetric center）とよぶ．鏡像異性体間の違いはキラル中心に結合している原子または原子団の空間的な配列，すなわち立体配置（配置，configuration）である．

### (iv) 光学活性

鏡像異性体は偏光面を回転する旋光性（optical activity）をもつ．偏光面が時計方向に回転すると右旋

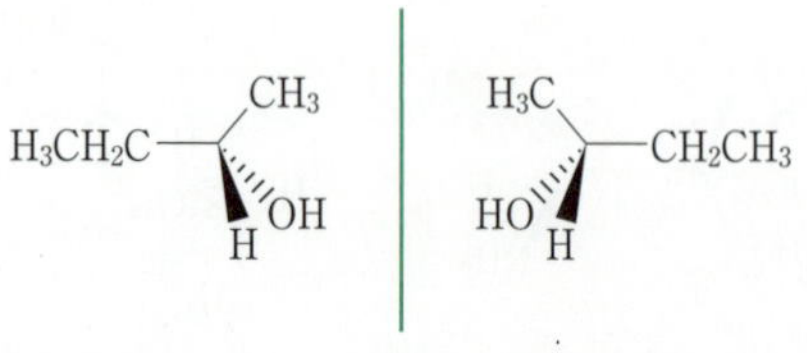

58　3. 薬学基礎

図3-8　2-ブタノールの鏡像異性体

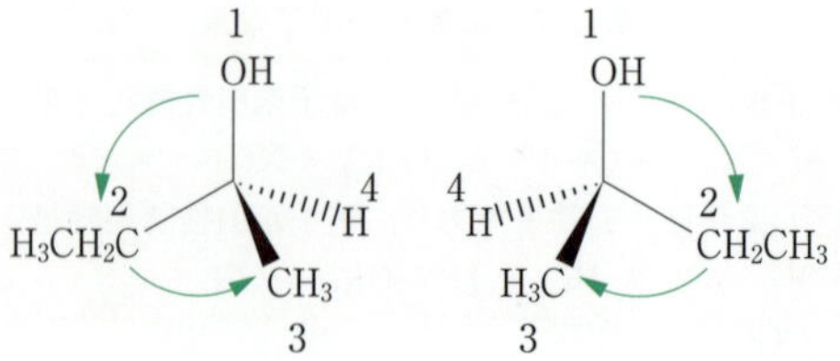

図3-9　R, S 表示の例

性（dextro-rotatory）で（＋）または d で表し，反時計方向に回転したと左旋性（levo-rotatory）で（−）または l で表す．鏡像異性体は旋光度以外の物理的性質（融点，沸点，溶解度）のほとんどが同一である．

**（v）　立体配置**

キラル中心の立体配置を示す **R, S 表示（R, S system）** がある．キラル中心に結合した4つの置換基に優先順位をつけて，それらの置換基の回転を調べる．優先順位は**カーン・インゴールド・プレローグ則（Cahn-Ingold-Prelog rules）** に基づく．

【規則1】原子番号の大きいものが優先され，同位元素は原子量順とする．

【規則2】最初の原子で決まらないときは決まるまでその次の原子で比較する．

【規則3】多重結合は同じだけ単結合とみなす．その単結合の先は多重結合の元に戻った原子が付いているものとする．さらに次の段階で戻った原子には何も結合していないものとする．

優先順位に基づいてキラル炭素に結合した基に1，2，3，4の番号を付ける．ついで優先順位4位の置換基を一番奥に配置し，残る基の優先順位が1→2→3 と回転するときに時計回りであれば（R）（ラテン語の rectus "右" に由来）配置を表す．反時計回りでは（S）（ラテン語の sinister "左" に由来）配置を表す（図3-9）．

**（vi）　ラセミ体**

2個の鏡像異性体は偏光面を反対方向に同じだけ回転させる．鏡像異性体の等量混合物を**ラセミ体（racemic modification）** といい，（±）または dl で表す．旋光度が互いに打ち消されて光学不活性となる．

**（vii）　ジアステレオマー**

可能な立体異性体の最大値は $2^n$（n はキラル中心の数）である．2個のキラル中心をもつ化合物には4種の異性体が可能である．この4種は鏡像異性体1対ともう一つの鏡像異性体1対である．鏡像異性体ではない立体異性体どうしを**ジアステレオマー（diastereomer），ジアステレオ異性体（diastereoisomer）** という．ジアステレオマーは物理的性質が異なる．

**（viii）　メソ化合物**

キラル中心を2個以上もつ分子は，必ずしもキラルではない性質をもつ．キラル中心を2個もつ酒石酸を例にすると，3種類の異性体だけがある．つまり2種の光学活性な鏡像異性体と1種の光学不活性な異性体がある．このようにキラル中心をもつが，分子内に**対称面（plane of symmetry）** があることで，キラルではない**アキラル（achiral）** な分子をメソ化合物，**メソ形（meso form）** という（図3-10）．

**（ix）　その他のジアステレオマー**

**（1）　環状化合物の立体異性体**　同じ立体化学の規則が環状化合物と非環状化合物の両方に適用される．2個のメチル基がシクロヘキサン環に対して反対側の化合物は**トランス体（trans form）** で，両方のメチル基が環の同じ側である化合物は**シス体（cis form）** である．この立体異性を**シス-トランス異性（cis-trans isomerism）** とよび，ジアステレオマーの一種である．

**（2）　二重結合のまわりの束縛回転**　IUPAC命名規則ではアルケンについて **E, Z 表示（E, Z system）** を取り入れた．RS 表示と同じ順位規則に基づいて，それぞれの炭素に結合している基の順位を付け，第一順位の基が二重結合の同じ側にあれば，配置は Z 形（ドイツ語の zusammen "一緒に" に由来）と表示する．第一順位の基が二重結合の反対側にあれば，E 形（ドイツ語の entgegen "反対の" に由来）となる．この異性体は鏡像異性体ではない立体異性体なのでジアステレオマーの一種であり，特にシス-トランス異性体または**幾何異性体（geometrical isomer）** とよ

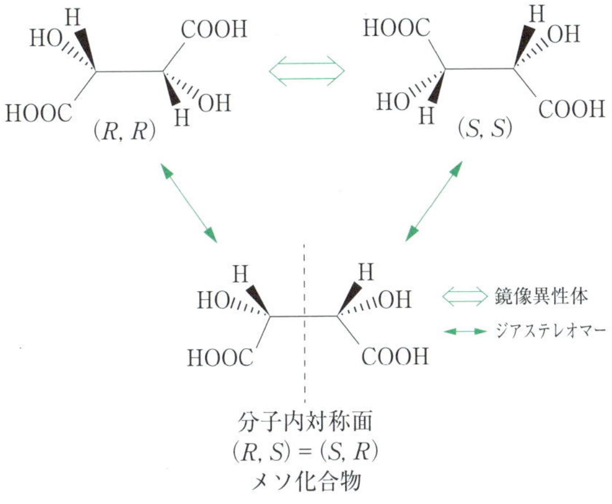

図3-10 メソ化合物

ぶ. 2-ブテンでは，二重結合の同じ側にメチル基をもつ (Z)-2-ブテンと反対側にメチル基をもつ (E)-2-ブテンと表す.

#### d. 単結合のまわりの回転による異性体
**（ⅰ）非環式化合物の配座**

アルカンのC—C結合はσ結合であり，その周りの回転が可能なため，多くの配座異性体が存在する.

エタンをニューマン投影で描くと，**ねじれ形 (staggered form)** と**重なり形 (eclipsed form)** がある．このように**立体配座（コンホメーション, conformation）**が異なる化合物を配座異性体とよぶ．エタンの重なり形は隣接原子上の結合間の反発による**ねじれひずみ (torsional strain)** のため，ねじれ形より不安定である.

ブタンの配座を解析すると，空間関係は**二面角 (dihedral angle)**（手前と後ろの炭素につくC—CH₃結合の間にみられる角）で示され，360°回転する間に3個の重なり形と3個のねじれ形がある．メチル基が最も離れているねじれ形異性体は最も安定な配座で，**アンチ形 (anti form)** とよぶ．メチル基が隣接したねじれ形配座は**ゴーシュ形 (gauche form)** である．ゴーシュ形では，結合していない原子間の空間的な非結合性相互作用による反発，すなわち**立体ひずみ (steric strain)** がある．2個のゴーシュ形のエネルギーは等しいが，同一の分子ではなく，互いに鏡像の関係にある（図3-11）.

**（ⅱ）環式化合物の立体配座**

環式化合物ではねじれひずみと立体ひずみの他に，環状構造による**結合角ひずみ (angle strain)** が加わ

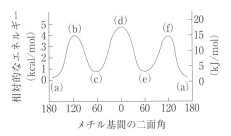

図3-11 ブタンの配座解析

る．結合角ひずみは正四面体角の109°からずれることで生じる.

シクロプロパンとシクロブタンは結合角ひずみとねじれひずみをもつ．シクロペンタンは結合角ひずみは小さいが，重なり形相互作用により，大きなねじれひずみがある．シクロブタンとシクロペンタンは重なり形の相互作用を減少させるために平面から少し折れ曲がっている.

シクロヘキサンはすべての結合角が約109°で，隣接するC—H結合がすべてねじれ形になる**いす形 (chair form)** のためにひずみがない（図3-12）．いす形配座においては，分子平面に垂直な**アキシアル結合 (axial bond)** と環の外側にのびている**エクアトリアル結合 (equatorial bond)** がある．室温ではシクロヘキサンは2個のいす形配座の間を速やかに相互変換し，一つのいす形が他のいす形に変わる．これを**環反転 (ring inversion)・フリッピング (flipping)** とよぶ．すべてのエクアトリアル水素原子はアキシアル結合に，すべてのアキシアル水素原子はエクアトリアル結合になる.

置換基をもつシクロヘキサンでは，非結合相互作用の立体反発である**1,3-ジアキシアル相互作用（1,3-diaxial interaction）**を受けるので，置換基はエクアトリアル位にある方が安定である．1,3-ジアキシアル

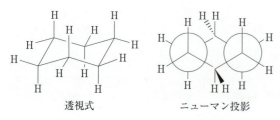

図3-12　シクロヘキサンのいす形配座

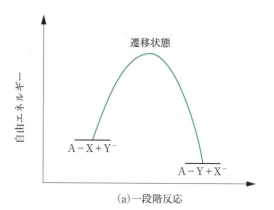

図3-13　ヘテロリシスとホモリシス

のひずみの大きさは置換基のかさ高さと関係する．

### 3.4.2 有機化合物の性質と反応
#### a. 有機反応の基本
**（i）有機反応の方向**

　有機反応は電子過剰な**求核試薬（nucleophile, nucleophilic reagent）**から，電子不足の**求電子試薬（electrophile, electrophilic reagent）**へ電子が移動する反応とみることができる．つまり，**電子対供与体（electron pair donor）**が求核試薬となり，**電子対受容体（electron pair acceptor）**が求電子試薬となる．

・求核試薬：$OH^-$，$RO^-$，$RS^-$，$NC^-$，$R_3C^-$，$H^-$，$Cl^-$，$H_2O$，$R-OH$，$R-NH_2$，$R_3N$，$SR_2$

・求電子試薬：$H^+$，$^+NO_2$，$^+NO$，$^+CR_3$，$BF_3$，$AlCl_3$，$ZnCl_2$，$FeCl_2$

**（ii）反応機構の種類**

　反応機構とは各段階で起こる電子の動きを詳細に記載したものであり，大きく3種類に分類できる．

　**イオン反応（ionic reaction）・極性反応（polar reaction）**では結合の電子が一方の原子上に移る．これを**ヘテロリシス（heterolysis）**とよび，共有結合の電子は一方の電気陰性原子に偏る（**図3-13**）．2電子の移動は両かぎの矢（⌒）で表す．

　**ラジカル反応（radical reaction）**では結合の電子は1個ずつがそれぞれの原子に収容されている**フリーラジカル・遊離基（free radical, radical）**を生じる．これを**ホモリシス（homolysis）**とよぶ（**図3-13**）．1電子の移動は片かぎの曲がった矢印（⌒）で表す．

　**ペリ環状反応（pericyclic reaction）**では，軌道が重なることで結合の開裂と形成が同時に起こり，イオンやラジカルなどを生じないで反応が完了する．これを**協奏反応（concerted reaction）**とよぶ．

　反応機構では，反応の過程を曲がった矢印で電子が移動する方向を示す．矢印の根元にある原子や結合から電子が矢印の先にある原子や形成される結合上に移動する．電子の移動は必ず八偶子説に従う．

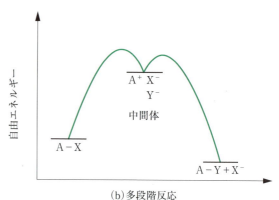

図3-14　エネルギー図

**（iii）エネルギー図**

　エネルギー図とは，反応の経路を反応座標（reaction coordinate）として設定し，自由エネルギー変化（free energy）に基づいた活性化自由エネルギー（$\Delta G^{\ddagger}$, free energy of activation）で示したものである．電子のたどる道はエネルギーが最も小さい経路，つまりいつも低いエネルギーに移る．

　**一段階反応**は，**遷移状態（transition state）**のみを経由する反応で，結合の開裂と形成が同時に起こる．反応を起こすために必要な活性化自由エネルギーとして，普通は熱を加える（**図3-14**）．

　**多段階反応（multistep reaction）**もある．最初に結合が切れ，生成した不安定な**中間体（intermediate）**である**カルボカチオン（carbocation）**がさまざまな反応を起こす．次に出現する極大値はやはり遷移

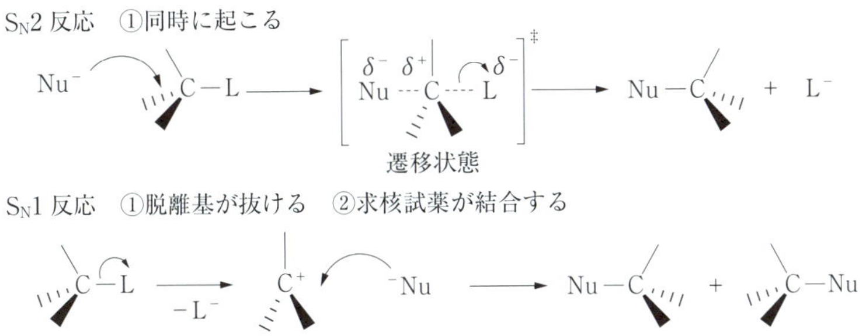

3.4 化学物質の性質と反応 **61**

S$_N$2 反応　①同時に起こる

遷移状態

S$_N$1 反応　①脱離基が抜ける　②求核試薬が結合する

**図 3-15**　S$_N$2 反応と S$_N$1 反応

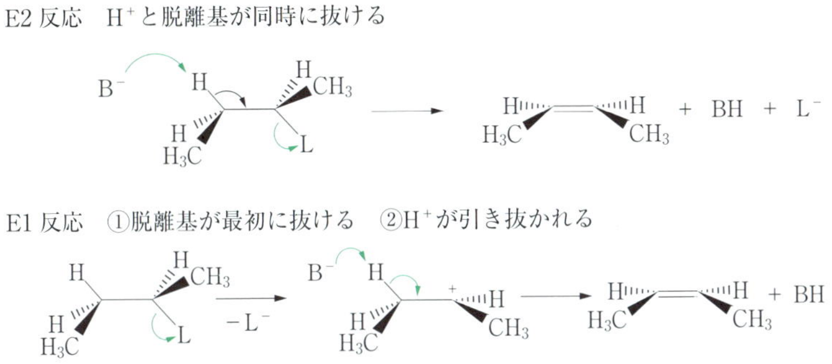

E2 反応　H$^+$ と脱離基が同時に抜ける

E1 反応　①脱離基が最初に抜ける　②H$^+$ が引き抜かれる

**図 3-16**　E2 反応と E1 反応

状態であり，2 段階あるいは 3 段階の反応では必ず中間体を通る（図 3-14）．

**（ⅳ）遷移状態と中間体**

　遷移状態はエネルギーが極大であるため最も不安定な状態であり，単離できず検出もできない．中間体は不安定であっても，反応の途中で確かに存在するので，いろいろな方法を使って検出することができる．一般的に遷移状態は中間体と性質が似ているので，遷移状態の性質は中間体から推定できる．つまり中間体の性質がその中間体を生じる反応の速さを決定する．

**（ⅴ）有機反応の種類**

　**置換反応**（substitution reaction）では，試薬の原子または基が，反応分子のある原子または基と置き換わるときに起こる．試薬の種類によって，求核試薬が置換する**求核置換反応**（nucleophilic substitution reaction）と求電子試薬が置換する**求電子置換反応**（electrophilic substitution reaction）に分けられる．さらに置換反応を受ける炭素の性質によって，飽和炭素原子の求核置換反応，カルボン酸誘導体の求核置換反応，芳香族化合物の求核置換反応として分類できる．

　求核置換反応では，結合の開裂と形成のタイミング

の違いで，**S$_N$2 反応**（S$_N$2 type reaction）と **S$_N$1 反応**（S$_N$1 type reaction）に分けられる（図 3-15）．S$_N$2 反応は，結合の開裂と形成が同時に起こる．求核試薬が脱離基の反対側から δ$^+$ 炭素に結合して脱離基が離れるため，炭素の立体化学が反転する．反応は二分子が関与し，遷移状態を経由する一段階反応である．S$_N$1 型反応では，はじめに反応中心から脱離基が離れる反応が律速段階で，一般的に不安定な中間体であるカルボカチオンを形成し，次いで求核試薬とすばやく反応する．炭素原子上の立体配置はラセミ化する．反応は中間体が生成するので，多段階反応になる．

　**脱離反応**（elimination reaction）は炭素骨格の隣同士の原子から，または基が取り除かれるような反応で，脱水，脱ハロゲン化水素などの反応がある．

　結合の開裂と形成のタイミングの違いで，**E2 型反応**（E2 type reaction）と **E1 型反応**（E1 type reaction）に大別される（図 3-16）．E2 反応は結合の開裂と形成が同時に起こる機構で，反応に関わるすべての原子が同一平面上にあるアンチ同一平面の遷移状態を通る．反応は一段階反応で中間体はない．E1 反応では，C—X 結合の開裂が起こりカルボカチオンを生成し，ついで隣の炭素から H$^+$ が取れる．反応の律速段階はカルボカチオンの生成であり，多段階反応になる．脱離反応は通常**ザイツェフ則**に従い，より多く置

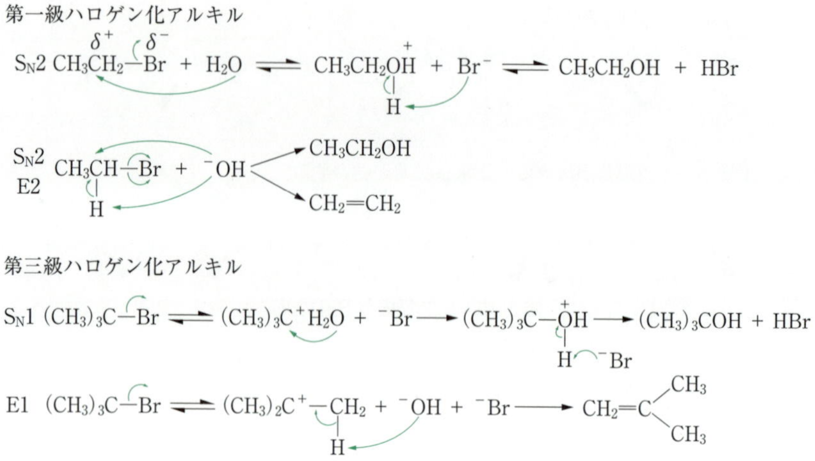

**第一級ハロゲン化アルキル**

$$S_N2 \quad CH_3CH_2-\overset{\delta^+ \quad \delta^-}{Br} + H_2O \rightleftharpoons CH_3CH_2OH + Br^- \rightleftharpoons CH_3CH_2OH + HBr$$

$$\begin{matrix} S_N2 \\ E2 \end{matrix} \quad CH_3CH-Br + {}^-OH \longrightarrow \begin{matrix} CH_3CH_2OH \\ CH_2=CH_2 \end{matrix}$$

**第三級ハロゲン化アルキル**

$$S_N1 \quad (CH_3)_3C-Br \rightleftharpoons (CH_3)_3C^+ H_2O + {}^-Br \longrightarrow (CH_3)_3C-OH \longrightarrow (CH_3)_3COH + HBr$$

$$E1 \quad (CH_3)_3C-Br \rightleftharpoons (CH_3)_2C^+-CH_2 + {}^-OH + {}^-Br \longrightarrow CH_2=C\begin{matrix} CH_3 \\ CH_3 \end{matrix}$$

**図 3-17 ハロゲン化アルキルの反応**

換された安定なアルケンを主生成物とする.

付加反応(addition reaction)は脱離反応の逆で不飽和化合物の場合に起こる. 臭素付加反応や水素化反応がある.

転位反応(rearrangement)では骨格が変わる反応で中間体にカルボカチオンやラジカルを含むときに起きやすい.

### b. 有機化合物の性質と反応

#### (ⅰ) 有機ハロゲン化合物

ハロゲン原子をもつ化合物である. ハロゲン化アルキルは,電気陰性度の高いハロゲン原子が$\delta^-$に,炭素原子が$\delta^+$に分極する. この$\delta^+$に求核体が直接攻撃すると求核置換反応が起こり,求核体が塩基として水素を攻撃すると脱離反応が起こる.

第一級ハロゲン化アルキルは,求核部位が空いているために,2分子反応である$S_N2$と$E2$が起きやすい. 一方,第三級ハロゲン化アルキルでは,求核部位が混み合っているために,1分子反応である$S_N1$と$E1$が優先する(図 3-17).

#### (ⅱ) アルコール・フェノール

電気陰性度の高い酸素原子が$\delta^-$に,水素原子が$\delta^+$に分極している. 水素原子の$\delta^+$によって,プロトンを脱離して酸として働く. 一方,酸素原子の$\delta^-$によって,プロトンを取る塩基としても働くことができるとともに求核試薬となりうる. プロトンが解離したアルコキシドイオン($R-O^-$)は,より強い求核性をもつ. ハロアルカンへの求核置換反応がその例である(図 3-18).

ヒドロキシ基はそのままではよい脱離基とはならないが,酸素原子上がプロトン化されると水が脱離して,炭素-酸素結合の開裂を起こす. 脱離反応がその例である(図 3-18).

ヒドロキシ基は求核試薬としても,一方プロトン化されて求電子試薬としても働く(図 3-18).

#### (ⅲ) アルケンとアルキン

$\pi$結合は電子豊富なので$\delta^-$の性質をもつ. このため,正電荷あるいは$\delta^+$の求電子試薬を引き付けて付加反応を起こす. 二重結合へのハロゲンの付加によるジハロゲン化物の生成反応が例である(図 3-19).

#### (ⅳ) 芳香族化合物

芳香環は環平面の上下に$\pi$電子雲を形成する. 電子は負の電荷をもつので,芳香環の分子表面は$\delta^-$の性質をもつ. したがって,正の電荷をもつ求電子試薬の攻撃を受けやすく,プロトンの脱離を経て求電子置換反応が進行する. ベンゼンのニトロ化反応がその代表的な例である(図 3-20).

#### (ⅴ) アルデヒド・ケトン

カルボニル基は電気陰性度の高い酸素原子が$\delta^-$,炭素原子は$\delta^+$に分極している. 炭素の$\delta^+$が求電子試薬となり,求核付加反応が進行する(図 3-21). 水和やヘミアセタールがその例である.

もう一つ重要なカルボニル基の反応として,隣接する原子,すなわちカルボニル基の$\alpha$位での反応がある. カルボニル基の炭素原子は$\delta^+$に分極しているから,隣接する原子に対しては強い電子求引性を示す.

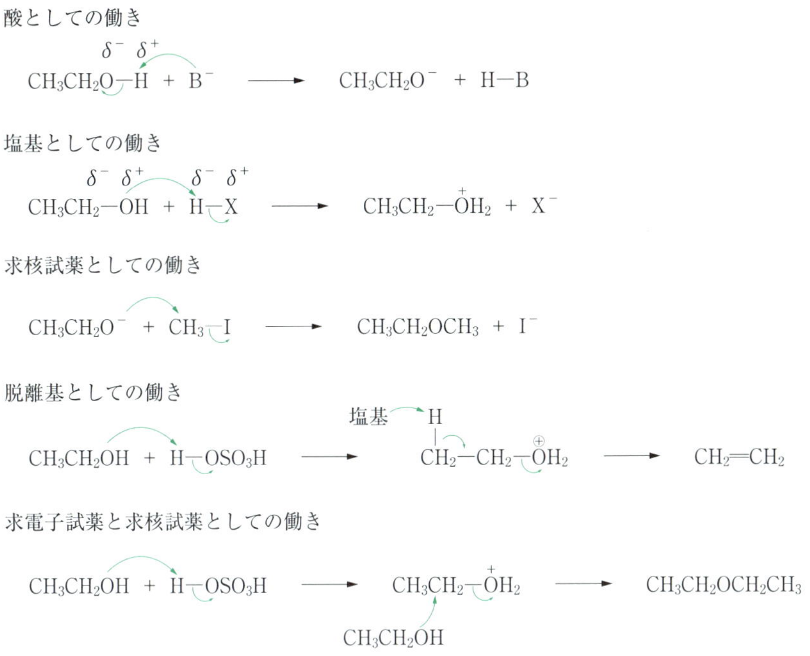

3.4 化学物質の性質と反応　**63**

酸としての働き

$$\overset{\delta^-\ \ \delta^+}{CH_3CH_2O-H} + B^- \longrightarrow CH_3CH_2O^- + H-B$$

塩基としての働き

$$\overset{\delta^-\ \ \delta^+}{CH_3CH_2-OH} + \overset{\delta^-\ \delta^+}{H-X} \longrightarrow CH_3CH_2-\overset{+}{O}H_2 + X^-$$

求核試薬としての働き

$$CH_3CH_2O^- + CH_3-I \longrightarrow CH_3CH_2OCH_3 + I^-$$

脱離基としての働き

$$CH_3CH_2OH + H-OSO_3H \longrightarrow \underset{塩基}{\overset{H}{\underset{CH_2-CH_2-\overset{+}{O}H_2}{}}} \longrightarrow CH_2{=}CH_2$$

求電子試薬と求核試薬としての働き

$$CH_3CH_2OH + H-OSO_3H \longrightarrow CH_3CH_2-\overset{+}{O}H_2 \longrightarrow CH_3CH_2OCH_2CH_3$$
$$CH_3CH_2OH$$

図 3-18　アルコール類の反応

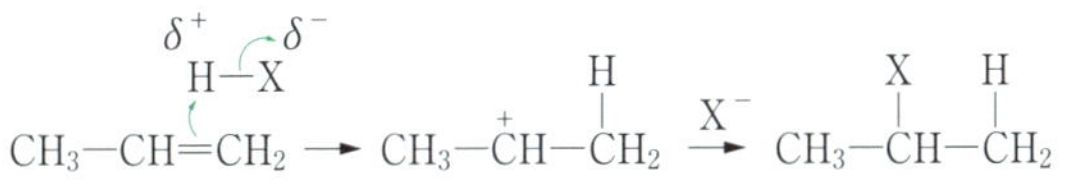

$$CH_3-CH{=}CH_2 \xrightarrow{\overset{\delta^+\ \ \delta^-}{H-X}} CH_3-\overset{+}{C}H-CH_2 \xrightarrow{X^-} \overset{X\ \ H}{\underset{CH_3-CH-CH_2}{}}$$

図 3-19　求電子付加反応

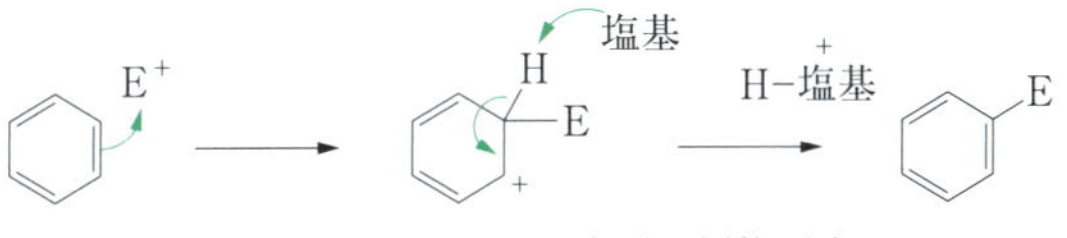

図 3-20　ベンゼンの求電子置換反応

この効果により，隣接する炭素原子上にカルボアニオンあるいはエノラートを生成する（図 3-21）．エノラートと求電子剤との反応は，ハロゲン化アルキルによるアルキル化，アルデヒド同士のアルドール縮合などの重要な炭素-炭素結合生成反応となっている．

### （vi）　カルボン酸およびカルボン酸誘導体

カルボン酸誘導体とは，カルボン酸のヒドロキシ基を電気陰性の官能基に置換したものである（図 3-22）．酸ハロゲン化物，酸無水物，エステル，アミドがある．いずれの化合物もカルボニル基の炭素は $\delta^+$ に分極している．化合物の反応性には二つの因子が関与する．一つは共鳴によるカルボン酸誘導体の安定性であり，安定なほど反応性が低い．また，よい脱離基をも

つほど反応性は高くなる．アルデヒドやケトンの反応性と異なる点は，カルボン酸誘導体ではカルボニル炭素上の置換基が脱離能をもつことである．そのため，アルデヒドと同様に求核付加するが，その後は脱離が起こり，最終的に求核置換反応になる（図 3-22）．

### （vii）　アミン

アミンの窒素原子が $\delta^-$ を帯びてプロトンを取るために塩基性を示し，また求核試薬として働く．芳香族アミンでは，窒素原子上の非共有電子対がベンゼン環上に非局在化しているために，脂肪族アミンに比較すると塩基性は弱くなる．ハロゲン化アルキルとアミンの反応によるアミンのアルキル化，カルボン酸誘導体との反応によるアミドの生成が起こる（図 3-23）．

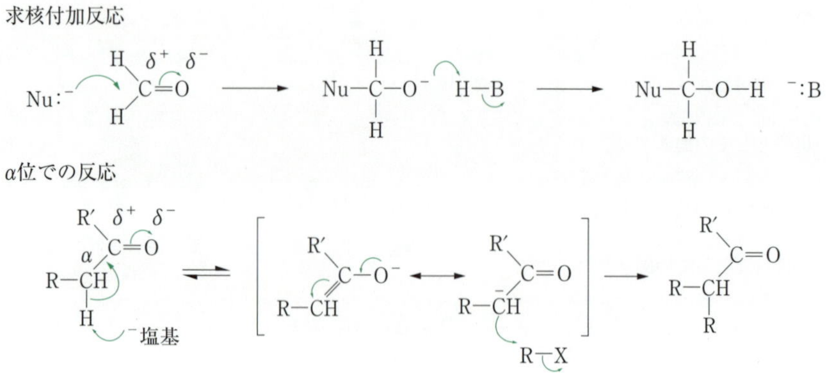

**64 3. 薬学基礎**

求核付加反応

$$\text{Nu}{:}^- \quad \overset{H}{\underset{H}{C}}\overset{\delta^+ \ \delta^-}{=}O \longrightarrow \text{Nu}-\overset{H}{\underset{H}{C}}-O^- \quad H-B \longrightarrow \text{Nu}-\overset{H}{\underset{H}{C}}-O-H \quad {}^-{:}B$$

α位での反応

図 3-21　カルボニル化合物の反応

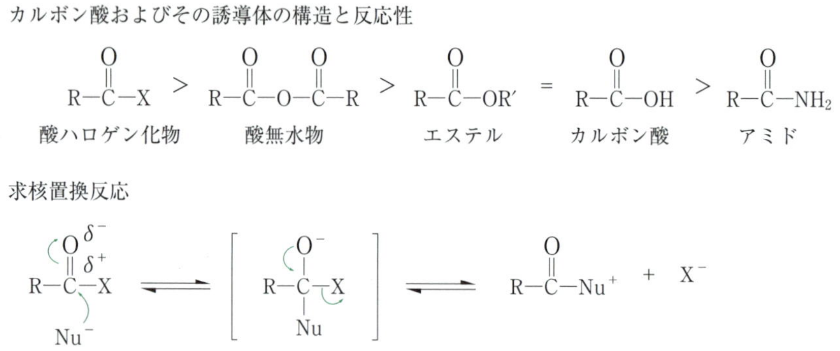

カルボン酸およびその誘導体の構造と反応性

$$\underset{\text{酸ハロゲン化物}}{R{-}\overset{O}{\overset{\|}{C}}{-}X} \;>\; \underset{\text{酸無水物}}{R{-}\overset{O}{\overset{\|}{C}}{-}O{-}\overset{O}{\overset{\|}{C}}{-}R} \;>\; \underset{\text{エステル}}{R{-}\overset{O}{\overset{\|}{C}}{-}OR'} \;=\; \underset{\text{カルボン酸}}{R{-}\overset{O}{\overset{\|}{C}}{-}OH} \;>\; \underset{\text{アミド}}{R{-}\overset{O}{\overset{\|}{C}}{-}NH_2}$$

求核置換反応

図 3-22　カルボン酸誘導体と求核置換反応

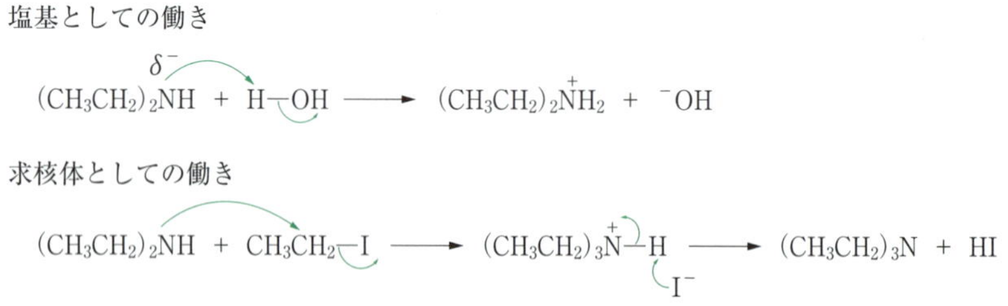

塩基としての働き

$$(CH_3CH_2)_2NH + H{-}\overset{\delta^-}{OH} \longrightarrow (CH_3CH_2)_2\overset{+}{N}H_2 + {}^-OH$$

求核体としての働き

$$(CH_3CH_2)_2NH + CH_3CH_2{-}I \longrightarrow (CH_3CH_2)_3\overset{+}{N}{-}H \quad I^- \longrightarrow (CH_3CH_2)_3N + HI$$

図 3-23　アミンの反応性

### (viii)　複素環化合物

環を形成している分子中に炭素以外の原子が含まれる化合物であり，非芳香族複素環と芳香族複素環に大別できる．代表的な芳香族複素環の性質を紹介する．

**(1)　六員環芳香族複素環**　ピリジンやピリミジンでは，芳香族の $6\pi$ 電子系を形成するのに窒素原子の非共有電子対は関与しない．そのため，窒素原子の非共有電子対がプロトン受容体として働き，塩基性を示す（図 3-24）.

**(2)　五員環芳香族複素環**　ピロールやインドールなどでは，芳香族の $6\pi$ 電子系を形成するために窒素原子の非共有電子対が関与するので，窒素原子はプロ

トン受容体としては働かず，塩基性はない（図 3-25）.逆にプロトンを失うことで安定な芳香族性を得るためにわずかに酸性を示す．

イミダゾールは芳香族性をもつために，二重結合の $4\pi$ 電子と一方の窒素原子の非共有電子対を使って $6\pi$ 電子系を構築する．酸塩基の両性質をもつ（図 3-26）.

## 3.4.3　化学物質の構造決定

機器分析法による構造決定は，有機化学における反応生成物や生体成分の構造解明，天然物の構造決定など広い領域で利用されている．

有機化合物の構造決定では，まず元素分析あるいは

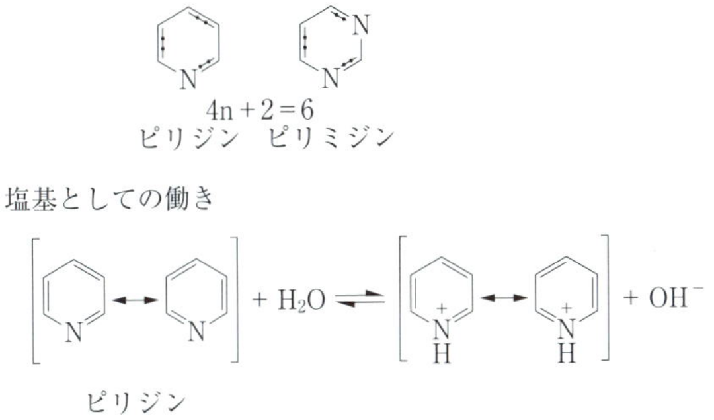

ピリジン　ピリミジン
$4n+2=6$

塩基としての働き

ピリジン

図 3-24　ピリジンの塩基性

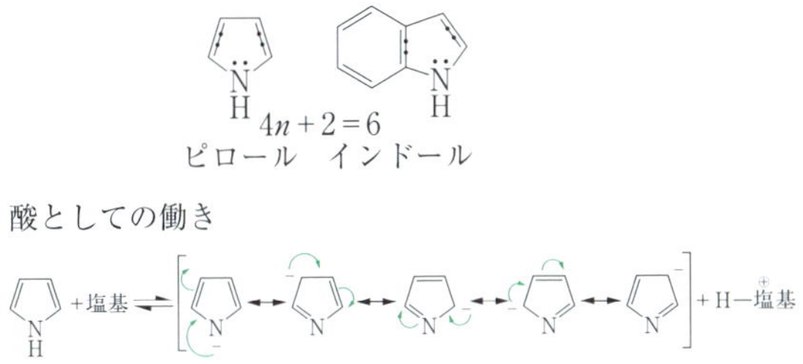

ピロール　インドール
$4n+2=6$

酸としての働き

図 3-25　ピロールの酸性

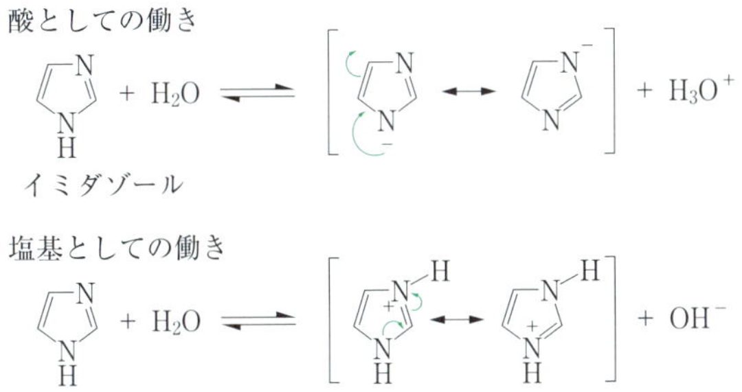

酸としての働き

イミダゾール

塩基としての働き

図 3-26　イミダゾールの酸性と塩基性

質量スペクトルにより有機物質の分子式を知り，ついで紫外可視分光法，赤外分光法，核磁気共鳴分光法および質量スペクトルのデータに基づき物質の平面構造を推定する．さらに物質自身またはその誘導体の旋光分散あるいは円二色性スペクトルのデータに基づき，絶対構造を決定する．

### a. 紫外可視吸光度測定法（UV-Vis spectrophotometry）

測定では，連続的に波長を変えて吸光度を測定し，横軸に波長を，縦軸に吸光度を示した吸収スペクトルが得られる．得られる吸収スペクトルは，吸収極大波長 $\lambda_{max}$ および吸収極小波長 $\lambda_{min}$ での吸収強度が異なるために，吸収スペクトルの形は分子の電子状態に依存する．特徴的な吸収を示すのは一般に芳香環などの

共役系であり，それらを発色団とよぶ．共役系に窒素，酸素，硫黄などのヘテロ原子が含まれると，ヘテロ原子上の孤立電子対が共鳴に関与し，共鳴を広げる置換基を助色団とよぶ．

### b. 赤外吸収スペクトル測定法

測定では，横軸に波数（$cm^{-1}$），縦軸に透過率（%）を示した赤外（IR）スペクトルが得られる．

官能基の特徴的な吸収は $3600 \sim 1500\ cm^{-1}$ の領域に現れるので，特性吸収帯とよぶ．ヒドロキシ基，アミノ基あるいはカルボニル基の存在が分かる．低波数領域（$1300 \sim 600\ cm^{-1}$）には分子の骨格の変化を伴う振動が現れるので，指紋領域とよぶ．芳香環の置換パターンの情報が得られる．

### c. 核磁気共鳴スペクトル測定法
### (nuclear magnetic resonance spectroscopy；NMR)

実際の測定では，横軸に化学シフト値を，縦軸に共鳴の強さを表すスペクトルとして得られる．共鳴吸収が起こる周波数は，核の分子環境によって変化する．この分子環境に起因する共鳴周波数のずれを化学シフト（chemical shift, δ 値）という．この化学シフト値は，通常テトラメチルシラン（TMS）などの基準物質のシグナルからの距離で表される．NMR チャート上で δ 値が大きいほど低磁場，小さいほど高磁場であるという．電子求引基が水素の結合した炭素に結合していると，電子雲は隣接する電気陰性度の高い原子の方に引っ張られる．そのため水素原子のシグナルは低磁場シフトする．一方，電子供与基は核の周りの電子密度を高めるので，水素原子のシグナルは高磁場シフトする．

#### （ⅰ）$^1$H NMR スペクトル

$^1$H NMR スペクトルは化学シフトに加えて，積分比とスピン-スピン結合の情報も構造決定に用いることができるのが特徴である．

（1）　積分比　$^1$H NMR スペクトルのピーク面積は，積分値として測定することができ，その値は分子に含まれる水素原子の数に比例する．したがって，それぞれのピークを構成するプロトン比が分かる．

（2）　スピン-スピン結合　同じ環境にあるプロトンは同じ共鳴周波数をもつので，環境が同じプロトンは化学的に等価であるといい，プロトン同士は分裂（coupling）しない．しかし，近くにある化学的環境の異なる核が相互に影響しあうと，シグナルが分裂し

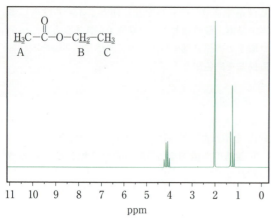

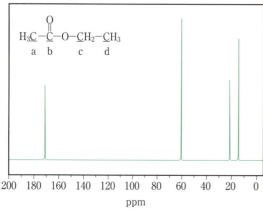

図 3-27　酢酸エチルの NMR スペクトル

て多重線になる．これを**スピン-スピン結合**という．互いに隣接したプロトン間の相互作用を反映し，分裂の多重度や分裂幅から各水素の並び方を判断することができる．一般に $n$ 個の等価なプロトンによって NMR シグナルは $n+1$ 個のピークに分裂する．分裂の幅は**結合定数・カップリング定数（coupling constant，$J$ 値）**といい，Hz で表す．磁場強度に依存しない値である．

#### (ii) $^{13}$C NMR スペクトル

$^1$H NMR スペクトルと同じ装置で測定できる．$^{13}$C NMR スペクトルでは，シグナルの数から試料の炭素数がわかる．また，化学シフトが観測され，その値から炭素の電子的環境がわかる．$^{13}$C 核の化学シフトの領域は $^1$H 核の幅よりも広く，通常 0〜220 ppm である．

酢酸エチルの $^1$H と $^{13}$C NMR スペクトルについて解析する（図 3-27）．$^1$H NMR スペクトルでは，4.11，2.04，1.26 ppm の 3 種の化学シフトが得られる．積分値から 2：3：3 のプロトン比であり，それぞれのカップリングは四重線，一重線，三重線である．低磁場側から化学シフト値は，電気陰性度の高い炭素に結合している水素を表すので，4.12 ppm が B で，隣のメチル基由来の 3 個のプロトンによって分裂して四重線になる．2.04 ppm は A で，隣が四級炭素なので分裂せずに一重線になる．1.26 ppm は C で，隣接している炭素に 2 個のプロトンをもつので分裂して三重線になる．

$^{13}$C NMR スペクトルでは，171.1，60.4，21.0，14.3 ppm の 4 種の化学シフトが得られる．低磁場から電気陰性度の高い炭素の順に並べて，171.1 ppm はカルボニル基の炭素 b，60.4 ppm は炭素 c，21.0 ppm は炭素 a，14.3 ppm は d となる．

### d. 質量分析法（mass spectrometry）

質量スペクトルは，最も強いピーク（基準ピーク）の強度を 100 ％ とした相対強度を縦軸に，質量電荷比（$m/z$）を横軸にしたグラフとして表される．グラフからは分子イオンピーク，フラグメントピーク，および同位体ピークの情報が得られる．

#### (i) 分子イオンピーク

通常 $m/z$ が最も大きいピークであり，試料の分子量を表す．試料分子から電子を取り去るか電子を付加することによって生成するイオンのことである．ただし，分子イオンピークがない場合もある．

#### (ii) フラグメントピーク

分子をイオン化する段階で開裂を起こして生成するピークで，試料の部分構造を解析することができる．

#### (iii) 同位体ピーク

多くの元素は自然同位体をもつ．例えば，塩素では $^{35}$Cl の他に $^{37}$Cl が 3：1 の割合比で存在する．塩素を 1 つ含んだ化合物の分子量を $M$ とすると，その分子イオンピークは $M$ になるが，$M+2$ のところにおよそ 25 ％ の高さの同位体ピークが見られる．

近年では，小数点 4 桁以下の質量を正確に分析できる高分解能質量スペクトル（high resolution mass spectrum；HRMS）が用いられる．炭素 $^{12}$C の質量を 12.000 00 とすると，$^1$H は 1.007 82，$^{14}$N は 14.003 07，$^{16}$O は 15.994 91 のように必ず端数をもつ．したがって分子量が同じ化合物でも構成元素の種類や数が異なれば，得られた精密質量数から分子式を算出することができる．

## e. 旋光度測定法

これまで述べたスペクトル法では，物質の平面構造を推定できるが，絶対配置は不明である．ORD スペクトルと CD スペクトルから得られる分子構造に関する情報は物質固有の性質であるので，目的物質の絶対配置はわからない．分子の立体構造は，化合物自身あるいはその誘導体を X 線結晶構造解析や NMR を用いて絶対配置を直接決定することが多い．

## 3.4.4 無機化合物・錯体の構造と性質

### a. 無機化合物

**無機化合物**（inorganic compound）とは，有機化合物以外の化合物である．有機化合物と同様に原子の価電子が性質や反応性に関与する．s 軌道または p 軌道に電子が満たされていく元素群が**典型元素**（typical element）である．d 軌道または f 軌道に電子が満たされていく元素群を**遷移元素**（transition element）とよぶ．

#### （ⅰ） 典型元素

1 族元素（H，Li，Na，K，Rb，Cs，Fr）は，最外殻の s 軌道に 1 個の価電子をもつ．この電子を放出すると安定な閉殻構造なるため，一価の陽イオンになりやすい．H 以外の 1 族元素をアルカリ金属とよび，常温で水と激しく反応して水素を発生する．この反応性は周期表の下にいくほど激しい．アルカリ金属は特有の炎色反応を示す．

2 族元素（Be，Mg，Ca，Sr，Ba，Ra）は，最外殻の s 軌道に 2 個の価電子をもつ．二価の陽イオンになりやすい．Be と Mg 以外の 2 族元素をアルカリ土類金属とよぶ．すべて金属であり，アルカリ金属と比べると強い金属結合をもつ．常温で水と反応して水素を発生するが，アルカリ金属より反応は穏やかである．

13 族元素（B，Al，Ga，In，Tl）は，最外殻の s 軌道に 2 個と p 軌道に 1 個の計 3 個の価電子をもつ．つまり 3 本の共有結合ができる．B は非金属であり，その他は金属である．最外殻に 6 電子しかもたないため，ほかの化合物の電子対を受け入れるルイス酸として働く．

14 族元素（C，Si，Ge，Sn，Pb）は，最外殻の s 軌道に 2 個と p 軌道に 2 個の計 4 個の価電子をもつ．炭素は非金属であり，Si と Ge は半金属，Su と Pb は金属性が強い．

15 族元素（N，P，As，Sb，Bi）は，最外殻の s 軌道に 2 個と p 軌道に 3 個の電子をもつ．窒素とリンは非金属であるが，残りの 3 元素は周期表の下にいくほど金属性が増す．最外殻の各 p 軌道にすべて 1 個ずつ電子が収容され比較的安定であるため，イオン化エネルギーが大きく，電子親和力が小さい．

16 族元素（O，S，Se，Te，Po）は，最外殻の s 軌道に 2 個と p 軌道に 4 個の電子をもつ．酸素は共有結合を形成するが，その高い電気陰性度のために金属とイオン結合もできる．S と Se は共有結合をつくることが多い．

17 族元素（F，Cl，Br，I）は，最外殻の s 軌道に 2 個と p 軌道に 5 個の電子をもつ元素で，7 個の価電子をもつ．反応性に富む典型的な非金属である．1 個の電子を受け取ることができ，通常 −1 の酸化数をとる．共有結合もイオン結合も形成できる．

18 族元素（He，Ne，Ar，Kr，Xe，Rn）では，He 以外は最外殻の s 軌道に 2 個と p 軌道に 6 個の電子をもつ．最外殻が閉殻になっているため，安定で化学的に不活性である．**貴ガス**（noble gas）ともいう．

#### （ⅱ） 遷移元素

遷移元素は，d 軌道が順次満たされていく d-ブロック元素と，f 軌道が充填されていく f-ブロック元素がある．さらに，d-ブロック元素において，3d 軌道，4d 軌道，および 5d 軌道に電子が満たされていく元素群を，それぞれ第一系列，第二系列，第三系列とよぶ．また，f-ブロック元素では，4f 軌道，5f 軌道に電子が満たされていく元素群を，それぞれランタノイド，アクチノイド系列とよぶ．これらの元素はすべて金属である．

第一系列の Fe，Zn，Cu，Mn，Co などは，生命に不可欠の機能をもつ**必須微量元素**（essential trace element）である．

Fe はすべての生物にとって必須の元素で，人の体内に最も多く存在する．体内の Fe の約 70%は赤血球中に存在する．赤血球中の Fe はヘモグロビンとして存在し，肺からの酸素運搬体として働く．筋肉中の Fe はミオグロビンとして存在し，酸素貯蔵体として働く．

Cu は生体内で遊離型としてはほとんど存在せず，タンパク質やアミノ酸に結合して運搬，貯蔵される．生体内で酸化還元，電子伝達などに関与する元素であり，さまざまな酵素の活性中心に存在する．活性酸素のうちスーパーオキシドを分解する銅亜鉛スーパーオキシドジスムターゼ（CuZn-SOD）にも Cu が含まれる．

Mn もいろいろな酵素の活性に関与するため，欠乏

**68**　3. 薬学基礎

すると成長障害などを起こす. 前述の酵素スーパーオキシドジスムダーゼの中には Mn を活性中心にもつものがあり, 主にミトコンドリアに局在している. ミトコンドリアは酸素を利用してエネルギーをつくり出す器官であり, その過程で生成した活性酸素を Mn-SOD が分解して細胞を守っている.

　Co を含む生理活性物質はビタミン $B_{12}$ である. ビタミン $B_{12}$ は生体内で種々の補酵素として働き, 核酸合成や脂質代謝, タンパク合成に関わっている. そのため欠乏すると悪性貧血や末梢神経障害などをひき起こす. 体内で補酵素として働くのはアデノシルコバラミンとメチルコバラミンであり, これらを補酵素型ビタミン $B_{12}$ ともよぶ.

### b. 活性酸素

　活性酸素とは, 酸素由来の分子種で化学反応性が酸素より高いものの総称と定義される. 活性酸素は, 狭義には, 酸素分子が還元されて生じるスーパーオキシド, 過酸化水素, ヒドロキシラジカル, および一重項酸素の4種類を意味するが, 過酸化脂質や窒素酸化物なども含む場合がある. これらの活性種は生理機能や病態と深く関わっている.

### c. 窒素酸化物

　窒素酸化物は, 生体内で多くの働きをしたり, 医薬品として使用したり, また環境汚染物質にもなるものなど, その働きは多様である. 亜酸化窒素 ($N_2O$) は吸入麻酔薬に使われる. 一酸化窒素は NO の分子式をもち, 不対電子を1個もつ. 一酸化窒素は, 生体内で産生され, 血管を弛緩する因子として働く.

### d. 代表的な無機酸化物

　窒素以外に酸化物を生成する代表的な元素として, P, S, ハロゲンがある. オキソ酸とは, プロトンとして解離する水素原子が酸素原子に結合しているもので, 酸化物が水と反応して生成する.

　P の酸化物には三酸化二リン ($P_2O_3$), および五酸化二リン ($P_2O_5$) がある. $P_2O_3$ は加熱すると発火して $P_2O_5$ に変化する. $P_2O_5$ は十酸化四リン ($P_4O_{10}$) の形で存在し, 強力な乾燥剤として用いられる. リンのオキソ酸には, 亜リン酸 (ホスホン酸) とリン酸 (オルトリン酸) がある. 亜リン酸は還元性が大きく, 毒性をもつ. 生体内のリン化合物はすべてリン酸誘導体である.

　S の酸化物には, 二酸化硫黄 ($SO_2$) や三酸化硫黄 ($SO_3$) がある. $SO_2$ は刺激性の毒ガスで, 火山ガス

に含まれる. $SO_3$ はスルホン化剤として用いられる. S のオキソ酸の代表的なものにはチオ硫酸ナトリウム $Na_2S_2O_3$ があり, ヒ素やシアン化合物の解毒に用いる.

　ハロゲンのオキソ酸には, 次亜ハロゲン酸 (HXO), 亜ハロゲン酸 ($HXO_2$), ハロゲン酸 ($HXO_3$), 過ハロゲン酸 ($HXO_4$) があり, 酸化力が強い.

### e. 錯体の構造と基本的な性質

#### (ⅰ) 錯体

　錯体 (complex) は, 金属錯体 (metal complex) ともいい, 金属イオンとそれを取り巻くように結合する配位子からなる. 配位子とは非共有電子を金属に供与するイオンまたは分子のことである.

#### (ⅱ) 配位子の種類

　錯体の中心原子に配位結合している原子や原子団のことを配位子 (ligand) といい, 中心金属と直接結合する原子を配位原子 (coordinating ligand) という. 配位原子には, 炭素, 窒素, リン, 酸素, 硫黄, ハロゲン原子などがある. 配位原子の数が1個の配位子を単座配位子, 2個のものを二座配位子, 3個のものを三座配位子とよび, 二座以上のものを多座配位子という. 一般に多座配位子となる化合物をキレート試薬 (chelating agent) という.

　代表的な配位子として, エチレンジアミン, シュウ酸イオンおよびグリシンなどは二座配位子で, ポルフィリンは四座配位子である. エチレンジアミン四酢酸イオン (EDTA) は六座配位子で, カルボキシ基の四つの酸素原子と二つの窒素原子の非共有電子対で六つの配位結合を作る.

#### (ⅲ) 錯体の構造

　錯体の立体構造は, 中心金属の種類, 酸化状態および配位子の種類で変わる (表 3-8). 一般に, 錯体の中心金属に配位結合している原子団の数を配位数という. 配位数と錯体の立体構造は一定の関係がある. 配位数2の金属イオンでは直線形, 配位数4では平面四角形あるいは正四面体, 配位数6では正八面体をとるものが多い.

#### (ⅳ) 金属錯体の基本的な性質

　遷移金属イオンを含む錯体の多くは, 色をもち, 特異的な紫外可視吸収スペクトルを示す. また, 多くの遷移金属錯体は d 軌道に不対電子をもち磁性を示す. 磁性を示す金属錯体を常磁性錯体, 磁性をもたないも

表 3-8 配位数と錯体の立体構造

| 配位数 | 立体構造 | 立体構造の名称 | 主な金属 | 例 |
|---|---|---|---|---|
| 2 | | 直線形 | Ag(Ⅰ) Hg(Ⅱ) | ジアミン銀(Ⅰ)イオン $[Ag(NH_3)_2]^+$ |
| 4 | | 平面四角形 | Ni(Ⅱ), Pd(Ⅱ), Pt(Ⅱ), Cu(Ⅱ), Au(Ⅲ) | ジクロロジアミン白金(Ⅱ) $[PtCl_2(NH_3)_2]$ |
| 4 | | 正四面体 | Co(Ⅱ), Zn(Ⅱ) | テトラクロロ亜鉛(Ⅱ)酸イオン $[ZnCl_4]^{2-}$ |
| 6 | | 正八面体 | Mg(Ⅱ), Al(Ⅲ), Cr(Ⅲ), Mn(Ⅱ), Mn(Ⅲ), Fe(Ⅱ), Fe(Ⅲ), Co(Ⅱ), Co(Ⅲ), Ni(Ⅱ), Pt(Ⅳ) | ヘキサシアノ鉄(Ⅲ)酸イオン $[Fe(CN)_6]^{3-}$ ヘキサアンミンコバルト(Ⅲ)イオン $[Co(NH_3)_6]^{3+}$ |

のを反磁性錯体とよぶ.

**（ⅴ） 配位結合の理論**

配位結合に関する理論としては，原子価結合理論，結晶場理論，配位子理論などがある.

原子価結合理論では，中心金属の d 軌道が相互作用し，混成軌道を作るものと考え，配位原子の電子対も中心金属の軌道に入ると考える.

結晶場理論では，配位原子の不対電子を負の点電荷とみなす. 金属の d 軌道に配位子の負電荷が接近すると，負電荷どうしの反発によって d 軌道が分裂してエネルギーの異なる軌道が新たに生じると考える. 結晶場理論を発展させて，配位子と金属イオン間の共有結合性を考慮した理論が配位子場理論とよばれる.

---

**3.4 節のまとめ**
- 分子の電子配置，共鳴，置換基の電子効果などの基本的な事項を理解する.
- 有機化合物の反応性を系統的に理解する.
- 有機化合物の構造決定の方法を理解する.
- 無機化合物・錯体の構造と性質を理解する.

---

# 3.5 生体分子・医薬品の化学による理解

医薬品は生体内に存在する**標的分子**（受容体，酵素など）と相互作用して複合体を形成することにより，薬物としての作用を発現する. このため，医薬品が示すさまざまな薬理作用を本質的に理解するためには，医薬品と生体分子の相互作用を化学的な観点から考えることは重要である. 本節では，医薬品が**薬効発現**に至る機構を説明し，医薬品を構造から理解する力を養う.

## 3.5.1 医薬品の標的となる生体分子の構造と性質

医薬品の分子標的として，有機化学的な構造に基づいて分類すると，脂質，炭水化物，核酸，タンパク質の 4 つに分類できる. 医薬品の標的として 50% 以上の割合を占めているのが，タンパク質からなる酵素や受容体である. 脂質，炭水化物，核酸，タンパク質の構造については『理工系の基礎 生命科学入門』第 2 章を参考にしてほしい.

**70　3. 薬学基礎**

#### a. 情報伝達物質の構造の特徴

　生体内の情報伝達物質は，神経情報伝達物質，オータコイド，転写因子型受容体リガンドが担っている.

##### （ⅰ）　神経伝達物質の構造

　神経情報伝達物質にはアドレナリン，アセチルコリン，ヒスタミン，セロトニン，γ-アミノ酪酸，グルタミン酸などがある（図 3-28）. いずれも C (sp³)-C (sp³)-N の共通構造をもち，生理的条件下では陽イオンとなる. 非常にフレキシブルな構造をしているのが特徴的である. この柔軟な構造によって多くのコンホメーションをとることができ，複数の受容体サブタイプに作用する.

##### （ⅱ）　オータコイドの構造

　オータコイドは刺激によって誘導される物質で，プロスタグランジン，ロイコトリエンのほかに血小板活性化因子などがある（図 3-29）. いずれも疎水性が高く，酸性置換基をもつ. これらの酸性置換基は，生理的条件下では陰イオンとなる.

##### （ⅲ）　転写因子型受容体リガンド

　転写因子型受容体リガンドとしてステロイドホルモン，活性型ビタミン A と活性型ビタミン D がある（図 3-30）. いずれもきわめて剛直な骨格であり，疎水性が非常に高い. 標的分子は細胞内の核内受容体であるため，細胞膜を通過して効果を発揮するには疎水性が必要である. また，これらのリガンドは剛直な構造であるために，受容体サブタイプの数が少なく，生

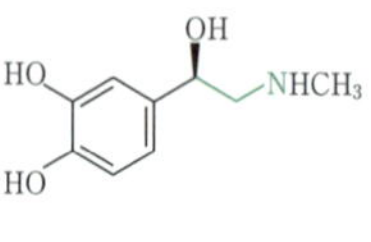

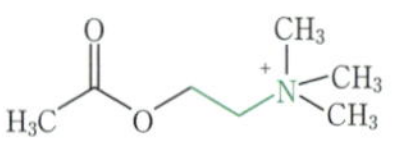

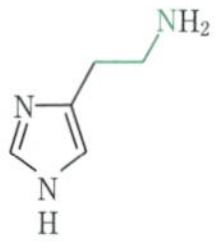

**図 3-28　代表的な神経伝達物質**

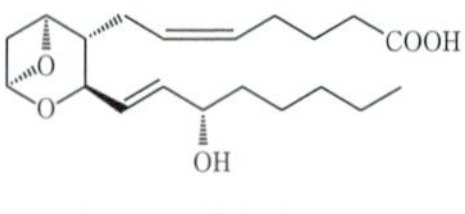

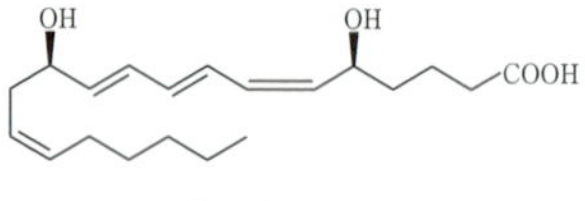

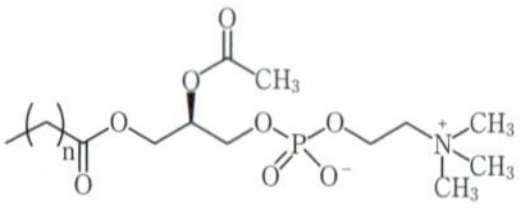

**図 3-29　代表的なオータコイド**

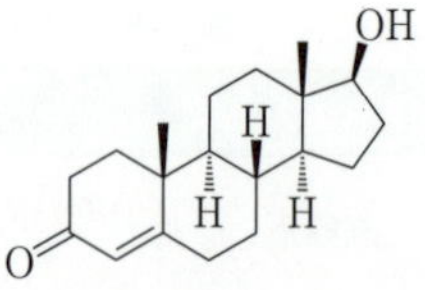

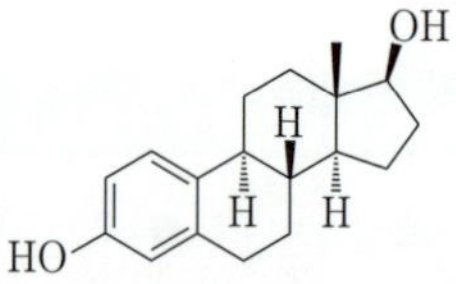

テストステロン\*　　　エストラジオール\*

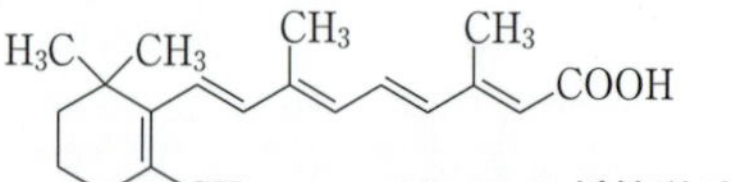

All-*trans*-活性型ビタミン A

**図 3-30　転写因子型受容体リガンド**

殖機能などの誤ることができない情報伝達に関与している.

#### b.　標的部位とリガンドの分子間相互作用

　受容体などの標的部位に**リガンド**（基質，薬）を収容するには，リガンドの構造に合わせるために標的部位内のアミノ酸残基を最適な立体構造をとるように変化する. これを**誘導適合（induced fit）**という. この理論により，酵素が多様な基質の反応を触媒することも説明できる.

　特異的なリガンド-標的分子の結合形成には，極性官能基による静電的引力が標的分子に接近する原動力として作用し，近づくにしたがい非極性官能基による疎水性相互作用が働いて正確に分子が認識される（図 3-31）. このため，多くの医薬品の構造中には極性官能基と非極性官能基が共存する.

#### c.　酵素阻害剤との作用様式

　薬の構造に基づいて薬理活性を理解するためには，酵素に対して可逆的あるいは不可逆的な阻害剤であるかを理解することは重要である.

##### （ⅰ）　可逆的阻害

　可逆的阻害様式には，基質の結合部位に阻害剤が結合する**競合阻害**と，基質の結合部位以外に阻害剤が結合して誘導適合による酵素の構造変化が起こったことで基質の結合を妨げる**アロステリック阻害**がある.

　競合的阻害は基質の結合部位に阻害剤が入り込むために，ほとんどが基質に類似した構造をもつ. 抗菌薬であるサルファ剤などが例として挙げられる.

　アロステリック阻害剤は基質結合部位以外に結合するために，基質とは構造的に類似していないことが多い. 基質濃度を上昇させても阻害に影響を与えない. この様式で，高尿酸血症・痛風治療薬であるフェブキソスタットは，キサンチンオキシダーゼを阻害する.

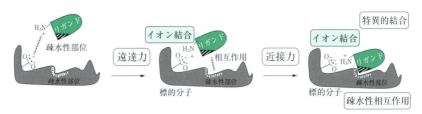

図 3-31 リガンド-標的分子の相互作用
(周東智,有機医薬分子論,京都廣川書店,2012 より転載)

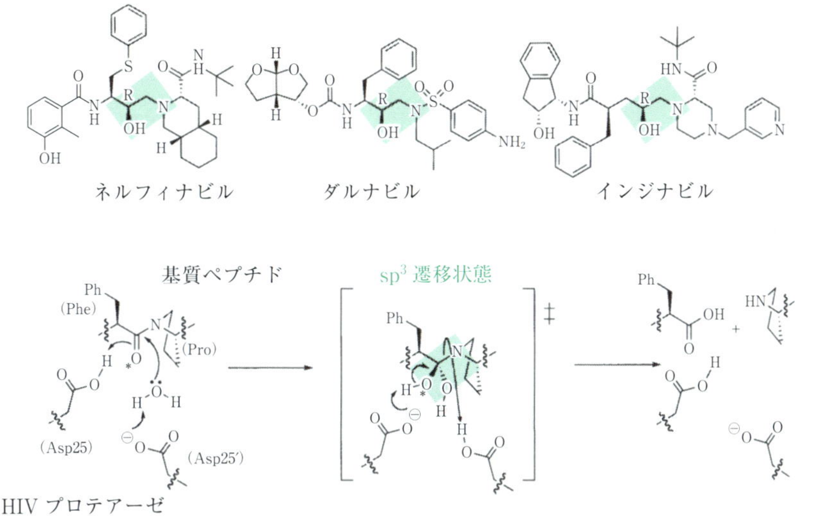

図 3-32 HIV プロテアーゼ阻害薬と HIV プロテアーゼの反応機構

### (ⅱ) 遷移状態アナログ

酵素は基質の基底状態よりも遷移状態と強く結合することができる。触媒反応の遷移状態に類似した構造を医薬品に持たせることで，内因性基質よりも強力に酵素に結合して触媒反応を競合的に阻害する医薬品を**遷移状態アナログ**という。HIV プロテアーゼ阻害薬は，いずれもヒドロキシエチルアミノ構造をもつ。HIV プロテアーゼは 2 つの Asp が協働的に機能し，水分子が付加した $sp^3$ 炭素類似の遷移状態を形成して加水分解が進行する（図 3-32）。HIV プロテアーゼ阻害薬のヒドロキシエチルアミノ部は，四面体様の $sp^3$ 炭素遷移状態の構造を模倣している。

ほかの例として，ペントスタチン（抗白血病薬），ミゾリビン（免疫抑制薬），HMG-CoA レダクターゼ阻害薬（高脂血症治療薬）などがある。

### (ⅲ) 不可逆的阻害薬

最も効果的な不可逆的な阻害は，活性部位のアミノ酸残基と反応して共有結合をつくるものである。胃酸分泌抑制薬のプロトンポンプインヒビターや抗菌薬である β-ラクタム系抗菌薬がある。

### d. 受容体に作用する医薬品の構造と性質

医薬品が受容体に結合し，情報伝達物質と同様の反応を引き起こす薬物を**アゴニスト**（作動薬，作用薬，刺激薬）とよぶ。一方，同じ受容体に結合はするが，起こるべき生体応答反応を引き起こさない薬物を**アンタゴニスト**（拮抗薬，遮断薬）という。アゴニストあるいはアンタゴニストは，受容体との相互作用の違いによって活性発現が変化する。

### (ⅰ) アゴニスト

アゴニストは誘導適合による受容体活性化を引き起こす。アゴニストとして受容体を活性化するためには，本来の神経伝達物質が結合する場所と同じ部位に，しかも同様の官能基相互作用に基づき結合しなければならない（図 3-33）。つまり，アゴニストは内因性アゴニストである神経伝達物質自体の基本構造がよく保存されており，一般的に受容体を活性化するために必要な最小限の共通構造を有している。

## （ii）アンタゴニスト

アンタゴニストは受容体と結合しても受容体の立体配座の変化を引き起こさないか，あるいは立体配座の変化が大きすぎて受容体を活性化できないため生体反応を引き起こすことができない．つまり，誘導適合を引き起こさないように，受容体に強く結合する必要がある．多くの場合は，受容体に作用するために必要な官能基のほかに余分な疎水基が付与されているので，アンタゴニストはアゴニストよりも一般的に分子量が大きい（図3-34）．例としてアドレナリンのアゴニストとアンタゴニストの構造を比較した（図3-34）．

### 3.5.2 医薬品の構造

極性基や非極性基のなどの置換基は，標的との結合に重要な働きをしているが，さらに置換基は医薬品の溶解性や体内動態にも関与している．ここでは医薬品の効果を発揮させるための構造変換について概説する．

### a. ファーマコフォア

医薬品構造のなかで，標的とする生体分子と相互作用するために不可欠な基本構造のことであり，官能基の相対的な立体配置も含めた最小限の構造を**ファーマコフォア（pharmacophore）**という．ファーマコフォアをもとに新規医薬品をデザインすることが可能である．

化合物構造の一部を変えたときの生理活性の変化について，化合物の物理化学的な性質（電子効果，疎水性，立体効果）との関連性を調べるのが構造活性相関

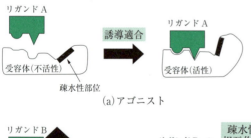

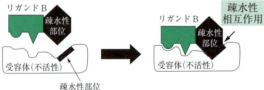

図3-33　アゴニストあるいはアンタゴニストの受容体への作用

（周東智，有機医薬分子論，京都廣川書店，2012より転載）

図3-34　アゴニストとアンタゴニストの構造の比較

である．構造活性相関を調べることにより，最初に見つけた化合物の構造を最適化し，活性が増強されたリード化合物を合理的に見つけることが容易になる．

### b. 親水性と疎水性

溶解性の違いを利用して，投与方法を変更することができる．例えば，ヒドロコルチゾンは経口投与されるが，水溶性の高いリン酸エステルナトリウムを導入すると静脈注射で投与される．コハク酸エステルナトリウムにすると水溶性を保ちながらわずかに脂溶性が上がったことから，静脈だけではなく筋肉注射でも用いられる．一方，酢酸エステルのように脂溶性があると点眼剤として用いられ，脂溶性がさらに増した酪酸プロピオン酸は軟膏剤として用いられる（図3-35）．

経口薬は患者への負担が少ないために，医薬品の多くが経口薬として開発される．経口薬は服用されると消化管で溶解して吸収され，血液にのって運搬された後に，標的臓器や組織でさらに吸収され，場合によっては細胞内に透過して標的と相互作用して薬効を発揮する．したがって，医薬品は溶解したまま，脂溶性膜を何度か通過する必要がある．そのため医薬品は受容体や酵素に親和性が高いだけではなく，生体内で安定であり，標的組織，細胞において必要な濃度で分布して効果を発揮する必要がある．そして必要がなくなれば体内に蓄積することがないように速やかに体外に排出される．

水溶性の高い薬物は，極性基をもつために水への溶解性はよいが，腸管壁や血液脳関門に存在する細胞膜の脂質層を通過できない．水溶性が高すぎれば腎臓から容易に排泄されてしまう．

疎水性の薬物は水への溶解性は低いが，脂溶性の細胞膜を容易に透過できる．実際には，経口投与の場合は消化管からの吸収が悪くなり，血中から速やかに脂肪組織に蓄積されてしまう．すでに述べたように，薬が受容体と特異的に結合するためには，極性基と疎水基のいずれもが必要である．このように，薬は溶解して標的まで到達して相互作用しなければならないので，水溶性と疎水性のバランスは非常に重要である．

そこで医薬品のイオン化の程度を知るためには，生

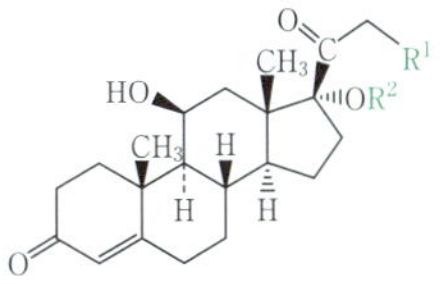

| | $R^1 = OH$ | $R^2 = H$ |
| | $R^1 = OPO_3^- \cdot Na^+$ | $R^2 = H$(リン酸エステルナトリウム) |
| | $R^1 = OCOCH_2CH_2COO^- \cdot Na^+$ | $R^2 = H$(コハク酸エステルナトリウム) |
| | $R^1 = OCOCH_3$ | $R^2 = H$(酢酸エステル) |
| | $R^1 = CH_2OCOCH_2CH_3$ | $R^2 = COCH_2CH_2CH_3$(酪酸プロピオン酸) |

ヒドロコルチゾン*

図 3-35　医薬品としてのヒドロコルチゾン

体内の pH を理解することが必要である．胃は pH 2〜3で，小腸から大腸につれて pH 5 から pH 8 に変化する．正常な血液は弱アルカリ性（pH 7.4）であるが，炎症部位ではわずかに酸性を示す．

　医薬品にはアミノ基を有しているものが多い．一般にアミンは弱塩基であり，共役酸の $pK_a$ は 6〜8 である．つまり，アミン化合物は血中の pH において，イオン形と非イオン形が容易に平衡に到達できる．この平衡のおかげで，非イオン形で細胞膜を通過し，イオン形ではその薬物にすぐれた水溶性を与えるとともに受容体との優れた結合性相互作用を形成できる．

### c. 生物学的等価体

　薬物の重要な生物活性に影響を与えることなく，他の官能基で置き換えるのに用いられる化学官能基のことであり，**生物学的等価体（バイオアイソスター，bioisostere）**であるという．生物学的等価体の関係にある化学構造は，その原子あるいは原子団の疎水性，電子効果，立体因子などによって決まる．したがって生物学的等価体は，電子配置の同じ置換基に置き換えることできる．

#### （ⅰ）　電子配置の同一性による等価体

① 最外殻の電子配置が同じである同一族の原子
　　—F = —Cl = —Br = —I，—O— = —S—
② 原子に水素を一つ付加させて，原子番号の一つ大きい原子の性質をもたせる
　　—CH₃ = —NH₂ = —OH = —F，
　　—CH₂— = —NH— = —O—
③ 芳香族性の変換
　　ベンゼン = ピリジン = ピロール = チオフェン
④ 電子効果がよく似た置換基
　　—Cl，—Br，—I = —CN = —SCN = —CF₃
⑤ 水素原子のフッ素原子への変換：フッ素原子と水素原子は原子の大きさが類似していることから，生体分子による認識には影響を与えない．しかし，炭素-フッ素結合の方が大きな結合解離エネルギーをもつので解離しにくい．したがって，代謝を受

表 3-9　置換基の機能の同一性による生物学的等価体

| 官能基 | 等価体 |
| --- | --- |

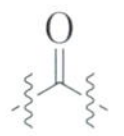

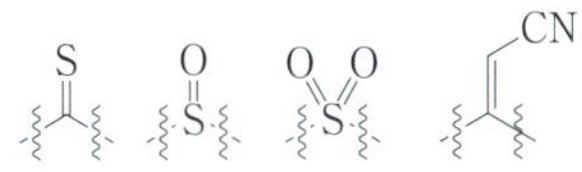

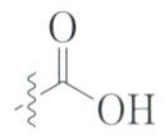

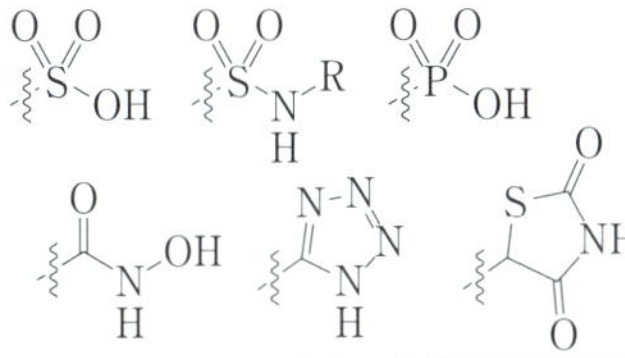

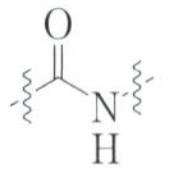

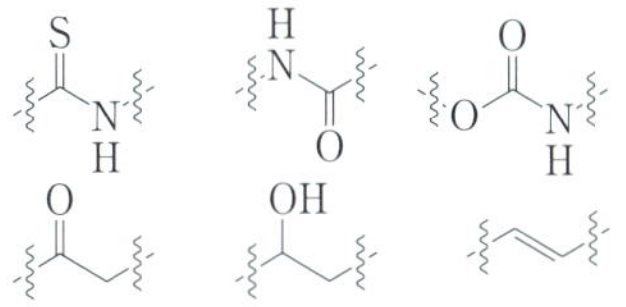

けにくく作用の持続が期待できる．

#### （ⅱ）　置換基の機能の同一性による等価体

　電子配置が同一ではない化学構造からなる化合物であっても，生体分子との相互作用に必要な立体的あるいは電子的条件を満たせば，同等の生物活性を示すことができる．それらの置換基を表 3-9 に示した．

### d.　プリビレッジド構造

　複数の種類の標的分子に対して共通して親和性を有する環構造のことである．代表的なものとして，インドール，ビアリールメタン，フェノチアジン等がある（図 3-36）．例えば，プロメタジンは抗ヒスタミン薬として $H_1$ 受容体に作用するが，抗精神病薬であるクロルプロマジンはドパミン受容体に作用する（図 3-36）．このように全く異なる薬理作用をもつが，構造的には共通のフェノチアジン骨格を有している．プリビレッジド構造を含む薬の標的分子はきわめて多様であって，標的分子はタンパク質として必ずしも構造および機能上の類似性があるわけではない．

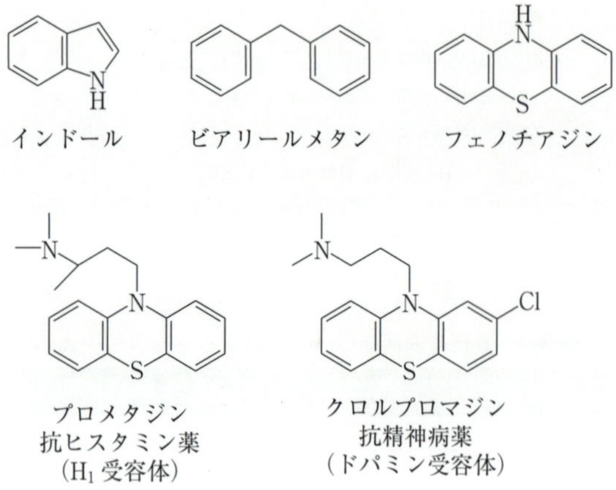

74　3. 薬学基礎

インドール　　　　ビアリールメタン　　　　フェノチアジン

プロメタジン
抗ヒスタミン薬
（H₁ 受容体）

クロルプロマジン
抗精神病薬
（ドパミン受容体）

**図 3-36**　プリビレッジド構造とその例

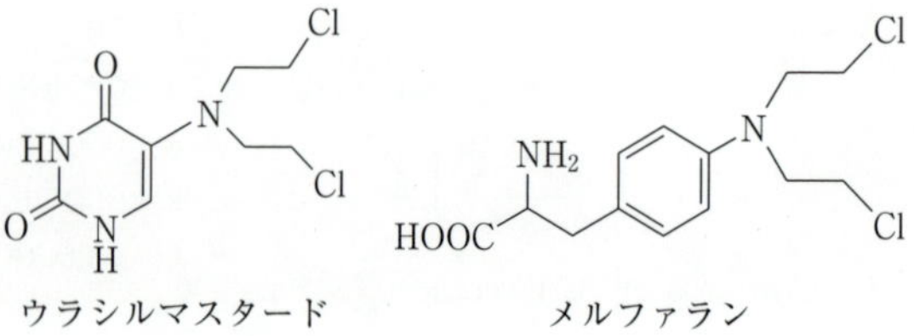

ウラシルマスタード　　　　メルファラン

**図 3-37**　腫瘍細胞を標的とした医薬品

### e. 腫瘍細胞を標的として

　腫瘍細胞の増殖速度は正常細胞よりも速いために，細胞増殖に必要な栄養素であるアミノ酸や核酸を速く取り込む．この性質を利用して，制がん剤のなかには核酸やアミノ酸の構造に類似させたり，それらの構造を組み込んだ医薬品がある（**図 3-37**）．

### f. 胃腸管感染症を標的として

　薬物の血中への吸収を妨げることで，薬を胃腸管に留めておく必要がある．胃内の酸性条件においても腸管下部のアルカリ性条件においても，イオン化される化合物を用いる．つまり，塩基性置換基および酸性置換基の両方をもつ化合物である．例えば，潰瘍性大腸炎治療薬であるサラゾスルファピリジンは胃でも小腸でも吸収されずに消化管内に留まり，大腸内の腸内細菌によってジアゾ基が還元的に分解された後に抗菌作用をもつスルファピリジンと抗炎症作用をもつ 5-アミノサリチル酸になって効果を発揮する（**図 3-38**）．

### g. 中枢神経系あるいは末梢神経系を標的として

　中枢神経系に薬を移行させるためには，末梢循環血と脳の間に存在する血液脳関門，つまり脳毛細血管細胞の脂質二重膜を受動拡散によって透過しなければならない．中枢神経系に作用させるためには，疎水性が高く（$\log P$ 値 2 程度），分子量 350 以下の小さい分子とされているが，選択的に作用させることは難しい．

　末梢神経系に作用させるために，薬の極性を増加させる．薬の極性を増加させることで，血液脳関門を通過できないため中枢神経系の副作用もなくなる．商品名「アレグラ®」で有名なフェキソフェナジンは，極性基を複数もつので，中枢系での副作用である眠気が少なくなり，OTC 薬として市販された（**図 3-39**）．

### h. プロドラッグ

　プロドラッグとはそれ自体は不活性であるが，生体内で活性体に変換されて薬理作用を示す薬のことである．吸収や体内分布の改善，水溶性や安定性の向上，標的組織での活性化させることで，作用の持続化，副作用の軽減が期待できる．また，矯味や矯臭などが目的のこともある．

#### （i）　担体性プロドラッグ

　親化合物に疎水性や親水性の官能基を結合させたもので，親化合物のもつヒドロキシ基，カルボキシ基，アミノ基などをエステルやアミド基に変換させるのが一般的である．これらの置換基は消化管や血液中のエステラーゼやアミダーゼなどの酵素によって親化合物に戻るが，非酵素的な加水分解による場合もある．例として，インフルエンザ治療薬であるオセルタミビルは，吸収を上げるためにエチルエステル化されている（**図 3-40**）．

#### （ii）　バイオプレカーサー

　酵素が存在する肝臓や標的臓器で活性化させ，選択的に薬物を目的部位に到達させる．親化合物への変換には，生体内での酸化還元酵素が利用される．

　酸化による活性化では，薬物代謝の第 I 相反応に関与するシトクロム P450 によって，親化合物へ変換される．例として，制がん剤である 5-FU のプロドラッグであるテガフールなどがある（**図 3-41**）．マイトマイシン C は還元酵素によって活性化されて，抗がん活性を発現する．

## 3.5.3　代表的な医薬品の化学構造と性質，作用

### a. 酵素に作用する医薬品

　酵素に作用する医薬品として，抗ウイルス薬や制がん剤として用いられるヌクレオシドおよび核酸塩基アナログ，抗炎症薬として用いられるフェニル酢酸およ

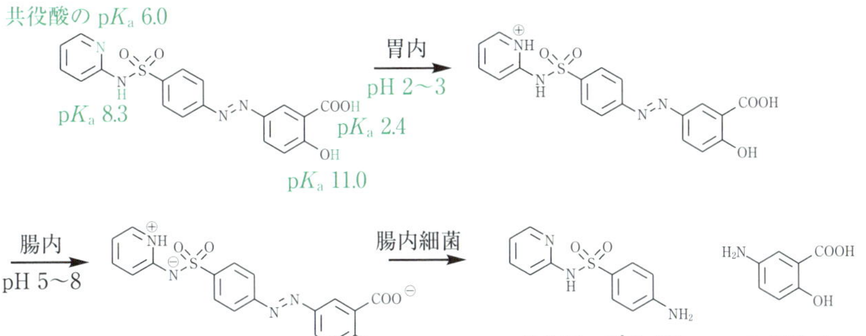

## 3.5 生体分子・医薬品の化学による理解　75

図 3-38　サラゾスルファピリジン

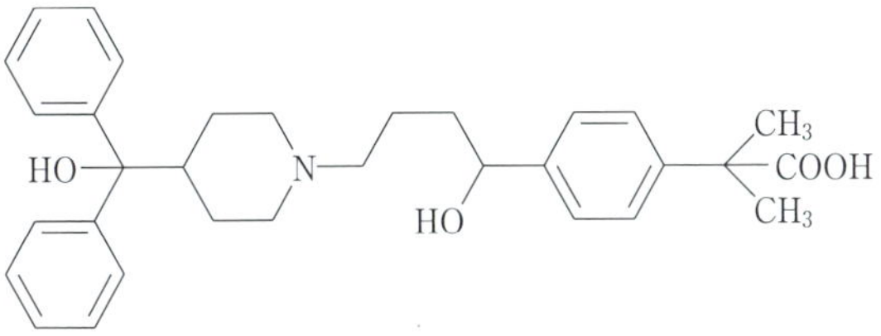

図 3-39　フェキソフェナジン

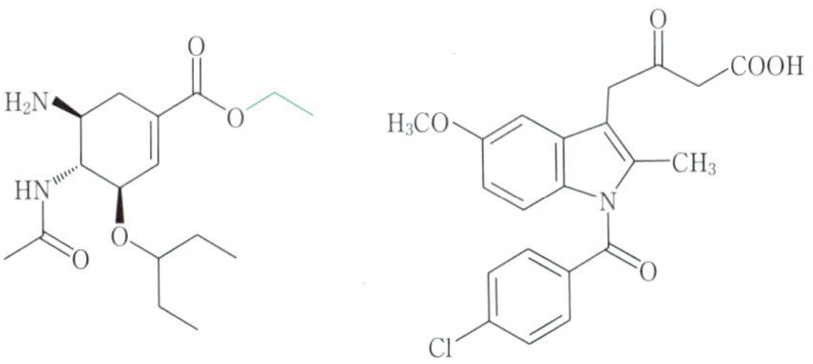

図 3-41　バイオプレカーサーとしての 5-FU

オセルタミビル

アセメタシン
（インドメタシンのプロドラッグ）

図 3-40　担体性プロドラッグの例

びフェニルプロピオン酸類，抗菌薬であるサルファ剤・キノロン系薬剤および β-ラクタム類，ホルモンの作用を抑制するペプチドアナログなどが挙げられる．その中で，広く用いられているフェニル酢酸およびフェニルプロピオン酸類について説明する．

### （ⅰ）フェニル酢酸，フェニルプロピオン酸類

炎症作用は組織が損傷されると，ホスホリパーゼ $A_2$ によって，細胞膜のリン脂質からアラキドン酸が遊離されて**シクロオキシゲナーゼ（cyclooxygenase；COX）**の作用により，プロスタグランジン類やトロンボキサン類へと変換される．また，アラキドン酸にリポキシゲナーゼが反応すると，ロイコトリエン類が合成される（図 3-42）．種々のオータコイドの作用に

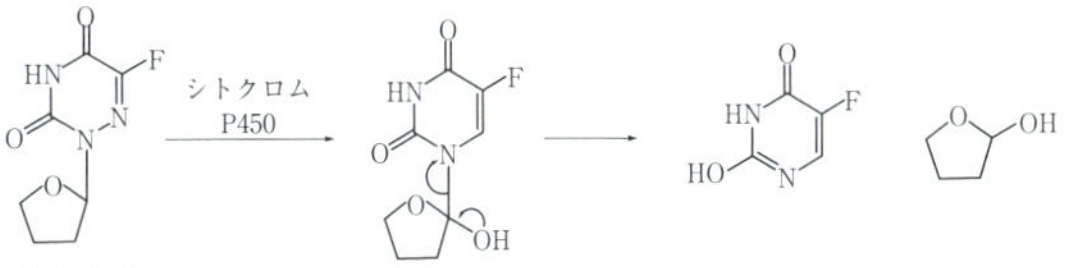

よって，局所で血液量の増大，血管透過性亢進，発熱などの炎症反応を引き起こす．

アラキドン酸は多くのコンホメーションをとることができ，アラキドン酸とインドメタシンの構造を重ね合わせることができる（図 3-44）．またプロスタグランジン類とロキソニンの活性体も構造が似ている．このようにフェニル酢酸やフェニルプロピオン酸類はCOXの基質に構造が似ていることで，COXを競合阻害して抗炎症作用を発現する．多くの抗炎症薬がカルボキシ基をもつことも納得できる．

### b. 受容体に作用する医薬品

受容体に作用する医薬品として，副交感神経に作用するアセチルコリンアナログ，交感神経に作用するカテコールアミン類をはじめ，ステロイドアナログ，ベンゾジアゼピン類およびバルビタール類，オピオイドアナログがある．ここではアセチルコリンアナログとカテコールアミン類について説明する．

### （ⅰ）アセチルコリンアナログ

**（1）アセチルコリンの構造と化学的性質**　前述したようにアセチルコリンは $C(sp^3)$—$C(sp^3)$—N の構造を持つために多くのコンホメーションをとることができる．アセチルコリンの配座異性体の1つを示した（図 3-44）．正電荷をもつ窒素原子がカルボニル酸素と相互作用して安定な六員環状構造を形成するため

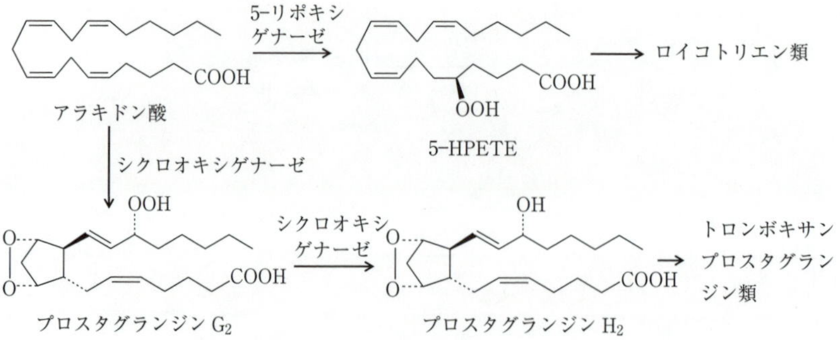

図 3-42　プロスタグランジンおよびトロンボキサンンの生合成

アラキドン酸のコンホメーション

アラキドン酸とインドメタシン　　　PGG₂ とロキソプロフェンの代謝活性体

図 3-43　アラキドン酸類と抗炎症薬の構造

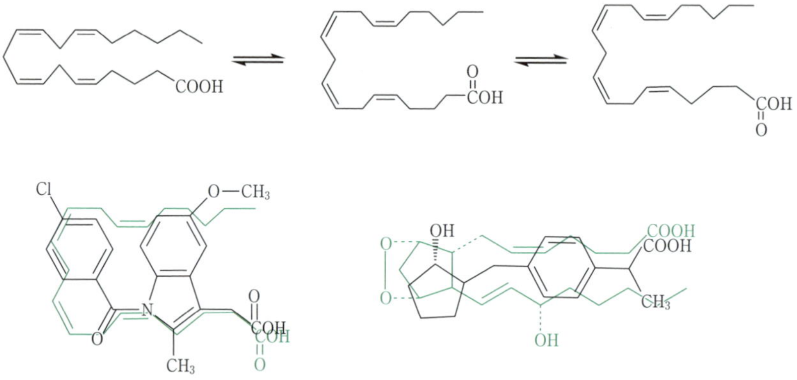

に，カルボニル基炭素の $\delta^+$ 性はさらに上昇して加水分解されやすく，化学的に非常に不安定である．

ムスカリン性受容体とニコチン性受容体への選択性は，コンホメーションの違うアセチルコリンによるものである．図 3-45 中の $\alpha$ と $\beta$ 炭素を重ねたニューマン投影で表すと，アセチルコリンはアンチねじれ形配座でムスカリン受容体と結合し，一方ニコチン受容体ではゴーシュねじれ形配座あるいは重なり配座で作用する（図 3-45）．

**(2)　アセチルコリンの構造活性相関**　構造活性相関として以下の点が明らかになった．

・正に荷電した窒素原子と 2 つのメチル基が不可欠
・エステル官能基が重要
・窒素からエステル基までのエチレン架橋が重要
・大きなエステル基では活性が消失

**(3)　ムスカリン性受容体アゴニスト**　アセチルコリンの安定性を向上させるために，コリンエステラーゼによる分解を抑える必要がある．そこで，コリンエステラーゼの接近を防ぐために，立体障害としてメチル基を導入したところ，ムスカリン受容体への選択性

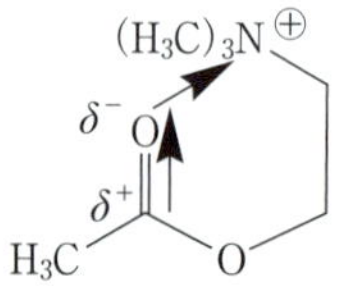

図 3-44　アセチルコリンの不安定性

が向上した．またアセチル基のメチル基をアミノ基に変換することで，アミドの共鳴効果によってカルボニル基炭素の $\delta^+$ 性は低くなり，加水分解を受けにくくなる．そこで開発されたのがベタネコールである（図 3-46）．

**(4)　ムスカリン性受容体アンタゴニスト**　最初に発見されたムスカリン受容体に対するアンタゴニストは，天然物質であるアトロピンとスコポラミンである．アトロピンとアセチルコリンの三次元構造を図 3-47 に示した．共通する構造の特徴は，プロトン化された窒素とエステル基をもつ．アセチルコリン結合部位の外にあるほかの結合基と相互作用できる置換基が付与されている（図 3-48）．

3.5 生体分子・医薬品の化学による理解 **77**

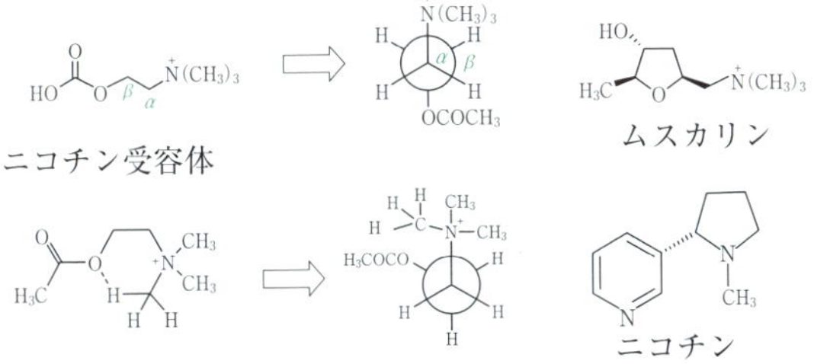

図 3-45 アセチルコリンのコンホメーションと受容体

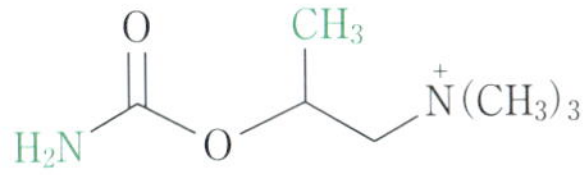

図 3-46 ベタネコール

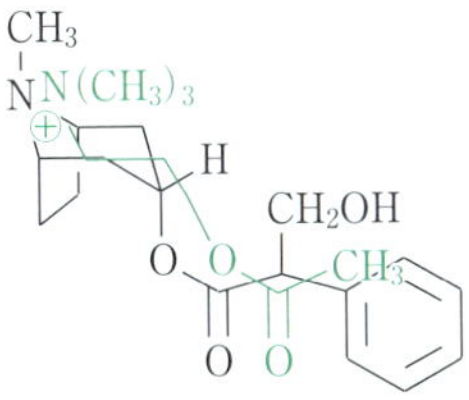

図 3-47 アセチルコリン（緑）とアトロピンの類似性

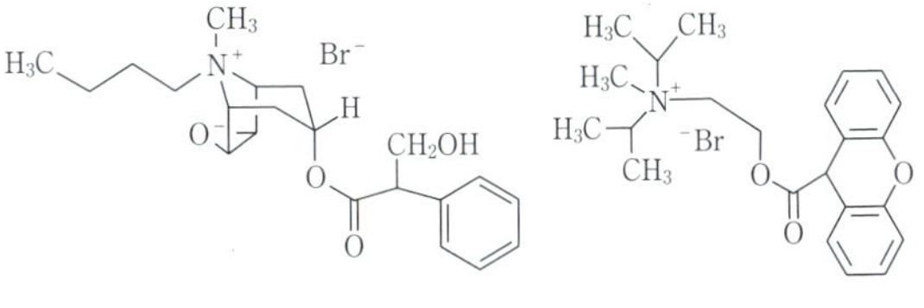

図 3-48 ムスカリン性受容体アンタゴニストの一般構造式

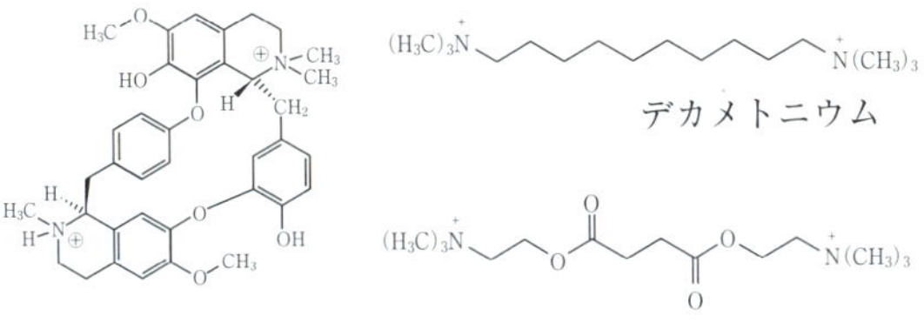

図 3-49 代表的なニコチン性受容体アンタゴニスト

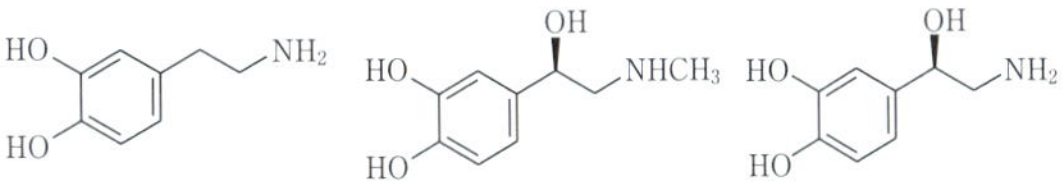

図 3-50 カテコールアミン類

**（5） ニコチン性受容体アンタゴニスト** 最初に発見されたニコチン性受容体アンタゴニストは，天然物質であるツボクラリンである．ツボクラリンの構造の特徴として，2個の正電荷をもつ窒素原子をもち，その距離が活性発現に重要である．その構造に基づいて開発されたのがデカメトニウムである．直鎖状化合物であり，ツボクラリンの2つの窒素と同じ距離のコンホメーションをとることができる（図 3-49）．しかし，神経筋遮断薬としては作用時間が長いことが問題であった．そこで，鎖状部分に2個の窒素原子間の距離を保ったままエステル基を導入したスキサメトニウムが開発された．エステル基は化学的にも酵素的にも加水分解を受けやすいので作用時間が短くなった．

**（ⅱ） カテコールアミン**

**（1） 構造と化学的性質** 1,2-ジヒドロキシベンゼン（カテコール）環とエチルアミン構造をもつ化合物である（図 3-50）．

**（2） カテコールアミンの構造活性相関** アドレナリン受容体に結合し，さまざまな生理作用を示す．わずかな構造の違いにより，アドレナリン受容体のサブ

タイプに対する選択性が変化し，さらに置換基の導入によってアゴニストやアンタゴニストへと変換することができる．構造活性相関として以下の点が明らかになった（図 3-51）．

・どちらかのフェノール性ヒドロキシ基が必要
・メタ位のフェノール性ヒドロキシ基は水素結合できる置換基（$CH_2OH$ など）と交換が可能
・立体配置は $R$ 体
・第一級，第二級アミン構造が必要

**（3） 受容体の選択性** アドレナリンは受容体へ選択性を示さない（$\alpha = \beta$）が，メチル基をもたないノルアドレナリンは $\alpha$ 受容体に対する選択性が高い（$\alpha > \beta$）．一方，メチル基をイソプロピル基に変換したイソプレナリンは $\beta$ 選択性が高くなる．さらに $t$-ブチル基に変換すると $\beta_2$ 受容体への親和性が高くなる．

**（4） $\beta_2$ 受容体アゴニスト** サルブタモールは $\beta$ 選択性をもたせるために $t$-ブチル基をもつが，さらにフェノール性ヒドロキシ基の一つがヒドロキシメチル基に変換されている．カテコール構造では COMT によってはヒドロキシ基がメチル化されて失活する．ヒドロキシ基の片方をヒドロキシメチル化することで受

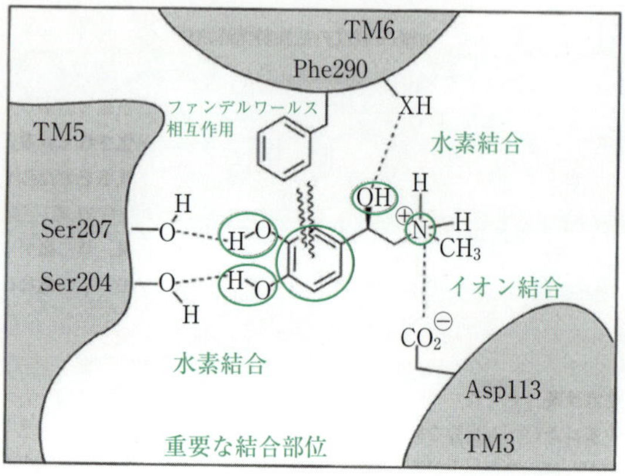

図 3-51 アドレナリンと受容体との相互作用

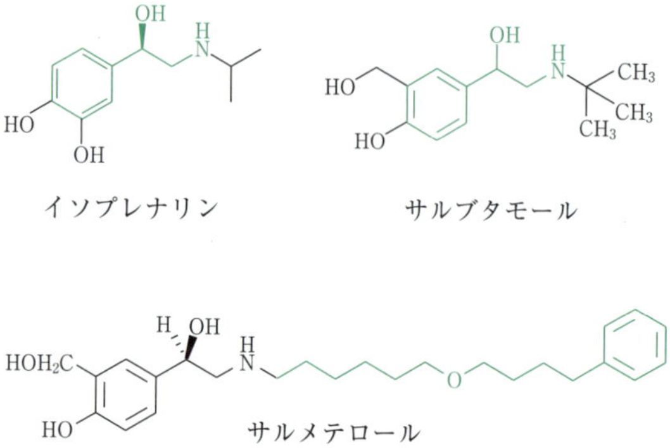

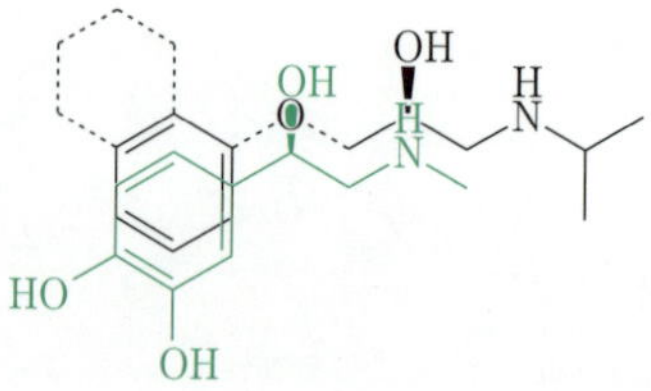

図 3-53 アドレナリン（緑）とβ受容体アンタゴニスト（黒）の構造

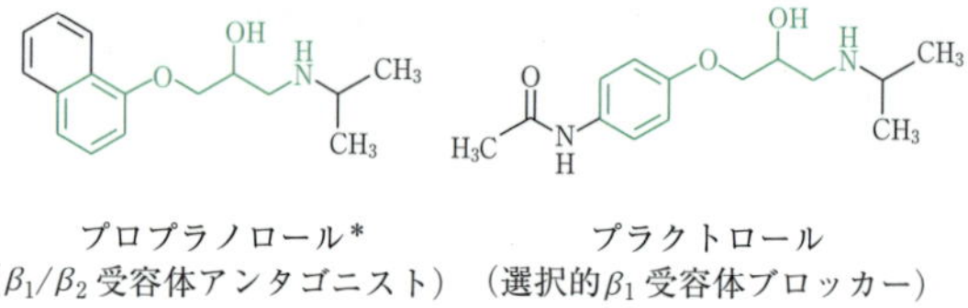

プロプラノロール*
（β₁/β₂受容体アンタゴニスト）

プラクトロール
（選択的β₁受容体ブロッカー）

図 3-54 代表的なβ-アンタゴニスト

イソプレナリン

サルブタモール

サルメテロール

図 3-52 代表的なβ₂受容体アゴニスト

容体と相互作用するもののCOMTによる失活を防ぐことができる．サルメテロールはサルブタモールの構造に，さらに脂溶性の置換基を導入したことで長時間作用でき，朝方の喘息発作を抑制するのに有用である．

一方，テルブタリンやフェノテロールはフェノール性ヒドロキシ基の位置を変えることでCOMTによる失活を抑えている．いずれの医薬品も気道および気管支平滑筋を弛緩させて，抗喘息薬として用いられる（図 3-52）．

**(5) β₁受容体アンタゴニスト** プロプラノロールが代表である．β受容体と相互作用する部位をもち，アリールオキシプロパノールアミン構造をもつ．アンタゴニストとして作用するために疎水性部分が付与されている（図 3-53）．プロプラノロールは脂溶性が高いために中枢に作用して，薬剤性のうつ症状を副作用にもつ．二環性構造からベンゼン誘導体にしたプラクトロールは，脂溶性が減少したことから，プロプラノロールの中枢への副作用が減少した（図 3-54）．

### c. DNA に作用する医薬品

DNAに作用する医薬品は制がん薬や抗ウィルス薬として用いられることが多い．歴史的な制がん剤であるナイトロジェンマスタード N-オキシドと現在臨床で用いられているシスプラチンについて説明した．

#### （i） DNAと結合する医薬品

DNAと共有結合を形成することでDNA複製を止めて，細胞増殖を抑制して制がん効果を発揮する．

**(1) ナイトロジェンマスタード N-オキシド** 世界初の制がん剤は日本において開発されたナイトロジェンマスタード N-オキシドである（図 3-55）．ナイトロジェンマスタード N-オキシドは生体内還元酵素により，ナイトロジェンマスタードとなり，隣接基関与により三員環のアジリジニウムイオンを形成する．ひずんだ三員環構造は非常に反応性が高いので，グアニンのN7位と反応する．この反応が2回繰り返されることで，DNA二本鎖間に架橋構造（クロスリンク）を形成して，DNA複製を抑制する．現在ナイトロジェンマスタード N-オキシドは使われていないが，それに基づいて開発された医薬品は現在でも使用されている（図 3-56）．

**(2) シスプラチン** 現在用いられている抗がん剤の一つにシスプラチンがある．二価白金（プラチナ）に塩素配位子がシス位に配位している（図 3-57）．シスプラチンは高 NaCl 濃度の細胞外では塩素が配位子となる構造が安定で，錯体全体が中性となり，細胞膜を通過しやすい．細胞内では NaCl 濃度が低いために水分子が配位子となり，錯体は二価の陽イオンとなる．2個の水配位子は2個のグアニン N7 位の求核攻

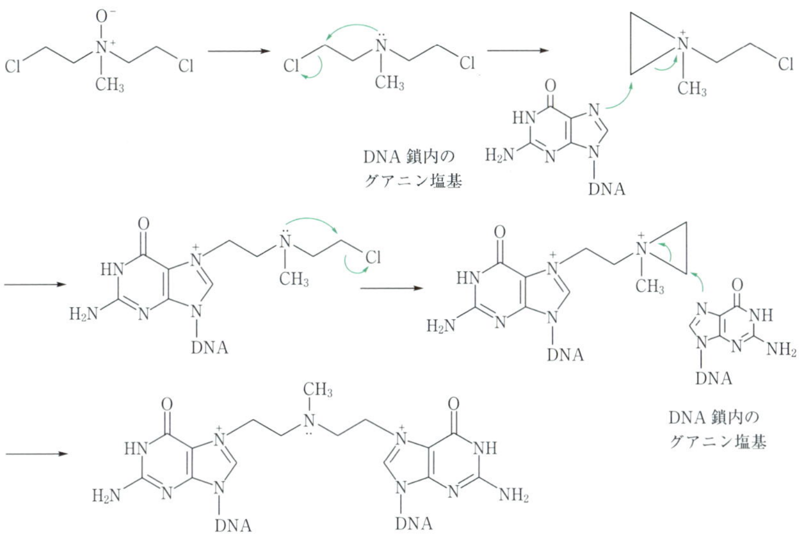

3.5 生体分子・医薬品の化学による理解　　**79**

図 3-55　ナイトロジェンマスタード *N*-オキシドの作用機構

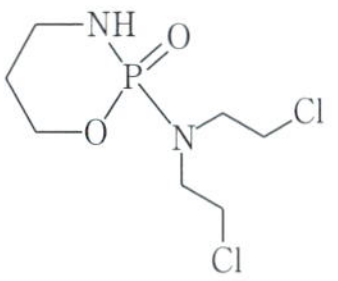

シクロホスファミド

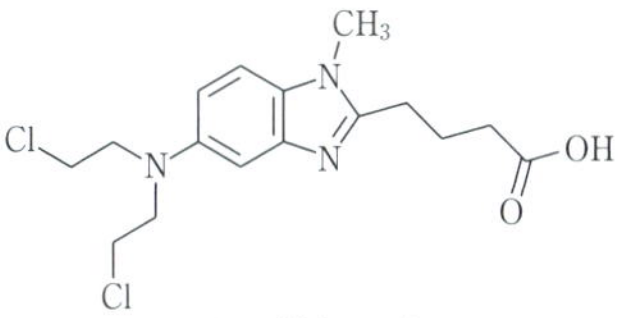

ベンダムスチン

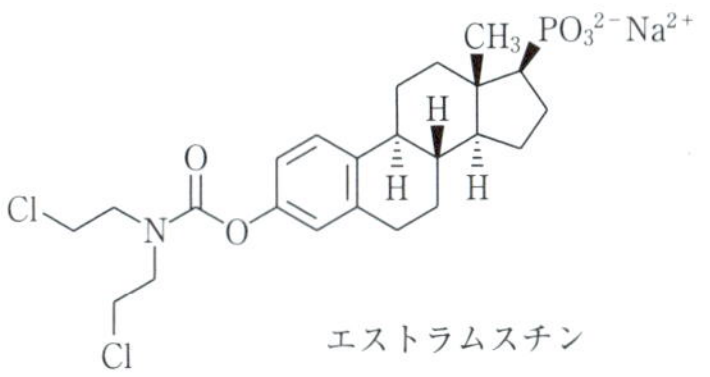

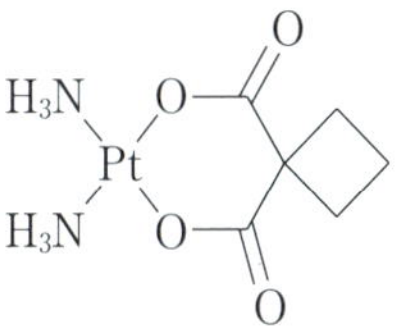

カルボプラチン

ネダプラチン

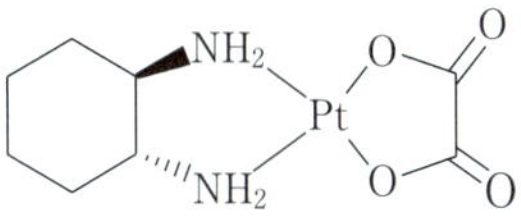

エストラムスチン

オキサリプラチン

図 3-58　プラチナ製剤抗がん剤

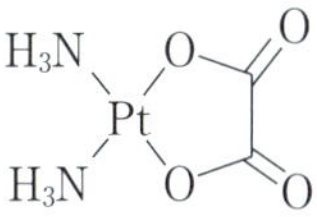

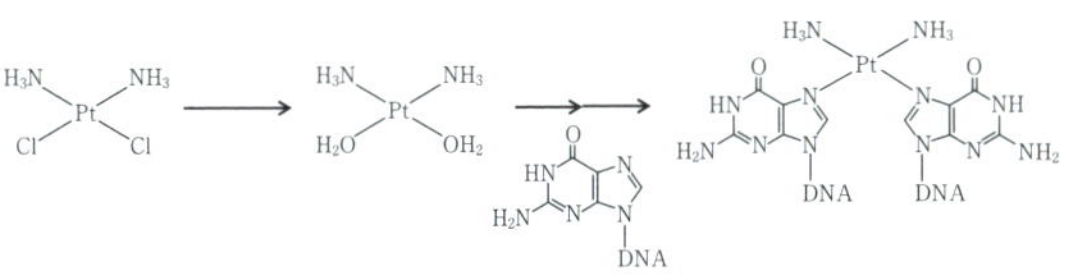

図 3-56　臨床で使用されているナイトロジェンマスタード系アルキル化剤

図 3-57　シスプラチンの作用機構

撃を受け，2個のグアニンを架橋した構造を形成する．現在，臨床では多くのシスプラチン類縁体が使用されている（図 3-58）．

80    3. 薬学基礎

### 3.5 節のまとめ

- 医薬品と生体分子（受容体，酵素など）との相互作用に関する基礎知識を理解する．
- アゴニスト・アンタゴニストの活性発現の違いを化学構造から理解する．
- 酵素に作用する代表的な医薬品の化学構造と性質を理解する．
- 受容体に作用する代表的な医薬品の化学構造と性質を理解する．

# 3.6  自然が生み出す薬物

## 3.6.1  薬になる動植鉱物

生薬の基原，性状，含有成分，品質評価に関する基本的事項を習得する．

### a. 生薬とは何か

一般的に生薬という言葉はテレビやインターネットなどで視聴する機会は多いと思うが，薬草や薬用植物とどう違うのだろうか．まずこの違いをしっかり把握しておくことがこの分野を習得するためのスタートであると考える．「薬用植物」とは薬用となる植物のことであり，医薬として用い，また，医薬の原料となる植物のことである．「薬草」は薬用植物の中で，草本植物の地上部が薬用部であることを意識した通称であり，学問的な場面や広義の意味では「薬用植物」を用いた方がよい．一方，「生薬」とは動植鉱物に簡単な加工を加え，薬効成分を多く含んだ部位を用いる薬物（医薬品）である．ポイントは，生薬は植物のみではなく動物や鉱物も含み，さらに医薬品ということである．第十七改正日本薬局方（日局 17）には生薬を『動植物の薬用とする部分，細胞内容物，分泌物，抽出物又は鉱物など』と規定しており，日局 17 には 169 品目の全形生薬と 55 品目の粉末生薬が記載されている．

生薬の使用方法としては，大きく以下の四つに分類できる．① 漢方薬の構成素材としての使用法であり，漢方の理論に基づいて生薬の組み合わせと量が規定されている．例えば，桂枝湯という漢方薬はケイヒ，シャクヤク，タイソウ，ショウガ，カンゾウという 5 種の生薬から成り，分量は，メーカー間で多少異なるが，体力が消耗して病気に対する抵抗力が低下して，汗がじとっと出ているときの初期の風邪薬である．しかしこれに構成生薬の一つであるシャクヤクを倍量加えると桂枝加芍薬湯という別の漢方薬となり，薬効も風邪薬から腹痛の薬へとそのベクトルは変化する．② 民間薬や西洋ハーブ的な使用方法で，おおむね一種類

の生薬を伝承された方法で用途別に用いるものである．③ 生薬製剤としての利用であり，生薬を組み合わせる点では漢方薬と似ているが，漢方薬のような理論や根拠はなく，主に大衆薬として，生薬エキスと合成薬（西洋薬）を組み合わせて配合したものが多い．④ 上記三つのように生薬そのものまたはその煎じ液を使用するのではなく，有効な成分を取り出して化学薬品として使用する医薬品原料的な使い方である．

### b. 薬用植物

生薬の 9 割は植物由来であり，生薬を学ぶにはその基原となる植物の基本的な知識が必要となる．生薬はそのほとんどが，薬用として使われる部位が規定されており，その薬用部位を理解することで生薬の鑑別知識につながる．本書では誌面の都合上薬用部位的に多い茎，根および葉について紹介する．

### （i） 茎

茎は地上茎と地下茎に分類でき，その働きによって支持茎（体の支え），栄養茎（養分や代謝産物を全身にめぐらす），繁殖茎（繁殖能力）に分けることができる．地上茎には直立茎，よじのぼり茎，匍匐茎（地表又は半地下を横走する）があり，匍匐茎の中でその節から発芽，発根できる茎をストロンという．このストロンを薬用部に持つ植物にウラルカンゾウがあり，漢方処方を構成する生薬で最も多いカンゾウは，この薬用部を「根およびストロン」と規定されている．地下茎では地中を横ばいに伸び，節から根を出す根茎（例：ショウキョウ，ビャクジュツ），地中のストロンの末端が栄養分をためて肥大した塊茎（例：ハンゲ，タクシャ），をはじめとして，短い地下茎に栄養分を溜めた葉が密生して球状になった鱗茎や地下茎の基部が栄養分を溜めて肥大化した球茎がある．

### （ii） 根

根は植物を固定し地中から水分と養分を吸収する働きをもっている．さまざまな形や機能を持っており，

3.6 自然が生み出す薬物　**81**

表 3-10　呈色試薬を用いた確認試験

| 確認成分<br>（二次代謝産物の総称） | 試薬，反応名，操作 | 結果 | 代表的な生薬 |
|---|---|---|---|
| アントラキノン | アルカリ | 黄赤色 | センナ，ケツメイシ |
| サポニン | 水を加えて激しく振る | 持続性の微細な泡 | オンジ，キキョウ，サイコ |
| トリテルペン，ステロイド<br>およびその配糖体 | リーベルマン反応<br>（無水酢酸＋硫酸） | 赤褐色の輪帯（ステロイドの<br>場合は青から緑も） | オンジ，キキョウ，チョレイ，<br>ブクリョウ |
| フラボノイド | Mg＋HCl | 黄～橙～赤～紫<br>フラボノイドによって異なる | キジツ，ジュウヤク，チンピ |
| タンニン（フェノール性 OH） | 塩化鉄（Ⅲ） | 緑色～暗紫色 | ウワウルシ，ゲンノショウコ，<br>シャクヤク |
| アルカロイド一般 | ドラーゲンドルフ試液 | 黄赤色 | TLC：エンゴサク，コウボク，<br>　　　ブシ<br>呈色：クジン，ゴシュユ，ボウ<br>　　　イ |
| トロパンアルカロイド | ビタリーフリーマン反応 | 赤紫色～紫色 | ロートコン |
| インドールアルカロイド | エーリッヒ反応 | 紫褐色の輪帯 | ゴシュユ |

シャクヤクやニンジンなど多くの生薬になっている．
機能の面で貯蔵根のうち塊状のものを塊根といい，ト
リカブトの塊根は生薬「ブシ」として有名である．

**（ⅲ）葉**
　葉は同化や異化などの代謝活動を主たる働きとする
が，茎への付き方には規則性があり，葉身，葉柄，托
葉で構成される．葉身の形状もさまざまであり，葉全
体が一枚の葉身からなるものは単葉といい，葉身が分
裂し複数の小葉からなるものを複葉という．複葉はさ
らに大きく三出複葉，羽状複葉，掌状複葉などに分類
され羽状複葉の代表としてマメ科植物があげられる．
また，葉の付き方（葉序）も植物によってさまざま
で，1 節に 1 枚方向を異にして（互い違いに）つく互
生（サクラなど），1 節に 2 枚ずつ向き合ってつく対
生（シソなど），各節から 3 枚以上出る輪生（キョウ
チクトウなど），根元から生える根生（タンポポなど）
および枝の先端に束になってつく束生（イチョウな
ど）に分類される．葉の茎へつく形態も重要で例え
ば，麻薬の原料となるケシやアツミゲシの葉は茎を抱
くように巻き込んでいるが，ヒナゲシは茎を抱いてい
なく，法律によって取り扱いが規制されている植物を
見分けるのに役立っている．

**c. 生薬の品質評価**
　生薬は天産品であることから単一化合物と違って品

質に多様性がある．例えば，① 一つの生薬でも基原
植物が複数存在するものがある，② 同じ生薬でも産
地，収穫時期，その年の天候，加工法などで成分含量
が異なり生産コントロールが困難，③ 土砂の付着や
使用部位以外の混入による品質のばらつき，など．そ
のため独特の真偽の鑑別（同定）と品質評価方法が必
要となる．このことから日局では生薬総則と生薬試験
法が規定されている．前者においては，適否の決め手
となる判定基準と適否の参考となる判断基準を規定し
ており，生薬の基原，におい，味，成分の含有量は判
定基準，性状，検鏡時の数値，溶解性，色を判断基準
としている．後者においては医薬品各条の試験を行う
際の採集・調整法，検鏡や純度試験，乾燥減量，灰
分，酸不溶性灰分，エキス含量精油含量の測定法，
NMR による定量，微生物限度試験が規定されてい
る．また，生薬を特徴付ける成分を指標とした確認試
験（呈色，TLC や HPLC）も充実しており，表 3-
10，表 3-11 に一例を示した．

**d. 生薬の基原と用途**
　本項では生薬を学ぶ基礎知識として生薬の基原（薬
用植物），使用部位，（主要）成分，用途薬効などを記
す．先にも述べたように日局 17 には 169 品目の生薬
が記されているが，本書でそれらすべてを示すことは
不可能であり，ごく一部の例として葛根湯，大建中
湯，黄連解毒湯の構成生薬について記す．さらに，動

82    3. 薬学基礎

表 3-11  薄層クロマトグラフィーを用いた確認試験

| 生薬 | 指標成分 | 生薬 | 指標成分 |
|---|---|---|---|
| オウゴン | バイカリン | センソ | レジブフォゲニン |
| オウバク | ベルベリン | センナ | センノシド A |
| オウレン | ベルベリン | センブリ | スウェルチアマリン |
| カッコン | プエラリン | ソヨウ | ペリルアルデヒド |
| カンゾウ | グリチルリチン酸 | ダイオウ | レイン |
| キョウニン | アミグダリン | トウニン | アミグダリン |
| ゲンチアナ | ゲンチオピクロシド | ニンジン | ギンセノシド Rg1 |
| サイコ | サイコサポニン a | ハッカ | メントール |
| サンシシ | ゲニポシド | ブシ | ベンゾイルメサコニン |
| サンシュユ | ロガニン | ベラドンナコン | アトロピン |
| シャクヤク | ペオニフロリン | ボタンピ | ペオノール |
| ショウキョウ | [6]-ギンゲロール | ロートコン | アトロピン |

物生薬と鉱物生薬についても数例記す. 各生薬名は日
局正名（カタカナ），英名，ラテン名，漢字表記（日
局別名）の順に示した.

### （ⅰ）葛根湯の構成生薬

**カッコン**  Pueraria Root, PUERARIAE RADIX, 葛
根
  **基原**  クズ *Pueraria lobata* Ohwi（マメ科）
  **薬用部**  周皮を除いた根
  **成分**  デンプン（10〜14%），イソフラボン：
daidzin（*O*-配糖体），puerarin（*C*-配糖体）
（2.0%以上含む）など
  **用途・薬効**  発汗，解熱，項背のこり（肩こり）

**マオウ**  Ephedra Herb, EPHEDRAE HERBA, 麻黄
  **基原**  *Ephedra sinica* Stapf, *E. intermedia*
Schrenket C.A. Meyer または *E. equisetina*
Bunge（マオウ科）
  **薬用部**  地上茎
  **成分**  アルカロイド：*l*-ephedrine（主），*d*-
pseudoephedrine（副）（併せて 0.7%以上含む），
*l*-norephedrine, *l*-methylephedrine など
  **用途・薬効**  発熱，頭痛，発汗，咳，関節痛，身
体痛

**ケイヒ**  Cinnamon Bark, CINNAMOMI CORTEX,
桂皮
  **基原**  *Cinnamomum cassia* Blume（クスノキ科）
  **薬用部**  樹皮または周皮の一部を除いたもの
  **成分**  精油（1〜3.5%）フェニルプロパノイド：

cinnamaldehyde, cinnamic acid など
  **用途・薬効**  発熱，頭痛，発汗，のぼせ

**シャクヤク**  Peony Root, PAEONIAE RADIX, 芍
薬
  **基原**  シャクヤク *Paeonia lactiflora* Pallas（ボタ
ン科）
  **薬用部**  根
  **成分**  モノテルペン配糖体：paeoniflorin（主
2.0%以上を含む），albiflorin など
  **用途・薬効**  鎮痛，鎮痙，緊張緩和（筋肉），止
汗

**タイソウ**  Jujube, ZIZIPHI FRUCTUS, 大棗
  **基原**  ナツメ *Ziziphus jujube* Miller var. *inermis*
Rehder（クロウメモドキ科）
  **薬用部**  果実
  **成分**  サポニン：ziziphus saponin Ⅰ〜Ⅲ，糖類
など
  **用途・薬効**  緩和，鎮静，強壮，補血

**ショウキョウ**  Ginger, ZINGIBERIS RHIZOMA, 生姜
  **基原**  ショウガ *Zingiber officinale* Roscoe（ショ
ウガ科）
  **薬用部**  根茎，ときには周皮を除いたもの
  **成分**  辛味成分（0.6〜1.0%）：[6]-gingerol
（主），zingiberene など
  **用途・薬効**  芳香性辛味健胃，鎮吐，矯味

**カンゾウ**  Glycyrrhiza, GLYCYRRHIZAE RADIX,
甘草
  **基原**  *Glycyrrhiza uralensis* Fisher または *G.*

*glabra* Linné（マメ科）

**薬用部** 根およびストロン

**成分** サポニン：glycyrrhizic acid（2.0％以上含む），フラボノイド：liquiritin など

**用途・薬効** 緩和，矯味，鎮痛，鎮咳

### （ii）大建中湯の構成生薬

**サンショウ** Japanese Zanthoxylum Peel, ZANTHOXYLI PIPERITI PERICARPIUM, 山椒

**基原** サンショウ *Zanthoxylum piperitum* De Candolle（ミカン科）

**薬用部** 成熟果皮（果皮から分離した種子をできるだけ除く）

**成分** 辛味成分：$\alpha$-sanshool, sanshoamide, など

**用途・薬効** 芳香性辛味健胃，香辛料

**カンキョウ** Processed Ginger, ZINGIBERIS PROCESSUM RHIZOMA, 乾姜

**基原** ショウガ *Zingiber officinale* Roscoe（ショウガ科）

**薬用部** 根茎（湯通しまたは蒸す）

**成分** 辛味成分：[6]-shogaol（主 0.1％以上含む），zingiberene など

**用途・薬効** 芳香性辛味健胃，温補

**ニンジン** Ginseng, GINSENG RADIX, 人参

**基原** オタネニンジン *Panax ginseng* C.A. Meyer（ウコギ科）

**薬用部** 細根を除いた根またはこれを軽く湯通ししたもの

**成分** サポニン：ginsenoside Rb$_1$（0.20％以上含む），ginsenoside Rg$_1$（0.10％以上含む）など

**用途・薬効** 強壮，強精，補脾胃

**コウイ** Koi, KOI, 膠飴

**基原** トウモロコシ *Zea mays* Linné, イネ *Oryza sativa* Linné（イネ科），ほか

**薬用部** それぞれのデンプンまたはイネの種皮を除いた種子を加水分解し，糖化したもの

**成分** マルトース，グルコースなど

**用途・薬効** 滋養，強壮，補脾胃

### （iii）黄連解毒湯の構成生薬

**オウレン** Coptis Rhizome, COPTIDIS RHIZOMA, 黄連

**基原** オウレン *Coptis japonica* Makino, *C. chinensis* Francher, *C. deltoidea* C.Y.Cheng et Hsiao または *C. teeta* Wallich（キンポウゲ科）

**薬用部** 根をほとんど除いた根茎

**成分** アルカロイド：berberine（4.2％以上を含む），palmatine, coptisine など

**用途・薬効** 苦味健胃薬，清熱，抗炎症

**オウバク** Phellodendron Bark, PHELLODENDRI CORTEX, 黄柏

**基原** キハダ *Phellodendron amurense* Ruprecht または *P. chinense* Schneider（ミカン科）

**薬用部** 周皮を除いた樹皮

**成分** アルカロイド：berberine（1.2％以上を含む），palmatine, 変形苦味トリテルペノイド：obakunone, limonin など

**用途・薬効** 苦味健胃薬，清熱，抗炎症

**オウゴン** Scutellaria Root, SCUTELLARIAE RADIX, 黄芩

**基原** コガネバナ *Scutellaria baicalensis* Georgi（シソ科）

**薬用部** 根（周皮を除く）

**成分** フラボノイド：baicalin（10.0％以上を含む），baicalein, wogonin など

**用途・薬効** 健胃薬，清熱，抗炎症

**サンシシ** Gardenia Fruit, GARDENIAE FRUCTUS, 山梔子

**基原** クチナシ *Gardenia jasminoides* Ellis（アカネ科）

**薬用部** 果実

**成分** イリドイド：geniposide（主 3.0％以上を含む），genipin gentiobioside 黄色色素：crocin など

**用途・薬効** 消炎，清熱，止血，利胆

### （iv）動物・鉱物性生薬の例

**センソ** Toad Cake, BUFONIS CRUSTUM, 蟾酥

**基原** シナヒキガエル *Bufo bufo gargarizans* Cantor または *Bufo melanostictus* Schneider（ヒキガエル科）

**薬用部** 耳腺の分泌物

**成分** 強心ステロイド：cinobufagine（5％），resibufogenin（3.4％），bufalin（1.8％）など

**用途・薬効** 強心利尿薬

**ゴオウ** Oriental Bezoar, BEZOAR VOVIS, 牛黄

**基原** ウシ *Bos taurus* Linné *var. domesticus* Gmelin（ウシ科）

**薬用部** 胆のう中に生じた結石

**成分** 胆汁酸：cholic acid（5〜11％），deoxycholic acid（約2％）．

**用途・薬効** 強心，鎮静，鎮痙，解熱

**リュウコツ** Longgu，FOSSILIA OSSIS MASTODI，竜骨
    **基原** 古代の大型哺乳動物
    **薬用部** 化石化した骨
    **成分** 炭酸カルシウム，リン酸カルシウム
    **用途・薬効** 鎮静，不眠改善

**カッセキ** Aliminum Silicate Hydrate with Silicon Dioxide，KASSEKI，滑石
    **基原** 軟滑石
    **成分** 含水ケイ酸アルミニウムおよび二酸化ケイ素
    **用途・薬効** 清熱，利尿，口渇

#### d. 生薬の副作用（服用するときに注意すべき生薬）

漢方薬は複数の生薬が漢方理論によって組み合わさってできており，生体に有害事象として現れることを極力避けるような工夫がされているが，それでも過剰摂取による副作用や，新薬との相互作用による有害作用が出現している．本項では注意を要する生薬を数例示す．

#### （ⅰ）カンゾウ

カンゾウは日本で使用される漢方処方の7割以上に配合されており，慢性的に高用量服用することにより低カリウム血症，浮腫，血圧上昇などの偽アルドステロン症を発症しやすくなる．したがって，カンゾウ配合の漢方薬やグリチルリチン製剤を服用している患者は浮腫，筋力低下，全身倦怠感などに注意することが必要である．さらに，ループ利尿薬やチアジド系利尿薬などのカリウム排泄促進作用のある新薬との併用は，偽アルドステロン症を発症しやすくなり注意が必要である．

#### （ⅱ）マオウ

マオウの主要成分であるエフェドリンは，動悸，興奮，不眠などの自律神経系症状，胃腸障害，食欲不振などの消化器系症状などを引き起こす．そのため，体が著しく虚弱であったり，消化器系，狭心症など循環器系が弱っている場合には，慎重な投与が要求される．さらに，エフェドリン系アルカロイドは**ドーピング**の対象物質でもあり，スポーツ選手はマオウを含んだ漢方薬を服用してはならない．さらに，キサンチン系製剤，MAO阻害剤，カテコールアミン製剤との併用によって，上記の副作用が出現しやすくなるため，注意が必要である．

#### （ⅲ）ブシ

ブシはアコニチンなど毒性の強い物質を含んでおり，弱毒化，減毒化した修治ブシ（加工ブシ）が使用されているが，過剰摂取により，動悸，のぼせ，しびれなどの副作用が出現しやすくなる．また，ブシの薬能は，回陽作用（冷えを改善し，陽気をめぐらす作用）であり，陽気に満ちている子供や，体力が充実してのぼせがあり暑がりの患者は基本的に服用してはならない．

#### （ⅳ）ダイオウ・ジオウ

ダイオウは瀉下作用が強く，ジオウは消化されにくく胃腸障害を起こしやすいため，いずれも胃腸虚弱の患者は胃腸障害を起こしやすくなり，慎重に投与する必要がある．

### 3.6.2 薬の宝庫としての天然物

医薬品資源としての天然生理活性物質を構造によって分類・整理するとともに，天然生理活性物質の利用に関する基本的事項を習得する．

#### a. 天然物の構造と分類

生物（とりわけ植物）は多様で多彩な化合物を自ら作り出すが，これらの化合物は大きく2種類に分類される．一つは一次代謝産物といい，「生物個体の維持，増殖，再生産に必要で，生物界にほぼ普遍的に存在する代謝産物」をいい，**糖質，脂質，タンパク質，核酸**などの化合物が当てはまる．もう一つは二次代謝産物といい，「限られた種類の生物によってのみ生産され，生物に共通な生命現象に直接関与しない代謝産物」をいい，**アルカロイド，フラボノイド，テルペノイド**などがあてはままる．これらはアミノ酸やアセチルCoAなどの一次代謝産物の中間体を前駆体としており，1種類の植物においても非常に多種類な二次代謝産物を生産している．二次代謝産物はそれぞれの生物がそれぞれの目的（他者への忌避，誘因，阻害など）を持って生産しているが，われわれ人類はこれらを「毒や薬」として利用している．その数は一次代謝産物の比ではなく，構造に多様性がありこれが天然物の最大の特徴といっていいだろう．これらの二次代謝産物を医薬資源として利用するために生合成によって体系的に分類し，その性質（薬効）を理解することが本項での最大の目標となる．

#### b. 各種生合成経路と代表的な化合物

本項では生薬成分として代表かつ重要な化合物を生

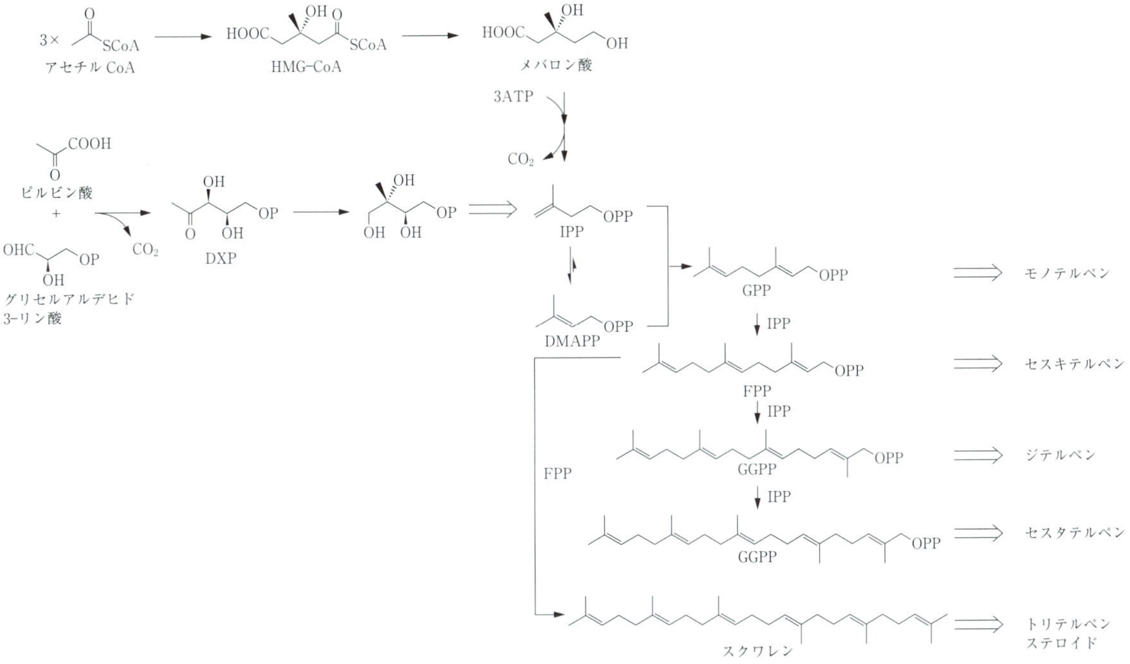

3.6 自然が生み出す薬物　**85**

図 3-59　イソプレノイド経路

合成に従って分類するとともにその薬効を概説する.

**（ⅰ）テルペノイド，ステロイドの生合成と代表的な生理活性物質**

**（1）イソプレノイド経路**　　C5 のイソプレン単位が連結して 5 の倍数で増炭する生合成経路をいい，メバロン酸経路と非メバロン酸経路がある. 前者は 3 分子のアセチル CoA から C6 のメバロン酸を経てリン酸化，脱炭酸によりイソペンテニル二リン酸（IPP）と異性体であるジメチルアリル二リン酸（DMAPP）に導かれる経路をいう. この二つが head to tail で縮合して C10，C15……と生合成され，各所で変換を受けてモノテルペン，セスキテルペン類が生成される. 一方，非メバロン酸経路はピルビン酸とグリセルアルデヒド 3-リン酸との縮合により 1-デオキシキシルロース 5-リン酸（DXP）を中間体として IPP に導かれる経路である. なお，C30 のトリテルペンやステロイドは C15 のファルネシル二リン酸（FPP）が tail to tail で縮合して生成される.（図 3-59）

・モノテルペン

　**ゲラニオール**　バラの香りの主成分であり，香料に含まれる

　**メントール**　ハッカやセイヨウハッカに含まれる精油であり，鎮痛，冷感作用があり，局所消炎鎮痒薬として利用

　**ペオニフロリン**　シャクヤクやボタンに含まれ，鎮痛，鎮痙作用を有し，各種漢方薬の中で利用

　**ゲニポシド**　変形モノテルペンイリドイドとしてクチナシに含まれ，消炎，止血，利胆作用がある

・セスキテルペン

　**α-サントニン**　ミブヨモギに含まれ，駆虫薬として利用

　**アルテミシニン**　クソニンジンに含まれ抗マラリア薬として利用

・ジテルペン

　**プラウノトール**　タイの生薬プラウノイに含まれ，抗潰瘍薬として利用

　**ステビオシド**　ステビアに含まれ砂糖の 150 倍ほどの甘さを有し，甘味料に含まれる

　**パクリタキセル**　タイヘイイチイに含まれ，婦人科系の抗がん剤として利用

・トリテルペン

　**グリチルリチン**　カンゾウに含まれ，消炎，鎮痛，肝保護作用を有し，抗炎症薬として利用されるほか，カンゾウとして各種漢方薬や食品の甘味料に含まれる

・ステロイド

　**ジギトキシン**　ジギタリスに含まれ，強心利尿薬として心不全などの治療に利用

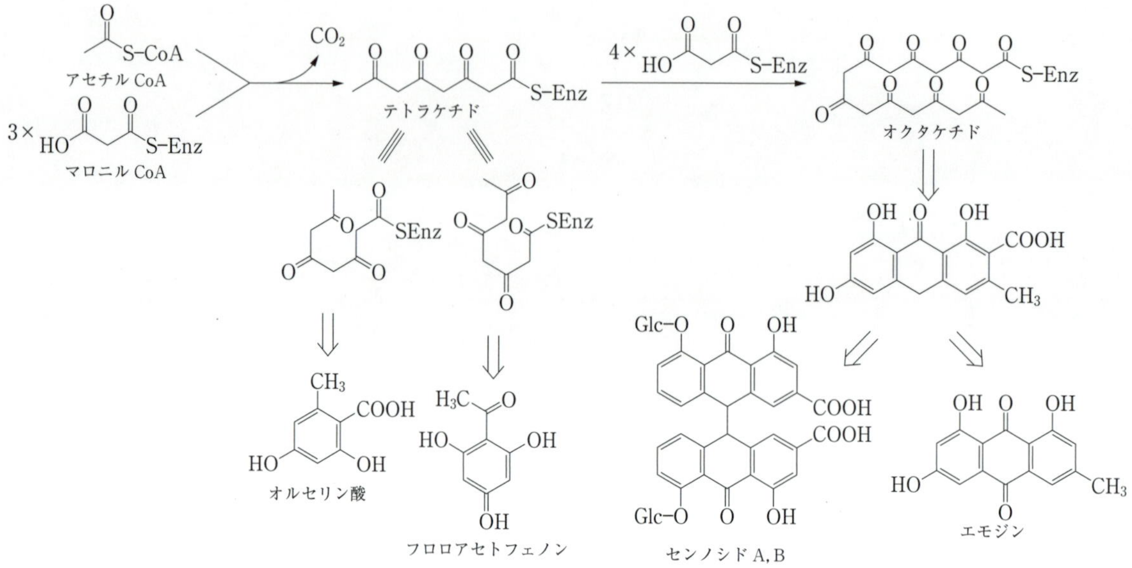

86    3. 薬学基礎

図 3-60  酢酸-マロン酸経路

**（ⅱ）　芳香族化合物の生合成と代表的な生理活性物質**

**（1）　ポリケチドの生合成と代表的な生理活性物質**

　**酢酸-マロン酸経路（ポリケチド経路）**：アセチル CoA を出発基質とし，マロニル CoA と脱炭酸を伴って縮合し C2（アセテート単位）で増炭していく反応経路．炭素鎖状にケトンとメチレンが交互に連なるポリケチド中間体を生じ，環化重合することでアントラキノンやアセトフェノンなどのフェノール性化合物を与える．ポリケチドは酢酸を構成単位としており，その生成物は酸素官能基が一つおきに配置された特徴をもっている．（図 3-60）

　**センノシド A，B**　マメ科センナやタデ科ダイオウに含まれ瀉下作用があり，便秘改善を期待した生薬製剤や漢方薬に含まれる

　**レインアンスロン**　センノシドが腸内細菌によって糖の加水分解と二量体の還元を受けたものであり，瀉下作用の本体

　**ヒペリシン**　キノンが共役二重結合を介して（脱水素）延長した延長キノン．紫外線を強く吸収し，動物が摂取後光に当たると皮膚炎，浮腫を起こす．セイヨウオトギリソウに含まれる

**（2）　フェニルプロパノイドの生合成と生物活性物質**

　**シキミ酸経絡**：ホスホエノールピルビン酸とエリスロース 4-リン酸が，シキミ酸を介してプリフェン酸に代謝される経路．芳香族アミノ酸であるフェニルアラニンやチロシンはプリフェン酸から代謝され，その後アミノ基の脱離を伴ってケイ皮酸やクマル酸となる．このような C6-C3 骨格を持つ芳香族化合物をフ

ェニルプロパノイドとよぶ．また，2-ヒドロキシケイ皮酸が分子内縮合した**クマリン**や，二分子のフェニルプロパノイドが重合した**リグナン**も広義のフェニルプロパノイドである．（図 3-61）

　**ケイヒ酸**　クスノキ科のケイヒやニッケイに含まれ，抗酸化作用，抗炎症作用，解熱鎮痛作用を有する．ケイヒは漢方薬の中で，発汗解熱，鎮痛，不安などの作用を期待して芳香性苦味健胃薬として利用

　**オイゲノール**　チョウジに含まれる精油成分．抗菌活性や鎮痛作用，抗炎症作用がある

　**ウンベリフェロン**　セリ科，ミカン科，ナス科など広範囲に含まれており，抗炎症作用，抗糖尿病作用，解熱作用を有し，日焼け止めクリームやローションに利用

　**ポドフィロトキシン**　ポドフィルムに含まれ瀉下作用や抗腫瘍作用がある．この化合物をリード化合物としてエトポシドが現在，抗がん剤として利用

**（3）　フラボノイドの生合成と代表的な生理活性物質**

**フラボノイド**は上述の酢酸-マロン酸経路とシキミ酸経絡の複合経路で生合成される C6-C3-C6 骨格を持つ芳香族化合物の総称である．**イソフラボン，カテキン，アントシアン**もフラボノイドに含まれる．

　**ルチン**　ソバほか多くの植物に含まれ，抗酸化作用，毛細血管透過性抑制作用がある

　**バイカリン**　コガネバナに含まれ $\beta$-グルクロニダーゼ阻害活性があり，生薬オウゴンとして漢方薬の中で清熱薬として利用

　**ダイズイン**　マメ科クズやダイズに含まれるイソフ

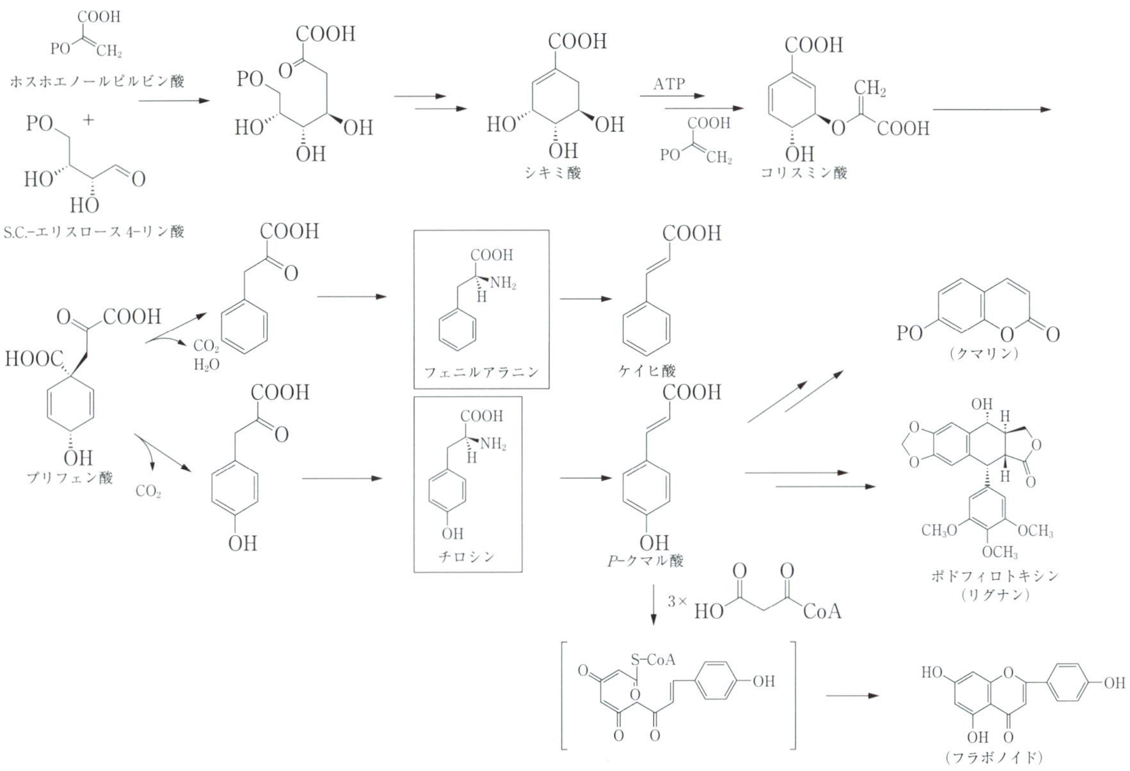

ホスホエノールピルビン酸

S.C.-エリスロース 4-リン酸

シキミ酸

ATP

コリスミン酸

プリフェン酸

フェニルアラニン

ケイヒ酸

チロシン

P-クマル酸

（クマリン）

ポドフィロトキシン
（リグナン）

（フラボノイド）

**図 3-61** シキミ酸経絡

ラボン．女性ホルモン様作用．特定保健用食品（トクホ）の機能成分として骨粗鬆症や更年期障害の予防や改善に利用

**カテキン** チャなどに含まれ，フラバン-3-オールの基本構造を持つフラボノイド．「体脂肪が気になるヒト」に対するトクホとして利用

### （iii） アルカロイドの生合成と代表的な生理活性物質

**アミノ酸経路**：シキミ酸経絡から生合成された芳香族アミノ酸や，クエン酸回路からの脂肪族アミノ酸を出発原料とし，脱炭酸を伴ってできるアルカロイドの反応経路．この経路によって生合成されるアミノ酸を**真性アルカロイド**といい，窒素原子がアミノ酸由来ではなく，後からアミノ基転移酵素によって導入されたアルカロイドを**シュード（偽）アルカロイド**という．

**エフェドリン** 漢薬マオウに含まれ交感神経興奮作用，気管支拡張作用を有し，気管支喘息薬として利用．シュードアルカロイドである

**アコニチン** トリカブトに含まれ呼吸中枢麻痺，知覚・運動神経の麻痺など少量で毒性を示す．生薬ブシとして漢方で新陳代謝亢進，鎮痛，回陽を目標に利用

**ベルベリン** ミカン科のキハダやキンポウゲ科のオウレンに含まれ，抗菌作用を有す．生薬オウバクや，オウレンが苦味健胃薬として利用

**モルヒネ** ケシに含まれ最強の鎮痛作用を有し，鎮痛薬として利用されるが，依存性が強く麻薬に指定

**アトロピン** ナス科植物の何種類かに含まれ，副交感神経遮断作用を有し，鎮痙薬，散瞳薬として利用

**ビンクリスチン・ビンブラスチン** ニチニチソウに含まれ抗がん剤として利用

**キニーネ** アカキナノキに含まれ，マラリア治療薬として利用

**エルゴメトリン** ライ麦に寄生するバッカク菌に含まれ，子宮収縮薬として利用

### c．天然物から生まれた医薬品

天然物から生物活性物質が単離され，医薬品として用いられているものも数多くあるが，副作用軽減や薬効の増強を目指してそれらをリード化合物として新たな医薬品の開発が行われてきた．本項ではそれらの例をいくつか示す．（**図 3-62**）

**アスピリン** シロヤナギの樹皮からサリシンが単離され構造研究の過程でサリチル酸が得られたが，胃

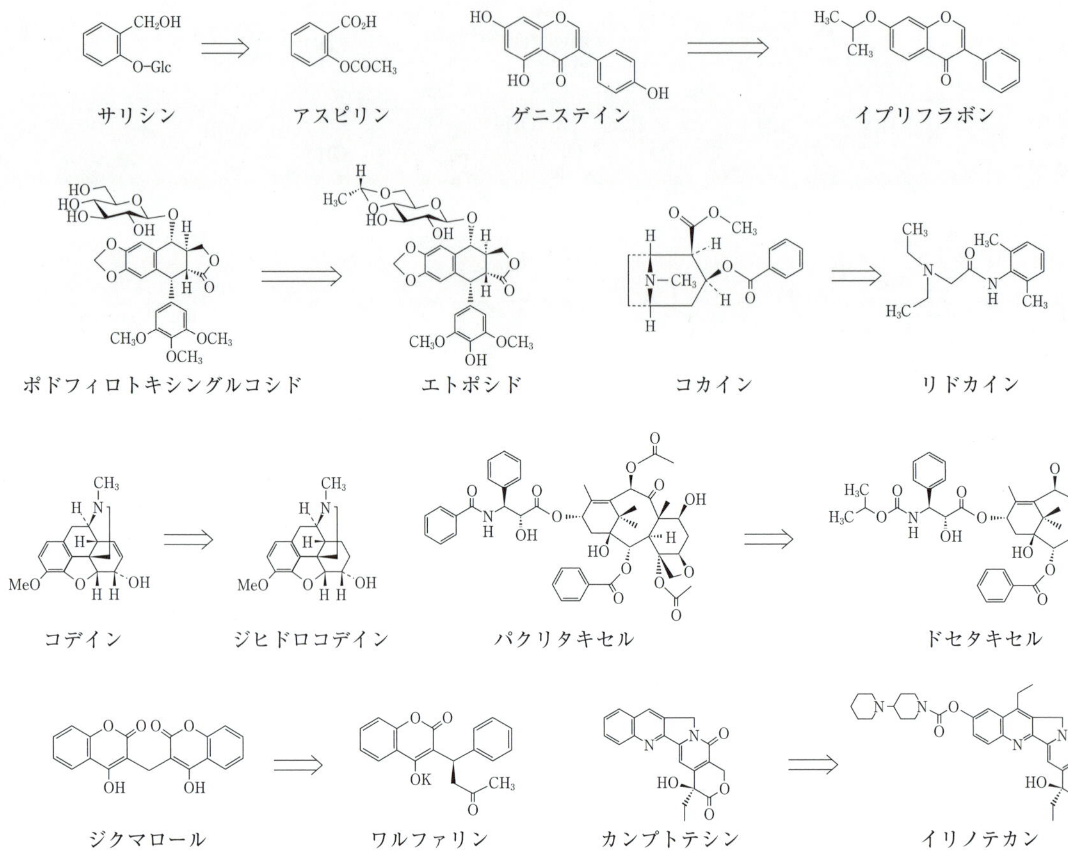

88  3. 薬学基礎

サリシン ⟹ アスピリン    ゲニステイン ⟹ イプリフラボン

ポドフィロトキシングルコシド ⟹ エトポシド    コカイン ⟹ リドカイン

コデイン ⟹ ジヒドロコデイン    パクリタキセル ⟹ ドセタキセル

ジクマロール ⟹ ワルファリン    カンプトテシン ⟹ イリノテカン

図 3-62

腸障害という副作用があり，これを軽減するために
開発された解熱鎮痛薬
**イプリフラボン**　マメ科植物の多くには女性ホルモ
ン様作用を示すゲニステインが含まれているが，こ
れを元に開発された骨粗鬆症薬
**エトポシド**　ポドフィルムより単離されたポドフィ
ロトキシンからがん細胞増殖抑制作用が見出された
が，これを元にトポイソメラーゼⅡ阻害薬として開
発された抗がん剤
**リドカイン**　コカノキから単離されたコカインで
は，毒性・麻薬性が強いため，これを基に開発され
た局所麻酔剤
**ジヒドロコデイン**　ケシから見出されたコデインの
7，8位を還元し，麻薬性を減じ，これをもとに開

発された鎮咳薬
**ドセタキセル**　タイヘイイチイの樹皮から見出され
たパクリタキセルは婦人科系の抗がん剤としてその
ままの形でも使用されているが，樹皮から得ること
を考えると，環境破壊と経済性が悪く，そこでセイ
ヨウイチイの葉から母核構造を単離し，それを元に
半合成品として開発された
**ワルファリン**　ムラサキウマゴヤシから単離された
ジクマロールに血液凝固抑制作用があり，これを元
に開発された抗血栓薬
**イリノテカン**　キジュから単離されたカンプトテシ
ンに抗腫瘍活性が見出され，これを基に開発された
抗がん剤

### 3.6 節のまとめ

- 生薬は動植鉱物の薬用となる部分を示した医薬品または医薬品原料である．
- 生薬は天産品であり，化学合成品とは異なった品質評価法が必要である．
- 生薬には単独での西洋ハーブや民間薬としての利用と，複数組み合わせた漢方薬や生薬製剤としての利用がある．
- 生薬は多種多様な二次代謝産物を含んでおり，一つの成分が新薬や新薬へのシーズとしても利用される．

## 3.7 生命現象の基礎

### 3.7.1 細胞の構造と機能

生命の営みを理解するためには，生命の基本単位である細胞の構造と機能を理解しておく必要がある．全ての生物は単細胞もしくは多細胞からなる．細胞の大きさはさまざまであるが，単細胞生物である細菌の多くは1μm以下である．高等動植物だと一般的におよそ10〜30μm程度であるが，直径7μmの赤血球から直径200μmの卵細胞までさまざまである．ただし，神経細胞のように長さが数十cm以上におよぶ突起をもつ細胞もある．すべての細胞は原核細胞と真核細胞に分類される．原核細胞は細菌などである．真核細胞には酵母，原生動物のような単細胞生物から動物細胞，植物細胞が含まれる．原核細胞は核構造を欠き，DNAがそのまま細胞質に存在する．真核細胞は核膜で囲まれた核構造を有し，DNAは線状で複数個の染色体に分かれて存在し，クロマチン構造をとっている．分裂様式も異なり，原核細胞は無糸分裂であるのに対し，真核細胞は有糸分裂を行う．原核細胞の細胞内構造は単純だが，動物細胞などの真核細胞では細胞内に複雑な構造体である細胞内膜系の細胞（内）小器官（オルガネラ）を持っている．以下，われわれヒトが含まれる哺乳類の動物細胞を中心に細胞の構造と機能について説明する．

細胞は細胞膜（形質膜）という厚さ約5nmほどの膜に囲まれている．細胞膜の役割は，細胞の内部と外部と隔てることによって，細胞の自律性を維持することである．図3-63に動物細胞の構造を示す．細胞内には核と細胞質がある．細胞質は可溶性部分である細胞質ゾル（サイトゾル）と各種の細胞小器官からなる．細胞小器官としては，核，小胞体，ゴルジ体，ミトコンドリア，リソソーム，ペルオキシソームなどがある．これら細胞小器官も膜で囲まれている．細胞膜，核膜，細胞小器官膜を総称して生体膜とよぶ．

細胞膜の役割には，細胞を維持するのに必要な物質を選択的に輸送する役割もある（図3-64）．細胞膜はリン脂質二重層からなる．これに浮かぶようにして，膜を貫通する内在性タンパク質や表在性タンパク質が存在する．これらのタンパク質が細胞機能の維持に必要なイオン濃度の調節，グルコースやアミノ酸のような栄養源の取り込みやホルモンなどの細胞外からのシグナルを細胞内に変換して伝える役割などを担っている．これらのうちの物質輸送には受動輸送と能動輸送がある．能動輸送は細胞内外の物質の濃度勾配に逆らって進む．この輸送は濃度勾配に逆らうため，エネルギーを必要とする．例えば，細胞内外の$Na^+$と$K^+$濃度調節を行う$Na^+/K^+$-ATPaseがある．受動輸送は物質の濃度勾配に従って進む．この場合，担体を必要としない単純拡散と担体を必要とする促進拡散とがある．促進拡散には輸送される物質に特異的な結合タンパク質が担体として働く．例としてグルコースの輸送タンパク質であるGLUTがある．

原核細胞は細胞膜の外側に細胞壁を持っている．大腸菌などでは，細胞膜の外側にリン脂質二重層からなる外膜をもっている．この外膜は細菌にとって外界に対するバリア機能をもっている．細胞膜と外膜の間に

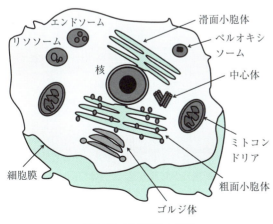

図3-63 真核細胞の構造

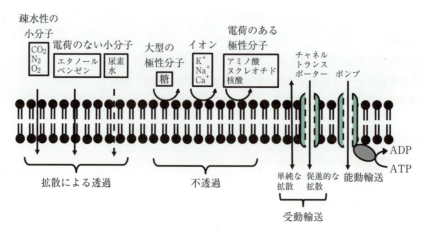

図 3-64　細胞膜の透過性と受動輸送および能動輸送

はペプチドグリカンの層がある．またブドウ球菌のように外膜が存在せず，ペプチドグリカンからなる層が厚く発達している細菌もいる．植物細胞では，動物細胞には存在しないセルロースからなる細胞壁が形成されている．

細胞小器官について説明する．通常，核は細胞に一つ存在する．ただし，骨格筋のように複数の核が存在する細胞もある．核は内外2枚の**核膜**で囲まれている．核膜は所々に**核膜孔**という穴があり，これを介して核内部と細胞質との間で物質の移動が可能になっている．核内部を**核質**という．核の主成分はなんといっても遺伝情報源である **DNA** である．この DNA はタンパク質と複合体を作ってクロマチン（染色質）を形成している．このクロマチンは，細胞が分裂する際に凝縮して棒状の染色体になる．核内にはさらにリボソーム RNA（rRNA）の転写やリボソームの構築が行われる場所である**核小体**が1個〜複数個ある．原核細胞は核膜を欠いており，DNA は細胞の中心部にコンパクトに折りたたまれている．

**小胞体**は袋状もしくは管状の構造をして細胞質に存在する．これらは互いに連絡して網状の構造をしている．小胞体には**滑面小胞体**とリボソームが表面に付着している**粗面小胞体**の2種類がある．滑面小胞体は一般的には脂質代謝を行っている．粗面小胞体では膜タンパク質や分泌タンパク質が作られる．この小胞体は合成されたタンパク質の品質管理も行っている．合成された膜タンパク質や分泌タンパク質は小胞体の内腔や膜上で正しく折りたたまれる．しかし，アミノ酸が変異することにより，正しく折りたたまれなかったタンパク質はプロテアソームによって分解される．この仕組みは異常タンパク質を除去し，正常な細胞機能を維持するために重要な役割を果たしている．

**ゴルジ体（ゴルジ装置）** は扁平な円盤状の嚢が規則正しく積み重なった層板構造をとる．ゴルジ体は核の周囲に存在することが多く，小胞体と近接している．ゴルジ体の中心的役割は粗面小胞体に付着するリボソームで作られたタンパク質を仕分けて，それぞれ目的の場所に送り出すことである．その仕分けのための糖を付加させたりリン酸化する酵素が存在する．

**ミトコンドリア**は直径 0.2〜1.0 µm，長さ 1〜2 µm で，大腸菌と同じくらいの大きさである．通常，1個の細胞に 100〜2000 個存在する．ミトコンドリアは外膜と内膜の2重膜をもつ．内膜には**電子伝達系**で働くタンパク質複合体やそれと共役して ATP をつくる ATP 合成酵素が存在する．ミトコンドリアの内膜より内側はマトリックスとよばれ，**クエン酸回路や脂肪酸・酸化系**などエネルギー代謝に関わる酵素が存在する．ミトコンドリアは**ミトコンドリア DNA** という独自の DNA を有する．核 DNA に比較して短いが内膜に存在する重要な酵素の遺伝子をコードしている．原核細胞にはミトコンドリアはないが，ATP をつくる ATP 合成酵素や電子伝達系が細胞膜に存在する．また，このミトコンドリアはアポトーシスという細胞死にも関与している．このようにミトコンドリアはエネルギー代謝や細胞死に関与し，正常な細胞機能を維持するために重要な役割を果たしている．

**リソソーム**は1枚の膜に囲まれた直径 0.2〜0.5 µm の球状体である．内部は酸性（pH 5）に保たれており，酸性領域で働くタンパク質・多糖・脂質・核酸などの加水分解酵素（リソソーム酵素）が存在する．リソソームは細胞外から取り込んだ病原体などの異物や不要になった細胞や細胞小器官の分解に関わる．また，酵母や植物細胞では似たようなものとして液胞という小器官がある．この液胞もさまざまな加水分解酵

素を含み栄養分と老廃物の貯蔵庫になっている．

ペルオキシソームは 1 枚の膜に囲まれた直径約 0.5 μm の球状体である．内部には多くの酸化酵素が存在している．また，ミトコンドリアとは異なる脂肪酸β酸化系が存在する．この系はミトコンドリアの脂肪酸β酸化系では処理されない極長鎖脂肪酸の処理を行っている．この極長鎖脂肪酸はそもそも生体に必要な成分であるが，異常に蓄積すると神経変性を起こしてしまう．このようにペルオキシソームも正常な細胞機能を維持するために重要な役割を果たしている．

中心体は核の近くに位置し，L字形に直交する 1 対 2 個の中心小体（中心子もしくは中心粒）から構成される．主成分はチューブリンとよばれるタンパク質粒子であり，3 本が 1 組となった微小管が 9 個，円形に並んだ円筒構造をしている．この中心体の機能は，主に細胞分裂時の紡錘体の形成と細胞骨格の一つである微小管の形成である．

細胞骨格は，細胞中にあって細胞を内部から支え，原形質内構造体の空間的配置を決定するとともに，種々の細胞運動や物質運搬に関与している．細胞骨格は大きく分けて微小管，中間径フィラメント，アクチンフィラメント（ミクロフィラメント）に分類される．微小管はチューブリンでできた長い中空の筒（直径約 25 nm）で，重合と脱重合を繰り返す不安定な構造体である．中心体から放射状に伸長している．運動機能としては，細胞運動装置の形成・運動（線毛，鞭毛），有糸分裂時の紡錘体の形成と染色体の移動，細胞内輸送体（輸送小胞など）の移動などに関わる．中間径フィラメントはロープ状の直径約 10 μm の線維である．これらを構成するタンパク質は多様で，毛・爪のケラチン・核のラミンなどがある．ラミンは核の内膜直下の核ラミナとよばれる網目構造を形成し，いくつかの中間径フィラメントは細胞質を横断して細胞に機械的な強度を与え，細胞質をまたいで細胞間結合をつなぎ（デスモソーム），組織に機械的な強度をもたらしている．アクチンフィラメントは，アクチンのらせん状二本鎖重合体で，直径が約 5 nm の柔軟性のある構造であり，直線状の束，二次元の網目構造（ゾル状），三次元の網目構造（ゲル状）に構築される．細胞膜の形態変化（エンドサイトーシス，エキソサイトーシス，細胞質分裂），筋の収縮運動，細胞小器官の移動に関わる．

ヒトのような多細胞生物では，多くの細胞が集合して組織や器官を構築している．このような多細胞生物では，細胞-細胞の接着や，細胞と細胞外基質との接着が，組織や器官の構築に重要な役割を果たしてい

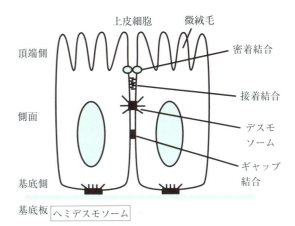

図 3-65 上皮細胞の接着構造

る．例えば，上皮組織は上皮細胞によって構成されているが，われわれの体の内部と外界を区別し，物質の透過や病原体の透過を遮断するほか，選択的な物質のやりとり，外力に抗する構造，外からのシグナルの受容など，さまざまな役割を果たしている．また，大半のがんはこの上皮が発生母体であり，がんは上皮の異常という側面もある．上皮細胞は頂端側（体の外側）から順に基底側に密着結合（タイトジャンクション），接着結合（アドヘレンスジャンクション），デスモゾームなどの接着複合体やギャップ結合（ギャップジャンクション）を形成して，細胞同士で互いに結合している（図 3-65）．これらの細胞間接着により，細胞と細胞は強力に結合するとともに，細胞間の隙間をイオンが透過できないまで密に結合している．これらの接着構造を形成しているのは，細胞膜に存在する膜貫通型タンパク質である．細胞接着は，さらに細胞間のシグナル伝達も可能にしている．上皮細胞の基底側（体の内側）には，ヘミデスモソームがあり，細胞を細胞外基質に接着して結合組織に固定している．ヘミデスモソームには細胞外基質と特異的に結合する接着分子，例えば，インテグリンなどがある．

### 3.7.2 生命現象を担う分子

ヒトの体は，炭素，酸素，水素，窒素を主な構成元素とし，ほかに少量のナトリウム，カリウム，マグネシウム，カルシウム，リン，イオウ，塩素などの元素から成り立っている．また，含量はきわめて微量であるが，鉄，銅，コバルト，マンガン，亜鉛のように生体にとって重要な働きに関わり，必須成分となっている元素もある．これらの元素から非常に多様な分子が作られているが，ヒトあるいは大腸菌のような細菌も含めて，生物の細胞を構成する化合物の組成はほぼ同

じである．その多くは**タンパク質**，**核酸**，**脂質**，**糖**，そして**水**である．これらの構成成分は，それぞれに特有な機能と特徴をもち，生命現象に必要な役割を担っている．これらの構成成分のなかでも水がおよそ70%を占める．この水は生体にとって好都合な特徴を有する．水は**極性分子**であり，多くのイオンや親水性分子を溶解することができる．脂質以外の生体分子は親水性分子のため，水との親和性が高い．また，水は水素結合で水分子同士が結合しているため，低分子であるにもかかわらず，ほかの低分子化合物にくらべて融点，沸点や比熱が高いという特徴を有する．例えば，水とほぼ同じ分子量であるアンモニア（$NH_3$）やメタン（$CH_4$）は常温では気体であるのに，水は液体である．このように水は非常に沸点と融点が高く，特殊な物質である．このような水の性質，つまり常温で液体の性質を保つことができることは，地球表面の変動する温度環境において，安定な生命体を形成し，かつ維持するうえで重要である．

　水以外の細胞を構成する残りの約30%ほどの分子のほとんどは**有機化合物**である．有機化合物は炭素を含む化合物で，細胞を構成する有機化合物の多くは高分子であり，単に元素が集合したという以上の機能的な性質をもつことができて，生命現象を担う意味で重要な分子である．これらの有機化合物は，タンパク質，核酸，脂質，糖の4種類である．

### 3.7.3　生命活動を担うタンパク質

　**タンパク質**は細胞を構成する4種類の重要な有機化合物の一つである．これら有機化合物の中で最も量が多く，細胞機能のほとんどをこのタンパク質が担っていることから生命活動において重要な役割を果たしている．タンパク質は20種類のアミノ酸が重合してできており，分子量は数万〜数十万になる高分子化合物である．遺伝子はタンパク質のアミノ酸配列だけを指定しているが，それによって膨大な構造の多様性が生みだされており，この構造の多様性が，タンパク質の働きを決定している．つまり，タンパク質の機能や役割はその特異的な立体構造によって決まっている．タンパク質は代謝をつかさどる酵素，細胞膜で細胞内外の物質輸送を司る輸送タンパク質，シグナル伝達に関わるタンパク質，細胞運動や筋肉の収縮に関わる運動タンパク質，細胞や個体の構造を維持する構造タンパク質など生命活動のほとんどを担っている．

　タンパク質の単位である**アミノ酸**は20種類存在し，アミノ基（$-NH_2$）とカルボキシ基（$-COOH$）をもった有機化合物である．タンパク質を構成するアミノ酸は L 型アミノ酸（光学異性体が存在しないグリシンを除く）で，アミノ基とカルボキシ基が同じ炭素に結合した**α-アミノ酸**である．アミノ酸は中性水溶液中でアミノ基は水素イオン（$H^+$）を結合して$-NH_3^+$となり，カルボキシ基は水素イオンを解離して$-COO^-$となっている．このため，アミノ酸は塩基性基と酸性基の両方をもつ**両性電解質**として水溶性が高い．20種類のアミノ酸は側鎖の性質により，塩基性，酸性，中性のグループに分類される．これらは，タンパク質の立体構造の形成や機能に重要な役割を果たす．

　タンパク質を構成するアミノ酸同士は，二つの$\alpha$-アミノ酸のアミノ基とカルボキシ基の間で $H_2O$ が外れて結合（縮合）した**ペプチド結合**を形成している．二つのアミノ酸が結合したものジペプチド，三つが連なったものをトリペプチド，数個のアミノ酸が連なったものをオリゴペプチドという．さらに，数百〜数千個のアミノ酸が連なったものを**ポリペプチド**またはタンパク質という．このポリペプチド（タンパク質）の両端に存在するペプチド結合をしていない末端でアミノ基が残っている側を**アミノ末端（N 末端）**といい，カルボキシ基が残っている末端を**カルボキシ末端（C 末端）**という．

　ペプチド結合によるアミノ酸のつながりをタンパク質の**一次構造**という．このタンパク質の**一次構造**は遺伝子によって決められている．アミノ酸が連なったタンパク質の構造は，ペプチド結合が規則的に連なった主鎖と，主鎖からのびるさまざまな側鎖に依存する．これらは折りたたまれて安定な構造をとる．**α-ヘリックス**や**β-シート**の**二次構造**として，規則的に折りたたまれた安定な構造をとる．さらにタンパク質分子全体が折りたたまれて安定な**三次構造**をとる．また，同じタンパク質や異なったタンパク質が複数種類会合して安定な構造をとって機能する場合もあり，これを**四次構造**という．例えば赤血球にあるヘモグロビンは，2種類の$\alpha$と$\beta$ヘモグロビンタンパク質が2分子ずつ合計4分子会合して機能している．二次構造から四次構造までを**高次構造**という．この高次構造を維持するのには，システインの$-SH$基によるジスルフィド結合（$-S-S-$結合）などの共有結合に加えて，アミノ酸の側鎖やペプチド結合同士の静電的結合，水素結合，疎水結合やファンデルワールス力のような弱い非共有結合が重要な役割をしている．このようにして，個々のタンパク質特有の安定した立体構造が得られ，タンパク質分子の機能に重要な役割を果たしている．

　タンパク質は熱や酸，アルカリ，有機溶媒などによ

って立体構造が破壊されて，その機能が失われる．これを**変性**という．これは高次構造を形成していた弱い結合が切断されたり変化するためで，多くの場合変性すると不溶性になり沈殿する．

タンパク質は合成（翻訳）された後，一部のペプチド結合が切断されることがある．また，糖鎖や脂質の付加，メチル化やアセチル化，リン酸化や脱リン酸化などの修飾を受ける．これらは翻訳後修飾といい，タンパク質の機能発揮に重要な役割を果たしている．

細胞を構成する生体物質の多くは有機化合物であり，膨大な種類が存在し，生命化学反応によって合成・分解され，生命活動に必須である．この生命化学反応の特徴は，さまざまな化学反応が細胞内で同時に進行することである．ときには同一物質の合成反応と分解反応が進行することさえある．一般的な触媒を用いたフラスコ内での化学反応では考えられないことである．この生命化学反応を**触媒**するタンパク質が**酵素**である．酵素はタンパク質の特性を色濃く反映し，固有の立体構造をとる．酵素はこの特性を生かして，生命化学反応においてさまざまな特異性を発揮するとともに，複雑な調節を可能にしている．

生命のさまざまな化学反応を触媒している酵素の反応は6種類に分類され，これら反応に基づいて酵素は次の6群に分類されている．① 酸化還元酵素（オキシダーゼ）酸化還元反応を触媒する．② 転移酵素（トランスフェラーゼ）原子団転移反応を触媒する．③ 加水分解酵素（ヒドラーゼ）加水分解反応を触媒する．④ 付加脱離酵素（リアーゼ）付加および脱離反応を触媒する．⑤ 異性化酵素（イソメラーゼ）異性化反応を触媒する．⑥ 合成酵素（連結酵素）（リガーゼ，シンテターゼ）ATP の加水分解を伴って C—C，C—O，C—N 結合の生成反応を触媒する（ATP 要求性がある）．

このような酵素によって触媒される生体化学反応を**酵素反応**という．このとき，酵素と結びついて変化を受ける物質を**基質**という．基質は酵素の**特定部位（活性部位，活性中心）**に結合し，酵素タンパク質が作りだす特殊な環境により，いったんエネルギーの高い状態の（ただし，触媒がない場合よりは低いエネルギーで済む）**酵素-基質複合体**を形成する．この状態から，基質は生成物へと形を変え，酵素から離れる．これを繰り返して行うことで，酵素は特定の反応を促進している．

酵素反応が，タンパク質ではない低分子によって助けられることも多い．このような低分子を**補酵素**という．補酵素の多くは**ビタミン**から作られることが多

い．また，酵素構造の安定化や酵素活性の発揮のために鉄や亜鉛などの**金属イオン**を必要とするものがあり，それらを**金属酵素**という．

酵素は，特定の化合物（基質）に働きかけ，特定の反応を触媒する．つまり，酵素は**基質特異性**と**反応特異性**の2種類の特異性を有する．例えば，ペプシン，トリプシンなどの消化酵素はタンパク質やペプチドの特定のアミノ酸残基のペプチド結合を切断（加水分解）する．しかし，糖や脂質の加水分解は触媒しない．また，リパーゼは脂質を加水分解するが，タンパク質や糖には作用しない．酵素が特定の基質を認識して特異的に結合することは**鍵と鍵穴**の関係に例えることができる．この酵素の高い特異性は酵素の立体構造に依存している．酵素の**活性部位（活性中心）**は特定の基質と特によく結合できる形になっていて，基質の特徴的な官能基と結合できるように活性中心を形成するアミノ酸側鎖が配置されている．タンパク質酵素が効率よく反応を触媒できるのは，このように活性中心に特別なアミノ酸残基があるためである．また，酵素が反応特異性を有することは生体を恒常的に維持するための重要な性質である．例えば，酵素分子の量を遺伝子発現によって調節することができるので，生体にとって必要な酵素量の調節が単純となる．さらに，ある一連の酵素反応の生成物が過剰になった場合，生成物がその反応を担当する酵素に作用して酵素活性に**フィードバック阻害**を誘導し過剰生成を動的に制御することも可能になる．

酵素反応では，基質 S の濃度 [S] を高めていくにつれて反応初速度 $V$ が増加するが，反応系に加える酵素量を一定にした場合，いくら [S] を高くしても $V$ は一定の値より高くならずに飽和する．この外挿値を $V_{max}$ とする．この飽和現象は，基質分子がたくさんあっても，触媒である酵素の基質結合部位の量には限りがあるからである．これを式で表すのが酵素の反応速度論である．以下の式で表す．

$$\mathrm{E+S} \underset{k_{-1}}{\overset{k_1}{\rightleftharpoons}} \mathrm{ES} \overset{k_2}{\longrightarrow} \mathrm{E+P}$$

酵素分子を E，生成物を P で表す．$k_1$, $k_{-1}$, $k_2$ は反応速度定数である．反応生成物の濃度が反応速度に影響を与えない範囲で考えると仮定すると，酵素と基質が可逆的に結合するという点で，結合したものの一部が一次反応により生成物を生み出す．このとき，反応の初速度を $V$，基質のモル濃度を [S] とすると，以下の**ミカエリス・メンテンの式**が成り立つ．$V_{max}$ を最大反応初速度，$K_m$ を**ミカエリス定数**という．

$$V = V_{max}/(1+K_m/[S])$$
$$K_m = (K_{-1}+K_2)/K_1$$

$K_m$ は $V_{max}$ の 1/2 の反応初速度を与える基質濃度である．さらに $K_m$ は酵素と基質の親和性を示す指標（$K_m$ が小さいほど親和性が大きい）として利用されている．また，酵素の触媒効率は，$V_{max}$ を酵素の活性中心あたりの活性として求めることができ，回転率 $K_{cat}$ で表す（$k_2$ と同じ）．

$K_m$ および $V_{max}$ は各酵素に固有の定数であり，さまざまな基質濃度において酵素反応の初速度を測定することにより求められる．ミカエリス・メンテン式は双曲線グラフになるが，この式の両辺の逆数をとって変形すると下記の式になるので，プロットすると直線グラフとなり，縦軸と横軸の交点から $V_{max}$ と $K_m$ が求まる（図 3-66）．これを**ラインウィーバー–バーク法（二重逆数プロット法）**という．

$$\frac{1}{V} = \frac{K_m}{V_{max}} \times \frac{1}{[S]} + \frac{1}{V_{max}}$$

酵素にとっての $K_m$ と $V_{max}$ は，化学物質についての融点や沸点のようなものであり，酵素の特徴を表す．$K_m$ と $V_{max}$ がわかれば，反応速度や触媒効率などがわかり，反応機構（酵素の触媒機構）の理解にもつながるので，医薬品の開発等の酵素を利用した研究に必要である．

ある物質の影響で酵素の活性が低下することを阻害といい，阻害をおこす物質を阻害剤という．医薬品のなかには，酵素の阻害剤として働くことによって作用を発揮するものがたくさんある．酵素阻害は，**不可逆阻害**と**可逆阻害**に大別される．不可逆阻害は阻害剤が酵素の活性中心あるいはその近くに共有結合で結合し，一度結合すると離れないことによっておこる．医薬品としてはまれであり，毒物や殺虫剤などに多い．可逆阻害は阻害剤が非共有結合（静電結合，水素結合，疎水結合など）によって酵素と可逆的に結合して酵素活性を低下させる．可逆阻害には競合阻害（拮抗阻害），非競合阻害（非拮抗阻害），不競合阻害（不拮抗阻害）の三つの様式があり，医薬品に多い．

競合阻害（拮抗阻害）は酵素の活性中心に，基質と構造のよく似た阻害剤が基質と競合して結合することによっておこる阻害である．競合阻害剤の存在下および非存在下でラインウィーバー–バーク法でプロットを行うと，2 本の直線は縦軸上で交わる（図 3-66）．競合阻害の場合は $1/V_{max}$ は阻害剤がない場合と同じで $-1/K_m$ は小さな値となるので，$K_m$ は大きくなる．このように競合阻害剤があると，酵素反応の最大反応速度（$V_{max}$）は変わらないが酵素と基質の親和性が低くなる（$K_m$ が大きくなる）．

非競合阻害（非拮抗阻害）は酵素の活性中心とは異なる部位に阻害剤が結合し，活性中心の構造に影響を与えて酵素反応をおこりにくくするものである．非競合阻害剤は，酵素が基質に結合した状態でも結合していない状態でも，結合して効果を発揮する．非競合阻害剤の存在下および非存在下でラインウィーバー–バーク法でプロットを行うと 2 本の直線は横軸上で交わる（図 3-66）．つまり，非競合阻害剤があると $1/V_{max}$ は大きくなり，$-1/K_m$ は変わらない．このように酵素反応の最大反応速度（$V_{max}$）は低下するが，酵素と基質の親和性は変わらない（$K_m$ は変わらない）．

不競合阻害（不拮抗阻害）は非競合阻害と同様に，酵素の活性中心とは異なる部位に阻害剤が結合し，活性中心の構造に影響を与え，酵素反応を起こりにくくする．非競合阻害と異なる点は，不競合阻害剤は遊離の酵素とは結合せず，酵素–基質複合体にのみ結合することである．不競合阻害剤の存在下および非存在下でラインウィーバー–バーク法でプロットを行うと 2 本の直線は平行となるのが特徴である（図 3-66）．不阻害剤があると $1/V_{max}$ も $-1/K_m$ も大きくなる．すなわち酵素反応の最大反応速度（$V_{max}$）が小さくなり，酵素と基質の見かけの親和性が高くなる（$K_m$ が小さくなる）．つまり，$V_{max}$，$K_m$ がともに小さくなる．これは，酵素–基質複合体の有効濃度の減少により，酵素の基質に対する見かけの親和性を増加させるからである．

酵素の活性中心と異なる部位に代謝物質などが結合することによって，酵素活性が調節されることを**アロステリック調節**という．このときに代謝物質などが結

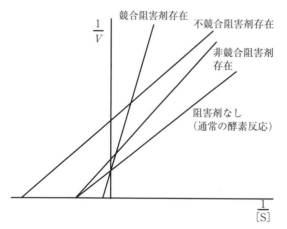

図 3-66　ラインウィーバー–バーク法による酵素反応阻害の様式

合する部位を**アロステリック部位**という．例として，解糖系の律速酵素であるホスホフルクトキナーゼ（PFK）がある．PFK活性は解糖系が供給するATPやクエン酸によって阻害される．逆に，AMPやADPによってPFK活性は促進される．これらの活性調節は可逆的で，解糖系が亢進しすぎたり，低下したりすることを防ぐのに役立ち，ATPやクエン酸の量を一定に調節することができる．

### 3.7.4　生命情報を担う遺伝子

　ある生物がもつすべての遺伝情報を**ゲノム**という．別のいい方をすると，ある生物の配偶子に含まれるDNAの塩基配列情報の1セットをゲノムという．ヒトの場合は，22本の染色体＋X染色体＋Y染色体に存在するすべてのDNAの塩基配列情報をゲノムと定義する．原核生物は一般に細胞あたり1つのDNAをもつ．このように1セットのゲノムをもつ細胞あるいは個体を一倍体という．真核生物の体細胞は2セットのゲノムをもつ二倍体である場合が多い．真核生物のミトコンドリアや葉緑体に含まれるDNAはミトコンドリアゲノムなどのように別に扱われ，**染色体外ゲノム**ともいう．細胞本来の核内のDNAは**染色体ゲノム**という．

　遺伝情報はDNAの塩基配列上にあるが，DNAの全てが遺伝子ではない．これまで述べてきたように遺伝子の多くは，タンパク質のアミノ酸配列を規定しているが，ヒトではゲノムの1.3%ほどにすぎない．このタンパク質のアミノ酸配列を規定している領域を**コード領域**または**翻訳領域**という．また，翻訳領域の情報とその遺伝子の発現を調節する情報をもつ領域をあわせて**遺伝子**という．タンパク質の情報をもたないrRNAやtRNAなどの遺伝子もあり，このようなタンパク情報をもたないRNAを**ncRNA**（non-coding RNA）という．遺伝子数では，大腸菌では約4300に対してヒトは約20 000のタンパク質をコードしている遺伝子をもつ．ほかにncRNAの遺伝子が多数ある．ゲノムを構成するDNAのうち，遺伝子領域以外には**繰り返し配列（反復配列）**が多く，この反復配列は減数分裂期における染色体の乗換え，遺伝子の組換え修復，核内におけるクロマチンの配置に重要な働きをしていると考えられている．

　次に，原核生物の遺伝子構造の特徴について述べる．大腸菌のような原核生物では複数の遺伝子がDNA上に並んで存在し，複数の遺伝子が1本のmRNAとして転写される．これを**ポリシストロニックmRNA**という．このとき，一つの転写調節領域によって発現が調節される複数の遺伝子全体を一つの単位と考えて，**オペロン**とよぶ．例えば，ラクトースオペロンやヒスチジンオペロンなどがある．原核生物では一般に，多数の遺伝子がオペロンを形成している．また転写調節領域は数十〜100 bp程度と短いのが特徴である．

　一方，真核生物の遺伝子の翻訳領域は**エキソン（exon）**に含まれている．エキソンは**イントロン（intron）**によって分断されている．このイントロンはアミノ酸配列の情報はもたないが，転写調節に関わる情報をもつものもある．また，遺伝子によってはエキソンの10倍〜数百倍もの長さのイントロン部分が存在する．原核生物とくらべて，真核生物では転写調節領域は数十 kb〜200 kbpと長いのが特徴である．

　真核生物ではDNAは**ヒストン**タンパク質に巻き付いている．このタンパク質とDNAの複合体を**クロマチン**という．光学顕微鏡で観察される染色体はこのクロマチンが凝縮したものである．ヒトの細胞一つあたりのDNAの長さは46本の染色体をつなぎ合わせると約2 mになる．これがもつれずに直径$10 \mu m$ほどの核にコンパクトに収まっているのは，このクロマチン構造による．クロマチンの主要タンパク質であるヒストンにはH1，H2A，H2B，H3，H4の5種類ある．このうち，H2A，H2B，H3，H4がそれぞれ2個ずつ集まった球状のヒストン八量体にDNAが巻きついて**ヌクレオソーム**構造をとる．これがらせんをつくり，それがさらに幾重にもらせん構造をとることにより，DNAがコンパクトに折りたたまれる．H1はヒストン八量体とDNAに結合し，らせん構造をさらにコンパクトにする．遺伝情報が読み取られるときには，クロマチン構造がほどけて，情報が写しとられる．

　遺伝子がもつタンパク質情報は，タンパク質のアミノ酸の並び順（一次構造）の情報である．DNA情報はDNAを鋳型として合成されるmRNAに写され，最終的にタンパク質配列に反映される．遺伝情報はDNA→mRNA→タンパク質の方向に流れる．この概念を**セントラルドグマ**という．この概念は，原核生物から真核生物まで全生物に共通した基本原理である．DNAのもつ遺伝情報である塩基配列をRNAの塩基配列に**転写**されることで，mRNAは合成される．このmRNAの塩基配列という暗号（情報言語）を別の言語であるアミノ酸配列に**翻訳**することでタンパク質が合成される．

　核酸には2種類（DNA，RNA）あり，その構成単位である**ヌクレオチド**は，塩基，五炭糖，リン酸基からなる．塩基は窒素を含む複素環化合物で**プリン**とピ

リミジンに大別される．塩基にはアデニン（A），シトシン（C），グアニン（G），チミン（C），ウラシル（U）の5種類がある．五炭糖は**リボース**とその2′位のOH基が還元されてH基になっている**2-デオキシリボース**の2種類がある．塩基と五炭糖がついた化合物を**ヌクレオシド**という．**ヌクレオチド**はこのヌクレオシドの糖ヒドロキシ基にリン酸が付加した化合物である．核酸はヌクレオチドの5′位のリン酸基がほかのヌクレオチドの3′位のヒドロキシ基と**ホスホジエステル結合**することで，ヌクレオチドを連続的につないだポリヌクレオチドである．ヌクレオチド間の五炭糖のつながりが一様であるため，ポリヌクレオチドには方向性があり，両端は異なった構造になっている．両端は5′位にリン酸基をもつ端を5′末端といい，3′位にヒドロキシ基をもつ端を3′末端という．DNAとRNAは五炭糖と塩基の部分が異なる．DNAでは五炭糖が2-デオキシリボースであり，RNAではリボースである．これがそれぞれの名前の由来になっている．塩基ではG，A，Cは両者に共通しているが，TはDNAのみで，UはRNAのみに含まれる．このように遺伝情報を保存し，遺伝子の本体であるDNAと，遺伝子にコードされたタンパク質の合成に働くRNAは非常に似ている．

DNAは細胞核内部（ミトコンドリア内にも）に存在する．遺伝子の本体であり，タンパク質合成のための設計図と遺伝情報の保存と子孫への伝達を担っている．DNAは**二本鎖（二重らせん構造）**をとる．2本のポリヌクレオチド鎖は**逆平行**（5′→3′と3′→5′）でらせんの1回転がヌクレオチド約10個分である．DNA二本鎖は塩基間の**水素結合**で安定化している．この水素結合は相手が決まっている．**GとCは水素結合3本**で，**AとTは水素結合2本**で結合している．このように，DNAは互いに対応する塩基対を持った2本のポリヌクレオチド鎖からなり**相補的**である．この性質がタンパク質合成のための設計図や遺伝情報の保存と子孫への伝達というDNAの役割に役立っている．

RNAは細胞核と細胞質に存在する．DNAがもつ遺伝情報を細胞核から細胞質に取り出してタンパク質（遺伝子産物）を生み出すことに働く．DNAと異なり，一本鎖である．主に4種類のRNAが存在する．**メッセンジャーRNA（mRNA）**は伝令の役目をし，DNAの情報を写しとり（転写）運ぶ．遺伝子の数だけ存在する．細胞内の全RNAの1%以下である．**リボソームRNA（rRNA）**はタンパク質合成の場であるリボソームを形成する．このRNAは細胞内の全RNAの95%を占める．**トランスファー（転移もしくは運搬）RNA（tRNA）**はアミノ酸をリボソームに運ぶ．タンパク質合成に関わる．細胞内の全RNAの5%程度を占める．それぞれのtRNAは結合するアミノ酸が決まっている．ほかに低分子核RNA（snRNA）などがある．mRNA以外のRNAを非翻訳RNA（non-coding RNA）という．

DNAは細胞分裂に先立って細胞周期のS期に合成（**複製**）される．複製するときはA＝T，G≡Cと相手が決まっている．複製は二本鎖を形成していたそれぞれの鎖を手本（**鋳型**）とする．つまり，鋳型DNAと新規合成DNAとで二重らせんを作る．これを**半保存的複製**という．複製は**複製開始点**から開始され，**DNAポリメラーゼ**が中心的役割を担う．このとき5′→3′方向にDNA鎖を伸ばす．DNAポリメラーゼはエキソヌクレアーゼ活性（3′→5′方向にDNAを削る）を持っている．そのため，A＝T，G≡C以外に誤ったヌクレオチドを重合させたときにそれを削る．これを**校正機能**（ミスマッチ修復）という．DNAの複製は次のように進む．まず，2重らせんがほぐされる．これにはDNAヘリカーゼとトポイソメラーゼが関わる．次にプライマーゼによって**プライマーRNA**が合成される．このプライマーRNAを「きっかけ」として**DNAポリメラーゼⅢ**が5′→3′方向に新しいDNAを合成する．二本鎖のうち，**リーディング鎖**は連続して合成され，**ラギング鎖**は不連続に合成される（岡崎断片）．次に**DNAポリメラーゼ1**が5′→3′エキソヌクレアーゼ活性を利用して不連続な岡崎断片の隙間のプライマーRNAを分解しながらその隙間を埋める．残る切れ目がDNAリガーゼにより閉じられる．

RNAの合成（転写）はDNAの塩基配列（遺伝子）をRNAの塩基配列に写しとる過程である．特にmRNAの合成が重要となる．DNA合成（複製）との共通点は，5′→3′方向に合成（開始→伸長→終結と進行），DNAを鋳型として塩基対の規則に従って合成されることである．DNA合成（複製）と異なる点は，RNAポリメラーゼが合成に関わる（mRNA合成はRNAポリメラーゼⅡ）こと，リボヌクレオチドが合成に使われること，Aに相補的な塩基はUである（Tではない）こと，RNA合成にはプライマーは利用されないこと，RNAの転写には校正機能がないことなどである．転写によって合成されたRNAはプロセッシングを受けて機能を持ったRNA分子になる．プロセッシングには，塩基の修飾（tRNAのコドンの識別），エンドヌクレアーゼによる切断（mRNA，rRNA），**3′ポリA鎖の付加と5′キャップ構造**による

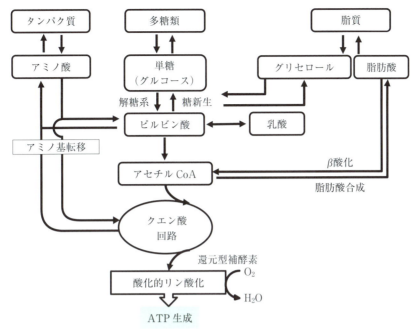

図 3-67 代謝の概観

mRNA の安定化，mRNA の**スプライシング**などがある．スプライシングは，転写されたままの RNA 分子を（mRNA 前駆体）から不要な部分（イントロン）を除去し，必要な部分（エキソン）だけを再結合する過程である．

タンパク質の合成（翻訳）は，mRNA のもつ情報をそのヌクレオチド配列から読みとって，対応する特定のタンパク質のアミノ酸配列を合成することである．このとき，mRNA 上の「3 塩基の並びによる暗号」（**コドン**）により対応するアミノ酸が指定される．アミノ酸 20 種類についてコドンが決まっている．このタンパク質合成はリボソーム上で行われる．tRNA が mRNA 上のコドンに対応するアミノ酸を運ぶ．tRNA にはコドンを認識するアンチコドンがある．一連の翻訳はメチオニンのコドン（AUG）から開始される（**開始コドン**）．N 末端から C 末端方向に合成される（伸長）．合成は**終止コドン**（UAA，UAG，UGA）で終了する．合成は開始複合体の形成→伸長→終了の順で進む．

## 3.7.5 生体エネルギーと生命活動を支える代謝系

ヒトを含む生物の活動を支えるエネルギーと生体物質を作り出す過程を**代謝**という．この代謝には**エネルギー代謝**（エネルギーの生産と利用）と**物質代謝**（さまざまな生体分子の合成，分解と相互変換）の二つの側面がある．**異化**は有機物を小さな分子に分解して生命活動のエネルギーを獲得する代謝過程である．ヒトのような動物は，栄養素を食物から摂取しなければならない**従属栄養生物**である．従属栄養生物は，摂取した栄養素を分解して生命活動に必要なエネルギーを取り出す．一方で，**同化**は小さな分子から大きな分子（高分子）を合成する代謝過程である．この過程は**生合成**ともいい，エネルギーを蓄えた有機分子や体に必要な生体分子の合成を行う．当然，この同化の反応ではエネルギーを消費する．詳細を省くが，植物のように光合成を行う生物は，無機化合物から栄養素である有機物を作り出すことができるため，食物を摂取する必要がなく**独立栄養生物**という．代謝は多種類の化学反応から成り，生体触媒である酵素，補酵素などの生体分子によって触媒される．本項では，代謝のうち最も重要なエネルギー代謝である解糖系，クエン酸回路と呼吸鎖に絞って説明する．

ヒトは，糖質，脂質，タンパク質の三大栄養素を食物から摂取している．これらは，そのままでは体内に吸収できないために，それぞれの構成単位である単糖（主にグルコース），脂肪酸，アミノ酸に分解されて吸収される．グルコース代謝は，中間体であるピルビン酸やアセチル CoA を介して，脂肪酸やアミノ酸の代謝とも結びついている．つまり，単糖，脂肪酸，アミノ酸は代謝反応で相互に変換され得る（**図 3-67**）．

エネルギー代謝では，糖質を酸化的に分解する際に

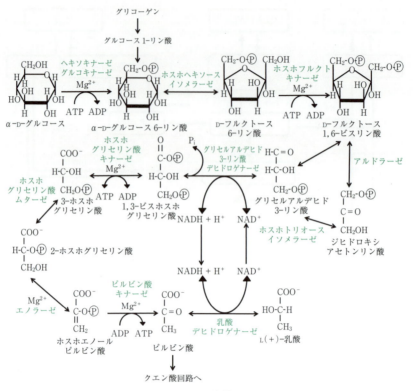

図 3-68 解糖

生じるエネルギーから生体エネルギーの通貨である ATP がつくり出される．ヒトはエネルギーの大半を**糖質**から得る．例えば，食物に含まれる多糖である**デンプン**は，唾液や膵液に含まれる**アミラーゼ**によって二糖の**マルトース**（麦芽糖）までに分解される．マルトースはさらに**マルターゼ**により，単糖の**グルコース**に分解されて**小腸上皮**から吸収される．ほかの**スクロース**（ショ糖）や**ラクトース**（乳糖）などの二糖も単糖に分解されて小腸で吸収される．スクロースはスクラーゼによって**フルクトース**（果糖）とグルコースに分解される．ラクトースはラクターゼによって**ガラクトース**とグルコースに分解される．このグルコースは高度に還元された高エネルギー化合物であり，生体内では段階的な反応により，少しずつ酸化されてエネルギーが取り出されて利用される．グルコースは最終的に高度に酸化されて $CO_2$ と水に変わる．グルコースの酸化により取り出されたエネルギーは ATP や NADH の形で蓄えられる．

グルコースからエネルギーを取り出すために，グルコースはまず**解糖系**で代謝（分解）される（図 3-68）．**酸素呼吸**ではこの代謝はさらに**クエン酸回路**（図 3-69）へと進む．解糖系は 10 段階からなる反応過程で，1 分子のグルコース（$C_6$）が 2 分子のピルビン酸（$C_3$）にまで分解される．解糖系の反応は細胞質ゾルで進行する．まず，細胞内に取り込まれたグルコースはリン酸化されてグルコース 6-リン酸（G6P）になる．このときに 1 分子の ATP を消費する．この反応はヘキソキナーゼとグルコキナーゼという 2 種類の酵素が触媒する．また，不可逆反応であり，解糖系の三つの律速段階のうちの一つとなっている．G6P はホスホヘキソースイソメラーゼによってフルクトース 6-リン酸（F6P）に変換される．さらに，ホスホフルクトキナーゼ-1 によって F6P がリン酸化されてフルクトース 1,6-ビスリン酸（F1, 6BP）が生成する．このときに 1 分子の ATP を消費する．この反応も不可逆反応であり，解糖系の三つの律速段階のうちの一つとなっている．F1, 6BP はアルドラーゼによって開裂して，ジヒドロキシアセトンリン酸（DHAP）とグリセルアルデヒド 3-リン酸（GAP）という二つの三炭糖（$C_3$）になる．この DHAP はホスホトリオースイソメラーゼによってグリセルアルデヒド 3-リン酸へ異性化する．次に，GAP はグリセルアルデヒド-3-リン酸デヒドロゲナーゼ（GAPDH）によって 1,3-ビスホスホグリセリン酸（1,3-BPG）へ酸化的リン酸化され，1 分子の $NAD^+$ が NADH に還元される．この反応で，1 分子のグルコースあたり 2 分子の NADH

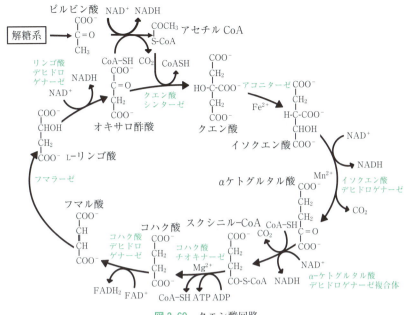

図 3-69 クエン酸回路

が生じる．1,3-BPG の 1 位のリン酸基がホスホグリセリン酸キナーゼによって脱リン酸化され，ADP に転移して ATP が生成する．これによって，3-ホスホグリセリン酸が生じる．つまり，1 分子のグルコースあたり，2 分子の ATP を生じる．この反応は酸素を用いないで ATP を生じるので，**基質レベルのリン酸化**という．次にホスホグリセリン酸ムターゼにより，3-ホスホグリセリン酸のリン酸基が分子内転移され 2-ホスホグリセリン酸に変換される．この 2-ホスホグリセリン酸はエノラーゼによる脱水反応によりホスホエノールピルビン酸へ変換される．ピルビン酸キナーゼはホスホエノールピルビン酸を脱リン酸化して ATP を生成し，解糖の最終産物であるピルビン酸を生じる．この反応は**不可逆**であり，解糖系の三つの律速段階のうちの最後の一つとなっている．

このとき，1 分子のグルコースから 2 分子の ATP と 2 分子のピルビン酸ができる．この反応も酸素を用いないで ATP を生じる基質レベルのリン酸化である．

以上からわかるように解糖系はグルコースから F1,6BP までのエネルギーを ATP 通貨で消費する過程と GAP からピルビン酸までのエネルギーを ATP 通貨で産生する過程に大別することができる．エネルギー消費過程では 2 分子の ATP を消費する．エネルギーの産生過程では 4 分子の ATP と 2 分子の NADH がつくられる．そのため，解糖によって 1 分子のグルコースから差し引き 2 分子の ATP と 2 分子の NADH が得られる．

グルコース以外の単糖類は，解糖系の代謝中間体に変換されて解糖系に合流する．例えば，フルクトースは GLUT5 経由で細胞に入ると，フルクトキナーゼによってリン酸化されてフルクトース 1-リン酸 (F1P) になる経路とヘキソキナーゼによって F6P を経て解糖系に合流する経路がある．F1P はアルドラーゼにより，DHAP とグリセルアルデヒドに切断される．グリセルアルデヒドはトリオースキナーゼ (トリオキナーゼ) により GAP へ変換され，解糖系に合流する．

ところで，酸素を用いて糖を分解してエネルギーを取り出す代謝を**好気的呼吸**という．このとき，解糖系で生成したピルビン酸は，ミトコンドリア内のクエン酸回路で代謝されて生じるエネルギーは NADH や FADH$_2$ のかたちで蓄えられる．また，酸素がないもしくは低酸素の条件下やミトコンドリアを欠く赤血球などでは**嫌気的呼吸**により酸素を用いないで ATP を生成する．この嫌気的条件下では，解糖の過程で生じる NADH から，ピルビン酸に水素が渡り，乳酸が生じる．このとき，ピルビン酸が還元されるとともに NADH から NAD$^+$ が再生される．この NAD$^+$ が解糖系に供給されることにより，解糖系は連続的に進行して ATP をつくり続けることができる．ヒトが激しい運動をすると，骨格筋細胞は酸素の供給が十分でなくなり，嫌気的解糖が進行してピルビン酸は乳酸へ変

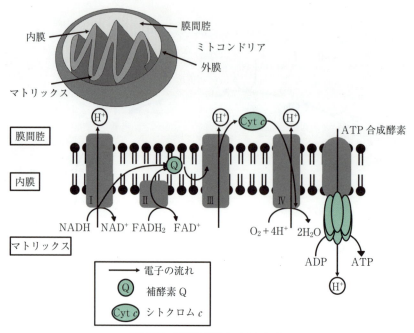

図 3-70　電子伝達系と ATP 合成

わる．そのため，乳酸が蓄積して筋肉の疲労が起きる．また，がん細胞では解糖系が亢進しているが，酸素の有無に関わらず，このピルビン酸から乳酸に変わる反応が優位になっている（ワールブルグ効果）．

ヒトの生体内において，血中グルコース濃度（血糖値）は一定の値に維持されている．グルコースが補給されないと，肝細胞でピルビン酸からグルコースを合成する糖新生が起こる．糖新生に必要なピルビン酸は，解糖系ばかりではなくアミノ酸やグリセロールからも供給される．糖新生は，通常，グルコース飢餓状態になったときに起こる．それ以外にも，無酸素運動によって筋肉に乳酸が蓄積した際に，乳酸が肝臓に運ばれて糖新生が起こる（コリ回路）．

酸素がある状態で，解糖系の最終産物であるピルビン酸はミトコンドリアのマトリックスに運ばれる．そこでピルビン酸は，ピルビン酸デヒドロゲナーゼ複合体による酸化的脱炭酸によりアセチル CoA を生じ，クエン酸回路（TCA 回路，クレブス回路）に入る．このクエン酸回路はアセチル基を 2 分子の二酸化炭素に酸化して，還元型補酵素を生成する 8 段階の反応からなる閉じた回路である．アセチル CoA はまず，オキサロ酢酸と結合してクエン酸ができる．回路が 1 回転してオキサロ酢酸に戻ると，オキサロ酢酸は新たなアセチル CoA と反応してクエン酸が生成し，再び回路が回る．反応系でイソクエン酸が α ケトグルタル酸になり，さらにスクシニル CoA になる過程でそれぞれ二酸化炭素が生じる．このときに放出されるエネルギーを利用して，$NAD^+$ から NADH が作られる．さらに，コハク酸がフマル酸に変わる過程で $FADH_2$ が作られ，リンゴ酸がオキサロ酢酸に変わる過程で NADH が作られる．ピルビン酸 1 分子が脱炭酸してアセチル CoA が生じる過程で，1 分子の NADH が生じる．つまり，グルコース 1 分子からは，2 分子の NADH とアセチル CoA が生じる．次いで，クエン酸回路が 1 回転する過程で，1 分子のアセチル CoA から 3 分子の NADH，1 分子の $FADH_2$ が生じる．高エネルギー分子を有する NADH と $FADH_2$ は，ミトコンドリア内膜にある電子伝達系に運ばれて，ATP 合成のためのエネルギーとして利用される．

電子伝達系は複合体 I から複合体 V までの五つの複合体からなる（図 3-70）．複合体 I（NADH-補酵素 Q 酸化還元酵素）と複合体 II（コハク酸-補酵素 Q 酸化還元酵素）は，それぞれ NADH と $FADH_2$ から渡される高エネルギー電子を受け取る．複合体 I が受け取った電子は補酵素 Q を介して複合体 III（補酵素 Q-シトクロム c 酸化還元酵素）に渡され，さらに，シトクロム c を介して複合体 IV（シトクロム c 酸化酵素）に渡される．複合体 IV で電子は酸素と結合して水が生じる．複合体 V は ATP 合成酵素で，電子の受け渡しには関与しない．このように NADH や $FADH_2$ が放出した電子は，いくつかの複合体を経由して最終的に酸素が受け取る形で酸化還元反応が起こる．電子伝達

系は酸素を消費することから**呼吸鎖**ともいう．五つの酵素複合体のうち，複合体Ⅰ，Ⅲ，Ⅳは酸化還元の際に放出される自由エネルギーを利用して，プロトン（$H^+$）をミトコンドリアのマトリックスから膜間腔に能動輸送する．このため，内膜を挟むかたちで $H^+$ の濃度勾配（pH の差）が生じる．これにより，$H^+$ の正電荷に応じて膜電位が生じる．$H^+$ の濃度勾配と膜電位をあわせたプロトン駆動力は，ATP 合成酵素の働きにより ATP のエネルギーに変換される．電子伝達（酸化反応）と ATP 合成（リン酸化反応）は，$H^+$ の能動輸送と連動しているため，ATP 合成は $H^+$ の能動輸送と共役している．このように電子伝達によってつくられる $H^+$ の駆動力を利用して ADP から ATP を合成する仕組みを**酸化的リン酸化**という．酸化的リン酸化は，解糖系における**基質レベルのリン酸化**とともに ATP 合成の様式として重要である．

　細胞内に取り込まれた 1 分子のグルコースから，解糖系で 2 分子の ATP と 2 分子の NADH が生じる．ピルビン酸がアセチル CoA に代謝される過程で 2 分子の NADH が生じる．さらに，クエン酸回路で 6 分子の NADH と 2 分子の $FADH_2$ が生じる．電子伝達系における NADH と $FADH_2$ の酸化により，1 分子の NADH から ATP 3 分子が生じ，1 分子の $FADH_2$ から ATP 2 分子が生じる．よって，好気呼吸で 1 分子のグルコースからつくられる ATP 総数は，解糖系からアセチル CoA までで 14 分子（ATP 2 分子＋NADH 4 分子×3），クエン酸回路以降で 24 分子（ATP 2 分子＋NADH 6 分子×3＋$FADH_2$ 2 分子×2）の合計 38 分子となる．真核細胞では，解糖系で生じた NADH のミトコンドリア内への輸送のために 2 分子の ATP が消費されることを差し引きすれば，好気呼吸で合計 36 分子の ATP が生じる．嫌気呼吸の場合，ATP 産生が 2 分子であることを考えると，好気呼吸でははるかに多くの ATP が生じることがわかる．最近の酸化的リン酸化の研究で，NADH 1 分子から 2.5 分子の ATP が生じ，$FADH_2$ 1 分子からは 1.5 分子の ATP が生じることが示された．これによれば，1 分子のグルコースから生じる ATP 総数は，解糖系からアセチル CoA までで 12 分子，クエン酸回路以降で 20 分子の合計 32 分子の ATP が生じる．真核細胞では 30 分子となる．

## 3.7.6 細胞間コミュニケーションと細胞内情報伝達

### a. 細胞間情報伝達

　われわれの体は，多くの細胞の集合体でできあがっている．それぞれの細胞には，役割があり，それらが互いに調和をして臓器や組織を形成し，大きな機能を果たしている．細胞には，遺伝情報が詰め込まれた核，エネルギーを合成するミトコンドリア，タンパク質合成に関わる小胞体，ゴルジ体といったさまざまな細胞小器官が細胞膜の中に包含されている．細胞は，それぞれ生きることはできるが，全体で何かの役割を担うためには，連携して働かないと個体として生きることができず，結果，細胞も死んでしまう．では，何が必要なのか？　それが細胞間情報伝達物質である．人間でいうところの言語である．人間が一つの組織，社会を形成するためには，互いの意志を伝え合うことが必要となる．細胞同士も細胞間情報伝達物質を使用して細胞同士の会話を行い，さまざまな機能を集団で果たしている．ここでは，この細胞間情報伝達について概説する．

### b. 細胞間情報伝達と細胞内情報伝達

　細胞における情報伝達には，細胞間情報伝達と細胞内情報伝達が存在する．細胞間情報伝達では，細胞から別の細胞へと情報を伝達するものであり，離れた細胞の場合には，細胞間情報伝達物質が介在し，隣接した細胞の場合には，細胞接合部のタンパク質を通して情報を伝達する．

　細胞外から情報や刺激を受けた細胞の中では，細胞内情報伝達が生じる．例えば，細胞膜で受け取った情報を細胞質に伝達→核へ情報が到達→特定の遺伝子が発現調節→mRNA，タンパク質合成→核から細胞質，細胞膜へとタンパク質移動・発現といった情報伝達が行われる．これら細胞内・細胞間情報伝達を行うことで，細胞同士，組織，個体は調和を保っている．

　代表的な細胞間情報伝達物質には，神経系の神経伝達物質（アセチルコリン，ノルアドレナリンなど），内分泌系のホルモン（インスリン，甲状腺ホルモンなど），免疫系のサイトカイン（インターロイキン，インターフェロンなど）がある．また免疫系には，直接接触による伝達も存在する．通常，伝達物質の細胞外濃度は低く保たれており，刺激に応じて伝達物質の濃度が局所的に急激かつ一過性に増加することで情報として認識される．情報伝達物質は，まず細胞膜や細胞内・核内の受容体に結合し作用する．受容体とは，外

界の情報を捉えるセンサーのようなものであり，それぞれ特定のものにしか反応しない．例えば，アセチルコリン受容体は，アセチルコリンと結合し反応するが，ノルアドレナリンとは結合せず，反応しない．細胞膜に発現する受容体には，イオンチャネル内在型受容体，Gタンパク質共役型受容体，チロシンキナーゼ型受容体などが存在する．また，これらの受容体からの情報を細胞質内で伝達するものはセカンドメッセンジャーとよばれ，サイクリックAMP（cAMP）や$Ca^{2+}$がある．またキナーゼとよばれるタンパク質をリン酸化する酵素がその下流の酵素をリン酸化し，その酵素が活性化されると，またその下流の酵素をリン酸化し活性化させるリン酸化酵素カスケードが活性化されることもある．また，ホルモンの受容体など細胞質内・核内に存在する受容体が活性化され，核に移行することもある．核では，細胞膜や細胞質からの情報伝達に応じて，転写因子活性化による遺伝情報の発現制御，mRNAからタンパク質への翻訳制御，細胞のタンパク質の発現増加・減少などが生じる．

## c. イオンチャネル

細胞膜は，脂質二重膜なので，水溶性イオンは透過できない．そのため，細胞内と細胞外のイオンは自由に行き来できない．しかし，特定のイオンを選択的に透過させる穴を開閉することでイオンが入ってくる（出ていく）ことができる．このイオンを透過させる穴を作るタンパク質をイオンチャネルという．イオンチャネルには，陽イオンチャネル（$Na^+$チャネル，$K^+$チャネル，$Ca^{2+}$チャネルなど）と陰イオンチャネル（$Cl^-$チャネルなど）があり，活性化（開口）要因としては，膜電位の変化（電位依存性チャネル），受容体とリガンドの結合（イオンチャネル内在型受容体）がある．イオンチャネルでのイオンの移動は，受動拡散による．受動拡散とは，エネルギーは使わずに濃度勾配に従って，高濃度側から低濃度側へ物質が移動する現象である．イオンチャネルが開口すると，特定のイオンがその穴を通って濃度勾配に従って高濃度側から低濃度側へ受動拡散し，細胞内や細胞外へ移動する．

## d. Gタンパク質共役型受容体

Gタンパク質（GTP結合タンパク質）共役型受容体には，3量体（$\alpha, \beta, \gamma$サブユニット）のGタンパク質複合体が形成されており，$\alpha$サブユニットにGDP（グアノシン二リン酸）が結合しているが，受容体が活性化するとGTP（グアノシン三リン酸）と

なり$\alpha$サブユニットが解離し，近接した効果器（アデニル酸シクラーゼなどの酵素）へ作用する．$\alpha$サブユニットは，GTPase活性を持っているため，その後，GTPからGDPへと変換され，不活性化し，ほかのサブユニットに再結合し，元の状態に戻る．Gタンパク質共役型受容体には，その機能から，Gs型，Gi型，Gq型などが存在する．Gs型は，アデニル酸シクラーゼを活性化させ，cAMP量を増加させる．一方，Gi型では，アデニル酸シクラーゼの活性化を抑制し，cAMP産生を低下させる．cAMPが増加するとプロテインキナーゼAが活性化し，さまざまな生理作用を発現する．Gq型では，ホスホリパーゼCを活性化し，フォスファチジルイノシトール4,5-二リン酸から，ジアシルグリセロール（DG）とイノシトール1,4,5-三リン酸（$IP_3$）を産生させる．$IP_3$は，小胞体の$IP_3$受容体に結合し，小胞体から$Ca^{2+}$の放出を促進させ，細胞内$Ca^{2+}$濃度が上昇する．また，DGによってプロテインキナーゼCが活性化する．

## e. 神経系の情報伝達（神経伝達物質）

神経は，中枢神経（脳，脊髄）と末梢神経（自律神経，体性神経）に分類される．自律神経は，自分の意志で動かせず，臓器を支配している神経であり，交感神経（活動期）と副交感神経（休息期）がある．また，体性神経は，骨格筋を支配する運動神経と感覚に関与する知覚神経がある．自律神経ほか運動神経では，中枢神経から命令が出され，末梢神経を通して臓器に情報が伝わる（遠心性）．一方，知覚神経は，末梢から中枢に向かって情報が伝達される（求心性）．これらの神経間の情報を伝達する物質が神経伝達物質である．神経細胞と神経細胞の近接した接合部をシナプスとよび，神経伝達物質の放出と受容体の活性化といった情報伝達が行われる．

代表的な神経伝達物質には，アセチルコリンとノルアドレナリンがある．アセチルコリンの受容体には，イオンチャネル内在型受容体であるニコチン型アセチルコリン受容体とGタンパク質共役型受容体であるムスカリン型アセチルコリン受容体がある．ニコチン型アセチルコリン受容体は，アセチルコリンと結合することによって，$Na^+$チャネルを開口し，細胞外から細胞内へNaが流入する．その結果，細胞膜が脱分極し，電位依存性Naチャネルの開口を促すことによって活動電位が生じる．神経細胞から神経軸索を通り活動電位が神経末端に伝わると，次の神経伝達物質の放出を引き起こす．一方，ムスカリン型アセチルコリン受容体には，M1型，M2型，M3型などのサブタ

イプがあり，Gタンパク質共役型受容体のため，cAMPやCa$^{2+}$などの細胞内のセカンドメッセンジャーを変化させる．ノルアドレナリン受容体は，Gタンパク質共役型受容体であり，$\alpha_1$，$\beta_1$，$\beta_2$などのサブタイプが存在する．一つの神経伝達物質に対し，さまざまなサブタイプの受容体が存在しており，どのサブタイプの受容体が活性化するかによって神経伝達物質の作用は異なってくる．

自律神経では，節前線維（シナプスの前の神経）からアセチルコリンが放出され，節後線維（シナプスの後ろの神経）のニコチン型アセチルコリン受容体がその情報を介在し，副交感神経の節後線維からアセチルコリンが放出され，臓器のムスカリン型アセチルコリン受容体が受容する．交感神経の場合は，節後線維から臓器へノルアドレナリンが放出され，臓器のノルアドレナリン受容体（$\alpha$受容体，$\beta$受容体）が受容する．中枢神経には，アセチルコリンやノルアドレナリンのほか，セロトニンやドパミン，GABAといった伝達物質も存在し，複雑なネットワークを形成している．これらの神経伝達物質，受容体が機能することによって神経機能を果たし，体の恒常性を保っている．

### f. 内分泌系による情報伝達（ホルモン）

体の恒常性の維持に重要な役割を担っている情報伝達物質にホルモンがある．ホルモンは，膵臓，甲状腺，副腎皮質，脳の下垂体，視床下部などの分泌器官の内分泌細胞で産生・放出され，血流に乗って全身に運ばれるため，遠くの組織にも作用し，ホルモンの受容体を発現している標的細胞に作用し，全身性で強力な作用がでる．また，血中ホルモン濃度が増加すると，作用が過剰にならないよう，ホルモン産生・放出を抑制するフィードバック機構が働き，分泌量が調整される．

ホルモンの分泌には，副腎皮質ホルモンや甲状腺ホルモンなど階層型調節機構があるものもあり，脳の視床下部から放出ホルモンが産生・放出され，そのホルモンが脳の下垂体に作用し，刺激ホルモンが産生・放出され，それが末梢の内分泌腺（副腎皮質や甲状腺など）に作用し，ホルモンが放出される．末梢でホルモン濃度が増加すると，視床下部や下垂体のホルモン産生は，抑制される．ホルモンの種類としては，その構造から，ペプチドホルモン（インスリンなど），ステロイドホルモン（グルココルチコイドなど），アミノ酸誘導体（甲状腺ホルモンなど）がある．

### g. ペプチドホルモン

ペプチドホルモンの一つ，インスリンは，食物摂取による血糖値の上昇によって，膵臓のランゲルハンス島の$\beta$細胞から放出され，血中濃度が増加する．血中のインスリンは，肝臓，筋肉，脂肪組織などの細胞表面に発現しているチロシンキナーゼ型のインスリン受容体に作用する．インスリンが受容体の細胞外部分に結合すると，受容体が二量体化し，細胞内領域の構造変化が生じ，内在するチロシンキナーゼが活性化し，受容体の自己リン酸化が生じ，受容体が活性化する．インスリン受容体活性化により，細胞内に存在していた糖輸送体（GLUT4）が細胞膜表面に発現し，血中のグルコースを細胞内に取り込む．その結果，血糖値が低下し，インスリンの分泌が抑制される（ネガティブフィードバック）．インスリン分泌能低下やインスリン受容体の感受性低下などインスリン作用が低下し，血糖値の調節ができなくなると糖尿病が発症する．

そのほかのペプチドホルモンには，次のようなものが存在する．下垂体前葉ホルモンとして，成長ホルモン（ソマトトロピン），甲状腺刺激ホルモン（チロトロピン），副甲状腺刺激ホルモン（コルチコトロピン），卵胞刺激ホルモン，黄体形成ホルモン，乳腺刺激ホルモン（プロラクチン）などがあり，末梢の分泌腺を刺激する．

下垂体後葉ホルモン（バソプレシン，オキシトシン），膵臓ホルモン（$\beta$細胞からインスリン，$\alpha$細胞からグルカゴン），甲状腺ホルモン（カルシトニン），副甲状腺ホルモン（パラトルモン），心臓ホルモン（心房性ナトリウム利尿ホルモン）は，全身に作用するホルモンである．

また，増殖因子（growth factor）として，インスリン様増殖因子（IGF），上皮増殖因子（EGF），線維芽細胞増殖因子（FGF），神経成長因子（NGF），血小板由来増殖因子（PDGF）などが存在し，局所ホルモンとして，アンギオテンシンやブラジキニンなどがある．

### h. ステロイドホルモン

ステロイド骨格をもつステロイドホルモンには，グルココルチコイド（コルチゾール，コルチゾン，コルチコステロン），ミネラロコルチコイド（アルドステロン），女性ホルモンである卵胞ホルモン（estrogen）（エストラジオールなど）や黄体ホルモン（gestagen）（プロゲステロン），男性ホルモン（androgen）（テストステロンなど）がある．

ステロイドホルモンの一つ，グルココルチコイドは，副腎皮質から分泌され，機能としては，糖新生促進，血糖上昇（インスリンと拮抗），タンパク質分解促進（テストステロンと拮抗），免疫抑制作用などがある．分泌の調節は，階層性の調節を受け，視床下部から，副腎皮質刺激ホルモン放出ホルモン（CRH）が放出され，脳の下垂体前葉から副腎皮質刺激ホルモン（ACTH）が放出され，副腎皮質からグルココルチコイドが放出される．また，グルココルチコイドが視床下部，下垂体に作用し，CRH，ACTH の放出が抑制されるネガティブフィードバックが働く．

ステロイドホルモンは，脂溶性が高いため，脂質二重膜でできた細胞膜を透過することができ，その受容体は，細胞内に存在する．ステロイドホルモンが細胞質のステロイドホルモン受容体に結合すると，核内に移行し，遺伝子の転写を活性化し，タンパク質合成を促進する．

副腎皮質の腺腫などによってグルココルチコイドの分泌が亢進した場合には，耐糖能低下，肥満，高血圧，満月様顔貌など原発性クッシング症候群となる．また，抗炎症薬としてステロイド剤が長期間使用した場合，続発性クッシング症候群になることがある．

### i. アミノ酸誘導体ホルモン

アミノ酸誘導体ホルモンとして甲状腺ホルモンがある．甲状腺は，気管の上部にある．甲状腺ホルモンは，代謝を活性化させる作用があり，全身に受容体が発現しており，全身性に作用する．甲状腺ホルモンは，アミノ酸の一つであるチロシンを原料に作られ，ヨウ素が付与され，3,5,3′-トリヨードチロニン（T3），3,5,3′,5′-テトラヨードチロニン（T4）が合成される．分泌の調節は，階層性の調節を受け，視床下部から，甲状腺刺激ホルモン放出ホルモン（TRH）が放出され，下垂体前葉から甲状腺刺激ホルモン（TSH）が放出され，甲状腺から甲状腺ホルモン（3,5,3′-トリヨードチロニン（T3），3,5,3′,5′-テトラヨードチロニン（T4））が放出される．その後，甲状腺ホルモンが視床下部，下垂体に作用し，TRH，TSH の放出が抑制されるネガティブフィードバック機構が働く．

疾患としては，甲状腺刺激ホルモン受容体に自己抗体が結合することによって，受容体が刺激され，甲状腺ホルモンの産生が亢進し，代謝が異常活性化するバセドウ病や甲状腺機能低下症であるクレチン症といったものが知られる．

### j. 免疫系における情報伝達

免疫系では，樹状細胞などの抗原提示細胞が外来の異物を貪食し，MHC-class Ⅱ上に抗原を提示，その抗原-MHC-class Ⅱ複合体と T 細胞上の T 細胞受容体が相互作用し，抗原提示細胞から T 細胞が情報を受け取るといった直接接触による情報伝達も行われる．また，マクロファージや T 細胞などからさまざまな種類のサイトカインやケモカインが放出される．これらの多くのサイトカインが強調して働くことで，免疫系の調節が行われ，生体防御がなされている．免疫系についての詳細は，後述の項目を参照されたい．

## 3.7.7 細胞の分裂と死

細菌や酵母のような単細胞生物は，栄養，水や温度などの基本的生存条件が満たされれば，ほぼ勝手に分裂して増殖できる．これに対して，ヒトのような多細胞生物を構成する細胞は勝手に分裂しない．体の構造的，機能的な恒常性を維持するために，個々の細胞の分裂は厳密に調節されている．がん細胞はこの分裂の調節が破綻して，自律的に増殖する細胞と考えられている．ここでは，多細胞生物の細胞分裂がどのように調節されているかについて学ぶ．

ヒトの体は，元々一つの受精卵に由来する．この受精卵が細胞分裂を繰り返し，ヒトとしての形態を整え，最終的に約 60 兆個の細胞から体は作られる．成人して成長が止まっても，体を構成する細胞は，古い細胞は死に，細胞分裂により新しい細胞に置き換わり再生を繰り返す．このように失われる細胞と同数の細胞が増殖によって補われるので，体を構成する細胞数のバランスが保たれている．ヒトでは，すべての細胞が常に分裂しているわけではなく，多くの細胞は分裂せずに停止している．このような分裂を停止している細胞の多くは分化して特有の機能を果たしている．例えば，ヒトの皮膚の表皮，腸上皮や血球系の細胞などは，分裂により細胞を供給する幹細胞，特有の機能を担う分化細胞，死んでいく細胞から構成されている．小腸上皮を例にとると，分裂能と分化能を有する幹細胞は，陰窩の部分に存在し，分裂して幹細胞自身と分化する細胞を生み出している．この細胞は絨毛の尖端に向かって分化しながら移動し，消化管内の栄養を吸収する上皮細胞や免疫機能を果たす杯細胞など特有の機能を果たす細胞に分化する．分化した細胞はそれら特有の機能を果たしつつ尖端に移動し，最後は細胞死を起こして尖端部から脱落する．脱落して失われる分は幹細胞の分裂により補給されている．そのため減る分と増える分のバランスが保たれて全体の細胞数は変

化しない．このように継続的に再生と死を繰り返す細胞とは別に，神経細胞や心筋細胞のように成体ではまったく分裂能力を失ったようにみえる細胞もある．例えば，脳には数百億個の神経細胞があり，毎日数万個が死んでいるが，失われた神経細胞はほとんど再生されないと考えられている．また，たいていの臓器は普段はほとんど細胞分裂が停止しているものの，損傷などが起きたときに緊急的に分裂，増殖して再生する能力を有している．例えば，肝臓ではその一部を切除しても，残った肝臓の細胞が急激に分裂，増殖して再生する．ほぼ元の大きさに回復すると細胞の分裂は停止する．

最近，再生医療が注目されている．ここで重要な役割を果たしている細胞が**幹細胞**である．幹細胞は，自分自身を生み出す自己複製能とさまざまな細胞に分化する能力である多分化能を併せ持った細胞である．この幹細胞には多くの種類がある．受精卵は究極の幹細胞である．この受精卵から発生した初期胚である胚盤胞には生殖細胞を含めたすべての体を作ることができる内部細胞塊がある．この内部細胞塊から樹立された細胞が胚性幹細胞（embryonic stem cell，ES 細胞）である．ES 細胞を胚盤胞などの初期胚に注入して，偽妊娠した雌個体の子宮もしくは卵管に戻すと，ES 細胞はさまざまな細胞に分化することができる．山中伸弥によって開発された体細胞由来の iPS 細胞も ES 細胞と同様な性質を持っている．このような体のほぼすべての細胞（胚体外組織を除く）に分化し得る幹細胞のことを万能性幹細胞という．通常の発生過程では分化が進むにつれ，次第に細胞の運命が決定されて特定の細胞にしか分化できなくなる．個体が生まれた後でも，血球細胞の幹細胞である造血幹細胞は，血球以外には分化できないように運命づけられている．しかし，この造血幹細胞から，順次分化の方向性が決まっていき，最終的にはリンパ球，赤血球，好中球，好塩基球，好酸球，単球，巨核球などの血球細胞が生まれてくる．このような幹細胞は多能性幹細胞という．また，表皮，小腸上皮や乳腺などのような組織の幹細胞の分化の方向は１種類もしくは狭い範囲に限定されていて，特定の組織しか作れない．このような幹細胞を単能性幹細胞もしくは組織幹細胞という．幹細胞は，皮膚や小腸のように継続して再生する場合には分裂，増殖しているが，幹細胞のすべてが常に分裂しているわけではなく，普段は休止しているものも多くある．組織の損傷などのような緊急時には，普段は休止している幹細胞も分裂を再開して短時間で組織を再生する．

多細胞生物の幹細胞は，体の構造的，機能的な恒常性を維持するために，個々の分裂は厳密に調節されている．この調節は細胞外からのシグナルと細胞自身に組み込まれているプログラムによるものの２種類に大別できる．さらに細胞外からのシグナルには血液などの体液によって運ばれて作用したり，近傍の細胞から分泌されて作用したり，細胞自身で分泌して作用する増殖因子によるシグナルと，細胞-細胞あるいは細胞-細胞外基質との接触シグナルなどがある．

細胞外からの増殖促進や増殖抑制というシグナルは，細胞増殖の調節にとってはインプット（入力）シグナルとなる．このシグナルが細胞内に変換されて，細胞自身に組み込まれているプログラムである細胞内シグナル伝達系の調節を行う．その結果，細胞が増殖を開始するのか，継続するか，停止するかのアウトプット（出力）が生じる．この細胞外からの入力シグナルには epidermal growth factor（EGF），platelet-derived growth factor（PDGF）などに代表される増殖因子のほかにも，造血因子やサイトカインなどがある．造血因子やサイトカインなどは細胞増殖ばかりではなく細胞の分化にも働くことがある．また，細胞同士の接触による細胞増殖の例としては，リンパ球の活性化が知られている．ヘルパー T 細胞は，B 細胞上の MHC クラス II-抗原ペプチド複合体を認識し，抗原に対する抗体を産生する能力のある B 細胞の増殖と抗体産生細胞への分化を促進する．このようにリンパ球は直接表面で接触して，シグナルをやり取りしている．

また，シャーレの中で正常細胞を培養すると，細胞が増殖して細胞密度が高くなり，細胞同士が接触するようになると，細胞増殖が停止する．このとき細胞は単層のまま保たれる．これを細胞の接触阻害という．がん細胞では接触阻害が起きずに増殖が継続して重層する．これも細胞同士の接触により，何らかのシグナルのやりとりが生じて，細胞増殖が調節されている例と考えることができる．

血球系の細胞を除く，ほとんどの細胞は基質に接着しないと分裂できない．これを足場依存性という．がん細胞の多くでは，この足場依存性が失われている．

増殖する細胞は，細胞分裂を行って細胞数を増やす．細胞分裂期をM期（mitotic phase），M 期以外を分裂間期（interphase）という．細胞分裂に先立って，DNA の複製（合成）が起きるが，この時期を S 期（synthetic phase）という．さらに，M 期が終了し，S 期が開始するまでを $G_1$ 期とよび，S 期の DNA 合成が終了し，M 期が始まるまでを $G_2$ 期とよ

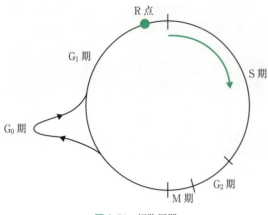

図 3-71　細胞周期

ぶ．このように分裂している細胞はM期→$G_1$期→S期→$G_2$期→再びM期を繰り返す．これを細胞周期という（図3-71）．また，分裂を停止した細胞の状態を$G_0$期という．$G_1$期は細胞が分裂を開始あるいは継続するか，分裂を停止するかどうかを決める時期として重要である．特に，$G_1$期終了近くからS期への進行を決定する時期をR点（restriction point）という．この細胞周期の調整には先に述べた細胞外からくる増殖因子のようなシグナルと細胞自身に組み込まれているプログラムによるものが関わっている．一例として，増殖因子の刺激により，細胞内でサイクリンとCDKというタンパク質が産生され，複合体を形成する．この複合体がRBタンパク質をリン酸化して，転写調節因子であるE2Fタンパク質が活性化すると，E2FタンパクがS期に必要な遺伝子発現を誘導し，S期が開始する．

　遺伝子であるDNAに傷害を起こす要因として，放射線・紫外線や化学物質などが日常的に存在している．傷害があるままでS期に進行してDNA複製が始まると，複製異常や突然変異の固定化が起きてしまう．そのためS期にDNAが正確に複製される必要がある．DNAに誤りをもつ娘細胞ができないように，細胞周期のなかでそれを防ぐ仕組みが働いている．この仕組みは複数あるが，ここではS期に進行する前に働く$G_1$期チェックポイントについて説明する．この$G_1$期チェックポイントにはがん抑制遺伝子と知られるp53が，異常を検出する番人として中心的な役割を果たしている．DNAに傷害が加わると，p53が転写調節因子として働いて，p21の発現を誘導する．このp21はサイクリン/CDKの活性を抑制するため，細胞はS期に進行できなくなる．その間にDNA修復機構がDNAを修復する．修復後にp21の発現が低下

し，かつp21が分解されて細胞はS期に進行する．DNA上の傷害はいつも修復できるとは限らない．もし，傷害が大きくて修復不能の場合は，p53は死刑執行人として働き，後に述べるようにアポトーシスの機構を誘発して細胞を殺す．こうすることで，個体もしくは組織の中で異常な細胞が出現することを防いでいる．

　細胞死も細胞の増殖，分化，老化と同様に欠くことができない重要な細胞の基本機能の一つである．細胞死には大きく分けてアポトーシス（apoptosis）とネクローシス（necrosis，壊死）の二つがある．

　アポトーシスにより死にいく細胞では，核が凝縮してDNAは断片化がみられる．さらに，細胞自身も縮んで小さくなった後に断片化し，膜に囲まれたアポトーシス小体になる．これらは通常，マクロファージなどの食細胞によって貪食される．このとき細胞内の物質は，細胞周囲の環境に漏出しないようになっている．これにより通常，アポトーシスを起こした細胞の周囲には炎症反応などの細胞応答は起きない．アポトーシスは，形態的な特徴の変化が定型化していることや厳密なプログラムの制御下にあることから，プログラム細胞死ともいわれている．

　アポトーシスのおかげで，体内で不要になった細胞や有害となる細胞が除去されている．つまり，ヒトの体は細胞の増殖，分化，細胞老化ばかりではなくアポトーシスという細胞死によっても維持されている．例えば，アポトーシスがあることで，発生過程で私たちの手から不要な水かきが除かれるし，われわれ自身のタンパク質を攻撃する有害な免疫系細胞が選択除去されている．また，血液細胞，小腸上皮細胞や表皮細胞も古くなって不要になるとアポトーシスにより除去される．このような生理的な細胞死ばかりではなく，放射線傷害やウイルス感染などで，そのままにしておくと有害となる細胞を除去する細胞死もアポトーシスである．さらに，薬物といった化学的な要因でも引き起こされる．がんにもアポトーシスの抑制が深く関わる．ネクローシスは，組織損傷によって引き起こされる細胞死であり，アポトーシスとはまったく異なる形態的特徴を示す．通常，ネクローシスを引き起こした細胞は，膨張して破裂し，細胞内の物質を周囲の環境下に漏出する．これによって，周囲の細胞に損傷を与えたり，炎症反応を引き起こす．また，アポトーシスとは異なり，周囲の細胞も巻き込んで広い範囲の細胞が一気に死ぬことも特徴である．

　アポトーシスの進行は，誘導→決定→実行の三つの過程に分けられる．誘導はアポトーシスの入力スイッ

チである．決定は入力スイッチを判断してアポトーシスを選ぶかどうかを決定することで，実行は，決定に従って最終的にアポトーシスを執行する過程のことである．誘導には TNF（腫瘍壊死因子），Fas リガンドなどの細胞膜受容体を介して入力する分子や，ウイルス感染やストレスなどがある．また，サイトカインや NGF（神経成長因子）のような細胞の生存に関わる栄養因子の除去によっても誘導される．このような生理的な入力スイッチに加えて，放射線，紫外線，抗がん剤などの薬物，毒物といった物理的・化学的な要因によっても誘導される．これらの誘導機構は複雑であるが，生理的な役割と分子機構がよくわかっている細胞膜受容体を介する Fas リガンドについてもう少し詳しく説明する．

Fas リガンドは細胞膜貫通タンパク質である．Fas リガンドは精巣で発現が多いほか，胸腺，脾臓，リンパ節や活性化された成熟 T 細胞で発現している．Fas リガンドの受容体は，Fas で細胞膜貫通タンパク質である．Fas はほとんど全ての組織に発現しているが，胸腺と肝臓で特に高い発現がみられる．

Fas リガンドと Fas のそれぞれの遺伝子変異を有するマウスは同じ表現型を示し，ともに自己免疫疾患を引き起こす．この変異マウスの解析から，Fas リガンドと Fas が T 細胞の成熟過程で自己反応性 T 細胞の除去に関わることが分かった．また，この Fas リガンド/Fas 相互作用は，細胞傷害性 T 細胞がウイルス感染した細胞やがん細胞を攻撃して，アポトーシスを誘導するのにも働いている．さまざまな要因によって誘導されたアポトーシスシグナルは，細胞内に伝わり，その情報をもとに細胞内分子が働いて生死の判断がなされる．これがアポトーシスの決定機構である．ここではアポトーシスの実行に関わるタンパク質の発現や活性化，アポトーシス抑制タンパク質の消失などが起こる．この決定機構には，c-Myc，Bcl-2，Bax，p53，p21，サイクリン/CDK，RB といったがん関連遺伝子産物や細胞周期の調節にたずさわる分子が関わっている．

アポトーシスの誘導と決定過程には，さまざまな要因がからみあった多様性があるが，実行過程には共通した機構が働いている．実行過程でみられるアポトーシス細胞の形態学的変化の特徴は，細胞の縮小，クロマチンの凝縮，核と細胞の断片化，食細胞による貪食である．この一連の過程では，細胞質や核内において，特定タンパク質の限定分解や DNA のヌクレオソーム単位での断片化が起きている．この反応にはカスパーゼと DNA エンドヌクレアーゼが中心的な役割を果たす．

カスパーゼはタンパク質分解酵素で，システイン残基を触媒部位にもち，標的タンパク質のアスパラギン酸残基の C 末端側を選択的に切断する．ヒトでは 15 種類のカスパーゼが存在する．カスパーゼはプロカスパーゼとして翻訳され，ほかのカスパーゼによる限定分解や自己切断（自己消化）されることによって活性化する．例えば，Fas リガンド/Fas による外因的なアポトーシスシグナル経路では，FADD という Fas のデスドメインに結合する分子によってシグナルが細胞内に変換され，この FADD によってプロカスパーゼ 8 が自己切断して活性化し，このカスパーゼ 8 によって最終的にカスパーゼ 3 が活性化されるカスパーゼカスケードが働くことがわかっている．ミトコンドリアを介する内因的なアポトーシスシグナル経路では，ミトコンドリアからシトクロム $c$ が放出され，これが Apaf-1 というタンパク質とプロカスパーゼ 9 の集合体を形成することによって，カスパーゼ 9 が自己切断して活性化される．活性化したカスパーゼ 9 はカスパーゼ 3 を限定分解して活性化する．活性化したカスパーゼ 3 は，標的タンパク質（基質）を切断する．標的タンパク質としては，細胞骨格アクチンや核ラミナなどのタンパク質で，これによってアポトーシスに特徴的な形態変化が引き起こされる．

アポトーシスで働く DNA エンドヌクレアーゼとしては，CAD や DNaseγ などが知られている．例えば，CAD は通常は ICAD という阻害タンパク質と結合して不活性な状態で存在している．アポトーシスシグナルによって活性化したカスパーゼ 3 は，ICAD を分解し CAD が遊離し，DNA をヌクレオソーム単位で分解することがわかっている．

アポトーシスの最終過程では，アポトーシス小体がマクロファージなどの食細胞によって貪食除去される．アポトーシスを起こしている細胞の細胞膜上では，ホスファチジルセリンの露出や糖タンパク質の変化など，正常時には存在しないアポトーシス細胞特有の目印が現れる．マクロファージなどは，これらの目印を頼りに，アポトーシス小体を生きている細胞と区別して貪食する．

108 3. 薬学基礎

---

### 3.7 節のまとめ

- 細胞は生命の基本単位である．細胞を構成する化合物の多くは，タンパク質，核酸，脂質，糖と水である．これらの物質は，それぞれに特有の機能と特徴をもち，生命現象に必要な役割を担っている．
- 生命活動を支えるエネルギーと生体物質を作りだす代謝反応を触媒するほとんどすべてが酵素である．酵素はタンパク質からなる．
- 染色体の DNA がタンパク質のアミノ酸配列の遺伝暗号（設計図）をコードする．
- ヒトの体はさまざまな種類の細胞の集合体であり，それぞれの細胞に役割がある．そのため，互いに細胞間コミュニケーションをとって調和し，細胞の分裂，分化や死が厳密に調節されている．この調和には細胞間情報伝達と細胞内情報伝達が働いている．

---

## 3.8 人体の成り立ちと生体機能の調節

### 3.8.1 人体の成り立ち

本節では，人体の成り立ちを個体，器官，細胞の各レベルで理解できるようになるために，人体の構造，機能，調節に関する基本的事項を述べる．

#### a. 遺伝

#### （ⅰ） 遺伝子と遺伝の仕組み

遺伝とは，親の形質が子へ受け継がれることである．遺伝情報は，細胞核に存在する染色体に保存されている．遺伝情報の基本単位である遺伝子の本体は，DNA である．減数分裂において相同染色体組換えが起こり，配偶子が形成されるときには相同染色体が分かれてそれぞれ別々の配偶子に入るので，その遺伝子の組み合わせは膨大な数になる．体細胞の相同染色体において対をなす遺伝子を対立遺伝子とよぶ．遺伝子座において対立遺伝子は二つとも同じ場合と異なる場合があり，前者をホモ接合体，後者をヘテロ接合体とよぶ．一つの遺伝子座における対立遺伝子で，ホモでもヘテロでも形質が表れるものは優性であり，ホモの場合のみ形質が表れるものは劣性である．

#### （ⅱ） 遺伝子多型

遺伝子多型とは，同じ生物種の集団における遺伝子を構成する DNA 配列の個体差で，その頻度が 1% 以上のもののことである．遺伝子多型には，DNA 配列中の 1 カ所の塩基の置換によって生じる一塩基多型（single nucleotide polymorphisms；SNPs）と，2〜4 塩基の繰り返し配列の繰り返し回数の違いによるマイクロサテライト型多型の 2 種類がある．一塩基多型は，全ゲノム中に約 300 万カ所存在するといわれており，個人の識別や疾患遺伝子の同定，個別化医療への利用が期待されている．

#### （ⅲ） 代表的な遺伝疾患

遺伝疾患には，単一遺伝子疾患（メンデル遺伝病），染色体異常によるもの，多因子遺伝疾患などがある．単一遺伝子疾患は，その遺伝様式によって常染色体優性遺伝病，常染色体劣性遺伝病，X 染色体連鎖遺伝病に分類される．

**（1） 常染色体優性遺伝病** 家族性高コレステロール血症（familial hypercholesterolemia；FH）などがある．FH は，低密度リポタンパク質（LDL）受容体関連遺伝子の変異による遺伝性疾患であり，高 LDL コレステロール血症，皮膚ならびに腱黄色腫，および早発性冠動脈硬化症を主徴とする．動脈硬化性疾患の予防を目的とした LDL コレステロール低下治療が必要である．

**（2） 常染色体劣性遺伝病** フェニルケトン尿症などがある．フェニルケトン尿症は，フェニルアラニンをチロシンに変換するフェニルアラニン水酸化酵素の遺伝的欠損によって発症する．治療せずにいると精神発達遅滞，色素異常が起こる．タンパク質摂取を制限してフェニルアラニンの摂取を抑え，不足するほかのアミノ酸を治療粉乳で補う食事療法で治療ができる．

**（3） 伴性（性染色体）劣性遺伝病** X 染色体にある遺伝子の異常によって起こる病気である．男女で発生頻度に差がない常染色体遺伝病とは異なり，男性に発病者が多い．血友病 A などがある．血友病 A は，血液凝固因子の第Ⅷ因子の欠損あるいは活性低下によるものであり，血液凝固因子の不足によって血液の凝

表 3-12　上皮組織の種類

| 種類 | 存在部位 | 形状 |
|------|---------|------|
| 単層上皮 | | |
| 単層扁平上皮 | 血管，肺胞，腎臓 | |
| 単層立方上皮 | 腎尿細管や分泌腺 | |
| 単層円柱上皮 | 消化管 | |
| 多列円柱上皮 | 呼吸器系，生殖器系の管の内壁 | |
| 重層上皮 | | |
| 重層扁平上皮 | 表皮，口腔，食道，肛門，腟の表面 | |
| 移行上皮 | 膀胱 | |

固異常が起こる．治療としては，欠損している血液凝固因子を体内に注入する因子補充療法が行われる．

## b. 発生
### （ⅰ）　個体発生

個体発生とは，卵子と精子の融合によって形成された受精卵が細胞分裂を繰り返し，個体が形成される過程のことである．受精卵は卵割とよばれる細胞分裂を繰り返し，ヒトでは受精 3 週目に内胚葉，中胚葉，外胚葉を形成する．内胚葉は，消化器系，呼吸器系，そのほかの器官の上皮になる．中胚葉は，循環器系，筋肉，骨および結合組織などになる．外胚葉は，表皮や神経系などになる．

### （ⅱ）　細胞の分化における幹細胞，前駆細胞の役割

幹細胞とは，自己複製能力とさまざまな細胞に分化する能力を併せもつ細胞である．幹細胞は，分化能の違いに基づいて，全能性幹細胞，多能性幹細胞，多分化能性幹細胞に分類される．全能性幹細胞とは，個体を形成するすべての細胞へと分化できるもので，受精卵がこれに当たる．多能性幹細胞は，個体を形成するすべての細胞へは分化できないが，三胚葉のいずれか

の細胞に分化できる．多分化能性幹細胞は，特定の組織および器官に限定された細胞系列に分化する能力をもつ細胞であり，血液を作る造血幹細胞，骨・筋肉・皮膚などの間葉系幹細胞，神経およびグリア細胞へ分化する神経幹細胞などがある．幹細胞は，前駆細胞を経て最終分化細胞へと分化する．

## c. 器官系概論
### （ⅰ）　人体を構成する器官系

人体は細胞でできている．細胞は組織を構成し，異なる組織が統合されて器官を形成する．共通の機能をもつ器官をまとめて器官系とよぶ．人体は，11 の器官系から構成される．すなわち，神経系，骨格系，筋系，外皮系，循環器系，呼吸器系，消化器系，泌尿器系，生殖器系，内分泌系，感覚器系である．

### （ⅱ）　組織，器官を構成する細胞

人体を構成する組織は，上皮組織，支持組織，筋組織，神経組織の 4 種類に大別される．

**（1）　上皮組織**　　体表面，消化管や気管の内面，腺の導管，血管や体腔の内面などを覆う組織である．細胞間質はみられず，上皮細胞が隙間なく並んでいる．

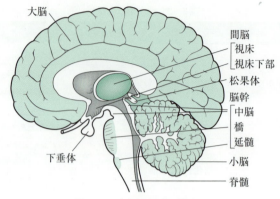

図 3-72 中枢神経系の構成

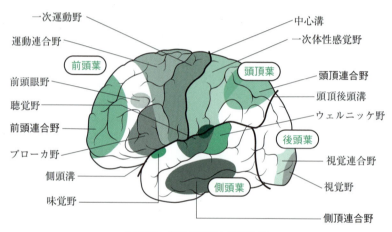

図 3-73 大脳の脳葉と機能分布

上皮細胞の配列の仕方と細胞の形態によって分類される（表 3-12）．
**(2) 支持組織** 器官や組織の間を埋めて支持する働きをもつ．細胞間質が豊富であることが特徴である．細胞間質の性質によって結合組織，軟骨組織，骨組織に大別される．
**(3) 筋組織** 骨格筋組織，心筋組織，平滑筋組織の三つに分類される．
**(4) 神経組織** 神経細胞とグリア細胞からなる．

### d. 神経系
神経系は，中枢神経系と末梢神経系からなる．
**（ⅰ）中枢神経系**
中枢神経系は，脳と脊髄からなる．脳と脊髄は，硬膜，くも膜，軟膜という三つの膜からなる髄膜に包まれており，くも膜下腔は脳脊髄液で満たされている．中枢神経系に分布する血管では，血液脳関門によって物質の透過性が制限されている．

脊髄では，中心部に灰白質があり，その周辺を白質が取り巻いている．脳は，大脳，間脳，脳幹，小脳に分けられる（図 3-72）．
**(1) 大脳** 大脳皮質（灰白質），大脳基底核（灰白質），大脳髄質（白質）からなる．大脳皮質は，新皮質（前頭葉，頭頂葉，後頭葉，側頭葉），古皮質および旧皮質（大脳辺縁系：扁桃体，海馬，脳弓，帯状回など）に分けられる．前頭葉には一次運動野，頭頂葉には一次体性感覚野がある．また，前頭葉には運動性言語中枢（ブローカ野）があり，側頭葉には感覚性言語中枢（ウェルニッケ野）がある（図 3-73）．大脳辺縁系は，記憶や情動に関与する．大脳基底核は，六つの神経核，すなわち線条体（尾状核，被殻），淡蒼球，視床下核，黒質，マイネルト基底核の総称である．また，被殻と淡蒼球を合わせてレンズ核とよぶこともある．
**(2) 間脳** 視床と視床下部からなる．視床は，感覚刺激を大脳皮質へ中継する役割を担う．視床下部

表 3-13　脳神経

| 番号と名称 | 機能 | 構成 |
| --- | --- | --- |
| Ⅰ　嗅神経 | 嗅覚 | 感覚神経（求心性） |
| Ⅱ　視神経 | 視覚 | 感覚神経（求心性） |
| Ⅲ　動眼神経 | 眼球運動<br>瞳孔収縮 | 運動神経（遠心性）<br>副交感神経（遠心性） |
| Ⅳ　滑車神経 | 眼球運動 | 運動神経（遠心性） |
| Ⅴ　三叉神経 | 顔面の感覚<br>咀嚼筋の収縮 | 感覚神経（求心性）<br>運動神経（遠心性） |
| Ⅵ　外転神経 | 眼球運動 | 運動神経（遠心性） |
| Ⅶ　顔面神経 | 舌の前 2/3 の味覚<br>表情筋の運動<br>涙と唾液（舌下腺，顎下腺）の分泌 | 感覚神経（求心性）<br>運動神経（遠心性）<br>副交感神経（遠心性） |
| Ⅷ　内耳神経 | 聴覚，平衡感覚 | 感覚神経（求心性） |
| Ⅸ　舌咽神経 | 舌の後ろ 1/3 の味覚<br>血圧調節反射の感覚<br>唾液の分泌（耳下腺） | 感覚神経（求心性）<br>感覚神経（求心性）<br>副交感神経（遠心性） |
| Ⅹ　迷走神経 | 内臓感覚，血圧調節反射の感覚<br>咽頭部の運動<br>内臓運動と分泌 | 感覚神経（求心性）<br>運動神経（遠心性）<br>副交感神経（遠心性） |
| Ⅺ　副神経 | 胸鎖乳突筋と僧帽筋の運動 | 運動神経（遠心性） |
| Ⅻ　舌下神経 | 舌筋の運動運動 | 神経（遠心性） |

は，自律神経系の制御および脳下垂体の制御を行っており，摂食中枢，満腹中枢，体温調節中枢が存在する．

**(3)　脳幹**　中脳，橋，延髄からなる．脳幹には脳幹網様体があり，上行性脳幹網様体賦活系は，意識（覚醒状態）に関与する．中脳の前方部には大脳脚という伝導路の束があり，左右の大脳脚の間に動眼神経核がある．中脳には黒質という神経核があり，そこからドパミン作動性神経線維が線条体へと伸びている．また，中脳には動眼神経核がある．橋には呼吸調節中枢がある．延髄には心臓中枢，血管運動中枢，呼吸中枢（呼息中枢，吸息中枢）がある．

**(4)　小脳**　小脳は，体の平衡の保持や骨格筋運動の協調に働く．

**(ⅱ)　末梢（体性・自律）神経系**

　末梢神経系は，解剖学的には脳神経と脊髄神経に分類される．機能的には，体性神経系と自律神経系に分類される．また，中枢から末梢へ情報を伝える遠心性神経と，末梢から中枢へ情報を伝える求心性神経に分

けられる．

**(1)　脳神経**　脳神経は 12 対ある（表 3-13）．

**(2)　脊髄神経**　脊髄神経は，頸神経（8 対），胸神経（12 対），腰神経（5 対），仙骨神経（5 対），尾骨神経（1 対）に分けられる．

**(3)　体性神経系**　体性神経系は，特殊感覚および体性感覚を中枢神経系へ伝える感覚神経と，骨格筋の随意運動を支配する運動神経からなる．感覚神経は求心性神経であり，運動神経は遠心性神経である．

**(4)　自律神経系**　自律神経系（図 3-74）は，心臓，消化管や呼吸器，血管などの平滑筋の運動や分泌腺を不随意的に調節する．自律神経系は，交感神経と副交感神経に分けられる．多くの器官は交感神経と副交感神経の二重支配を受け，両者の効果は互いに拮抗している（拮抗的二重支配）．一般的に，交感神経は運動や緊急時対応を助け（闘争・逃走反応），副交感神経は休息・消化活動を助ける働きをもつ．

　自律神経系の節前線維および副交感神経節後線維はコリン作動性神経である．汗腺支配を除き，交感神経節後線維はアドレナリン作動性神経である．交感神経

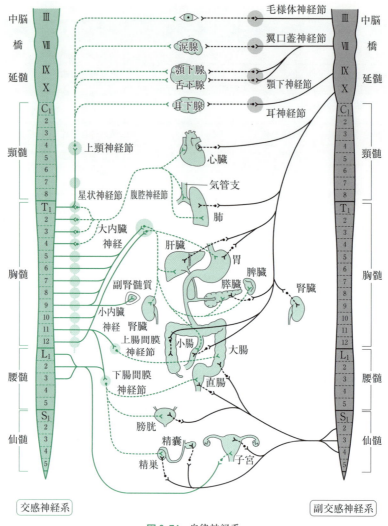

図 3-74 自律神経系
(高野行夫, 本多健治：末梢神経系, パートナー機能形態学 (藤原道弘監修, 高野行夫, 岩崎克典, 原 英彰 編), 改訂第 2 版, p.53, 2013, 南江堂より許諾を得て転載)

節は, 脊椎の近傍にある交感神経幹に存在する. 一方, 副交感神経節は, 効果器の近傍またはその中にある.

### e. 骨格系・筋肉系
#### (i) 骨格系
骨は, 体の支持, 内臓の保護, 骨格筋と共同して運動を起こすことに働く. 骨髄には, 造血機能をもつ赤色骨髄と, 加齢とともに脂肪組織に置き換わった黄色骨髄がある. 骨組織は, 骨形成細胞, 骨基質を作る骨芽細胞, 骨細胞, 骨組織の破壊 (骨吸収) を行う破骨細胞からなる. 骨基質は, 膠原線維とヒドロキシアパタイトからなる.

#### (ii) 筋肉系
筋肉には, 骨格筋, 心筋, 平滑筋の 3 種類がある. 骨格筋は, 運動神経に支配される随意筋であり, 横紋構造をもつ. 心筋は, 自律神経に支配される不随意筋であり, 横紋構造をもつ. 平滑筋は, 自律神経に支配される不随意筋であり, 横紋構造をもたない.

### f. 皮膚
皮膚は, 表皮と真皮からなる. 表皮 (図 3-75) は, 重層扁平上皮からなり, 大部分を構成する角化細胞 (ケラチノサイト), メラニン色素を産生し, 紫外線を吸収することで皮膚を保護するメラニン細胞 (メラノサイト), 抗原提示細胞として免疫応答に関与するラ

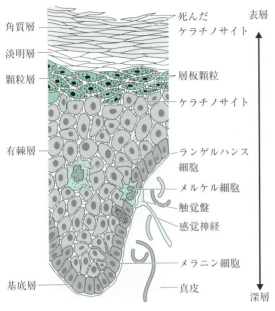

図 3-75 表皮の構造

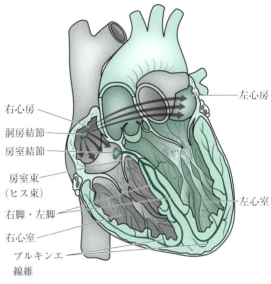

図 3-77 刺激伝導系

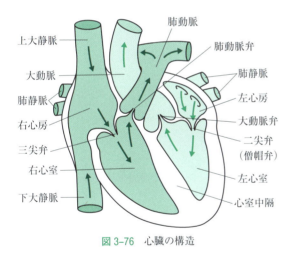

図 3-76 心臓の構造

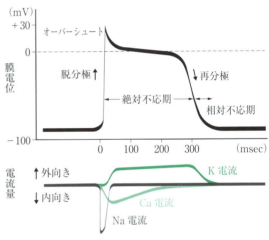

図 3-78 心室筋の活動電位と不応期

ンゲルハンス細胞，触覚受容器として働くメルケル細胞を含む．真皮は，緻密結合組織であり，汗腺（エクリン汗腺，アポクリン汗腺），皮脂腺，毛包，血管，神経，平滑筋を含む．皮膚では紫外線の作用によってビタミン D が合成される．

## g. 循環器系
### (i) 心臓
**(1) 心臓の構造** 心臓は，右心房，右心室，左心房，左心室の 4 室からなる．右心房と右心室の間には三尖弁があり，左心房と左心室の間には二尖弁（僧帽弁）がある．右心室と肺動脈の間には肺動脈弁があ

り，左心室と大動脈の間には大動脈弁がある（図 3-76）．これらの弁は，血液の逆流を防いでいる．心筋は，大動脈の基部から出る左右 2 本の冠状動脈を流れる血液から酸素や栄養物を受け取る．心筋において二酸化炭素や老廃物を運んできた血液は，冠状静脈洞に集められて右心房に注ぐ．

**(2) 血液の循環** 右心室→肺動脈→肺→肺静脈→左心房の経路を肺循環（小循環）とよび，左心室→大動脈→全身の毛細血管→大静脈→右心房の経路を体循環（大循環）とよぶ．

**(3) 刺激伝導系** 心臓は，刺激伝導系という特殊心筋の働きによって活動電位が伝えられ，一定のリズムで収縮を繰り返す．刺激伝導系の活動電位は，まず洞房結節で発生する．洞房結節では活動電位が自発的

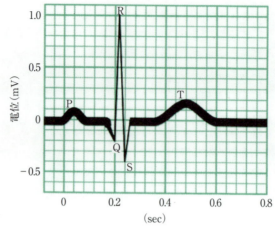

図 3-79 心電図

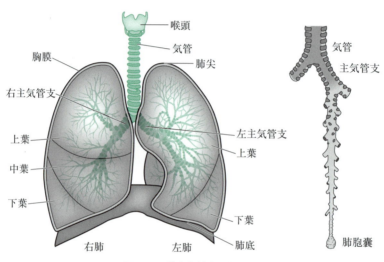

図 3-80 肺と気管支の構造

に起こり，ペースメーカーの働きをする．この活動電位がまず心房筋に伝わり，心房が収縮する．続いて活動電位は房室結節，房室束（ヒス束），右脚・左脚，プルキンエ線維へと伝わっていき，心室が収縮する（図 3-77）．

**(4) 心室筋の活動電位と不応期**　心筋細胞の活動電位は，膜電位依存性 $Na^+$ チャネル開口による脱分極によって発生し，L 型電位依存性 $Ca^{2+}$ チャネル開口によるプラトー相を経て，電位依存性 $K^+$ チャネルの開口によって再分極する（図 3-78）．心筋細胞は，脱分極している間は，そこに新たな刺激が加わっても活動電位を発生させない．この期間を不応期とよび，絶対不応期と相対不応期の二つに分けられる．

**(5) 心電図**　心電図とは，心筋の活動電位の時間的変化を，体表面に取り付けた電極を用いて記録したものである（図 3-79）．心電図では，P, Q, R, S, T という波形が認められる．P 波は心房の興奮，QRS 波は心室の興奮，T 波は心室の再分極によって生じる．

**(ii) 血管系**

血管は，心臓から血液を送り出す動脈，心臓に血液を送り返す静脈，血液と組織間の物質交換を行う毛細血管に分けられる．動脈と静脈は，内膜，中膜，外膜の三層からなる．静脈には，血液の逆流を防ぐ弁がある．毛細血管は，一層の内皮細胞からなる．

**(iii) リンパ系**

リンパ系は，免疫機能と体液循環に関わっており，リンパ管，リンパ節，胸腺，脾臓，赤色骨髄などから

なる．左上半身および左右下半身からのリンパ液は胸管に，右上半身のリンパ液は右リンパ本幹に流入し，静脈に注ぐ．リンパ器官・リンパ組織は，リンパ球を産生・分化する場である一次リンパ器官（赤色骨髄，胸腺）と，免疫応答を行う場である二次リンパ器官（リンパ節，脾臓，粘膜関連リンパ組織（パイエル板，扁桃など））の二つに分類される．

### h. 呼吸器系

呼吸は，肺胞内の空気と肺毛細血管内の血液との間のガス交換（外呼吸）と，全身の毛細血管内の血液と組織細胞との間のガス交換（内呼吸）に分けられる．呼吸における吸息筋は，横隔膜と外肋間筋である．

**(1) 肺，気管の構造**　呼吸器系は，鼻腔，咽頭，喉頭，気管　気管支，肺に至る，導管領域と呼吸領域からなる（図3-80）．

気管は，U字型の気管軟骨が積み重なってできており，開いた部分には平滑筋と粘膜で壁がつくられている．気管支平滑筋は，交感神経の興奮によって弛緩し，副交感神経の興奮によって収縮する．気管壁は粘膜で覆われ，気管や気管支の内面を覆う線毛は，塵埃や異物の除去に働いている．気管支は枝分かれしていき，最終的に肺胞管に分かれ，その先に肺胞がついている．左右の気管支のうち，右気管支の分枝方向は左気管支よりも垂直で短くかつ太いので，気管に落ち込んだ異物は右気管支に入りやすい．

肺胞壁は，扁平上皮であるⅠ型肺胞上皮細胞で覆われており，これを介して，肺胞表面の毛細血管網と肺胞腔との間でガス交換が行われる．肺胞には，界面活性物質（サーファクタント）を分泌するⅡ型肺胞上皮細胞が存在し，肺胞の表面張力低下に寄与している．また，肺胞マクロファージによって，異物の貪食除去が行われる．

### i. 消化器系

消化器系は，口腔から咽頭，食道，胃，小腸，大腸，肛門へとつながる消化管と，歯，舌，唾液腺，肝臓，胆嚢，膵臓という付属器官からなる（図3-81）．消化器系は，食物の摂取，消化，吸収，排泄を行う．消化管の運動や腺分泌は，交感神経の興奮によって抑制され，副交感神経の興奮によって促進される．

**(ⅰ) 胃，小腸，大腸などの消化管**

**(1) 胃**　胃は，噴門，胃底，胃体，幽門からなる．胃粘膜に開口する胃腺には，ペプシノーゲンを分泌する主細胞，塩酸と内因子（ビタミン$B_{12}$の吸収に働

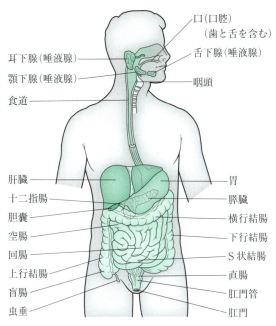

図3-81　消化器系の構造

く）を分泌する壁細胞，粘液（ムチン）を分泌する副細胞が存在する．幽門部には，胃酸分泌促進作用をもつガストリンを分泌するG細胞が存在する．

**(2) 小腸**　小腸は，十二指腸，空腸，回腸の3領域に分けられ，消化と吸収に働く．小腸壁は粘膜，筋層，漿膜からなる．粘膜は絨毛に覆われており，さらに絨毛の表面には微絨毛があり，表面積を拡大している．小腸の筋層は2層の平滑筋からなり（縦走筋と輪走筋），その間にアウエルバッハ神経叢がある．また，粘膜下層にはマイスネル神経叢がある．

**(3) 大腸**　大腸は，盲腸，結腸，直腸の3領域に分けられ，結腸はさらに上行，横行，下行，S状結腸に分けられる．大腸の粘膜には絨毛はない．大腸で吸収される水分の量は，便の形成にかかわる．

**(ⅱ) 肝臓，胆嚢，膵臓**

**(1) 肝臓**　肝臓は，栄養素の代謝，有害物質の解毒，胆汁の生成に働く．肝臓は，肝小葉という機能単位の集まりでできている．肝小葉の中央には，中心静脈がある．肝臓の下面にある肝門が，固有肝動脈，門脈，総肝管，リンパ管，神経の肝臓への出入り口となっている．固有肝動脈は肝臓に酸素を供給する．門脈は，胃や腸で栄養素を吸収した血液を肝臓に送り込む．肝臓の後上面からは肝静脈が出て，下大静脈に注ぐ．総肝管は胆嚢管と合流し，総胆管となって十二指腸の大十二指腸乳頭（ファーター乳頭）に開口する．

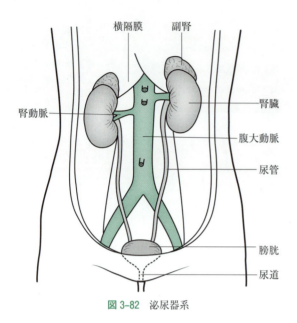

図 3-82 泌尿器系

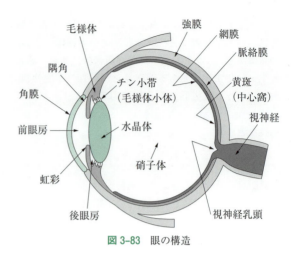

図 3-83 眼の構造

(2) **胆嚢** 胆嚢は，総肝管から胆嚢管を通って運ばれてきた胆汁を濃縮し，一時的に貯蔵する働きをもつ．胆汁は，総胆管を経て十二指腸へ分泌される．

(3) **膵臓** 膵臓には，消化酵素を含む膵液を分泌する外分泌部と，グルカゴン（A($\alpha$)細胞），インスリン（B($\beta$)細胞），ソマトスタチン（D($\delta$)細胞）といったホルモンを分泌する内分泌部（ランゲルハンス島）がある．膵臓からの分泌物を運ぶ膵管は，肝臓と胆嚢からの管が合流した総胆管と合流して共通の管となり，大十二指腸乳頭に開口する．大十二指腸乳頭の周囲にはオッディ（Oddi）括約筋があり，胆汁や膵液の十二指腸への排出を調節する．膵液は炭酸水素イオンを含み，十二指腸で酸性内容物を中和する．

(ⅲ) **唾液腺**

口腔には，耳下腺，舌下腺，顎下腺という3種類の大唾液腺が存在する．交感神経刺激によって粘液性唾液が少量分泌され，副交感神経刺激によって漿液性唾液の分泌が増大する．

### j. 泌尿器系

泌尿器系は，尿を産生する腎臓と，尿を体外へ排泄する尿路（尿管，膀胱，尿道）からなる（図 3-82）．

腎臓は，そら豆のような形の1対の器官で，内側中央部の腎門には腎動静脈と尿管が出入りする．腎臓の外層の表面に近い部分を腎皮質，内層を腎髄質という．腎皮質には腎小体と尿細管があり，髄質には尿細管と集合管がある．腎小体は，糸球体とボーマン嚢からなり，尿細管は，近位尿細管，ヘンレのループ，遠位尿細管からなる．腎小体と尿細管をあわせてネフロンとよぶ．

### k. 生殖器系

(1) **男性生殖器** 男性生殖器は，精子をつくる精巣，精子を運ぶ精管，付属の腺，外生殖器からなる．

(2) **女性生殖器** 女性生殖器は，卵子を作る卵巣，卵子を運ぶ卵管，受精卵を育てる子宮，腟，外陰部からなる．

### l. 内分泌系

導管をもたず，分泌物を血管内に放出するものを内分泌腺といい，その分泌物をホルモンとよぶ．主な内分泌器官とホルモンを表 3-14 に示す．

### m. 感覚器系

感覚器は，外界の刺激の受容器管であり，眼（視覚），耳（聴覚・平衡感覚），鼻（嗅覚）舌（味覚）がある．また，皮膚も触覚・圧覚・温度覚・痛覚を受容する感覚器としての機能をもつ．

(ⅰ) **眼**

眼球（図 3-83）は，前面を角膜で，後方を強膜で包まれている．その内側には，脈絡膜，毛様体，虹彩がある．毛様体上皮は，眼房水を産生する．毛様体小帯（チン小帯）は，水晶体と毛様体筋を結びつけ，水晶体の位置を保つ．毛様体筋は，水晶体の厚みを調節して遠近調節を行う．水晶体は，毛様体筋が収縮して毛様体小体がゆるむことによって肥厚し，これによって近くのものに焦点が合う．一方，毛様体筋が弛緩して毛様体小体が緊張することによって水晶体は扁平に

3.8 人体の成り立ちと生体機能の調節 **117**

表 3-14 内分泌器官とホルモン

| 内分泌器 | | ホルモン | 主な働き |
|---|---|---|---|
| 視床下部 | | 甲状腺刺激ホルモン放出ホルモン（TRH） | TSH 分泌促進 |
| | | 副腎皮質刺激ホルモン放出ホルモン（CRH） | ACTH 分泌促進 |
| | | 性腺刺激ホルモン放出ホルモン（Gn-RH） | LH, FSH 分泌促進 |
| | | 成長ホルモン放出ホルモン（GH-RH） | GH 分泌促進 |
| | | 成長ホルモン放出抑制ホルモン（GH-RIH） | GH 分泌抑制 |
| | | 催乳ホルモン（プロラクチン）放出ホルモン（PRH） | プロラクチン分泌促進 |
| | | 催乳ホルモン（プロラクチン）放出抑制ホルモン（PRIH） | プロラクチン分泌抑制 |
| 下垂体 | 前葉 | 甲状腺刺激ホルモン（TSH） | チロキシン分泌促進 |
| | | 副腎皮質刺激ホルモン（ACTH） | グルココルチコイド分泌促進 |
| | | 性腺刺激ホルモン（Gn） | |
| | | 卵胞刺激ホルモン（FSH） | 卵胞発育促進，卵胞ホルモン分泌促進，精子形成促進 |
| | | 黄体形成ホルモン（LH） | 排卵・黄体形成促進，黄体ホルモン分泌促進，男性ホルモン分泌促進 |
| | | 成長ホルモン（GH） | 血糖上昇作用 |
| | | 催乳ホルモン（プロラクチン） | 乳汁分泌促進 |
| | 後葉 | バソプレシン | 抗利尿作用，血管収縮作用 |
| | | オキシトシン | 乳汁射出作用 |
| 松果体 | | メラトニン | 概日リズムに伴う機能調節 |
| 甲状腺 | | 甲状腺甲状腺ホルモン（トリヨードチロニン，チロキシン） | 基礎代謝亢進 |
| | | カルシトニン | 骨吸収抑制 |
| 副甲状腺 | | 副甲状腺ホルモン（上皮小体ホルモン，パラトルモン） | 骨吸収促進 |
| 胃 G 細胞 | | ガストリン | 胃酸分泌促進 |
| 小腸上部 | S 細胞 | セクレチン | 膵液分泌促進 |
| | I 細胞 | コレシストキニン | 膵液分泌促進 |
| | その他 | 胃抑制ペプチド（GIP） | 血糖依存的インスリン分泌促進 |
| 膵臓 | A（$\alpha$）細胞 | グルカゴン | 血糖上昇 |
| | B（$\beta$）細胞 | インスリン | 血糖低下 |
| | D（$\delta$）細胞 | ソマトスタチン | インスリン，グルカゴン，ガストリン分泌抑制 |
| 副腎 | 皮質 | ミネラルコルチコイド（アルドステロン） | $Na^+$, $K^+$ 濃度調節 |
| | | グルココルチコイド（コルチゾール） | 血糖上昇，抗炎症，免疫抑制 |
| | 髄質 | アドレナリン，ノルアドレナリン | 血糖上昇，血圧上昇 |
| 性腺 | 卵巣 | 卵胞ホルモン（エストロゲン） | 子宮内膜増殖促進，骨吸収抑制 |
| | | 黄体ホルモン（プロゲステロン） | 妊娠の成立と維持 |
| | 精巣 | 男性ホルモン（テストステロン） | タンパク質同化作用 |

なり，これによって遠くのものに焦点が合う．虹彩の中央に瞳孔が開く．瞳孔括約筋と瞳孔散大筋が存在し，瞳孔へ入る光の量を調節する．瞳孔括約筋が収縮すると瞳孔は縮小（縮瞳）し，瞳孔散大筋が収縮すると瞳孔は散大（散瞳）する．眼球前方は，虹彩によっ

て前眼房と後眼房に分けられ，眼房水で満たされる．網膜は視覚伝導路の起点であり，光の強弱を受容する桿体細胞と，色を受容する錐体細胞という 2 種類の光受容細胞がある．視覚情報は，光受容細胞で受け取られ，双極細胞に伝わり，さらに神経節細胞，視神経へ

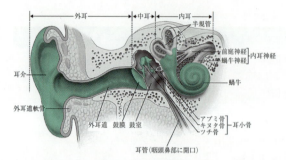

図 3-84 耳の構造
(増田敦子編著,解剖生理学をおもしろく学ぶ,サイオ出版,2015 より転載)

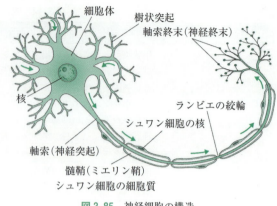

図 3-85 神経細胞の構造

と伝えられる．

(ii) 耳

耳（図 3-84）は，音波に対する受容器と，平衡感覚の受容器をもつ．耳は，外耳，中耳，内耳に分けられ，外耳と中耳の間には鼓膜が存在する．中耳には，耳小骨（ツチ骨．キヌタ骨，アブミ骨）が存在する．耳管は，中耳から咽頭鼻部へ開口し，外耳と中耳の間の気圧を等しくする．内耳には，リンパ液で満たされた骨迷路と膜迷路が存在する．内耳に存在する蝸牛が聴覚の受容に働き，前庭と半規管が平衡感覚の受容に働く．

### n. 血液・造血器系

血液は，血球と血漿からなる．血球には，ヘモグロビンを多く含み，酸素の運搬に働く赤血球，感染防御や抗体産生といった生体防御に働く白血球（顆粒球，リンパ球，単球），止血に働く血小板がある．赤血球と血小板は，核をもたない．赤色骨髄には，すべての血液細胞の起源となる造血幹細胞が存在する．造血幹細胞から，赤血球は前赤芽球を，顆粒球は骨髄芽球を，血小板は巨核球を経て産生される．腎臓で産生されるエリスロポエチンは，赤芽球系前駆細胞に働いて，赤血球の分化・増殖を促進する．赤血球の寿命は約 120 日で，古くなった赤血球は，主に脾臓で破壊される．

### 3.8.2 生体機能の調節

この節では，生体の維持に関わる情報ネットワークを担う代表的な情報伝達物質の種類，作用発現機構に関する基本的事項を述べる．

#### a. 神経による調節機構
（i） 神経細胞の興奮と伝導

神経組織は，神経細胞（ニューロン）とグリア細胞からなる．神経細胞は，活動電位の伝導のために特殊化した細胞であり，グリア細胞は，神経細胞を支え，栄養を与え，保護する役割をもつ．

神経細胞は，細胞体，樹状突起，軸索からなる（図 3-85）．神経には，軸索が髄鞘（ミエリン鞘）に覆われている有髄神経と，覆われていない無髄神経がある．有髄神経の髄鞘の切れ目の部分をランビエの絞輪とよぶ．有髄神経では，ランビエの絞輪からランビエの絞輪へと髄鞘を跳び越えて活動電位が伝わるので（跳躍伝導），無髄神経よりも伝導速度は速い．神経の興奮伝導には，両側性伝導，絶縁性伝導，不減衰伝導という三原則がある．

神経細胞が興奮していないとき，細胞膜の内側は外側に対して負電位になっている．この電位を静止膜電位という．細胞に刺激を与えると，その部分で $Na^+$ チャネルが開口することによって膜電位が一過性に正電位になり（脱分極），その後速やかに $K^+$ チャネルが開口することによってもとの静止膜電位に戻る（再分極）．この一連の膜電位の変化を活動電位という．静止膜電位よりも負電位になることを過分極という．

（ii） シナプス伝達

二つの神経細胞あるいは神経細胞と効果器細胞が興奮の伝達を行うところをシナプスという．軸索終末はシナプス小頭とよばれ，そこには神経伝達物質を蓄えたシナプス小胞が多く存在する．シナプス小胞から放出される神経伝達物質は，シナプスにおける通信の手段である．シナプス伝達（図 3-86）では，シナプス前ニューロンの軸索終末に活動電位が達すると，シナプス小頭が脱分極し，シナプス小頭膜上の電位依存性

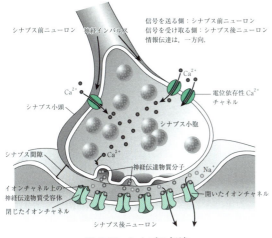

図 3-86　シナプス伝達

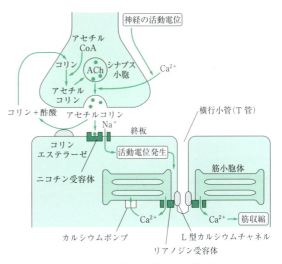

図 3-87　神経筋接合部での情報伝達

$Ca^{2+}$ チャネルを開き，$Ca^{2+}$ がシナプス小頭に流入する．シナプス小頭内の $Ca^{2+}$ 濃度の上昇が，シナプス小胞のエキソサイトーシスを引き起こし，シナプス間隙に神経伝達物質分子が放出される．神経伝達物質分子は，シナプス後ニューロン細胞膜上の神経伝達物質受容体に結合する．これによってイオンチャネルが開き，その部分の膜電位が変化する．シナプスには，興奮伝達の結果，シナプス後ニューロン膜が $Na^+$ や $Ca^{2+}$ の流入によって脱分極する興奮性シナプスと，$Cl^-$ の流入によって過分極する抑制性シナプスとがある．

(iii) 代表的な神経伝達物質

代表的な神経伝達物質としては，アセチルコリン，アミノ酸の一種である γ-アミノ酪酸（GABA），グルタミン酸，アミンの一種であるドパミン，ノルアドレナリン，セロトニンなどがある．アセチルコリンは，自律神経節や副交感神経節後線維のシナプス，運動神経の神経筋接合部の神経伝達物質である．GABA は，抑制性伝達物質として働き，グルタミン酸は興奮性伝達物質として働く．ドパミンは，中枢神経系の黒質-線条体などにおいて神経伝達物質として働く．ノルアドレナリンは，交感神経節後線維のシナプスにおける神経伝達物質である．

(iv) 神経系，感覚器を介するホメオスタシスの調節機構

ホメオスタシスとは，生体の内部環境が一定に保たれていることをいう．ホメオスタシスの維持は，神経系と内分泌系を介したネガティブフィードバックによって行われる．生体においてホメオスタシス（血圧，血糖，体温，体液量など）が崩された場合，その変化が体内の受容器によって感知され，その情報が求心性神経を介して調節中枢に伝えられる．調節中枢において情報が統合され，調節中枢から効果器に指令が伝えられると，それに基づいて効果器はホメオスタシスをもとの状態に戻す方向に働く．

受容器が常に外界や体内での変化をモニターし，このようなフィードバック機構によって生体のホメオスタシスは保たれる．

(v) 神経による筋収縮の調節機構

(1) 骨格筋　骨格筋は，運動神経によって支配される随意筋である．運動神経と骨格筋のシナプスを神経筋接合部とよぶ（図 3-87）．この部分の骨格筋側の構造を運動終板とよぶ．運動神経終末に活動電位が到達すると，シナプス小胞からアセチルコリンが放出される．アセチルコリンが運動終板にあるニコチン受容体に結合すると，陽イオンチャネルが開いて $Na^+$ が筋細胞内に入り，脱分極によって活動電位が発生する．アセチルコリンはシナプス間隙に存在するアセチルコリンエステラーゼによって速やかに分解されるため，アセチルコリンの効果はごく短時間である．この活動電位が筋形質膜と横行小管（T 管）に沿って伝わり，L 型カルシウムチャネルの構造変化をもたらす．この構造変化が筋小胞体膜に存在するリアノジン受容体に伝わると，リアノジン受容体の構造変化が引き起こされ，リアノジン受容体のカルシウムチャネルが開口して $Ca^{2+}$ が筋小胞体から細胞質へ放出される．この $Ca^{2+}$ がトロポニン C と結合し，筋収縮（アクチンとミオシンの滑り込み）の引き金となる．膜電

位が静止状態に戻ると，筋小胞体のカルシウムチャネルが閉じ，筋小胞体の $Ca^{2+}$ ポンプによって筋小胞体に $Ca^{2+}$ が取り込まれ，細胞質内の $Ca^{2+}$ をもとの濃度に戻し，筋肉は弛緩する．

**(2) 心筋**　心筋は，自律神経の支配を受ける不随意筋である．心筋細胞と骨格筋細胞の収縮のしくみはほぼ同様である．異なっている点は，骨格筋では L 型カルシウムチャネルの構造変化が直接リアノジン受容体の構造変化を引き起こすのに対し，心筋では心筋細胞膜の脱分極によって膜電位依存性 L 型カルシウムチャネルが開口し，$Ca^{2+}$ が流入することがリアノジン受容体の構造変化を引き起こすということである．したがって，心筋の収縮力は，細胞外 $Ca^{2+}$ 濃度の影響を受ける．交感神経刺激は，心筋の収縮力を増大させる．一方，副交感神経刺激は心筋の収縮を抑制する．

**(3) 平滑筋**　平滑筋は，自律神経の支配を受ける不随意筋である．平滑筋では骨格筋や心筋と比べて筋小胞体が発達しておらず，その収縮は細胞外 $Ca^{2+}$ の流入に大きく依存する．平滑筋においては，細胞内 $Ca^{2+}$ 濃度が上昇すると，$Ca^{2+}$ がカルモジュリンと結合することによってミオシン軽鎖キナーゼが活性化され，筋収縮が起こる．交感神経の興奮によって放出されるノルアドレナリンは，血管平滑筋細胞にある $\alpha_1$ 受容体に結合すると，平滑筋を収縮させる．一方，骨格筋，腹部内臓，肺，冠状動脈などに存在する，$\beta_2$ 受容体をもつ血管平滑筋は弛緩させる．

#### b. オータコイドによる調節機構

オータコイドは，体内で生成・分泌されて，近傍の細胞や組織に作用して生理活性を示す物質のうち，神経伝達物質とホルモンを除くものの総称である．オータコイドとしては，アミン類（ヒスタミン，セロトニン），ペプチド類（ブラジキニン，アンギオテンシン），エイコサノイドなどが挙げられる．

**(i) ヒスタミン**

ヒスタミンは，ヒスチジンが脱炭酸して生成され，肥満細胞と好塩基球に蓄えられる．$H_1$ 受容体を介して血管透過性亢進，血管拡張，気管支収縮作用を示す．$H_2$ 受容体を介して胃酸分泌促進，血管拡張作用を示す．

**(ii) セロトニン**

セロトニンは，必須アミノ酸のトリプトファンから生成され，その大部分は腸クロム親和性細胞に存在す

る．セロトニンには，神経伝達物質としての作用もある．$5-HT_1$ 受容体を介して脳血管収縮作用，$5-HT_2$ 受容体を介して平滑筋収縮作用，$5-HT_3$ 受容体を介して催吐作用，$5-HT_4$ 受容体を介してアセチルコリン遊離促進作用を示す．

**(iii) ブラジキニン**

ブラジキニンは，キニノーゲンにカリクレインが作用して生成され，キニナーゼ I とキニナーゼ II（アンギオテンシン変換酵素）によって不活性化される．生理作用は，血管拡張，平滑筋収縮，血管透過性亢進，発痛作用である．

**(iv) アンギオテンシン**

腎臓の傍糸球体細胞から分泌されるレニンは，血中のアンギオテンシノーゲンを特異的に分解してアンギオテンシン I を生成し，アンギオテンシン I は，アンギオテンシン変換酵素によってアンギオテンシン II となる．アンギオテンシン II は，$AT_1$ 受容体を介して，血管収縮，副腎皮質からのアルドステロン分泌促進による遠位尿細管での $Na^+$ 再吸収促進，副腎髄質からのアドレナリン放出促進による血圧上昇作用を示す．また，心臓では心筋肥大を引き起こす．

**(v) エイコサノイド**

エイコサノイドは，アラキドン酸に由来する生理活性物質の総称であり，シクロオキシゲナーゼによってプロスタグランジンとトロンボキサンが，リポキシゲナーゼによってロイコトリエンが作られる．トロンボキサン $A_2$ は，血小板凝集促進，血管収縮作用を示す．一方，プロスタグランジン $I_2$（プロスタサイクリン）は，血小板凝集抑制，血管拡張作用を示す．

#### c. サイトカイン・増殖因子による調節機構

サイトカインは，細胞間相互作用に働くものであり，インターロイキン，インターフェロン，腫瘍壊死因子，細胞増殖因子，コロニー刺激因子などがある．主なものを表 3-15 に示す．

#### d. 血圧の調節機構

血圧とは，血流が血管壁に及ぼす圧力であり，

$$血圧 = 心拍出量 × 末梢血管抵抗$$

という関係がある．心臓の収縮期の血圧を収縮期血圧または最高血圧，拡張期の血圧を拡張期血圧または最低血圧という．

3.8 人体の成り立ちと生体機能の調節 **121**

表 3-15 主なサイトカイン

| 分類 | サイトカイン名 | 主な作用 |
|---|---|---|
| インターロイキン（IL） | IL-1 | 炎症性サイトカイン．発熱作用，T 細胞，B 細胞活性化 |
| | IL-2 | T 細胞増殖促進 |
| | IL-4 | B 細胞活性化，IgE 誘導 |
| | IL-5 | B 細胞の増殖・分化促進，好酸球の増殖・分化促進 |
| | IL-6 | 炎症性サイトカイン．B 細胞の増殖・分化 |
| | IL-8 | 炎症性サイトカイン |
| | IL-10 | ヘルパー T 細胞 Th2 産生 |
| | IL-12 | T 細胞，NK 細胞からの IFN-$\gamma$ 産生誘導 |
| | IL-13 | B 細胞の増殖・分化促進 |
| インターフェロン（IFN） | IFN-$\alpha$ | 抗ウイルス作用 |
| | IFN-$\beta$ | 抗ウイルス作用 |
| | IFN-$\gamma$ | 抗ウイルス作用，マクロファージや NK 細胞活性化 |
| 腫瘍壊死因子（TNF） | TNF-$\alpha$ | マクロファージが産生する炎症性サイトカインで，関節リウマチの進行に関与する．腫瘍細胞傷害作用をもつ |
| 細胞増殖因子（GF） | EGF | 上皮細胞増殖因子 |
| | PDGF | 血小板由来増殖因子 |
| | HGF | 肝細胞増殖因子 |
| | FGF | 線維芽細胞増殖因子 |
| | NGF | 神経成長因子 |
| | VEGF | 血管内皮細胞増殖因子 |
| コロニー刺激因子（CSF） | G-CSF | 顆粒コロニー刺激因子．好中球の分化・増殖促進 |
| | GM-CSF | 顆粒球マクロファージコロニー刺激因子．顆粒球，単球，マクロファージの分化・増殖促進 |

**（ⅰ）神経性調節**

**（1）圧受容器**　頸動脈，大動脈の血圧の上昇によって血管壁が伸展すると，頸動脈洞，大動脈弓にある圧受容器が興奮し，舌咽神経（第Ⅸ脳神経），迷走神経（第Ⅹ脳神経）を介して求心性インパルスが延髄の心臓中枢へ送られる．これを受けて副交感神経性刺激の増大と交感神経性刺激の減少が起こり，心拍数と心収縮力が減少する．

**（2）化学受容器**　頸動脈，大動脈を流れる血液の酸素分圧低下，二酸化炭素分圧上昇および $H^+$ 濃度の上昇によって，頸動脈小体，大動脈小体にある化学受容器が興奮し，舌咽神経，迷走神経を介して求心性インパルスが延髄の心臓中枢と呼吸中枢へ送られる．これを受けて，心拍数の増加と呼吸促進が起こる．

**（ⅱ）体液性調節**

循環血液量や血管抵抗は，ホルモンやさまざまな液性因子によって調節されている．

**（1）レニン-アンギオテンシン-アルドステロン系**
血液量が低下すると，腎臓からレニンが分泌され，レニンとアンギオテンシン変換酵素によってアンギオテンシンⅡが生成される．アンギオテンシンⅡは，副腎皮質からのアルドステロンの分泌を促進する．アルドステロンは $Na^+$ と水の再吸収を増加させるので，循環血流量は増加し，血圧が上昇する．

**（2）アドレナリンとノルアドレナリン**　副腎髄質は，交感神経性刺激に反応してアドレナリンとノルアドレナリンを放出する．これらは，心拍数と心筋収縮力の増大や血管収縮作用によって血圧の上昇を起こす．

**（3）抗利尿ホルモン**　バソプレシンともよばれる．腎臓における水の再吸収促進（抗利尿効果）のほかに，血管収縮を引き起こして血圧を上昇させる作用がある．

**（4）心房性ナトリウム利尿ペプチド**　心房から分泌されるペプチドホルモン．血管を拡張し，また尿中への $Na^+$ と水の移行を促進して血液量を減少させることによって血圧を下げる．

**（5）エンドセリン**　血管内皮細胞から放出されるペプチドホルモンで，強い血管収縮作用を示す．

(6) **ブラジキニン**　キニノーゲンが，カリクレインというプロテアーゼによって切断されて生成するペプチドホルモン．一酸化窒素（NO）を介して血管平滑筋を弛緩させて血圧を下げる．

(7) **一酸化窒素**　局所の血管拡張物質として重要な役割をもつ．

(8) **プロスタグランジン類**　トロンボキサン $A_2$ は血管収縮作用を，プロスタグランジン $I_2$（プロスタサイクリン）は血管拡張作用を示す．

### e．血糖の調節機構

血糖値は，血中へのグルコースの出入りによって調節される．血糖値は，主に消化管からの糖の吸収と肝臓でのグリコーゲン分解によるグルコースの放出によって上昇し，主に筋肉組織や脂肪組織による取り込みと肝臓でのグリコーゲン合成によって低下する．血糖値の調節には，血糖値を上昇させる作用をもつグルカゴン，アドレナリン，甲状腺ホルモン，成長ホルモン，グルココルチコイドや，血糖値を低下させるインスリンが働く．

（ⅰ）**インスリン**

膵臓のランゲルハンス島 B（β）細胞から分泌され，グルコースの細胞膜輸送速度増大による細胞内取り込み促進作用によって血糖値を低下させる．

（ⅱ）**グルカゴン**

膵臓のランゲルハンス島 A（α）細胞から分泌され，肝臓のグリコーゲン分解，糖新生を促進して血糖値を上げる．

### f．体液の調節

（ⅰ）**体液の調節機構**

成人の体液量は，体重の約60%である．体液は，細胞内液と細胞外液に分けられ，細胞外液はさらに血漿と組織間液（間質液）に分けられる．細胞内液は体重の約40%に，細胞外液は体重の約20%に相当する．細胞内液と細胞外液では，イオン組成に顕著な違いがある．細胞内液は，$K^+$ とリン酸イオンが主体となり，$Na^+$ や $Cl^-$ は少ない．一方，細胞外液は，$Na^+$，$Cl^-$ が主体となり，$K^+$ やリン酸イオンは少ない．

(1) **体液量の調節**　脳には浸透圧受容器があり，血液浸透圧上昇時にはバソプレシンの分泌が促進され，腎臓からの水分の排泄を抑制する．

(2) **$Na^+$ 濃度の調節**　体液 $Na^+$ 濃度は，レニン-アンギオテンシン-アルドステロン系や心房性ナトリ

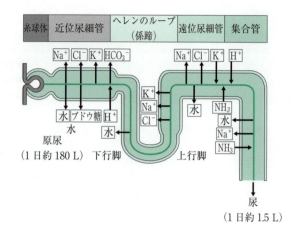

**図 3-88** 尿の生成
（増田敦子 編著，身体のしくみとはたらき―楽しく学ぶ解剖生理，サイオ出版，2015 より転載）

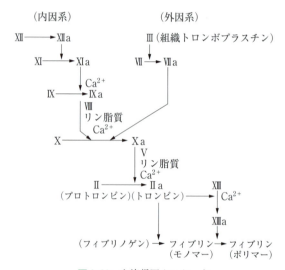

**図 3-89** 血液凝固カスケード

ウム利尿ペプチドによって調節される．

（ⅱ）**尿の生成機構**

腎臓では，血液をろ過し，そのろ液を尿として尿管へと排出している．

尿の生成過程を図 3-88 に示す．血液は，糸球体を通過するときに限外ろ過される．ここで生じるろ液を原尿といい，1日約 180 L 生成される．原尿の水および $Na^+$ の約70%は近位尿細管で再吸収される．アミノ酸やグルコースは，ここではほぼ100%再吸収される．遠位尿細管と集合管における $Na^+$ の再吸収は，アルドステロンによる調節を受けており，これによって $Na^+$ の再吸収が促進され，水の再吸収が促進され

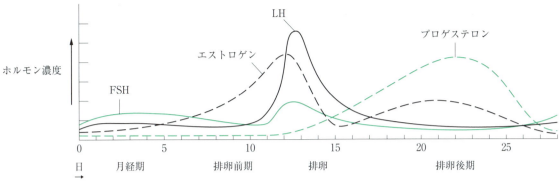

図 3-90　月経周期

る．集合管では，バソプレシンが水チャネル（アクアポリン）に作用して水を再吸収する．

### g. 体温の調節

ヒトの体温は，常に一定の温度（約 37℃）を維持するように調節されている．体温の調節には，温度受容器，体温調節中枢，効果器が関与する．ヒトの体には，深部体温の受容器と皮膚温の受容器があり，温度変化の情報を，視床下部を中心に存在する体温調節中枢や大脳皮質に伝える．体温調節中枢は，自律神経系を介した皮膚血管の収縮・拡張，エクリン汗腺からの発汗，代謝調節や，体性運動神経系を介した骨格筋による熱産生，甲状腺ホルモンや副甲状腺ホルモンの分泌促進による熱産生などの指令を効果器に与えることによって，体温を調節する．

### h. 血液凝固・線溶系

血管が損傷を受けると，① 血管平滑筋の収縮，② 血小板血栓の形成，③ 血液凝固という一連の反応が起こり，血管からの失血を防ぐ．これを止血という．

#### （i）血小板血栓の形成

血管損傷部位で露出したコラーゲンに血小板が粘着する．粘着した血小板から ADP（アデノシン二リン酸），セロトニン，トロンボキサン $A_2$ が放出され，血小板凝集が促進されて血小板血栓が形成される．

#### （ii）血液凝固

血小板血栓は不安定なので，血液凝固カスケード（図 3-89）によってフィブリノーゲンから形成されるフィブリンが，血小板血栓を網目状に包むことによって補強する．

#### （iii）線溶系

血管損傷部位の修復が進むと，フィブリン血栓はプラスミンによって溶解される．これを線溶系という．

### i. 性周期の調節

生殖可能な女性では，卵巣と子宮において，約 28 日を 1 周期として周期的な変化がみられる．これを性周期という．性周期には，卵巣周期と子宮周期（月経周期）がある．視床下部から分泌されるゴナドトロピン放出ホルモン（GnRH）は，性周期を制御する．GnRH は，下垂体前葉からの卵巣刺激ホルモン（FSH）と黄体形成ホルモン（LH）の放出を促進する．FSH は卵胞ホルモン（エストラジオール）の分泌を促進し，LH は黄体ホルモン（プロゲステロン）の分泌を促進する．

#### （i）卵巣周期

月経周期の初めに，約 20 個の卵胞が成熟をはじめる．成熟中の卵胞は，卵胞ホルモンを分泌する．周期の 14 日目頃，これらの卵胞のうち 1 個のみが完全に成熟し，排卵が起こる．排卵後，卵胞は黄体に変わり，エストラジオールと黄体ホルモンを分泌する．

#### （ii）月経周期

月経周期のはじめには，GnRH が分泌され，FSH と LH の放出を促進する．排卵前にみられる卵胞ホルモン濃度の上昇によって，LH と FSH の急激な分泌増加が起こり，これが刺激となって排卵が起こる．妊娠・着床が起こらなければ，黄体は退化して白体となり，子宮膜が剥離して月経がはじまる（図 3-90）．

124    3. 薬学基礎

### 3.8 節のまとめ

- 本節では，人体の構造，機能，調節に関する基本的事項を学んだ．
- 本節を構成する項目について，さらに詳細に学び，理解を深めることは，薬理学や病態学を学ぶうえでも必要不可欠である．

# 3.9　生体防御と微生物

## 3.9.1　身体を守る

　ヒトの主な生体防御反応としての免疫応答に関する基本的事項を修得する．

### a.　生体防御反応

#### （ⅰ）　異物の侵入に対する物理的，生理的，化学的バリア，および補体の役割

　微生物などの異物は宿主のもつ皮膚や粘膜などの外界とのバリアによって侵入を阻止されている．それらのバリアは物理的，生理的，化学的バリアに分類される．

　皮膚の角質層，粘膜を覆う粘液，粘膜上皮細胞上に発現する糖タンパク質の糖鎖により形成される糖衣，上皮細胞間の密着結合などは，物理的な障壁として異物の侵入を防いでいる．これらを物理的バリアとよぶ．

　腸管や泌尿器に共生している常在細菌はさまざまな抗菌性物質を産生したり，共通の栄養素や成育場所を競合することで病原性微生物の増殖を阻害している．これらを生理的バリアとよぶ．

　粘膜上皮細胞はディフェンシン，ラクトフェリン，リゾチームなどの抗菌性物質を産生し，微生物の増殖を防いでいる．これらを化学的バリアとよぶ．

　補体は血清中に存在するタンパク質で，そのままでは生理活性をもたず，古典経路，第二経路，レクチン経路のいずれかの経路で活性化され，細菌などを排除する．古典経路は細菌などに結合した抗体によって活性化が開始される．補体成分の C1q が抗体分子に結合した後，C2 から C9 までの補体成分が次々と活性化され，細菌を排除する．第二経路は抗体に依存しない経路で，C3 の分解により生じた C3b がほかの因子とともに細菌表面に結合することで，経路下流の補体因子の活性化を引き起こし，細菌を排除する．レクチン経路はマンノース結合レクチン（mannose binding lectin；MBL）が細菌表面のマンノースやマンナンに結合し，さらに MBL に MBL 結合セリンプロテアーゼ（MBL associated serine protease；MASP）複合体が結合することで開始される．その後，補体成分の C4 と C2 が MASP に分解され C4b と C2a を生じ，さらに下流の補体成分を活性化していく．三つの補体経路はすべて最終的に補体成分 C9 から構成される膜攻撃複合体（MAC）の形成を誘導する．MAC が標的細菌上に形成されると細菌に筒状の穴があき，細菌は溶菌される．補体はそのほかに食細胞による貪食の促進や炎症反応の促進にも働いている．

#### （ⅱ）　免疫反応の特徴

　免疫は基本的に自己には反応せずに非自己である異物にのみ反応する．後述するように，遺伝子再構成によりランダムに遺伝子が組み合わされ，T 細胞レセプターと B 細胞レセプターの多様性が生み出される．この多様性により，免疫は未知の異物に対しても対応できる．しかし同時に自己に反応するレセプターをもつ T 細胞と B 細胞も生み出してしまう．免疫はこれらの自己反応性をもつリンパ球を除去することで自己と非自己を識別できるようになる．このようにして免疫は自己に対する寛容を成立させる．自己反応性 T 細胞の除去は主に胸腺で起こる．胸腺で T 細胞が T 細胞レセプターを発現すると胸腺に存在する抗原提示細胞の MHC 上に提示された自己抗原を自身の T 細胞レセプターで認識する．その際に強い刺激が細胞内に伝達されると T 細胞に細胞死が誘導される．これを負の選択（negative selection）とよぶ．弱い刺激が細胞内に伝達された場合は引き続き分化成熟する．これを正の選択（positive selection）とよぶ．まったく MHC と自己抗原のセットを認識しない細胞も死んでいく．これらの過程により，自己反応性をもたず，自己の MHC に拘束性をもつ T 細胞が選択される．B 細胞も成熟過程で自己抗原を認識すると細胞死が誘導され，自己反応性 B 細胞が除去される．

　成熟した T 細胞と B 細胞は，一つの細胞に基本的に 1 種類の抗原レセプターを発現しており，高度な抗原特異性を有している．異物が体内に侵入すると，そ

の抗原に特異的な抗原レセプターをもつ T 細胞と B 細胞が増殖を開始する．その時，1 個の細胞から増殖した同一の抗原レセプターをもつ細胞集団をクローンという．この増大したクローンにより異物が処理され，除去される．

異物が除去された後は活性化された T 細胞と B 細胞の多くは死んでいくが，一部が記憶細胞として体内で長期生存し，同じ抗原に再び出会うと一度目よりも速やかに，そして強力に反応して異物を排除する．この現象を免疫記憶という．

### （iii） 自然免疫と獲得免疫

異物を排除する免疫機構は自然免疫と獲得免疫に大きく分けられる．自然免疫は異物侵入の初期に働く免疫機構で，マクロファージや好中球などの食細胞や細胞傷害活性をもつ NK 細胞が関与する．抗原特異性は低く，病原体固有の共通構造を認識する．また，免疫学的な記憶をもたない．獲得免疫は異物侵入の後に発達する免疫機構で発動までに時間を要する．高度な抗原特異性をもち，その特異性は T 細胞と B 細胞により担われる．また，免疫学的記憶をもつ．獲得免疫は，自然免疫を担う樹状細胞やマクロファージなどの抗原提示細胞により抗原が T 細胞に提示されることで活性化され，活性化した T 細胞は自然免疫系の細胞の活性化に働く．

### （iv） 体液性免疫と細胞性免疫

抗原に対して抗体が産生され，効率的に抗原を体内から排除する機構を体液性免疫とよぶ．B 細胞が細胞表面上の B 細胞レセプターで抗原を認識すると活性化され，その一部は抗体産生細胞（プラズマ細胞）に分化し，細胞外に抗体を分泌するようになる．抗原には，B 細胞の活性化に T 細胞の補助を必要とする T 細胞依存性抗原と，T 細胞の補助を必要としない T 細胞非依存性抗原の 2 種類が存在する．T 細胞の補助がない場合には抗体のクラススイッチが起こらない．T 細胞依存性抗原の場合は B 細胞による抗原認識とともにヘルパー T 細胞による抗原認識が必要である．樹状細胞上に発現する MHC クラス II に提示された抗原ペプチドを T 細胞レセプターが認識するとヘルパー T 細胞は活性化さる．同じ抗原を認識する B 細胞が，B 細胞上の MHC クラス II に抗原を提示すると一度活性化された T 細胞はこれを認識して，補助刺激分子の発現やサイトカインの分泌を介して同一抗原を認識する B 細胞を活性化し，抗体のクラススイッチや抗体産生細胞への分化を誘導する．抗体はい

くつかの方法により生体を防御する．その一つは抗原に結合することにより抗原の細胞への接触，侵入を阻止したり，病原体の増殖を阻害する．また毒素に結合することでその毒性を減弱させる．これらの作用を中和とよぶ．もう一つは食細胞上に発現する Fc レセプターに抗体が結合することで，食細胞の抗原取り込みを促進する．これを抗原のオプソニン化とよぶ．また抗体は補体活性化の古典的経路により，細菌を破壊したり，炎症を促進したりする．また，NK 細胞上の Fc レセプターに抗体が結合すると，NK 細胞は抗体が結合した標的細胞を破壊する．

T 細胞による直接的な細胞傷害と T 細胞を介する食細胞の活性化を細胞性免疫とよぶ．樹状細胞上に発現する MHC クラス I に提示された病原体由来の抗原ペプチドを T 細胞レセプターで認識するとキラー T 細胞は活性化さる．感染細胞が病原体由来タンパク質の一部を MHC クラス I に提示していると，活性化キラー T 細胞はこれを認識し，感染細胞を殺傷する．抗原により活性化されたヘルパー T 細胞の一部は MHC クラス II に抗原を提示しているマクロファージによって再び活性化され，相手のマクロファージをサイトカインなどで活性化する．活性化されたマクロファージは食作用や食胞内の殺菌活性が増強され，効率的に病原体を処理できるようになる．

## b. 免疫を担当する組織・細胞

### （i） 免疫に関与する組織

免疫に関与する組織は，一次リンパ組織と二次リンパ組織に大別できる．一次リンパ組織には骨髄と胸腺が含まれる．骨髄にはすべての免疫担当細胞のもとになる造血幹細胞が存在し，この幹細胞からさまざまな免疫細胞が分化する．T 細胞以外の免疫担当細胞は骨髄中でその分化過程のほとんどを終えるが，T 細胞はその前駆細胞が胸腺に移行し，胸腺内で成熟する．二次リンパ組織は成熟したリンパ球が免疫応答を行う場であり，リンパ節や脾臓，腸管に存在するパイエル板などが含まれる．二次リンパ組織に抗原が運ばれると組織内に存在する抗原特異的 T 細胞と B 細胞が活性化し，免疫応答が開始される．

### （ii） 免疫担当細胞の種類と役割，免疫反応における主な細胞間ネットワーク

免疫担当細胞には自然免疫系に属する顆粒球，肥満細胞，マクロファージ，樹状細胞，NK 細胞などと，獲得免疫系に属する T 細胞，B 細胞が存在する．顆粒球はさらに好中球，好酸球，好塩基球に分類され

る.

好中球は食細胞の一つで，微生物を認識し貪食することで破壊する．好中球の顆粒には微生物を分解する酵素や殺菌に使われるさまざまな化学物質を産生するための酵素が含まれる．好酸球，好塩基球，肥満細胞は寄生虫，特に蠕虫を排除するための細胞であるが，アレルギーの発症にも関与している．好酸球の顆粒には寄生虫を殺傷する物質が多く含まれる．好塩基球と肥満細胞は非常に似た性質をもつ細胞であるが，好塩基球は主に血中に存在し，肥満細胞は皮膚や粘膜上皮に存在する．どちらも顆粒にはヒスタミンを含み，細胞表面には IgE を結合するレセプターをもつ．IgE に抗原が結合すると脱顆粒が起こり，ヒスタミンが放出される．

マクロファージは食細胞の一つで，微生物を認識し貪食を行う．また T 細胞に抗原を提示し活性化を誘導する．そのほかにアポトーシスを起こした細胞の処理や損傷組織の修復の促進を担う．樹状細胞も抗原提示細胞の一つであるが，微生物を認識した樹状細胞は B7 分子をはじめとする補助刺激分子を高発現し，マクロファージよりも T 細胞に対して効果的に活性化を誘導する．

NK 細胞は抗原特異性をもたないが，キラー T 細胞と同様にウイルス感染細胞や腫瘍細胞などを障害する．これらの細胞に細胞死（アポトーシス）を引き起こすためのグランザイムやパーフォリンを含む顆粒をもつ．

T 細胞は主に CD4 分子を発現するヘルパー T 細胞と CD8 分子を発現するキラー T 細胞（細胞傷害性 T 細胞）に分けられる．ヘルパー T 細胞は抗原提示細胞より抗原の提示を受け，B 細胞（液性免疫），マクロファージ，キラー T 細胞（細胞性免疫）の活性化をサイトカインや細胞表面分子により誘導する．また，ケモカインによりほかの免疫細胞を感染部位に呼び寄せる働きもする．キラー T 細胞はウイルスや細菌に感染した細胞，腫瘍細胞を殺傷する働きをもつ．細胞内に細胞傷害のためのパーフォリン，グランザイムを含む．T 細胞にはそのほかに，免疫反応を抑制する制御性 T 細胞や，T 細胞レセプターの多様性の小さい γδ T 細胞，NKT 細胞が存在する．

B 細胞は抗原レセプターで抗原を捉えると細胞内に取り込み，ヘルパー T 細胞に抗原を提示する．活性化した B 細胞は抗体産生細胞（プラズマ細胞）に分化し，抗体を分泌する．

## c. 分子レベルで見た免疫のしくみ

### （i） 自然免疫および獲得免疫における異物の認識

自然免疫系は，病原体のもつ分子構造のパターンを認識できる受容体をもっている．自然免疫系の対象となる病原体に共通した分子構造を病原体関連分子パターン（pathogen associated molecular patterns；PAMPs）とよぶ．また，それらを認識する自然免疫系の細胞がもつ受容体をパターン認識受容体（pattern-recognition receptors；PRRs）とよぶ．PAMPs には細菌の細胞壁成分であるリポタンパク質やリポ多糖（lipopolysaccharide；LPS），細菌の鞭毛成分であるフラジェリン，ウイルス由来の RNA や DNA，真菌由来の β グルカンやマンナンが含まれる．一方，PRRs には，Toll 様受容体（TLR），C 型レクチン，NOD 様受容体（NLR），RIG-I 様受容体（RLR）などが知られている．TLR は TLR1 から TLR9 までが知られ，それぞれがさまざまな PAMPs を認識する．例えば，TLR4 は LPS を，TLR9 はウイルス由来 DNA を認識する．C 型レクチンは β グルカンやマンナンを，NLR は細胞壁成分のペプチドグリカン，RLR はウイルス由来の RNA をそれぞれ認識する．

獲得免疫は T 細胞の T 細胞レセプター（TCR）または B 細胞の B 細胞レセプター（BCR）で異物を認識する．自然免疫と違い，これらのレセプターは非常に大きな多様性をもっているため，未知のさまざまな分子を認識できる．抗原の中で，TCR や BCR が認識している部分をエピトープとよぶ．BCR は抗原を直接認識し，ある程度の大きさがあれば，タンパク質だけではなく，さまざまな分子に結合することができる．一方，TCR は MHC 上に提示されたタンパク質の断片（ペプチド）のみを認識する．つまり，T 細胞は抗原提示細胞が細胞外から取り込んだタンパク質，または細胞自身が合成したタンパク質が断片化されて MHC のクラス I かクラス II に提示された場合のみ，それらを抗原として認識できる．

### （ii） MHC 抗原の構造と機能および抗原提示での役割

主要組織適合遺伝子複合体（MHC）分子にはクラス I とクラス II 分子が存在し，クラス I 分子は α 鎖と β2 ミクログロブリン（β2m），クラス II 分子は α 鎖と β 鎖のヘテロダイマーからなる．MHC 分子には，ペプチドをのせる溝があり，MHC クラス I は 8 から 10 アミノ酸，MHC クラス II は 10 アミノ酸以上のペプチドをのせることができる．MHC 遺伝子には同一種の集団中に多数の変異体が存在する（多形性）．ま

た，MHC 遺伝子には複数の遺伝子が存在する（多重性）．この多形性と多重性の結果，MHC 分子は多様なペプチドを T 細胞に提示できる．しかし多形性は移植片拒絶の原因ともなる．

MHC クラス I には細胞内に由来する抗原が結合し，$CD8^+$ T 細胞（キラー T 細胞）に提示される．細胞内で合成されたタンパク質（一部は貪食されて細胞質に輸送されたタンパク質）はユビキチン化されてプロテアソームに運ばれ分解され，TAP を介して小胞体内に入る．一方，クラス I 分子はシャペロンタンパク質の補助を受けて合成され，タパシン，TAP と複合体を形成して小胞体内で適切なペプチドが結合するのを待つ．ペプチドが結合したクラス I 分子はゴルジ体を通って，細胞表面に運ばれ，$CD8^+$ T 細胞に抗原を提示する．

MHC クラス II には細胞外から取り込まれた抗原が結合し，$CD4^+$ T 細胞（ヘルパー T 細胞）に提示される．抗原がエンドサイトーシスによって取り込まれると，エンドソーム/リソソーム小胞で抗原が分解される．一方，クラス II 分子はシャペロンタンパク質の補助を受けて小胞体で合成される．合成されたクラス II 分子にインバリアント鎖（Ii）がペプチド結合部位をふさぐように結合し，小胞体内でペプチドが結合することを阻害する．クラス II 分子がゴルジ体を通ってエンドソームに運ばれるとインバリアント鎖が分解されて CLIP となる．エンドソーム内で HLA-DM 分子がクラス II 分子から CLIP を除去し，代わりに抗原が消化されてできたペプチドが結合する．ペプチドを結合したクラス II 分子は細胞表面に運ばれ，$CD4^+$ T 細胞に抗原を提示する．

### （iii） T 細胞と B 細胞による抗原認識の多様性（遺伝子再構成）と活性化

T 細胞受容体は $\alpha$ 鎖と $\beta$ 鎖からなる二量体で構成される（$\gamma\delta$ T 細胞の場合は $\gamma$ 鎖と $\delta$ 鎖）．$\alpha$ 鎖は複数の V 遺伝子断片と J 遺伝子断片が一つずつランダムに選ばれて組み合わされ，C 遺伝子（定常領域）とともに転写される．一方，$\beta$ 鎖は複数からなる V 遺伝子断片，D 遺伝子，J 遺伝子断片から一つずつランダムに選ばれて組み合わされ，C 遺伝子とともに転写される．翻訳された $\alpha$ 鎖と $\beta$ 鎖が組み合わされて細胞表面に二量体として発現する．

B 細胞受容体は二本の重鎖と二本の軽鎖からなる四量体で構成される．重鎖の遺伝子は可変領域と定常領域をコードする遺伝子から構成される．可変領域は複数からなる V 遺伝子断片，D 遺伝子，J 遺伝子断片か

ら一つずつランダムに選ばれて組み合わされ，C 遺伝子（定常領域）とともに転写されると重鎖が完成する．一方，軽鎖は複数からなる V 遺伝子断片と J 遺伝子断片が一つずつランダムに選ばれて組み合わされ，C 遺伝子とともに転写され，軽鎖が完成する．重鎖の VDJ の組み合わせと軽鎖の VJ の組み合わせにより得られる多様性に加え，V と D，D と J，V と J の遺伝子が組み合わされる際に，ヌクレオチドが挿入されたり欠失したりすることで新しいアミノ酸配列が結合部位に形成されるため，さらに多様性は増大する．重鎖の定常領域（C 遺伝子）はいくつかのクラスが存在している．

抗原を認識して活性化した B 細胞は二次リンパ組織において胚中心とよばれる領域を形成する．胚中心の中にいる B 細胞には抗体の V 領域，その中でも抗原との接触に関わる相補性決定領域（complementarity determining region；CDR）をコードする遺伝子領域に非常に高い頻度で点突然変異が起こる．この現象を体細胞高頻度突然変異（somatic hypermutation）とよぶ．突然変異の結果，抗原に対する親和性の上昇した B 細胞が選択的に生体内で増加し，より親和性の高い抗体が分泌されるようになる．これを親和性成熟とよぶ．

### （iv） 抗体分子の基本構造，種類，役割

B 細胞レセプターが抗原を認識し B 細胞が活性化されると，一部の B 細胞は抗体産生細胞（プラズマ細胞）に分化し，IgM を細胞外に分泌する．また一部の B 細胞は重鎖の定常領域を IgM から IgG，IgA，IgE に変換し（クラススイッチ），さらにそれぞれのアイソタイプを分泌する抗体産生細胞へと分化する．抗体は 2 本の重鎖と 2 本の軽鎖の組み合わせを基本単位とする．IgM は初期の免疫応答において産生される．親和性成熟を起こさないため，抗原に対する親和性は低いが，五量体を形成し，抗原結合部位を 10 個もつことで，抗原に対するアビディティを高めている．また補体活性化能が強い．IgG は単量体で存在し，血清中でもっとも多い．オプソニン作用があり，食細胞の貪食を促進する．また，胎盤通過性をもち，母親から胎児に移行することで，胎児や新生児の生体防御に働く．IgA は血清中では単量体として存在するが，二量体を形成して体外に分泌される．腸管分泌液や唾液中などに分泌され，粘膜組織における病原体の侵入を防ぐ．また，母乳中に分泌された IgA は乳児の感染を防御する．分泌される際に分泌成分（secretory component；SC）とよばれるポリペプチドと

結合する．分泌成分は分泌液中のプロテアーゼによる IgA の分解を防ぐ．IgE はその定常領域で肥満細胞や好塩基球と結合し，寄生虫感染の防御や即時型アレルギーに関与する．

### （ⅴ）　免疫系に関わる主なサイトカインとその作用

サイトカインは細胞間での情報伝達に使用される分泌性のタンパク質である．その中でも細胞を免疫担当組織や炎症が起こっている局所に呼び集めるものをケモカインという．ある細胞からサイトカインが分泌されると，そのサイトカインに結合するレセプターを発現する細胞がそれを受け取り，細胞内に情報が伝達され，さまざまな生理作用を示す．

例えばマクロファージが主に産生する IL-1 や TNF-$\alpha$ とよばれるサイトカインはマクロファージ自身や好中球の活性化を誘導し，炎症を促進する．その結果，細菌の排除が効率的に起こる．IL-1 には発熱作用もある．NK 細胞や T 細胞から産生される IFN-$\gamma$ はマクロファージの活性化を介して細胞内寄生細菌の排除を促進したり，NK 細胞やキラー T 細胞の活性化を介して，感染細胞の除去を促進する．IFN-$\alpha$ と IFN-$\beta$ は樹状細胞やウイルス感染細胞から産生され，周りの細胞にウイルスに対する感染抵抗性を与える（抗ウイルス作用）．寄生虫の感染時には T 細胞から IL-4 や IL-5 が産生される．IL-4 は B 細胞に働きかけ，IgE の産生を誘導する．IL-5 は好酸球の活性化を誘導する．これらの働きにより寄生虫が排除される．

サイトカインの中には造血に働くものもある．血液細胞はすべて，造血幹細胞から分化・増殖して作り出されるが，この分化・増殖にはサイトカインが必要である．エリスロポエチンは主に腎臓で合成され，赤血球を産生させる．マクロファージコロニー刺激因子（M-CSF），顆粒球コロニー刺激因子（G-CSF），顆粒球マクロファージコロニー刺激因子（GM-CSF）は，マクロファージや好中球などの顆粒球の分化・増殖に働く．トロンボポエチン（TPO）は血小板の産生に働く．

代表的なケモカインとしては CXCL8（IL-8），CXCL12（SDF-1），CCL2（MCP-1），CCL5（RANTES），CCL7（MCP-3），CCL11（エオタキシン）が挙げられる．これらのケモカインは白血球の運動を刺激したり，白血球を血液から組織へと遊走させたりする機能を持つ．

## 3.9.2　免疫系の制御とその破綻・免疫系の応用

免疫応答の制御とその破綻，および免疫反応の臨床応用に関する基本的事項を修得する．

### a. 免疫応答の制御と破綻

### （ⅰ）　炎症の一般的症状，担当細胞および反応機構

炎症は発赤，発熱，腫脹，疼痛，機能障害を特徴とし，血管の拡張と透過性の亢進，白血球の遊走が起こる．炎症は病原体の感染のほかに，外傷や打撲，やけど，日焼けなどによっても起こる．刺激を受けた付近の血管が拡張し，透過性が亢進すると，血液の液体成分が漏れ出し，浮腫が起こる．続いて，好中球，単球，リンパ球などの遊走が起こる．

### （ⅱ）　アレルギーの分類と担当細胞および反応機構

免疫反応は体を守るためのものであるが，過剰な免疫反応や体にとって不適切な免疫反応が起こると，自分の細胞や組織が傷つけられ，破壊されることで病気となる．このような免疫応答をアレルギー（過敏症）とよぶ．また，アレルギーを起こす物質をアレルゲンとよぶ．

アレルギーはⅠ型からⅣ型に分類される．Ⅰ型アレルギーはアレルゲンが肥満細胞上の IgE に結合することで起こる．抗原が IgE に結合すると脱顆粒が起こり，ヒスタミンが放出される．ヒスタミンは血管拡張，血管透過性の亢進を誘導する．また，脂質メディエーターであるプロスタグランジンや血小板活性化因子（PAF），サイトカインが合成され，血管拡張，気管支収縮，血管透過性，粘液の分泌，白血球の遊走の亢進が起こる．これらの作用により，アレルギーの症状が引き起こされる．

Ⅱ型アレルギーは IgG と IgM が，細胞に発現する抗原に結合することで引き起こされる細胞障害性のアレルギー反応で，抗体によるオプソニン化や補体の活性化でおこる食細胞（マクロファージ，好中球）の活性化と貪食による細胞傷害が原因となる．

Ⅲ型アレルギーは抗原と抗体（IgG や IgM）の結合体（免疫複合体）が特定の組織に沈着することで起こる．通常，免疫複合体は貪食細胞により除去されるが，除去されずに組織に沈着すると，マクロファージ，好中球，補体などによって，沈着組織が傷害される．

Ⅳ型アレルギーは抗体の関与がなく，感作された T 細胞によって誘導される細胞性免疫が主となって

起こる反応で，活性化されたT細胞はケモカイン，サイトカインを産生し，局所の炎症反応を引き起こす．

### （iii）　自己免疫疾患と免疫不全症候群

　自己免疫疾患は本来寛容が成立しているはずの自分の体に対して免疫細胞が攻撃することで引き起こされる病気である．ある臓器に特異的な臓器特異的自己免疫疾患と，さまざまな臓器に対して起こる全身性自己免疫疾患の二つに大別される．臓器特異的自己免疫疾患の例として，神経筋接合部のアセチルコリン受容体に対する抗体ができることで，筋肉が動かなくなる重症筋無力症，甲状腺刺激ホルモン受容体に対する抗体ができて，受容体に刺激が入ってしまい，甲状腺ホルモンが過剰に分泌されることにより起こるバセドウ病（グレーブス病）が挙げられる．全身性自己免疫疾患の例として，細胞の核成分に対する抗体（抗DNA抗体，抗核抗体）ができて，抗原と抗体の複合体が全身に沈着して起こる全身性エリテマトーデス（SLE）や，関節の病変を主な症状とする関節リウマチなどが挙げられる．

　免疫系に異常が認められ，感染症にかかりやすくなったり，悪性腫瘍の発生率が増加したりする状態を免疫不全症という．免疫不全症は遺伝的な異常で起こる先天性（原発性）免疫不全症と感染などの原因により起こる後天性（二次性）免疫不全症に分けられる．先天性免疫不全症はT細胞やB細胞の分化・増殖・活性化に関わる遺伝子などに異常が認められる．後天性免疫不全症の代表例は後天性免疫不全症候群（エイズ）である．エイズはヒト免疫不全ウイルス（HIV）がCD4$^+$T細胞に感染し，その数を減少させる結果，免疫機能が低下することで発症する．日和見感染症やがんが頻発し，死に至る．

### （iv）　臓器移植と免疫反応の関わり

　同種間の移植片の拒絶は，移植片に発現する同種（アロ）抗原に対して起こる免疫応答である．同種抗原は同一種内で個体ごとに異なる抗原で，レシピエントの免疫系からは非自己として認識される．MHC分子が同種抗原として強い拒絶反応の原因となるため，レシピエントとドナーの間でMHCの型を一致させることが，移植を成功させるのに重要である．また，臓器移植に用いられる免疫抑制剤として，カルシニューリンの阻害剤であるシクロスポリンやタクロリムスが知られている．

### （v）　感染症と免疫応答との関わり

　病原体が物理的バリアを越えて，体に侵入してくると，補体や食細胞の活性化が起こり，病原体の排除が始まる．これらの初期の自然免疫による防御で病原体を排除できない場合は，獲得免疫が作動する．細胞内に侵入せずに細胞外で増殖する細菌に対しては抗体が主に活躍する．抗体と補体によりオプソニン化された細菌は食細胞により，効率的に処理される．細胞内に寄生する細菌に対しては，Th1型ヘルパーT細胞から産生されるIFN-γがマクロファージを活性化し，その殺菌能を増強する．また，キラーT細胞は細胞内寄生細菌を含むマクロファージやそのほかの感染細胞を破壊し，殺菌する．ウイルス感染細胞はNK細胞とキラーT細胞によって破壊される．ウイルスに対する抗体が産生されると，ウイルス粒子に結合し，細胞への吸着を防ぐ．真菌は，食細胞上のPRRに認識され，貪食される．また，Th17型ヘルパーT細胞が活性化されると感染局所に好中球を集め，真菌の貪食を促進する．寄生虫は原虫と蠕虫に分けられるが，原虫に対しては，その種類によりさまざまな免疫応答が排除に働く．細胞内に寄生している原虫に対しては，マクロファージやキラーT細胞を中心とした細胞性免疫が，細胞外に寄生している原虫に対しては抗体による液性免疫が主に働く．蠕虫に対しては，好酸球が中心的な役割を果たし，その顆粒に含まれる成分は蠕虫を直接傷害する．また，好酸球の活性化はTh2型のヘルパーT細胞により誘導される．

### （vi）　腫瘍排除に関与する免疫反応

　腫瘍は免疫系により認識される抗原を発現しているが，大部分の腫瘍抗原は免疫系を強く活性化できないため，免疫反応では腫瘍の増殖を完全に防ぐことはできない．これは腫瘍が自分自身から発生したものであり，免疫にとって腫瘍を非自己として認識することが難しいからである．また，腫瘍はMHC分子の発現抑制や，免疫抑制物質の産生などにより，免疫応答を回避している．腫瘍に対する免疫応答は主にNK細胞やCD8$^+$T細胞による細胞傷害であるが，腫瘍の免疫療法ではこれらの細胞の免疫応答を増強させるさまざまな手法がとられる．

### b.　免疫反応の利用
### （i）　ワクチンの原理と種類

　ワクチンは感染症を予防するために用いられる病原体由来の抗原で，ワクチンを投与することで，病原体に対する免疫をつくらせる．その結果，実際にその病

原体に接触した際には，すでに体内で産生された抗体や，すばやい二次免疫応答により，感染や重症化を防ぐことができる．ワクチンには生ワクチン，不活化ワクチン，トキソイドといった種類がある．生ワクチンは生きたウイルスや細菌の病原性を弱めて作ったワクチンで，不活化ワクチンは抗原性を保持したまま，増殖能を消失させた病原体や，その成分を使用したワクチンである．トキソイドは抗原性を保持したまま，毒性を失わせたタンパク質毒素である．

### (ii) モノクローナル抗体とポリクローナル抗体

モノクローナル抗体は，一つのB細胞から増殖分化した抗体産生細胞により産生される抗体で，すべて同じ遺伝子からつくられている．これらの抗体は抗原の同じエピトープを認識する．ポリクローナル抗体は，一つの抗原に対して異なったエピトープを認識する抗体の集団で，抗体遺伝子の異なる何種類ものB細胞から増殖分化した抗体産生細胞より産生される．

### (iii) 血清療法と抗体医薬

細菌などの毒素を異種の動物に免疫して得られる抗血清（毒素に対する抗体を含む），または精製された抗体成分を投与することで，毒素を中和することができる．これを血清療法とよぶ．

抗体を利用した医薬品を抗体医薬とよぶ．抗体は細胞上または細胞外に存在する分子に特異的に結合するため，優れた分子標的薬として活用されている．

## 3.9.3 微生物の基本

微生物の分類，構造，生活環などに関する基本的事項を修得する．

### a. 原核生物，真核生物，ウイルス

地球上の生物は，真核生物，細菌（真正細菌），古細菌に大別される．真核生物には，動物，植物に加え，カビなどの真菌が含まれる．これら真核生物では，遺伝子となるDNAが核内に染色体として格納されている．細菌と古細菌は遺伝子DNAを包む核膜がないため，ともに原核生物に属するが，細胞の化学組成に大きな違いがある．また，原核生物には，真核生物にあるミトコンドリアや小胞体などの細胞内小器官がなく，リボソームのサイズも異なる（真核：80S，原核：70S）．

ウイルスは，遺伝子を有し，自己複製するという点で生物と同様であるが，その代謝はすべて寄生している宿主に委ねられている．したがって，厳密には生物とはよべないが，微小な病原体であることから，微生物学で取り扱われる．

微生物とは，単細胞またはそれ以下のサイズの微細な生物を示す．真核生物のうち，原虫類，微細藻類，真菌は微生物に属する．一方，細菌と古細菌はすべて微生物である．

### b. 細菌

#### (i) 細菌の分類と性質

細菌は，高等生物と比較して形態的特徴に乏しく，形態，生理学・生化学的性質，血清型などを組み合わせて分類されてきた．また，細胞壁ペプチドグリカンを染色するグラム染色は重要な分類指標となっている．

近年になると，16S rRNAの塩基配列を利用した分子分類法が採用されるようになり，これに基づいた系統分類が確立している．

#### (ii) 細菌の構造と増殖機構

細菌は，その形態により，球菌，桿菌，らせん状菌，スピロヘータなどに分けられる．また，球菌は，その集合状態により，双球菌，レンサ状球菌，ブドウ状球菌に区分される（図3-91）．

細菌細胞は，細胞質膜の外側が細胞壁で覆われている．グラム陽性菌の細胞壁は，多重層のペプチドグリカンからなっている．グラム陰性菌の細胞壁は単層のペプチドグリカンであり，その外側がリン脂質とリポ多糖からなる二重膜である外膜に覆われている．

細胞質内には，遺伝情報をもち，自律複製するDNAである染色体，タンパク質合成器官であるリボソームなどが存在する．細菌のリボソームのサイズは70Sであり，30Sと50Sの二つのサブユニットからなっている．染色体以外の自律複製核酸であるプラスミ

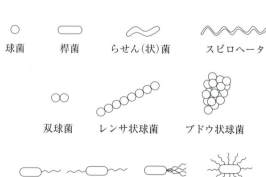

図3-91 細菌の形状

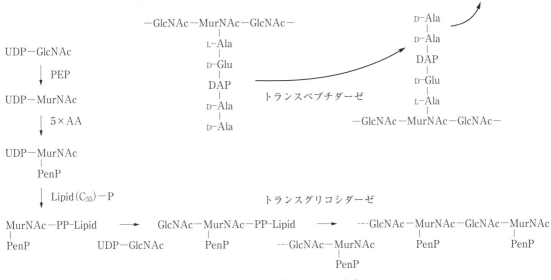

図 3-92　ペプチドグリカンの生合成

ドが含まれる場合もある．また，細胞内に芽胞とよばれる環境抵抗性の休眠細胞を形成する細菌もある．

運動性細菌の多くは，フラジェリンというタンパク質で構成される繊維状の運動器官をもち，これは鞭毛とよばれる．菌体の一端に 1 本の鞭毛をもつ単毛菌，両端に 1 本ずつの鞭毛をもつ両毛菌，菌体の端に複数の鞭毛をもつ叢毛菌，菌体の周囲に多数の鞭毛をもつ周毛菌などがある（図 3-91）．多糖類からなる細胞表面層である莢膜や，運動性のない繊維器官である線毛をもつ細菌も存在する．莢膜は宿主の生体防御に対する抵抗因子として，線毛は粘膜への定着因子として機能することから，それぞれ病原因子であることも多い．

細菌の増殖は二分裂によって進行し，その倍加時間は世代時間ともよばれ，1〜3 時間程度のものが一般的である．細菌の増殖曲線は，新環境への適応期である誘導期の後，世代時間が一定となる対数増殖期が続き，栄養素などの不足が生じると定常期を経て死滅期に至るのが一般的である．

細菌の増殖に必要な栄養素のうち，大部分の一般細菌は有機物を炭素源としており，これらは従属栄養細菌とよばれる．一方，光合成細菌の多くは二酸化炭素を炭素源とし，独立栄養細菌とよばれる．アミノ酸生合成などに使われる窒素源としては，アミノ酸，アンモニウム塩，硝酸塩などが利用される．ほかに細菌の増殖に必須の栄養素として無機塩類がある．

酸素は，酸化によるエネルギー生成に利用できる反面，活性酸素による毒性があるため，菌によって酸素適応が異なっている．緑膿菌，百日咳菌，結核菌，肺炎レジオネラなどは好気呼吸のみで生育し，偏性好気性菌に分類される．大腸菌，炭疽菌，黄色ブドウ球菌，サルモネラ菌など多くの細菌は，酸素存在下では好気呼吸，酸素がない場合は発酵を行い，通性嫌気性菌とよばれる．また，破傷風菌やボツリヌス菌などの偏性嫌気性菌は，発酵により生育し，活性酸素を無毒化できない．

微生物を人工的に増殖させることを培養という．培養には，栄養素を含んだ水溶液またはそれを寒天などで固化した培地が用いられる．細菌の培養では，雑菌の増殖を阻止するために，培地の滅菌や無菌操作が必要となる．

(ⅲ) 細菌の異化作用と同化作用

栄養素の分解によるエネルギー生産を異化作用という．細菌は，この異化作用により ATP としてエネルギーを貯蔵する．異化のうち，電子受容体を必要としない嫌気的エネルギー生成を発酵とよび，解糖系における基質レベルのリン酸化により ATP を生成する．一方，酸化的リン酸化が組み込まれたエネルギー生成を呼吸とよび，TCA 回路で生成した水素（還元型補酵素）を利用して電子伝達系により ATP を生産する．

菌体成分の生合成は同化作用とよばれ，特に細菌細胞壁の主成分であるペプチドグリカンの生合成が重要である．ペプチドグリカンは，$N$-アセチルグルコサミンにペプチド鎖を有する $N$-アセチルムラミン酸が

結合した基本ユニットからなり，トランスグリコシダーゼによる基本ユニットの重合とトランスペプチダーゼによるペプチド鎖の架橋により生合成される（図3-92）.

### （iv）　細菌の遺伝子伝達

細菌の遺伝子は分裂によって娘細胞に伝達されるが，それ以外に，接合，形質転換，形質導入，転移因子などによって伝達されることがある.

接合は，同種細菌同士の交配過程において，F プラスミドの働きによりプラスミドまたは染色体遺伝子が伝達されることである. 接合には，遊離 F プラスミドをもつ F⁺ 菌から F⁻ 菌に F プラスミドが伝達される場合と，染色体挿入 F プラスミドをもつ Hfr 菌から F⁻ 菌に染色体の一部または全部を含む F プラスミドが伝達される場合がある.

形質転換は，外来の DNA が導入されたことによって細菌の形質が変化する現象である. また，形質導入は，細菌に感染するウイルスであるバクテリオファージの粒子により宿主 DNA が運ばれ，感染菌の染色体と組換えを起こすことである. ここでいう DNA 組換えとは，二つの異なる DNA 分子が会合し，交差することにより新しい DNA の組み合わせが生じることであり，人為的な遺伝子操作において頻繁に使用される用語でもある.

転移因子はゲノム上のある部位から別の部位へ移動する DNA 配列であり，転移酵素であるトランスポゼース遺伝子を挟んで両末端に逆向きの反復配列をもつ挿入配列と，抗生物質耐性遺伝子などを挟むように両末端に挿入配列をもつトランスポゾンがある.

### （v）　薬剤耐性菌

細菌感染症の治療には多くの抗菌薬が使用されているが，その過程でさまざまな薬剤耐性菌が生じ，今日の感染症治療を困難なものにしている.

薬剤耐性菌の発生機構には，突然変異により耐性遺伝子が発生し，耐性変異株が薬剤の選択圧で増加する例，薬剤使用前に存在していた少数の耐性菌株が薬剤の選択圧で増加する例，既存の耐性遺伝子の変異により，高度な耐性菌に変化する例などが知られている.

抗菌薬耐性機構としては，酵素による薬剤の不活性化，薬剤標的分子の変化による感受性低下，薬剤の細胞外への能動排出，薬剤透過性の低下，薬剤標的酵素の代替酵素生産などが主なものである.

代表的な薬剤耐性菌であるメチシリン耐性黄色ブドウ球菌（MRSA）は，β-ラクタム結合親和性が低下したペプチドグリカントランスペプチダーゼ（PBP2′）を生産し，β-ラクタム耐性になっている. 本菌はほかの抗菌薬に対しても耐性を獲得した多剤耐性菌であり，院内感染起因菌として深刻な問題となっている.

### （vi）　細菌毒素

感染症における細菌の病原性と大きな関わりをもつ因子に細菌毒素があり，内毒素と外毒素に大別される. 内毒素はグラム陰性菌の外膜に含まれるリポ多糖であり，溶菌時に放出されて，発熱，ショック症状などを引き起こす.

外毒素は菌体外に分泌されるタンパク質性の毒素で，多くは酵素活性を有する.

破傷風毒素は，抑制性シナプスを遮断することにより痙性麻痺や強直性痙攣を引き起こす. ボツリヌス毒素は，アセチルコリン放出を抑制することにより弛緩性麻痺を引き起こす. これらは神経毒に分類される.

コレラ毒素は ADP リボシル化酵素であり，腸管上皮細胞の透過性を昂進させることにより高度の下痢を引き起こす. 腸管出血性大腸菌や赤痢菌が生産するベロ毒素は，タンパク質合成阻害作用を介して腸管上皮細胞を破壊することにより下痢を引き起こすとともに，腎毛細血管内皮細胞も破壊し，溶血性尿毒症の原因となる. これらは腸管毒に分類される.

ほかに，GTP 結合タンパク質を ADP リボシル化し，気管繊毛上皮細胞を破壊する百日咳毒素，タンパク質合成系の EF2 を ADP リボシル化することにより，心筋障害，神経麻痺を引き起こすジフテリア毒素などが代表的な外毒素である.

### c. ウイルス

ウイルスは宿主細胞内でのみ増殖することのできる感染性の粒子であり，遺伝子として核酸（DNA または RNA）を有する. この核酸は，カプシドとよばれるタンパク質からなる殻に内包されており，核膜または細胞膜由来のエンベロープ（外被）をもつものもある.

ウイルスの増殖は，宿主細胞への吸着，侵入，細胞内で核酸を放出する脱殻，細胞内でのウイルス生成を経て，細胞外へウイルスを放出する形で進行する.

ウイルスの宿主はほぼすべての生物におよぶが，特に細菌に感染するウイルスをバクテリオファージとよぶ.

### d. 真菌・原虫・蠕虫
#### （ⅰ） 真菌

真核生物のうち，ツボカビ門，接合菌門，子嚢菌門，担子菌門に属する微生物を真菌という．これらは菌糸状または単細胞で生育し，前者は糸状菌，後者は酵母とよばれる．

真菌による感染症は，皮膚の角質層，毛，爪が病巣となる表在性真菌症，真皮，皮下組織，周辺の筋膜や骨が病巣となる深部皮膚真菌症（皮下真菌症），体内の深部臓器や組織に病巣を生じる深在性真菌症に分けられる．深在性真菌症は日和見感染症であることが多い．

#### （ⅱ） 原虫と蠕虫

感染症を引き起こす寄生虫のうち，単細胞のものを原虫，多細胞のものを蠕虫という．

原虫には，運動性のないマラリア原虫などが属する胞子虫類，偽足により運動・捕食する赤痢アメーバなどが属する肉質虫類，鞭毛で運動するトリコモナスなどが属する鞭毛虫類，繊毛で運動する繊毛虫類がある．

蠕虫には，蟯虫，回虫などが属する線虫類，肝吸虫，肺吸虫などが属する吸虫類，エキノコックス，有鉤条虫などが属する条虫類がある．

### e. 消毒と滅菌
#### （ⅰ） 滅菌，消毒および殺菌，静菌

滅菌はすべての微生物を完全に滅殺または除去することであり，消毒は有害な微生物または目的とする対象微生物を死滅あるいは不活化し，感染力のある病原体数を減少させることである．滅菌と消毒は，医療上，衛生上必要な行為であることが多い．

一方，程度を問わず微生物を死滅させることを殺菌といい，微生物の増殖を阻止することを静菌という．消毒薬や抗菌薬は，このいずれかの作用を有している．

#### （ⅱ） 主な滅菌法と消毒法

物理的方法による滅菌法として，無菌フィルターを通過させ微生物を除去するろ過滅菌法や，加熱滅菌法が用いられる．加熱の方法としては，火炎滅菌法や乾熱滅菌法に加えて，1気圧の加圧下で15分程度121℃に加熱する高圧蒸気滅菌法（オートクレーブ）がよく用いられる．

照射による方法としては，γ線，X線などによる放射線滅菌，紫外線消毒などが利用されている．

生体高分子をアルキル化するエチレンオキシドガスを用いる方法は，化学的方法による滅菌の代表例である．

消毒薬は殺菌作用を示す外用薬であり，体内に服用した場合にはきわめて高い毒性を示すことが多い．

アルデヒド系，過酢酸などのように，芽胞を含むすべての微生物に殺菌的に作用し，滅菌に近い効果を示す高水準の消毒液は，毒性も強く，生体には使用できない．一方，界面活性剤系，クロルヘキシジンなどの低水準の消毒液は，生体に対する安全性は高いが，芽胞，結核菌，緑膿菌，エンベロープのないウイルスには無効であり，強い殺菌力は期待できない．アルコール系，次亜塩素酸ナトリウム，ポビドンヨード，クレゾール石けんなどの中水準の消毒液は，比較的殺菌力は強いが，生体用，器具用，排泄物用など使い分けが要求される．

消毒薬の効力は3要素（濃度，温度，時間）をはじめとするさまざまな状況に依存しており，用途や場面により最適の消毒薬を選ぶことが必要になる．

## 3.9.4 病原体としての微生物

ヒトと微生物の関わりおよび病原微生物に関する基本的事項を修得する．

### a. 感染の成立と共生
#### （ⅰ） 感染の成立と共生

感染とは，病原体が宿主に侵入し，定着することであり，微生物が感染症を引き起こす能力を病原性という．感染には，発症から治癒（死亡）までの期間が短期間（数カ月以内）の急性感染と，病原体が長期間（1年以上）にわたって徐々に病状を進展させる慢性感染がある．また，感染症が治癒して病状が消失した後も，病原体が宿主内に留まり，感染を続けることを潜伏感染という．

動物の皮膚や粘膜などには微生物が定着しており，これを常在微生物叢という．腸内の常在細菌は腸内細菌とよばれ，これらは大部分が偏性嫌気性菌である．常在微生物は宿主に対して栄養素を供給したり，病原微生物の繁殖を防いだりすることで，宿主と共生関係にあると考えられている．

一方，常在微生物は，異常増殖したり，本来の定着部位以外で増殖する異所性感染を起こしたりすることにより，内因性感染症の原因となることもある．

抗菌薬の長期投与により常在菌が死滅すると，抗菌薬抵抗性微生物が増殖し，新たな感染症を発症することがある．これを菌交代症という．

## （ⅱ）　日和見感染と院内感染

　健常者に対しては通常病原性をもたない微生物が，免疫抵抗性が低下した易感染性宿主に対して引き起こす感染症を日和見感染症とよぶ．

　病院内で起こる感染を院内感染といい，医療機関外での感染である市中感染と区別することが多い．院内感染の発生要因としては，感染源や易感染性宿主としての患者の存在，患者の密集や医療業務に基づく感染経路の存在などが挙げられる．

### b.　代表的な病原体

#### （ⅰ）　DNA ウイルス

　エンベロープをもたない二本鎖 DNA ウイルスとしては，流行性角結膜炎や咽頭結膜熱の原因となるアデノウイルス（アデノウイルス科）や，尖圭コンジローマや子宮頸がんの原因となるヒトパピローマウイルス（パピローマウイルス科）が代表的な病原体である．

　エンベロープを有する二本鎖 DNA ウイルスには，痘瘡ウイルス（ポックスウイルス科），単純ヘルペスウイルス（ヘルペスウイルス科），水痘帯状疱疹ウイルス（ヘルペスウイルス科），B 型肝炎ウイルス（ヘパドナウイルス科）などが含まれる．

　一方，一本鎖 DNA ウイルスには，伝染性紅斑の原因となるヒトパルボウイルス B19（パルボウイルス科）などが属する．

#### （ⅱ）　RNA ウイルス

　エンベロープをもたない＋鎖 RNA ウイルスには，急性灰白髄炎の原因となるポリオウイルス，急性出血性結膜炎や手足口病の原因となるエンテロウイルス，A 型肝炎の原因となるヘパトウイルス（以上ピコルナウイルス科），感染性胃腸炎の原因となるノロウイルス（カリシウイルス科）などが含まれる．

　エンベロープを有する＋鎖 RNA ウイルスには，いずれもカによる昆虫媒介感染を引き起こす日本脳炎ウイルス，黄熱ウイルス，デングウイルス，ジカウイルス（以上フラビウイルス科）が属する．同じくフラビウイルス科に属する C 型肝炎ウイルスは，国内に数十万人の慢性肝炎患者を抱えるだけでなく，肝硬変や肝臓がんの原因にもなることが知られている．風疹ウイルス（トガウイルス科）は，子宮内感染により胎児に奇形などを生じる先天性風疹症候群の原因ともなる．ヒトコロナウイルス（コロナウイルス科）は普通感冒の原因ウイルスであるが，同じコロナウイルス科に重症急性呼吸器症候群を引き起こす SARS ウイルスや中東呼吸器症候群を引き起こす MERS ウイルス

が属している．

　レトロウイルス科に属するウイルスは，エンベロープをもつ＋鎖 RNA ウイルスに含まれるが，逆転写酵素を有し，感染後，逆転写により生じた二本鎖 DNA が宿主染色体に挿入されるという過程を経て増殖する．レトロウイルス科にはヒト T 細胞白血病ウイルス（HTLV-1）や後天性免疫不全症候群（AIDS）の原因となるヒト免疫不全ウイルス 1 型（HIV-1）が属している．

　－鎖 RNA ウイルスはすべてエンベロープを有しているが，ゲノムが一本のものと分節しているものに分けられる．非分節ゲノムのウイルスには，麻疹ウイルス，流行性耳下腺炎の原因となるムンプスウイルス，小児細気管支炎の原因となる RS ウイルス（以上パラミクソウイルス科）などに加え，狂犬病ウイルス（ラブドウイルス科），マールブルグウイルス（フィロウイルス科），エボラウイルス（フィロウイルス科）など，致死性の重篤な感染症を引き起こすウイルスも含まれる．

　インフルエンザウイルス（オルトミクソウイルス科）の RNA ゲノムは 7〜8 分節しており，接着分子であるヘマグルチニンと放出時に利用されるノイラミニダーゼを有している．

　二本鎖 RNA ウイルスには，感染性胃腸炎を引き起こすロタウイルス（レオウイルス科）などが属している．

#### （ⅲ）　グラム陽性菌

　ファーミキューテス門にはグラム陽性球菌とグラム陽性芽胞形成桿菌のグループが含まれる．

　前者には，化膿性炎症や食中毒の原因となる黄色ブドウ球菌，咽頭炎や化膿性炎症の原因となる化膿レンサ球菌，肺炎や髄膜炎の原因となる肺炎球菌などが属している．後者には，偏性嫌気性の破傷風菌やボツリヌス菌などが属している．

　アクチノバクテリア門の細菌は不規則型の芽胞非形成グラム陽性桿菌であり，ジフテリア菌や後述する抗酸菌などが含まれる．

#### （ⅳ）　グラム陰性球菌とグラム陰性桿菌

　大部分のグラム陰性菌はプロテオバクテリア門に属している．このうち，グラム陰性球菌のグループには，淋菌，髄膜炎菌，百日咳菌などが含まれる．また，グラム陰性好気性桿菌のグループには，肺炎レジオネラや抗菌薬抵抗性の緑膿菌などが属している．

　グラム陰性通性嫌気性桿菌のグループには非常に多

くの菌種が含まれるが，腸内細菌科に属するものとしては，腸管内の常在菌で多様な病原菌をも含む大腸菌，食中毒の原因菌であるサルモネラ菌，感染症法で最も危険な一類感染症に分類されているペスト菌などがその代表である．

そのほかのグラム陰性通性嫌気性桿菌には，肺炎や髄膜炎の原因となるインフルエンザ菌やコレラ菌などが含まれる．

### （ⅴ）　グラム陰性らせん菌とスピロヘータ

プロテオバクテリア門のうち，短型らせん菌のグループには，胃炎や消化性潰瘍の原因となるピロリ菌や食中毒の原因となるカンピロバクターなどが含まれる．

スピロヘータ門の細菌はグラム陰性の細長いらせん状菌であり，鞭毛をもち運動性がある．これらはスピロヘータとよばれ，梅毒トレポネーマなどが属している．

### （ⅵ）　抗酸菌

抗酸菌は，ミコール酸などの細胞壁脂質により染色されにくく，染色されると塩酸アルコールの脱色に抵抗する性質からこの呼び名がある．結核菌やらい菌は代表的な抗酸菌である．

### （ⅶ）　マイコプラズマ，リケッチア，クラミジア

マイコプラズマはファーミキューテス門に属するが，細胞壁を欠失しており，肺炎マイコプラズマなどが含まれる．

リケッチアはプロテオバクテリア門に属する多形性短桿菌で，偏性細胞内寄生性である．

クラミジアはクラミジア門の偏性細胞内寄生菌で，

細胞壁はあるがペプチドグリカンを欠き，エネルギー産生系を有していない．性感染症の最多起因菌であるトラコーマクラミジアや肺炎クラミジアなどがその代表である．

### （ⅷ）　真菌

表在性真菌症の代表的起因菌は手足白癬（みずむし）を引き起こす白癬菌である．

深在性真菌症は，ヒトの常在菌であるカンジダ属酵母，アスペルギルス属糸状菌，クリプトコックス・ネオフォルマンスが起因菌であることが多く，それぞれ，カンジダ症，アスペルギルス症，クリプトコックス症とよばれる．

### （ⅸ）　原虫と蠕虫

マラリアはハマダラカが感染を媒介する熱帯地域の原虫感染症であり，毎年数十万人の死者を出していることから，HIV 感染症，結核と並んで世界三大感染症に数えられている．

そのほかに，ネコ糞便から感染し，母親から胎児へ垂直感染すると先天性トキソプラズマ症を発症するトキソプラズマ，本来，熱帯・亜熱帯地域の感染症であるが，近年，日本でも流行が確認されている赤痢アメーバ，ツェツェバエが感染を媒介するアフリカ睡眠病の原因となるトリパノソーマなどが，代表的な病原性原虫である．

日本における蠕虫感染症としては，かつて蟯虫や回虫による消化管感染が多かったが，衛生環境の整備とともに激減している．エキノコックスは，キツネなどのイヌ科動物から感染し，放置した場合は深刻な肝機能障害や肺障害を引き起こすことが知られている．

---

## 3.9 節のまとめ
- 微生物の分類，構造，生活環などに関する基本的事項を修得する．
- ヒトと微生物の関わりおよび病原微生物に関する基本的事項を修得する．
- ヒトの主な生体防御反応としての免疫応答に関する基本的事項を修得する．
- 免疫応答の制御とその破綻，および免疫反応の臨床応用に関する基本的事項を修得する．

---

## 参考文献

［1］ Atkins PW, de Paula J 著，千原秀昭，中村亘男訳，"アトキンス物理化学 第8版"，東京化学同人，

2009.

［2］ Ball DW 著，田中一義，阿竹 徹監訳，"ボール物理化学 第2版"，2015.

［3］ 後藤 了・小暮健太朗，"エピソード物理化学 第2

版", 京都廣川書店, 2011.

[ 4 ] 後藤 了, 島田洋輔, 長田俊治, "創薬・創剤のための分子科学〜医薬品・タンパク質から量子論まで〜", 廣川書店, 2014.

[ 5 ] 大久保恭仁, 小島周二 編著, "薬学テキストシリーズ 放射化学・放射性医薬品学", 朝倉書店, 2011.

[ 6 ] 佐治英郎, 前田稔, 小島周二 編, "新放射化学・放射性医薬品学 改訂第 4 版", 南江堂, 2016.

[ 7 ] 望月正隆, 稲見圭子, "有機化学の基礎", 東京化学同人, 2013.

[ 8 ] Harwood LM, Claridge TDW 著, 岡田 恵次, 小嵜正敏 訳, "有機化合物のスペクトル解析入門", 化学同人, 1999.

[ 9 ] 周東智, "有機医薬分子論", 東京廣川書店, 2012.

[10] 日本薬学会 (編) "スタンダード薬学シリーズⅡ 3 化学系薬学 Ⅱ生体分子・医薬品の化学による理解", 東京化学同人, 2016.

[11] 一般財団法人日本医薬情報センター (編) "日本の医薬品 構造式集 2017", 日本医療情報センター, 2017.

[12] 池田剛, 井上誠, 大山雅義, 羽田紀康, 藤井勲編著, "エッセンシャル天然薬物化学 第 2 版", 医歯薬出版, 2017

[13] 奥田拓男編, "最新薬用植物学", 廣川書店, 2008
竹田忠紘, 高橋邦夫, 斉藤和季, 小林義典編, "天然医薬資源学 第 6 版", 廣川書店, 2017

[14] 田沼靖一, 林秀徳, 本島清人編著, "生化学", 朝倉書店, 2006.

[15] 林典夫, 廣野治子監修, "シンプル生化学", 南江堂, 2014.

[16] 貴邑冨久子, 根来英雄監修, "シンプル生理学", 南江堂, 2016.

[17] 藤田恒夫, "入門人体解剖学 改訂第 5 版", 南江堂, 2012.

[18] 櫻田忍, 櫻田司編, "機能形態学", 南江堂, 2013.

[19] 藤原道弘監修, "パートナー機能形態学 改訂第 2 版", 南江堂, 2013.

[20] Tortora GJ, Derrickson B 著, 佐伯由香, 細谷安彦, 高橋研一, 桑木共之編訳 "トートラ人体解剖生理学 原書 10 版", 丸善出版, 2017.

# 4. 衛生薬学

## 4.1 健康

1876年，薬剤師資格をもったペッテンコーファーはミュンヘン大学医学部において世界で初めての衛生学講座を開講した．この歴史からわかるように，衛生学とは薬学の医学的応用の一つであり，その主な使命は疾病を予防することである．薬学における主要分野の一つとして衛生学（衛生薬学）があることを指摘しなければならない．

衛生学者の用いる手法は時には微生物学であり，また毒性学でもあった．衛生学は未知の疫病に対して実践的に対応しつつ，原因を解明し，予防を行う応用科学である．薬剤師の役割は主に病院と薬局において果たされるが，衛生学者は厚生労働行政の科学的基盤を提供することで，社会全体の健康の向上，疾病予防に貢献している．世界保健機関（World Health Organization；WHO），厚生労働省，環境省など，衛生学者の活躍の舞台は大きい．皆さんが薬学生として，もっとも実践的な薬学である衛生薬学を学び，これを実践していくことは，治療医学に偏向しがちな医療全体を動かし，人々の健康増進のために大きな役割を果たすことなる．

### 4.1.1 社会・集団と健康

#### a. 疾病構造の変遷

ペッテンコーファーの時代と現代日本を比べて，疾病をめぐる状況はどのように変わっただろうか．感染症の減少と，それに代わる生活習慣病の台頭である．この変化は先進国に共通しており，開発途上国は別の問題であるとする見方もある．確かに開発途上国では感染症の問題はいまだに大きな問題である．一方，そうした開発途上国においても，すでに生活習慣病の問題が発生している例があることを見逃してはならない．開発途上国は，単に先進国の歴史を繰り返しているのではなく，新しい世界的状況のなかでの経済発展をしている国であることを忘れてはならない．

工業化の初期において，結核で多くの人々が犠牲になった時代があった．産業革命期のイギリスにおい

て，労働のシフトに合わせる形で同じベッドを労働者が共用し，結核が広がったことが知られている．わが国においても『女工哀史』で知られるように，同様な結核のまん延があったことがわかる．抗生物質の発見と栄養状態の改善により，結核で死ぬ例は現在ではまれとなった．しかし，結核は現在でも見られる感染症であり，免疫力が低下したり，栄養状態に偏りなどの問題があると，顕在化することが知られている．

結核に変わって主な死因となってきた，悪性新生物，心疾患，脳血管疾患に加え，糖尿病，脂質異常症，高血圧症，アルコール性肝炎への罹患率が増加し，これらを包含する「生活習慣病」という概念が生まれた．

一方，この生活習慣病と関連する概念として，労働関連疾患という概念がある．労働関連疾患は，古典的な職業病のように原因と結果との関係が一対一ではないものの，労働の仕方（労働態様）が引き起こす疾病の概念である．労働のあり方が，労働が終わった後の生活習慣を規定するということに留意しなければならない．さらに，糖尿病，脂質異常症，高血圧は，動脈硬化性疾患（心筋梗塞，脳梗塞）の危険性を高める複合型リスク症候群であることから，メタボリックシンドロームという概念も生まれてきた．

がん全体による粗死亡率は増加傾向にあるが，年齢調整死亡率は減少傾向にある．これらの死因統計に基づいた疫学は観察研究であり，因果関係の確定には十分ではないが，重要な仮説を生み出すことが可能である．

#### b. 集団の健康水準

かつて，倉敷紡績が労働科学研究所を作り，労働者の健康を守るための研究を推進したことはよく知られている．また，明治以降の富国強兵政策の中で，国民，軍隊の健康状態をよくすることは，国家にとって重要な課題であった．かつては疫病といわれた感染症，栄養障害は，集団という規模で疾病が広がるため，集団に対する疾病予防対策をする必要性は明確である．このように，集団を対象として，政策的に疾病

138　4．衛生薬学

を予防するために，衛生学は大きな貢献をしてきた．
それは国家，企業，学校などさまざまなレベルでの対
策であったが，やはり行政が果たした役割は大きい．
また，WHO が活動していくうえで，それぞれの国家
の健康の程度（健康水準）を評価する必要性も生まれ
た．そのために，水準を量的に比較するための健康指
標（出生率，粗死亡率，年齢調整死亡率，平均寿命，
50 歳以上死亡割合，罹患率，有病率など）も提起さ
れ，用いられている．

### （i）　人口統計，疾病統計

　国の健康指標を定量化するうえで，何らかのデータ
をとらなければならない．多くの国では，個人の出生
と死亡を届けることが義務付けられている．したがっ
て，出生と死亡を基にした統計は最も普遍的であり，
健康指標としてほとんどの国で用いることができる．
わが国においては，死亡統計を基にした疫学のほか
に，健康保健レセプトを基にした疫学が可能である．

### c．疫学

　クロード・ベルナールの『実験医学方法序説』にお
いて，医学研究においても物理学や化学とは違った形
ではあるものの，デテルミニズム（決定論，因果関
係）は明らかにできるとの主張が述べられている．デ
テルミニズム解明への確信，戦闘的情熱が伝わる名作
である．毒性学や薬理学で用いられるメカニズム（機
械論，機序）の考え方の基礎にはデテルミニズムの承
認がある．しかし，このメカニズムを根拠とする判断
には，相当な慎重さが必要である．とりわけ，メカニ
ズムがわからなければ何もできない，という判断は，
現実には大きな問題を引き起こした例がある．それは
脚気論争が示したように，あるいはコレラ対策におい
て原因菌が解明される前に上水道が原因であることを
明らかにしたスノウの研究が実践的にも役立ったこと
に示されるように，メカニズムの解明を待たなければ
何もできない，という態度を衛生学者はとるべきでは
ない．分析疫学は作用機序を確定することまではでき
ないため，若い研究者にとっては物足りないかもしれ
ないが，疫学の根底にある経験主義はやはり科学の基
礎である．
　国際がん研究機関（International Agency for Re-
search on Cancer；IARC）は，ヒトにおける発がん
性の証拠として疫学研究を最も重視している．分子生
物学的方法は発がんに関わる遺伝子の解明，分子的機
序を明らかにするために大きな貢献をしてきた．しか
し，私たちが現在用いている実験動物，とりわけマウ

スは，高率にがんを引き起こす個体をかけあわせて樹
立された極めて特殊なものであることを忘れてはなら
ない．したがって，動物実験で発がん性が確認されて
も発がん分類は 2B（ヒトに対して発がん性があるか
もしれない）にとどまる．
　研究には観察研究と実験研究がある．ベルナールが
述べているように，観察研究の中にも，現象の中の一
定の法則性に気付き，能動的な観察を用いた研究が存
在する．また，実験が終わったのち，その結果を眺め
るとき，実験者は自らが引き起こした結果を観察をし
ているわけである．疫学には，記述疫学，分析疫学，
介入疫学が存在する．記述疫学と分析疫学は観察研究
であり，介入疫学は実験研究である．分析疫学は観察
研究という限界をもちながらも，実験研究で使われる
ような対照群を設定することで，より分析の精度を高
めている．しかし，分析疫学でいうところの対照群
と，実験研究での対照群には本質的な違いがあること
を忘れてはならない．疫学でいうところの交絡はまさ
にこの違いに起因している．

### （i）　症例対照研究とコホート研究

　分析疫学のうち代表的なものは症例対照研究と，コ
ホート研究である．
　症例対照研究とは，病院の機能を用いて行うことの
できる疫学研究と考えるとわかりやすい．一つの病院
あるいはその連合体があれば，珍しい病気であったと
してもその患者のカルテ情報を集めることができる．
カルテには，病気の経過，検査，投薬，手術記録以外
に，職業歴，家族歴，嗜好（飲酒，喫煙）などの記載
欄がある．その患者が過去にどのような職業につき，
どのような生活習慣をもっていたか，それらの環境要
因の情報を，何らかの対照集団（対象としている患者
の疾患を有しない集団）と比較すれば，症例対照研究
が可能である．
　一方，コホート研究では，一つの集団を追ってい
き，病気の発生や死亡を見ていくので，珍しい病気の
発生を見ようとすると，その集団の規模をとてつもな
く大きなものにする必要が出てくる．また，結果（発
症や死亡）を見る前に集団を確定するため，さかのぼ
って情報をとっていく場合に起きる思い出しバイアス
が発生しにくい．

### （ii）　バイアス

　バイアスとは方向性をもった誤差をいう．バイアス
にはさまざまな種類がある．
**（1）　選択バイアス**　　　例えば，対照集団の設定によ

って，結果が大きく変わることはすぐに理解できる．年齢，性をマッチングさせることは最低限必要である．しかし，探索しようとしている環境要因と相関をもつ分布をとる要因までマッチングさせてしまうと，本来検出できるはずの環境要因の効果がわからなくなってしまうことがある（オーバーマッチング）．

また，職域コホート研究において，体の弱い人が職域から脱落し，強い人が選択されて残ってしまうことからバイアスが生じる場合がある．これを健常労働者効果（healthy worker effect）という．次の交絡も選択バイアスの一つと考えられる．

**(2) 交絡**　疫学における対照群というのは，実験研究における対照群とよく似ている役割を果たすものの，そこには決定的な違いがある．実験研究の場合，比較する要因以外の要因をすべてそろえることができる．しかし，分析疫学は観察研究としての限界を免れておらず，比較する要因以外の要因が同じであるという保証はないのである．交絡の定義は，実験で使われるような，検討する要因以外のすべての要因が完全に同等であるという実際にはあり得ない理想状態と，ほかの要因がそろっていないという現実との間を比較し，その間で結果の違いが発生することをいっている．例えば，検討する要因Aの分布が，もう一つ別の要因Bの分布と相関する場合は，もう一つの要因Bがある群とない群とに分け，それぞれの群の中における，要因Aの検討を行わないと，要因Aの効果はわからない，ということがある．要因Aに対しての交絡因子というのは，この要因Bのことをいう．

**(3) 情報バイアスの例——思い出しバイアス**

かつて，うつ病の病前性格がある，という仮説をもとに，うつ病患者と非うつ病患者との間で病前性格に違いがあることを症例対照研究によって示そうとしていた研究者がいた．しかし，疾病を発症した後に，病前性格がどうであったかを調べようとすると，そこにバイアスが生じる可能性がある．うつ病を発症したために，自らの性格への認識が変わる可能性があることを指摘したところ，その研究者はうまく答えられなかったのを記憶している．

### 4.1.2　疾病の予防

疾病予防には三つあるといわれている．一次予防は健康増進と疾病予防であるから，これこそが本当の意味の予防である．二次予防は早期発見なので，病気の発症そのものの予防ではなく，早期治療と結びつけて，病気の程度が小さいうちに治してしまおうというものである．これは治療医学が行っていることであ

る．三次予防は疾病に罹患したもの対するリハビリテーションなどであり，これも事後的なものである．

#### a. 生活習慣病とその予防

代表的な生活習慣病として，糖尿病，高血圧症，がんを挙げることができる．

高血圧症に関してはナトリウム摂取量の制限，カルシウムブロッカーなどの降圧剤治療により，そのコントロールがよく行われるようになっている．おそらくその結果として，脳出血などの疾患は減少傾向にある．

がん検診の実施，がん治療技術の向上とも関連し，がん全体による年齢調整死亡率は減少しているものの，前立腺がん，乳がん，卵巣がんによる年齢調整死亡率は増加している．これらの臓器はすべて内分泌依存臓器であること，もともとわが国では欧米に比して少なかった乳がんが増加していることなどを考えると，なんらかの環境の変化，生活習慣の変化がこれらのがんの増加に関係していると考えざるを得ない．

糖尿病は，多飲多尿，手足のしびれを初期の症状とし，網膜症，白内障，そして，慢性腎不全を合併し，最終的に人工透析療法が必要になることが多い．血糖を上昇させるための生理活性物質は数多くあるが，血糖を下げる生理活性物質はインスリンだけであり，このインスリンに対する感受性の低下あるいはインスリン分泌そのものの低下が糖尿病患者には見られる．

低血糖は，短期的には命を危険にさらす因子であり，低血糖を防ぐためのメカニズムを多く備えているのは，生命の維持にとって合理的である．これは進化の過程の中で，飢餓に対する対応能力を備えた遺伝子をもつ個体が選択されてきたこととも関係していると考えられている．細胞レベルにおいても，自食作用が認められるが，これも飢餓と結びついているかもしれない．

糖尿病において上昇するグルコースは，非酵素的に体内のタンパク質と共有結合を形成し，メイラード反応を引き起こす．これらは，最終糖化産物を生成し，酸化ストレスを生み出すことで，さまざまな病態と関わっていると考えられている．実は，このメイラード反応は，食品の加工中においても起こり，還元糖とタンパク質との間で起こるきわめて普遍的な現象である．このことは4.1.3項cで詳述する．

#### b. 感染症とその予防

感染が成立するためには，感染源，感染経路，宿主感受性の三つが必要である．

140　4. 衛生薬学

感染源としては，感染症患者，保菌者，病原体保有動物，病原体汚染物が存在する．病原体保有動物に関連し，脊椎動物に常在する感染症で，ヒトにも感染するものを人獣共通感染症とよぶ．

感染経路には，接触感染（直接接触感染，間接接触感染），飛沫感染，空気感染（飛沫核感染，塵埃感染），媒介物感染（水系感染，経口感染），媒介動物感染，輸血・臓器製剤感染，母子感染（垂直感染）がある．垂直感染は経胎盤感染，産道感染，母乳感染に分類される．垂直感染を起こすトキソプラズマ原虫，梅毒トレポネーマ，風疹ウイルス，単純ヘルペスウイルス，ヒトサイトメガロウイルスは，胎児に奇形や重篤な感染症を引き起こす可能性があり，頭文字をとってTORCH症候群とよばれている．

宿主感受性は，自然免疫，獲得免疫，自然能動免疫（微生物や異物の刺激によって獲得される能動免疫），人工能動免疫（予防接種によって獲得される能動免疫），自然受動免疫（母子免疫），人工受動免疫（免疫グロブリン製剤による受動免疫）などの抵抗力によって規定される．

### （ⅰ）　日和見間感染と院内感染

免疫力低下によって抵抗力が低下した人は易感染宿主となり，正常時の宿主では病原性を示さない非病原菌や弱毒株などの感染によって重篤な疾病となる．医療機関では患者が易感染宿主として日和見感染を起こしやすく，院内感染の多くも日和見感染である．健康な医療従事者が病原体を運ぶことが多いため，手洗い，適切な消毒，ガウン，マスクの着用などの感染予防対策が必要である．

### （ⅱ）　新興感染症

1990年，WHOが「新しく認識された感染症で，局地的あるいは国際的に公衆衛生上問題となる感染症」と定義した．野生動物との新たな接触，グローバル化にともなう特定地域に限定されて発生していた感染症が広がることと関係している．

### （ⅲ）　再興感染症

すでに，公衆衛生上問題とならない程度まで患者が減少していた感染症の中で，再び流行しはじめ，患者数が増加したもの，あるいは将来再び問題になる可能性のある感染症のことである．

### （ⅳ）　国際感染症

これまでに国内で感染事例がなく，世界のある特定地域にのみ発生していた感染症が，世界的に広がる可能性をもつ感染症のことである．

### （ⅴ）　性感染症

水平感染のうち性行為によって病源体が伝播する感染症の総称である．性感染症（sexually transmitted diseases；STD）の予防は，感染経路である性行為での感染防御が基本である．

### （ⅵ）　感染症法

感染症法により，病源体は，一種から四種に分類され，病源体の所持や適性な取り扱いについて規制される．一方，届け出対象の感染症は一類から五類，新型インフルエンザ等感染症，指定感染症，新感染症として分類して，危険度にあわせた医療体制と届け出が義務付けられている．

### （ⅶ）　予防接種

予防接種に用いるワクチンには，生ワクチン，不活化ワクチン，トキソイドがある．

### （ⅷ）　予防接種法

義務接種から勧奨接種に変わった．また，万一予防接種によって健康被害を受けた場合には国が迅速な救済を図ることが明記された．

## 4.1.3　栄養と健康

### a. 古典的栄養学と生化学

糖質（炭水化物），脂質，タンパク質は三大栄養素を構成し，微量元素とビタミンを加えたものを五大栄養素とよぶ．

糖質の主な役割はエネルギー源であり，中でも脳はグルコースしか通常利用しない．グルコースはグリコーゲンとして肝臓，筋肉に貯蔵される．血糖値は，主に肝臓によるグリコーゲンの合成，分解，筋肉におけるグルコースの取り込みによって調節される．

アミノ酸はタンパク質の合成に用いられるだけでなく，脱炭酸反応により生理活性物質アミンになったり，飢餓時においては，糖原性アミノ酸が酸化的脱アミノ反応により$\alpha$ケト酸となり，これを基にグルコースが合成される．一方，ケト原性アミノ酸はアセチルCoAとなり，脂肪酸の合成，ケトン体の合成に利用される．アミノ基の窒素は尿素として排出され，アミノ酸は体内に蓄積されない．健康な成人においては，吸収したアミノ酸の窒素量と排泄する窒素量は等しい．このことを窒素平衡とよぶ．

脂質のうち，リン脂質は生体膜成分となる．脂肪酸自体は毒性があると考えられているが，グリセロールと結合してトリアシルグリセロールとなることで毒性が減少する（血液中の中性脂肪のほとんどがトリアシルグリセロールである）．脂肪酸には，飽和脂肪酸と，不飽和脂肪酸がある．飽和脂肪酸は，ジグザグを繰り返し全体としてはまっすぐな構造をもつのに対し，不飽和脂肪酸は二重結合が途中で入るため，曲がった構造となる．ファンデルワールス力は飽和脂肪酸のほうが強く働くため，融点が高い．魚は不飽和脂肪酸が多いため，低温の水の中でも凍らないことは，この原理で説明できる．

### （ i ）　必須脂肪酸

リノール酸（n-6系），$\alpha$-リノレン酸（n-3）は，必須脂肪酸である．ヒトは脂肪酸の炭素末端から9番目より外側に二重結合を入れる酵素をもっていないためn-3系，n-6系脂肪酸を合成することができない．脂肪酸はミトコンドリアでの$\beta$酸化によりアセチルCoAに変換され，TCA回路（クエン酸回路），電子伝達系に入り，エネルギー産生に利用される．リポキシゲナーゼやシクロオキシゲナーゼにより，ロイコトリエンやプロスタグランジンなどの炎症性メディエーターとなる．リン脂質は生体膜の構成成分であり，ホスホリパーゼ$A_2$により切り出されたアラキドン酸はプロスタグランジンやロイコトリエンなどの脂質メディエーターとなる．

### （ ii ）　ビタミン

ビタミンは水溶性ビタミンと脂溶性ビタミンに分類される．

脚気はビタミン$B_1$の欠乏によって引き起こされることがわかっている．ウェルニッケ脳症，脚気心（beriberi heart）も，脚気の一部である．脚気心は，末梢血管の拡張により，拡張期圧が低下し，心不全に陥るが，昇圧剤などによる治療に抵抗性である．しかし，ビタミン$B_1$の投与が劇的に症状を改善させる．

慈恵医科大学創設者の高木兼寛は，当時軍隊で広がっていた脚気の対策として洋食と麦飯を推奨し，海軍における脚気をほぼ解決した．原因を説明する論理は十分でなく，陸軍では無視され，脚気による大きな犠牲が広がった．このことは私たちに大きな教訓を与える．私たちは作用機序を究明したいという学術的欲求があるが，科学は一度にすべてのことを解明するわけではない．機序はわからないが，経験としての法則性を認識することはよくあることである．特に，医学に

おいては多くが経験則であり，かならずしもメカニズムがわかっていないことがらも多い．高木は日本における疫学の創始者ともいわれている．これまでの薬剤師教育においては基礎教育が重視されているため，高木のような臨床的な対応能力の開発が十分でなかったのではないか．すべてのことがわかっていない段階での，臨床的な対応能力，問題解決能力が薬剤師養成において重視されなければならない．

そのほか，ビタミン欠乏症には，ビタミン$B_3$（ナイアシン）欠乏によるペラグラ症（光線過敏による皮膚炎），ビタミン$B_{12}$欠乏による巨赤芽球性貧血，ビタミンC欠乏による壊血病がある．

一方，脂溶性ビタミンを中心に，ビタミンが過剰になることで健康障害が引き起こされる．

### （ iii ）　必須元素

1日あたりの必要量が100 mg以上である必須元素は7種類あり，Ca，P，K，S，Na，Cl，Mgの順で体内に多く存在する．必要量が100 mg未満の必須微量元素は，Fe，Cu，Co，Zn，I，Mo，Se，Mn，Crである．

カルシウムは骨，歯の主要な構成成分であるだけでなく，血液凝固因子，筋収縮に関わり，細胞内シグナル伝達因子でもある．ビタミンDにより誘導されるカルシウム結合タンパク質と結合して腸管から吸収される．リンを多く含む食品を摂取すると，リン酸カルシウムが形成され，カルシウムの腸管からの吸収が阻害される．ほうれん草に含まれるシュウ酸，穀類の外皮（ふすま）やインゲン豆に多いフィチン酸ともカルシウムは塩を作り，吸収が妨げられる．血漿中のカルシウム濃度が低下すると副甲状腺ホルモンが分泌され，腎臓でのビタミンDのカルシトリオールへの活性化が起こり，骨からのカルシウム動員，腸管からのカルシウム吸収促進，腎臓からの排出抑制，再吸収促進が起こる．カルシウム濃度が上昇すると副甲状腺ホルモンの分泌やビタミンD活性化が抑制され，カルシトニンが分泌されて，腎臓からの吸収と骨からの動員が抑制される．

### b.　食品中の糖質の栄養価

糖質は，グリコーゲンとして体内に貯蔵できるが，1日分程度のエネルギーを供給できる程度の量しか貯蔵できない．

### （ i ）　食品中の脂質の栄養価

脂質の中で，トリアシルグリセロールと脂肪酸がエ

ネルギー源として用いられる．コレステロールは肝臓で胆汁酸に異化されるが，エネルギー源としては用いられない．糖質の供給量が十分な場合，トリアシルグリセロールに変換され，脂肪組織に貯蔵される．糖質が不足すると，トリアシルグリセロールはホルモン感受性リパーゼにより分解され，TCA 回路でエネルギー産生に利用される．一方，グリセロールは糖新生に利用される．

多価不飽和脂肪酸のうち，オレイン酸（n-9 系脂肪酸）は，ステアリン酸の Δ9 不飽和化酵素によりヒトの体内で合成されるが，n-6 系のリノール酸，アラキドン酸，n-3 系の α-リノレン酸，EPA（エイコサペンタン酸）および DHA（ドコサヘキサエン酸）を作ることができないため，後者五つの不飽和脂肪酸は必須脂肪酸である．

必須脂肪酸は，生体膜を構成するリン脂質の主要構成成分であり，中でもアラキドン酸は，シクロオキシゲナーゼにより，炎症性メディエーターのプロスタグランジンに変換されるとともに，リポキシゲナーゼによりアレルギー反応，炎症反応の維持に関与するロイコトリエンに変換される．一方，EPA や DHA の代謝産物は抗炎症作用があることが報告されている．

### （ii） 食品中タンパク質の栄養価

体内のタンパク質は，常に分解と合成が繰り返され，一部が常に失われる．アミノ酸は体内で貯蔵できないため，不足分は食品から摂取する必要がある．糖質，脂質が不足したときには，体内のタンパク質は，アミノ酸に分解され，糖新生やアセチル CoA から TCA 回路を介してエネルギー産生に関与する．食品中タンパク質の栄養価の評価法として，化学的評価法と生物学的評価法（生物価）がある．

### （iii） 化学的評価法：アミノ酸スコア

FAO（国連食糧農業機関）/WHO によって提案された必須アミノ酸を理想的に含有しているタンパク質の必須アミノ酸量をアミノ酸評点パターンという．今，問題にしている食品の栄養価はアミノ酸スコアとして表現可能である．当該の食品において含量が不足している必須アミノ酸（制限アミノ酸）の中で，最も不足しているアミノ酸（第一制限アミノ酸）の，アミノ酸評点パターン中の同じアミノ酸量に対する百分率をアミノ酸スコアとよぶ．動物性タンパク質のアミノ酸スコアはほぼ 100 であるのに対して，植物性タンパク質のスコアは低い．しかし，制限アミノ酸を補うほかのタンパク質と一緒に摂取することで栄養価を高め

ることができる．単品の食品の栄養価をアミノ酸スコアでリスト化することは，きわめてシンプルな食文化が前提となっており，さまざまな食材を組み合わせて調理する高度な食文化に適用する際には注意が必要である．

生物学的評価法には，生物価と，正味タンパク質利用率がある．生物価とは一定量のタンパク質を摂取後，吸収窒素に対する体内保留窒素の百分率である．正味タンパク質利用率とは摂取したタンパク質中の窒素に対する体内に保留された窒素量の百分率である．

### c. 飢餓

栄養不良の人は世界で 7 億 9500 万人いて，9 人に 1 人が十分な食糧を得ていないといわれている．これは食糧の絶対量の不足というより，分配の問題であるといわれている．

### （i） 飢餓の生化学

絶食時には，肝臓でグリコーゲンを分解し，筋肉から放出されるアミノ酸を基に糖新生が行われるようになる．通常脳はグルコースのみを利用可能であるが，絶食時には肝臓において脂肪酸が β 酸化を受け，アセチル CoA を生成し，TCA 回路でのエネルギー産生が起きるが，同時に糖新生も亢進するため，オキサロ酢酸が不足し，アセチル CoA が肝臓に蓄積する．3 分子のアセチル CoA からケトン体（アセト酢酸，β-ヒドロキシ酪酸，アセトン）が生成され，脳において利用されるようになる．一方，骨格筋，心筋は正常時においても脂肪酸を利用することができる．ケトン体は，糖の利用ができない糖尿病においても発生し，ケトン臭の原因となる．

エネルギー産生における三大栄養素の相互変換をTCA 回路を中心に理解する必要がある（図 4-1）．

### （ii） メイラード反応——生体分子と環境由来低分子との非酵素的化学反応

還元糖であるグルコースは実は反応性が高い．タンパク質中リジンの $NH_2$ 基とシッフ反応を起こし，メイラード反応とよばれる非酵素的な化学反応を引き起こす．最終的には最終糖化産物（advanced glycation endproduct；AGE）を産生するが，この AGE は糖尿病のさまざまな病態と関係すると考えられている．メイラード反応は体内だけでなく，食品の加工においても起こる．メイラード反応は，生物と環境中のブドウ糖などの還元糖との相互作用として，体の内外でのさまざまな健康上重要な事象と関係している．

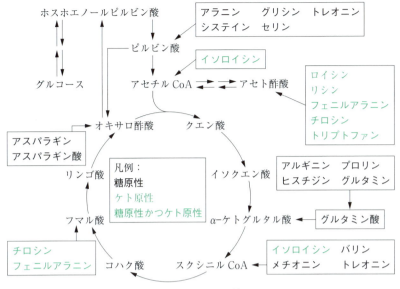

図 4-1　TCA 回路

### (iii) GI 値（グリセミックインデックス）

古典的栄養学は化学の影響を強く受けているため，栄養をカロリー，三大栄養素，ビタミン，必須元素などの要素に分けて議論することが多い．特にカロリーは燃焼熱と等価と考えられ，多くの食品にカロリー表示がつけられる．現代の生活習慣病である肥満，糖尿病の対策においても，このカロリーが重視されてきた．

しかし，近年の医学研究の進展の結果，カロリーのみで肥満や糖尿病を説明することができないことが明らかになっている．血糖値が急速に上昇し，インスリン分泌を促す食物が肥満や糖尿病を引き起こすことがわかってきた．GI 値（グリセミックインデックス）は，食品ごとの血糖値を上げる度合いを表現する数値である．すなわち，食品の炭水化物 50 g を摂取した際の血糖値上昇の度合をブドウ糖を 100 とした場合の相対値で示す．

$$\text{GI値} = \frac{\text{試料摂取時の血糖上昇曲線の面積}}{\text{ブドウ糖摂取時の血糖上昇曲線の面積}} \times 100$$

もち米はほとんどアミロペクチンで構成されるが，うるち米にはアミロペクチンのほか，20％のアミロースが含まれている．アミロペクチンは α1-6 結合を含むため，枝分かれしている．アミロペクチンのほうがアミロースより GI 値が高い．日本人の多くがおいしいと感じる，もっちりしたお米はアミロース量が少なく，太りやすい．一方，インディカ米といわれる細長いコメはアミロース含量が多く，太りにくい．パンにおいては，精製した小麦で作ったフランスパンは GI 値が高く，全粒粉を用いて作った，カンパーニュといわれるパンは GI 値が低い．

### d. 古典的栄養学から現代的栄養学へ

世界に先駆けて日本において栄養士が誕生したとされているが，栄養学は当時の富国強兵政策とも関係があるといわれている．とりわけ古典的栄養学の基盤である五大栄養素による理解は 19 世紀全盛であった化学的世界観とも結びついている．例えば，

・総エネルギー：食物を酸素存在下，完全に燃焼させた場合の熱量

・利用エネルギー：食物摂取時に消化，吸収されて実際に利用されるエネルギー（食物の総エネルギーから尿排泄物のエネルギーを差し引き，消化吸収率による補正を行った値）

・アトウォーター係数：糖質，脂質，タンパク質の各栄養素 1 g 利用エネルギー

・呼吸商：一定時間内に，生体内で栄養素が分解されてエネルギーに変換されるまでに，消費された酸素量（$O_2$）に対する発生した二酸化炭素量（$CO_2$）の体積比

・食事誘発性熱産生（特異動的作用）：食事摂取による代謝亢進による一過性のエネルギー消費の増大

・基礎代謝量：身体的，精神的に安静な状態（早朝空腹時，快適な室内，安静仰臥位，覚醒状態）で代謝される最小のエネルギー代謝量．年齢，性別，体重，体表面積，気温，栄養状態，疾病（発熱，甲状腺機能亢進症）によって影響を受ける．

・基礎代謝基準値（kcal/kg/day）：体重あたりの基礎代謝量
・推定エネルギー必要量：エネルギー出納（エネルギー摂取量－エネルギー消費量）が0になる確率が最も高くなると推定される習慣的な1日あたりのエネルギー摂取量

などの概念を古典的栄養学は提供してきた.

しかし，現代においては，食生活は単にエネルギーをとるとか，効率的に摂取すればよいというものではなく，健康寿命を延ばし，人々のコミュニケーションを豊かにし，食文化を育むことに重点が移りつつある. カロリーはむしろ超過しているにもかかわらず，新鮮な野菜，魚，肉の摂取が十分にできず，精製された米，小麦に多く依存した高GI食が肥満や糖尿病を引き起こすなど，実は食生活の貧困が，一見飽食に見える社会の中で厳然と存在している. 五大栄養素の理論を基盤にした古典的栄養学においては"無駄"なものとされていた食物繊維はGI値を下げ，大腸がんを予防するなど，健康にとって重要な役割をもっていることが明らかになった.

栄養学を単純な19世紀化学的世界観から解放し，生物学，医学の進歩を反映したものにしていかなくてはならない.

### e. 日本人の食事摂取基準（2015年版）

健康な個人または集団および保健指導レベルにある人も対象として，「健康日本21（第二次）」の推進を目指し，国民の健康の維持，増進，主要な生活習慣病の予防および重症化の予防を目的とし，国民の栄養評価，栄養管理の標準化と質の向上を目指し，科学的根拠をもとにエネルギーおよび各栄養素の摂取量の基準を示したものである.

#### （i）　設定指標

エネルギー指標として，かつては推定エネルギー必要量が用いられてきたが，2015年よりBMIが用いられるようになった（BMI＝（体重[kg]）/（身長[m]の2乗），標準は22で，25以上を肥満，18.5未満を低体重（やせ）としている）. エネルギー摂取量と消費量が等しい時，体重の変化がなく，健康的な体格（BMI）が保たれるとの考え方が背景にある.

#### （ii）　各栄養素の設定指標

タンパク質，炭水化物，食物繊維，脂質，飽和脂肪酸，n-6脂肪酸，n-3脂肪酸，エネルギー産生栄養素バランス，ビタミン，ミネラルについて

① 推定平均必要量：ある母集団に属する50%の人が1日の必要量を満たすと推定される1日の摂取量である.

② 推奨量：ある母集団のほとんど（97～98%）の人において1日の必要量を満たすと推定される1日の摂取量

③ 目安量：推定必要量，推奨量算出するための基礎データがない場合に，特定集団の人々が良好な栄養状態を維持するのに十分と考えられる量

④ 耐容上限量：ある母集団に属するほとんどすべての人々が，健康障害をもたらす危険がないとみなされる習慣的な摂取量の上限を与える量. ビタミンA，D，E，ナイアシン，ビタミンB$_6$，葉酸，カルシウム，マグネシウム，リン，鉄，亜鉛，銅，マンガン，ヨウ素，セレン，モリブデンにおいて設定されている.

⑤ 目標量：生活習慣病の一次予防のために現在の日本人が当面目標とすべき摂取量. タンパク質，脂質，飽和脂肪酸，炭水化物，食物繊維，エネルギー産生栄養バランス，ナトリウム，カリウムで設定された.

### （iii）　栄養素の過不足による主な疾病
#### （1）　栄養素の不足による疾病

タンパク質・エネルギー低栄養状態（protein-energy malnutrition：PEM）とはタンパク質，エネルギーの不足が続いている状態であり，やせ，浮腫（低タンパク質による），低体温，免疫力低下がみられる. 発展途上国の飢餓時，悪性腫瘍，肝硬変の患者，高齢者でみられるとともに，若年層では神経性無食欲症（神経性食思不振症，anorexia nervosa）においてもみられる.

ビタミン欠乏症，ミネラル欠乏症，各栄養素の過剰症について整理しておくことが必要である.

#### （2）　栄養素の過剰による疾病

メタボリックシンドローム（内臓脂肪症候群）の診断基準は腹囲が，男性85cm，女性90cm以上，かつ次の三つのうち二つ以上の項目に該当するものである.

① 血清脂質（トリアシルグリセロール値150mg/dL以上，またはHDLコレステロール値40mg/dL未満）

② 高血圧（収縮期血圧130mmHg以上または拡張期血圧85mmHg以上）

③ 高血糖（空腹時血糖値110mg/dL以上）

## f. 食品機能と食品衛生

変質とは微生物，酵素，熱，電磁波などにより食品中の成分が化学的変化を受けて悪臭物質や有害物質を産生し，食品が可食性を失う現象．食品成分によって，腐敗，変敗（酸敗）ともよばれる．

腐敗とは食品中のタンパク質（ペプチド，アミノ酸を含む）が主に微生物の作用によって分解し，変質する現象．

食品の腐敗過程では畜肉，魚肉などのタンパク質は，リソソーム酵素であるタンパク質分解酵素などの作用で，アミノ酸に分解され，旨味成分が増加する．しかし，その後，腐敗細菌が分泌するプロテアーゼによってさらにタンパク質の分解が進み，腐敗細菌のアミノ酸分解酵素によるアミノ酸から腐敗臭，生理活性を有する有害物質が産生される．最終的に栄養価低下，可食性の喪失につながるとともにアレルギー性食中毒を引き起こすことがある．

腐敗により産生される有害物質として，揮発性塩基窒素（アミノ酸の酸化的および還元的脱アミノ化，脱離反応過程で生じるアンモニア，魚肉中に存在するトリメチルアミンオキシドが腐敗細菌の酵素により還元されて生じるトリメチルアミン），不揮発性腐敗アミン（アミノ酸の脱炭酸酵素によって生じるヒスタミン，アグマチン，カダベリン，アレルギー様食中毒の原因），硫黄を含む悪臭物質（システインから生成する硫化水素，エチルメルカプタン，メチオニンから生成するメチルメルカプタン），トリプトファンの脱アミノ化および脱炭酸によって生じる糞便臭を有する物質スカトールやインドールがある．

食品の腐敗の指標としては，感覚試験，生菌数，揮発性塩基窒素量，不揮発性腐敗アミン量，核酸関連物質量を反映するK値（腐敗生成物イノシン酸とヒポキサンチンのATP関連物質に対する百分率）がある．腐敗細菌の生育，増殖は温度，pH，水分活性などの影響を受け，紫外線照射による表面殺菌，くん煙法による加熱，脱水，化学的抗菌作用による殺菌，食品添加物（保存料，殺菌料，防カビ剤）の使用が腐敗防止に有効である．

好気性グラム陰性桿菌かつ低温細菌であるシュードモナス属は，冷蔵庫に保存される一般食品の腐敗の主要な原因菌である．同じく好気性グラム陰性桿菌かつ低温細菌であるプロテウス属は，アミノ酸をアンモニアまで分解する活性が弱く，ヒスタミンなどの不揮発性アミンを生成してアレルギー様食中毒を起こしやすい．

食品の褐変化反応は食品の変性の一つである．褐変化反応には非酵素的なものと酵素的なものが存在する．非酵素的褐変化であるメイラード反応は，食品中のカルボニル基を有する化合物（還元糖，カルボニル化合物）とアミノ基を有する化合物（アミノ酸，タンパク質）が非酵素的に反応してシッフ塩基を形成することから始まる．その後，アマドリ転位をしてケトアミンとなり，$\alpha$-ジカルボニル化合物を生成し，酸化，重合を経て，褐色を呈するメラノイジンを生成する．メイラード反応は，みそ，しょう油，パン，ビスケットの着色，風味形成に関与する．フランス料理では，ショ糖（スクロース）にかんきつ系の果汁を入れることで酸加水分解により，還元糖であるグルコースとフルクトースを生成させ，そこに肉を入れることで，メイラード反応を起こすとともに，ストレッカー分解によってアルデヒド化合物，ピラジン系化合物を形成させ，すぐれたフレーバーを作るテクニックが使われている．メイラード反応は必須アミノ酸のリジンを消費するため，栄養価の低下を引き起こす．

一方，メイラード反応は，アスパラギン含量が多いジャガイモの加工によってアクリルアミドを生成する反応にも関与している．

酵素的褐変化反応としては，ポリフェノールオキシダーゼによるポリフェノールからのメラニン色素の生成がある．リンゴやバナナの切口が褐変化を起こすのはこの酵素反応のためであり，塩水に切り口をつけたり，湯通しをして酵素を不活化することで，褐変化を防ぐことができることはよく知られている．この酵素は，食品中ポリフェノール系化合物を酸素存在下で$o$-キノン体に酸化し，生成した$o$-キノン体が非酵素的な酸化や重合反応によってメラニン色素を生成する．

### （i）油脂の変敗機構と変質試験

窒素を含まない炭水化物や脂質が微生物や酸素などの作用で変質する現象である．酸っぱくなるので酸敗ともよばれる．ワインの酸敗は昔からみられた現象であったが，この原因をルイ・パスツールが解明し，低温殺菌法を開発したことはよく知られている．脂質の変質は自動酸化により，炭水化物の変質は自動酸化に加えて微生物の作用によって進む．

不飽和脂肪酸は酸化されやすく，とりわけ，二つの二重結合に挟まった活性メチレン基を有する不飽和脂肪酸が酸化されやすい．不飽和脂肪酸の中でも必須脂肪酸が酸化されると栄養価の低下となり，酸化生成物の人体への悪影響という点で問題となる．

油脂の自動酸化機構には，開始反応，連鎖反応，停

**146** 4. 衛 生 薬 学

止反応がある．開始反応では，脂質二重結合に挟まった活性メチレン基からの水素ラジカルの引き抜きが起こる．光，熱，放射線によるラジカル開裂，$Fe^{3+}$による一電子酸化により反応が進行する．連鎖反応は，脂質ラジカルと酸素との反応によるペルオキシラジカルの生成，ペルオキシラジカルと脂質が反応することによるヒドロキシペルオキシドと脂質ラジカルの生成に分けられる．この反応は酸素と脂質濃度が十分量ある条件下において繰り返され，ヒドロペルオキシドが蓄積する．酸素あるいは脂質濃度が減少すると，脂質ラジカルとペルオキシドラジカルが反応してラジカル種が消失し，反応は停止する．

油脂の変質の指標または変質試験として，過酸化物価，カルボニル価，チオバルビツール酸試験，酸価，ヨウ素価がある．過酸化物価とは過酸化物の量を油脂 1 kg から KI との反応によって遊離されるヨウ素のミリ等量数で示した値である．カルボニル価は，油脂 1 g あたりのカルボニル化合物量を，2,4-ジニトロフェニルヒドラジンとの反応生成物であるヒドラゾン体のアルカリ条件下における 440 nm の吸光度で示した値である．チオバルビツール酸試験とは，油脂 1 g のマロンジアルデヒド，アルケナール，アルカジエナール類の量を，酸性条件下でチオバルビツール酸（TBA）と加熱した際に生成する赤色色素の 532 nm における吸光度を求め μmol で表した値である．酸価とは，油脂 1 g 中に含まれる遊離脂肪酸量を，その中和に有する KOH のミリグラム数で示した値である．また，ヨウ素価とは，油脂 100 g 中に存在する炭素-炭素二重結合の量を付加反応で吸収されるハロゲン（ヨウ素に換算）のグラム数で表した値である．

上記指標のうち，過酸化物価は一次生成物を反映するため，極大値を示した後は，一次生成物の分解のため低下する．過酸化物価が極大値を示す時期より，二次生成物を反映する酸価とカルボニル価は増加する．チオバルビツール酸試験はマロンジアルデヒドとその前駆体を反映するため，カルボニル価や酸価より鋭敏であり，過酸化物価とともに増加する．ヨウ素価は，時間とともに単調に減少する．

## g. 食品由来の発がん物質

野生の植物の中に毒を有しているものは多い．動物がミトコンドリアを，植物が葉緑体を細胞に取り込んだ形で成立した時，植物は動物に食べられる運命にあることが決定付けられたともいえる．動物にとって毒であるものを含む植物が自然選択の中で生き残ってきたと考えられる．シトクロム P450 は植物の毒を酸化し，排泄を促進することで，多くの場合有害作用を減少させるが，中には酸化することで反対に毒性を増強する場合がある．

### （ i ） 植物性食品由来の発がん物質

植物性食品由来の発がん物質として，ソテツの種子に含まれるサイカシン，ワラビに含まれるプタキロシド，キク科やマメ科植物に含まれるピロリジジン環アルカロイド，クスノキ科植物から得られるサフロールが知られているが，この中で IARC の発がん分類上 2B（ヒトに対して発がん性があるかもしれない）に分類されているのはサイカシンとサフロールであり，ほかは 3（ヒトに対する発がん性について証拠が不十分なために分類できない）に分類されている．

### （ ii ） 食品の食べ合わせによりヒト胃内で生成する発がん物質

食品中に含まれる亜硝酸塩と二級アミンは，ヒト，動物の胃内の酸性条件下で，ジアルキルニトロソアミン類を生成することが知られている．野菜中に含まれる硝酸塩が口腔内細菌によって還元されて亜硝酸塩となる．魚介類にはジメチルアミンという二級アミンがあることから，野菜と魚介類との食べ合わせでジメチルニトロソアミンができると考えられている．ジメチルニトロソアミン自体は IARC でグループ 2A に分類されている．

### （ iii ） 食品の加熱調理過程で食品成分から生成する発がん物質

焼き魚，焼肉，くん煙法での加工過程で生成する多環芳香族炭化水素（polycyclic aromatic hydrocarbon；PAH）（ベンゾアントラセン，クリセン，ベンゾピレン，ジベンゾアントラセン）

焼き魚，焼肉中で生成されるヘテロサイクリックアミン（トリプトファン分解物 Trp-P-1，Trp-P-2 およびグルタミン酸分解物 Glu-P-1，Glu-P-2）がある．

### （ iv ） 食品の製造，加工，保存過程で混入した微生物が産生する発がん物質

アスペルギルス属のカビが産生するアフラトキシン類，ステリグマトシスチン，オクラトキシン，ペニシリウム属のカビが産生するルテオスカイリンがある．

### （ v ） 食品添加物，食品汚染物質の発がん性

保存料であった AF-2，着色料であった食用赤色 1

号, 食用緑色 1 号, 甘味料であったズルチン, サイクラミン酸塩は発がん性を有することがわかっている.

食品添加物は食品衛生法によって定義され, 保存料, 防カビ剤, 着色料, 発色剤, 甘味料, 酸化防止剤, 栄養強化剤, 殺菌料, 漂白剤に分類されている.

### h. 食中毒

食中毒は, 微生物によるもの, 自然毒によるもの, 化学物質によるものに分けられる. この中で件数, 患者数ともに最大なのが微生物によるものである.

#### (ⅰ) 微生物による食中毒

細菌性食中毒とウイルス性食中毒とがある. また, 毒素型, 感染型にも分けることができる. 細菌性食中毒の原因菌のうち毒素型のものとして, ブドウ球菌, ボツリヌス菌, セレウス菌, コレラ菌, 腸管出血性大腸菌, 感染型のものとして, サルモネラ属菌, 腸炎ビブリオ, ウェルシュ菌, エルシニア・エンテロコリチカ, カンピロバクター・ジェジュニ/コリ, チフス菌, パラチフス菌, 赤痢菌の B, C, D 群があり, 毒素型と感染型の両方に分類されるものとして, セレウス菌, 赤痢菌の A 群志賀菌がある. ウイルス性食中毒の原因ウイルスとしてはノロウイルスがよく知られている.

#### (ⅱ) 寄生虫による食中毒

クドア・セプテンプンクタータ, サルコシスティス・フェアリー, アニサキスが知られている.

雷魚, どじょうなどの淡水魚を生で食べると, 顎口虫症にかかることがある. 有効な薬剤治療がなく, 幼虫のまま皮下を移動し続け移動性の浮腫などの症状を引き起こす. まれに腸管出血, 腸閉塞, 血管中を移動し心筋梗塞などが報告されている. 淡水魚を生で食べてはいけない.

#### (ⅲ) 自然毒による食中毒

(1) **動物性食中毒** 食物連鎖によって魚介類に蓄積する動物性自然毒としては, フグ毒, シガテラ毒, 麻痺性貝毒 (サキシトキシン), 下痢性貝毒 (ジノフィシストキシン, オカダ酸), 神経性貝毒, 記憶喪失性貝毒がある.

食物連鎖によらず, 魚介類に蓄積する動物性自然毒としては, エゾボラモドキ, ヒメエゾボラは, 唾液にテトラミンという毒を有している. 有毒魚として食品衛生法で販売が禁止されているオニカマス, イシナギ, バラムツ, アブラソコムツのうち, オニカマスを除く三つの魚は食物連鎖によらずに自然毒を蓄積する. イシナギの肝臓にはビタミン A が大量に含まれ, 摂取すると頭痛, 嘔吐, 顔の浮腫を引き起こす. バラムツ, アブラソコムツは筋組織中にワックスエステルを含み, ヒトは消化できない. アブラボウズは中性脂肪含量が高く, 食べると下痢が発症する.

(2) **植物性食中毒** キノコ毒, 青酸配糖体, ソラニン類がある. 毒キノコには, mRNA ポリメラーゼ阻害, ムスカリン性アセチルコリン受容体への作用, グルタミン酸受容体アゴニスト, GABA 受容体アゴニスト, セロトニン様作用など, さまざまな生物学的作用を有するものがある. 青酸配糖体の一種であるアミグダリンは, 青梅, あんず, アーモンドの種子に含まれ, 果実に含まれる $\beta$-グルコシダーゼや腸内細菌が有する $\beta$-グルコシダーゼにより分解され, シアン化水素 (青酸) を発生する.

#### (ⅳ) マイコトキシンによる食品汚染

アスペルギルス属が産生するアフラトキシン, ステリグマトシスチンは肝障害, 肝がん, オクラトキシン A は腎障害, 腎がん, 肝障害を引き起こす. ペニシリウム属が産生するルテオスカイリンは肝障害, 肝がん, パツリンは消化管出血, 浮腫, 心臓障害を引き起こすことが知られている. このほかにも, フサリウム属が産生するトリコテセン系マイコトキシンは嘔吐, 下痢, 食中毒性無白血球症, ゼアラレノンはエストロゲン用作用による家畜での生殖器障害が知られている.

#### (ⅴ) 化学物質による食品汚染

過去に森永ヒ素ミルク事件, 水俣病, イタイイタイ病, カネミ油症による中毒事件をわが国は経験している. 森永ヒ素ミルク事件は, 食品添加物公定書策定の契機となり, 米ぬか油への PCB 混入による中毒事件は「化学物質の審査及び製造等の規制に関する法律」(化審法) の制定につながった. 食品衛生法が改正され, ポジティブリスト制度導入により, これまで残留基準値が制定されていなかた農薬, 飼料添加物, 動物用医薬品に対しても一定の基準が設けられた.

### i. 特定保健用食品, 機能性表示食品

多くの人間は毎日 2～3 度の食事をとることから, 食生活の中長期的な健康影響は大きいと考えられる. そのことから, 健康に役立つ食品などが販売されているが, 科学的に効果が明確でない, あるいはその逆であるものが販売されるなど, 最も怪しいビジネスが入

っている領域でもある．こうした中，保健機能食品を，食品安全委員会が指定している．食品安全委員会は内閣府に属し，府省連携によって運営されている．

特定保健用食品，機能性表示食品に含まれる食品の関与成分は，その機能が一定の科学的根拠にもとづいて確認されている．食物繊維（難消化デキストリン，キトサンなど），コエンザイム Q10，L-カルニチン，グルコサミン，ファイトケミカル（ポリフェノール，カロテノイド，トコトリエノール）などがある．しかし，これらの中には疫学的な検証が十分行われていな

いものもあることに注意しなければならない．例えば，疫学研究においてカロテノイドの一種である β-カロテン（20〜30mg）を投与した喫煙者で，肺がんリスクが 20〜30% 高くなり，非喫煙者においては，よい効果も悪い効果もなかったことが明らかとなっている．実験動物で見られた効果が，必ずしもヒトで確認されるわけではなく，逆の効果が見られる場合があることに留意が必要である．これと関連し，動物の食生活はヒトのそれに比べて単純すぎることも指摘しなければならない．

---

### 4.1 節のまとめ

- 記述疫学と分析疫学は観察研究であり，介入疫学は実験研究である．
- 症例対照研究は病院機能を用いた研究であり，コホート研究は一定の集団を追跡する研究である．
- 生活習慣病，労働関連疾患，感染症は環境要因による疾病であり，一次予防が可能である．
- 古典的栄養学の概念に加えて，食物繊維の機能，グリセミックインデックスなど，新しい栄養学の知識が生活習慣病の予防には必要である．

---

# 4.2 環 境

## 4.2.1 化学物質・放射線の生体への影響

### a. 化学物質の体内動態

化学物質のうち，人に有害な作用を示すものを毒性物質（毒物あるいは毒性化学物質．栄養物質でない場合は単に異物ということもある）という．

人は化学物質を医薬品や嗜好品のように意図的に摂取することもあるが，食品添加物，食品汚染物質，農薬，放射性物質などのように非意図的に曝露している場合もある．

また，人が曝露する化学物質の中には，医薬品や農薬のように意図的に作られたものもあるが，ダイオキシンやトリハロメタンにように非意図的に生成するものもある．

### （i）化学物質の吸収，分布，代謝，排泄

（1）**吸収**　化学物質が生体膜を通過して全身循環（血液）に移動する過程である．ほとんどの化学物質は脂質二重膜の両側の濃度勾配にしたがって通過する**受動拡散**（単純拡散）によって通過する．

この様式では，分子量が小さく脂溶性が高い化学物質ほど通過が速い．また，**解離型（イオン型）**と**分子型**では，後者の通過が速い．したがって，pH が低い

胃の中では，弱酸性の化学物質よりも弱塩基性の化学物質の方が吸収されやすい．

化学物質の中には，**輸送担体（トランスポーター）**によって濃度勾配に逆らって輸送（**能動輸送**）されるものもある．この様式では，親水性の高い化学物質の輸送も効率的に起こり得る．トランスポーターには ATP などのエネルギーを利用する **ABC タイプ**と電気化学的ポテンシャルを利用する **SLC タイプ**が存在する．ABC タイプには，**P 糖タンパク質（MDR1）**や**多剤耐性関連タンパク質（MRP1，MRP2）**が含まれ，SLC タイプには有機アニオントランスポーター，有機カチオントランスポーター，**中性アミノ酸トランスポーター（LAT1 など）**，金属トランスポーターなどが含まれる．

ビピリジニウム系農薬の**パラコート**は肺に集積し毒性を発現するが，類似の構造を有する**ジクワット**にはそのような強い集積は起こらない．これは**ポリアミントランスポーター**がパラコートを効率的に肺に輸送するためである．また，中性アミノ酸トランスポーターの一つである LAT-1 はメチル水銀を輸送する．これはメチル水銀が容易にシステインと結合し，その抱合体の構造がメチオニンと類似していることによる．そのため，メチル水銀は血液脳関門を通過し，脳組織に集積することができる．さらに，金属トランスポーターの一つである ZIP8 は亜鉛だけでなく，カドミウム

を細胞外から細胞内に輸送する.

(2) **分布** 化学物質が全身循環から臓器・組織に移行することをいう．分布を支配する要因は三つある．第一は血流量である．肝臓や腎臓は血流量が多く，そのため化学物質が分布しやすい．逆に，脂肪組織や筋肉は血流量が比較的少ないために，一般に化学物質の分布は低い．第二の要因は化学物質の血漿タンパク質への結合である．血中に入った化学物質のうち，酸性化学物質および中性化学物質は**アルブミン**と，塩基性化学物質は**$\alpha_1$-酸性糖タンパク質**と結合しやすい．血漿タンパク質に結合した化学物質は細胞膜を通過できず，結合していない遊離型が臓器・組織に分布する．第三は**血液-脳関門**である．脳微小血管では内皮細胞が密着結合（tight junction）しており，これを周皮細胞およびアストロサイトが取り囲む構造をしている．これによって化学物質に対する関門が形成されている．また，P糖タンパク質（MDR-1）や多剤耐性関連タンパク質（MRP-1, MRP-2）は，化学物質を内皮から血液側に排出する役目を果たしており，化学物質の脳への分布を阻害している．胎盤には**血液胎盤関門**とよばれる同様の仕組みが存在する．

(3) **代謝** 化学物質が生体内でその構造を変化させることを**代謝**という．一般に，脂溶性の高い化学物質は代謝を受けて水溶性が増加し，それによって排泄が促進され，結果として解毒が起こることが代謝の意義であると理解されている（図4-2）．

しかしながら，代謝によって毒性がない（あるいは低い）化学物質がより強い毒性を示す毒性物質に変化することがある．これを**代謝活性化**とよんでいる．

化学物質を代謝する酵素群が特別に高く発現している臓器は肝臓である．代謝酵素群は細胞レベルでは小胞体に多く分布しているが，一部は細胞質やミトコンドリアにも存在している．小胞体を粒子状に断片化したものを**ミクロソーム**という．ミクロソームは，代謝酵素が豊富である．

代謝には第I相反応と第II相反応がある．第I相反応では，化学物質（異物）の酸化・還元・加水分解が起こる．第II相反応では，母化合物（未変化体）あるいは第一次代謝物の生体分子との結合が起こる．第II相反応によって生じた代謝物は抱合体とよばれる．

(4) **排泄** 化学物質が体外に出ることを**排泄**という．排泄される化学物質はもとの母化合物（未変化体）だけでなく，代謝された極性化体も含まれている．化学物質は尿中あるいは糞便中だけでなく，脂溶性が高い場合は乳汁に排泄されることがある．また，メチル水銀が毛髪中によく排泄されることが知られて

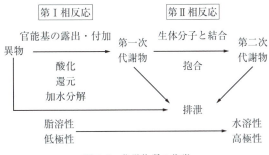

図4-2 化学物質の代謝

いる．

尿中排泄では，脂溶性が高く血漿タンパク質に結合しているものは糸球体ろ過を受けず，尿細管分泌されても再吸収されやすい．

抱合体が胆汁に含まれて十二指腸に排泄されたときに，結合している生体分子がグルクロン酸あるいは硫酸である場合，腸内細菌の**β-グルクロニダーゼ**や**スルファターゼ**によって脱抱合が起こることがある．脱抱合体は門脈から再吸収され肝臓に移行する．その結果，化学物質は肝臓・胆管・十二指腸・門脈・肝臓と循環し体外に排泄されにくくなる．この循環を腸肝循環という．モルヒネのグルクロン酸抱合体の腸肝循環が知られている．

### (ii) 第I相反応が関わる代謝・代謝的活性化

(1) **シトクロムP450（CYP）** 第I相反応，特に脂溶性化学物質の酸化は，肝細胞の小胞体膜に高く発現している一酸素原子添加酵素群である**シトクロムP450（CYP）**によって行われる．CYPは，ヘム構造と鉄を含有し，還元型が一酸化炭素と結合したときには450 nmに吸収極大を示す．CYPには約20の分子種が存在する．CYPの表記はアミノ酸相同性に基づいて行われ，ファミリー（群）を最初の数字で，サブファミリー（亜群）を大文字のアルファベットで，ついで分子種を数字で表す．ヒトではCYP3A4が最も高く発現している．ダイオキシンなどの多環芳香族炭化水素はCYP1A1およびCYP1A2を，フェノバルビタールやDDTはCYP2B1を，エタノールはCYP2E1を，それぞれ誘導する．

小胞体に存在する酸化還元酵素である**フラビン含有モノオキシゲナーゼ（FMO）**も窒素原子および硫黄原子の酸化を行い，第I相反応に寄与している．

(2) **代表的な第I相反応**（図4-3） アルキル基の水酸化：直鎖炭化水素では，$\omega$位と$\omega$-1位の炭素が水酸化されるが，$\omega$-1位の方が優位に起こる．

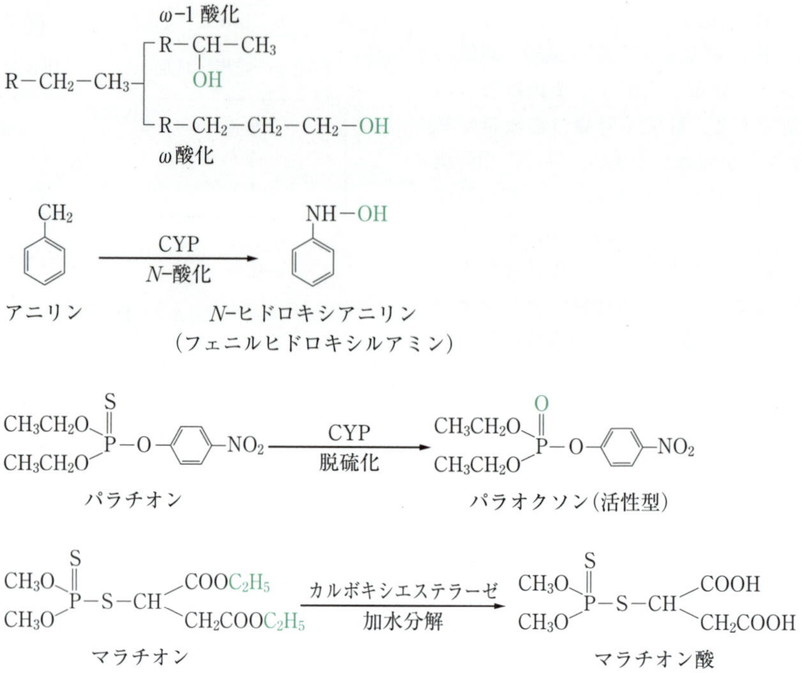

ω-1 酸化

$R-CH_2-CH_3$ → $R-\underset{OH}{CH}-CH_3$

$R-CH_2-CH_2-CH_2-OH$

ω 酸化

アニリン → CYP / N-酸化 → N-ヒドロキシアニリン（フェニルヒドロキシルアミン）

パラチオン → CYP / 脱硫化 → パラオクソン（活性型）

マラチオン → カルボキシエステラーゼ / 加水分解 → マラチオン酸

**図 4-3　第 I 相反応の例**

- **ヘテロ原子の酸化**：CYP あるいは FMO によって起こる．アニリンは CYP によって水酸化され，メトヘモグロビン血症を引き起こすフェニルヒドロシキルアミンに代謝される．したがって，これは代謝活性化反応である．
- **ニトロ基/アゾ基の還元**：ニトロベンゼンは還元されてニトロソベンゼンとなり，さらに還元されてフェニルヒドロシキルアミンに代謝される．これも代謝活性化反応である．プロントジルは還元されて 1,2,4-トリアミノベンゼンとスルファニルアミドに代謝される．
- **脱硫化**：有機リン農薬の一つパラチオンは，硫黄原子が酸素原子に置換して活性型のパラオクソンに代謝活性化される．
- **加水分解**：有機リン農薬の一つマラチオンは，カルボキシエステラーゼによってマラチオン酸に代謝される．昆虫ではカルボキシエステラーゼの活性が低いためマラオクソンへと代謝活性化され，殺虫作用が示される．アセチルサリチル酸（アスピリン）およびサリチル酸メチルは，カルボキシエステラーゼによって，ともにサリチル酸に代謝活性化され解熱鎮痛作用を示す．
- **エタノールの酸化**：エタノールはアルコール脱水素酵素（ADH）によってアセトアルデヒドに代謝され，さらにアルデヒド脱水素酵素（ALDH）によっ

て酢酸に代謝される．CYP2E1 も寄与は小さいがエタノール代謝に関与する．メタノールもエタノールと同じ酵素で代謝される．生成したホルムアルデヒドの生物学的半減期は短いが，ギ酸は代謝的アシドーシス起こし，また神経毒性を示す．

**（iii）　第 II 相反応が関わる代謝・代謝的活性化**

**（1）　グルクロン酸抱合**　ネコなどの例外を除いて哺乳動物では最も広範囲に起こる抱合反応である．小胞体に存在する UDP-グルクロン酸転移酵素（UGT-1，UGT-2 など）によって化学物質の β-グルクロニドが生成する．補酵素はグルコース 1-リン酸から生成した UDP-α-D-グルクロン酸である．モルヒネの 6 位抱合体はオピオイド受容体と結合して強い鎮痛作用を示すが，6 位抱合体にはそのような作用はない．

**（2）　硫酸抱合**　硫酸転移酵素（ST-1，ST-2 など）によって起こる抱合反応である．この酵素は可溶性画分に存在する．補酵素は活性硫酸（3′-ホスホアデノシン-5′-ホスホ硫酸）である．

**（3）　アミノ酸抱合**　アミノ酸 N-アシル転移酵素によってカルボキシ基をもつ化学物質に起こる抱合反応である．この酵素の局在はミトコンドリアのマトリックスである．補因子はグリシン，グルタミン，タウリンであるが，ヒトではグリシンが大部分である．トルエンはベンジルアルコール・ベンズアルデヒドを経て

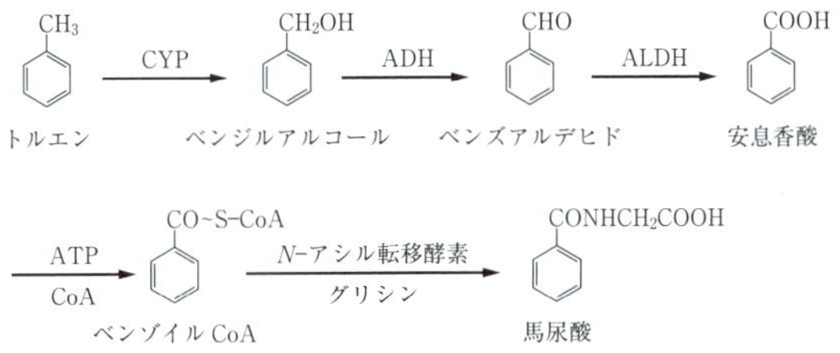

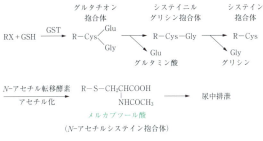

図 4-4 第Ⅱ相反応の例

図 4-5 グルタチオン抱合

安息香酸に代謝されるが、そのカルボキシル基はベンゾイル CoA の形を経てグリシン抱合され馬尿酸に代謝される（図 4-4）。

(4) **グルタチオン抱合** グルタチオン *S*-転移酵素 (GST) によって起こる抱合反応である。この酵素は可溶性画分に存在する。補酵素はグルタチオンである。エポキシド、ハロゲン、芳香族ニトロ化合物などでよく起こる。グルタチオン抱合体はその後の代謝によってメルカプツール酸（*N*-アセチルシステイン抱合体）として排泄される（図 4-5）。1,2-ジブロモエタンはグルタチオン抱合によって代謝活性化され発がん性を示す。

(5) **アセチル抱合** アセチル転移酵素 (NAT-1, NAT-2) によって起こる抱合反応である。この酵素は可溶性画分に存在する。補酵素はアセチル CoA である。イソニアジドはアセチル抱合を受けアセチルヒドラジンに代謝活性化され肝臓毒性を示す。日本人では欧米白人に比べ NAT-2 の発現が高いため、**イソニアジド**による肝障害が起こりやすい。

(6) **メチル抱合** メチル転移酵素によって起こる抱合反応である。この酵素は可溶性画分に存在する。補酵素は *S*-アデノシルメチオニンである。ノルアドレナリン、ヒスタミンの *N*-メチル化、カテコール類の *O*-メチル化、チオプリンの *S*-メチル化などが知られている。

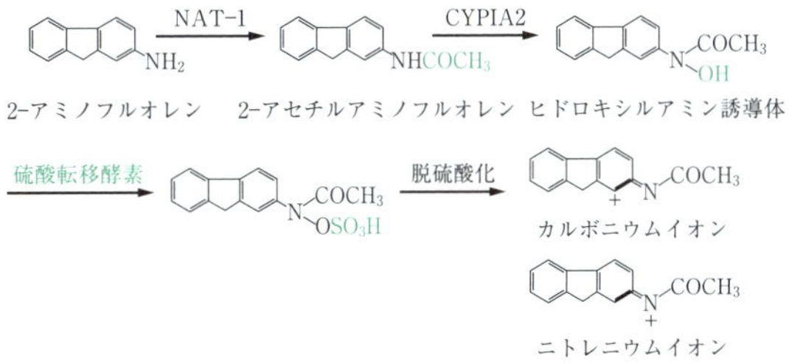

図 4-6 2-アセチルアミノフルオレンの代謝活性化

### b. 化学物質代謝に影響を与える因子

ヒトでは性差は顕著ではない。ラットでは CYP、硫酸転移酵素、グルタチオン *S*-転移酵素の発現が雌より雄の方が高いので、2-アミノフルオレンの発がん性が雄で高く起こる（図 4-6）。ヒト胎児・新生児では異物代謝能が低い。特に新生児ではグルクロン酸抱合能が低い。一方、成人では加齢による異物代謝能の低下も起こる。

遺伝的に化学物質の代謝が速い人と遅い人がいる。前者を extensive metabolizer (EM)、後者を poor metabolizer (PM) という。これは1塩基置換遺伝子多型に起因する。

化学的因子として、第一に CYP の誘導レベルが挙げられる。第二に CYP の阻害があるが、これには複数の化学物質が同一の CYP に競合して CYP に親和性の低い方の化学物質の代謝が阻害される場合と、化学物質が CYP に結合してこれを阻害する場合がある。第三にエタノールのように、CYP を誘導する一方で阻害もするという場合もある。

### c. 化学物質の毒性発現

化学物質の毒性発現は器官に特徴的であるが、細胞レベルでは共通のメカニズムが存在する。

化学物質は、**アポトーシス**と**ネクローシス**の両方の細胞死を引き起こし得る。

化学物質は DNA、タンパク質、膜脂質に結合して、それらの中の特定の分子（標的分子）に阻害、亢進、抗原性の獲得などの異常を引き起こす（図 4-7）。

化学物質は**活性酸素**を発生させて、DNA やタンパク質を傷害し、膜脂質の過酸化を引き起こす。活性酸素には一重項酸素、スーパーオキシドアニオン、過酸化水素、ヒドロキシルラジカルが挙げられる。このうち、ヒドロキシルラジカルは毒性が最強であり、過酸化水素から鉄の存在下でフェントン反応によって生成する。

スーパーオキシドアニオンを過酸化水素に代謝する**スーパーオキシドジスムターゼ** (SOD)、過酸化水素

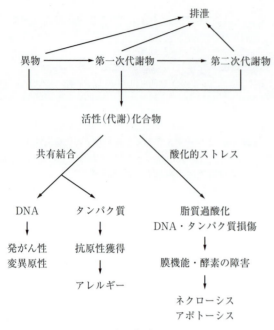

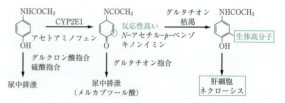

図 4-8 アセトアミノフェンの代謝

図 4-7 化学物質の毒性発現

を水に代謝する**カタラーゼ**および**グルタチオンペルオキシダーゼ**が酸化的ストレスに対する防御酵素群である．アスコルビン酸，$\alpha$-トコフェロール，メタロチオネインも抗酸化物質として働く．

**メタロチネイン**は，ウマの腎臓からカドミウムと亜鉛を含むシステインリッチなタンパク質として発見された．分子量約 6000〜7000 の低分子量タンパク質である．哺乳動物では，構成アミノ酸は 61 残基，そのうち 20 がシステインであり，芳香族アミノ酸は含まれていない．ヒトではカドミウム，銅，および亜鉛を含む形で検出される．重金属は容易に置換し，水銀＞銅＞カドミウム＞亜鉛の順で結合しやすい．メタロチネインは重金属によって誘導され，重金属を結合し，結合した重金属は生物学的に不活性となるので，重金属の解毒や必須微量元素の代謝調節に関与するとされる．これ以外にも，活性酸素，特にヒドロキシルラジカルの消去作用，紫外線の毒性軽減，抗がん剤の副作用軽減などの機能も知られており，現在では広く生体防御に関与するタンパク質であると考えられている．

### d．化学物質の器官毒性
#### (i) 肝臓
　肝臓は化学物質が蓄積しやすい器官である．脂肪が比較的多く，そのため脂溶性化学物質も蓄積する．代謝が活発で解毒だけでなく代謝活性化も起こり得る．腸肝循環が起こるとその化学物質に長期間曝露する．

**四塩化炭素**は CYP2E1 によってトリクロロメチルラジカルに代謝される．これはグルタチオン抱合を受け解毒されるが，抱合を受けなかった場合は細胞小器官の膜脂質過酸化や生体分子との結合を通じて細胞死が起こる．また，VLDL の分泌阻害によって脂肪肝が形成されることもある．

**アセトアミノフェン**はグルクロン酸抱合あるいは硫酸抱合を受け尿中に排泄されるが，一部は CYP2E1 によって N-アセチル-p-ベンゾキノンイミンに代謝される．これはグルタチオン抱合を受けてメルカプツール酸として尿中に排泄されるが，グルタチオンが枯渇した場合は生体高分子と結合して肝細胞にネクローシスを引き起こす（図 4-8）．

#### (ii) 腎臓
　腎臓は，肝臓で生じた代謝物を含む化学物質が取り込まれやすい器官である．代謝活性化も起こる．
　カドミウムや無機水銀などの重金属は近位尿細管を傷害する．尿中に排泄される**$\beta_2$-ミクログロブリン**は重金属による近位尿細管傷害の鋭敏な指標である．

#### (iii) 神経
　メチル水銀は中枢神経障害を引き起こす．**ハンター・ラッセル症候群**とよばれる症状が特徴的である．
　有機リン系農薬のオクソン体はコリンエステラーゼのセリン残基をリン酸化して活性を阻害し，シナプスでアセチルコリンを過剰にして毒性を発現する．**ヨウ化プラリドキシム（2-PAM）**はリン酸基を離脱させ解毒作用を示す．カルバメート系農薬はコリンエステラーゼのセリン残基をカルバモイル化して活性を阻害する．2-PAM は無効である．

#### (iv) 呼吸器
　呼吸器は，空気に含まれている化学物質に直接曝露するという特性がある．血流量も比較的多い．
　**シリカ**（二酸化ケイ素）はマクロファージを傷害し，サイトカインを分泌させ，肺線維症を引き起こす．**アスベスト**（石綿，繊維状のケイ酸マグネシウ

ム）はマクロファージを活性化して，肺の炎症性変化と線維化を促進する．パラコートはパラコートラジカルとなり，酸化的ストレスによって間質性肺炎や肺線維症を引き起こす．

### （ⅴ） 血液

血液は，化学物質の体内における移動経路である．造血機能を低下させる化学物質として，ベンゼンおよびシクロホスファミドが知られている．鉛は**δ-アミノレブリン酸脱水酵素**を阻害し，貧血を引き起こす．鉛中毒では，尿中にδ-アミノレブリン酸が増加する．

### （ⅵ） 皮膚

ニッケル，クロム，ホルムアルデヒドなどはアレルギー性接触皮膚炎を引き起こす．経皮吸収された化学物質はハプテンとなり得る．タンパク質と結合して完全抗原となり，アレルギーを引き起こす．

## e. 化学物質による発がん

### （ⅰ） 化学物質とがん

発がんへの化学物質の寄与は大きく，食物や喫煙に由来するものを総合すると60％以上になるといわれる．がんの原因としては，遺伝因子と環境因子が挙げられるが，発がん性化学物質は IARC によってグループ1（ヒトに対する発がん性がある）からグループ4（ヒトに対する発がん性がおそらくない）までに分類されている．

### （ⅱ） 多段階発がん

遺伝毒性（DNA を損傷する毒性）を示す発がん物質を**イニシエーター**といい，遺伝毒性をもたない発がん物質を**プロモーター**という．

イニシエーターによって DNA が損傷した細胞は修復によって正常な DNA をもつ細胞に戻るが，誤った修復や複製画起こると変異 DNA をもつ変異細胞になる．これが**イニシエーション**である．

変異細胞が免疫監視をすり抜け，プロモーターによって増殖が促進されると前がん細胞になる．これが**プロモーション**である．

さらに，前がん細胞に突然変異が蓄積すると，前がん細胞は浸潤能や転移能を獲得して悪性化する．これが**プログレッション**である．

このように，化学物質による発がんは多段階で起こる．したがって，イニシエーターあるいはプロモーターだけで刺激しても発がんは起こらない．プロモーターの刺激の後にイニシエーターで刺激しても発がんは起こらない．イニシエーターで刺激され，プロモーターで連続的に刺激されたときに発がんが起こる．

アフラトキシン（肝臓），ヘテロサイクリックアミン（肝臓），ベンゾ[a]ピレン（皮膚），ジメチルニトロソアミン（胃）はイニシエーターである．一方，ホルボールエステル（12-O-テトラデカノイルホルボール 13-アセタート，TPA）（皮膚），食塩（胃），胆汁酸（大腸），フェノバルビタール（肝臓）はプロモーターである．

### （ⅲ） がん化に関わる遺伝子

がん細胞の形質として，増殖制御機構の低下・消失，血管新生誘導能，浸潤・転移能が挙げられる．これらの形質は遺伝子変異によって獲得されており，そこに関わる遺伝子は，**がん遺伝子**（がん原遺伝子）あるいは**がん抑制遺伝子**である．

がん遺伝子には，増殖因子（*int-2, hst-1, sis*），増殖因子受容体型チロシンキナーゼ（*erbB, erbB-2, kit, fms, ros, sea*），細胞質チロシンキナーゼ（*src, yes, lym, fgr, fps, abl*），セリン-トレオニンキナーゼ（*mos, raf, akt*），GTP 結合タンパク質（H-*ras*, K-*ras*, N-*ras*, *rho*），核内転写調節因子（*myc, myb, fos, jun, ski, maf, qin*），細胞質内調節因子（*crk, cbl*）などを遺伝子産物にもつものがある．

一方，がん抑制遺伝子には，遺伝子産物の機能として，DNA 修復・転写制御（*BRCA1, BRCA2*），DNA ミスマッチ修復（*hMLH1, hMSH2, hPMS1, hPMS2*），細胞周期制御・転写制御（*RB, p53, VHL, p16, WT1*），シグナル伝達（*APC, NF1, NF2, TSC2*），アポトーシス制御（*BAX*），プロテインホスファターゼ（*PTEN*），細胞接着（*DCC*），細胞増殖因子受容体（*RET*）がある．

## f. 化学物質の毒性評価

### （ⅰ） 量-反応関係

化学物質の曝露量と生物の反応率（特定の反応を示す個体の割合）との関係を**量-反応関係**という．

一般的な有害化学物質の場合，一定の曝露量までは反応が起こらず，それよりも高い曝露量で反応が起こる．この毒性を示す最少量を**閾値**（threshold value）という．閾値はその化学物質は毒性を示さない最大量でもあるので，**最大無作用量**（no observed effect level；NOEL）ともいう．有害作用についての NOEL は**無毒性量**（no observed adverse effect level；NOAEL）という．これらは量-反応関係の見方が異な

るが，数値は同じである．

### （ⅱ） 一般の化学物質

人が生涯にわたって摂取し続けても有害性がないと考えられる食品添加物や農薬などの1日あたりの摂取量を**許容一日摂取量（acceptable daily intake；ADI）**という．環境汚染物質については許容しているわけではないので**耐容一日摂取量（Tolerable daily intake；TDI）**が設定される．

ADI および TDI は，最も感受性の高い結果を得た動物試験で得られた NOAEL を ADI の場合は**安全係数**，TDI の場合は**不確実定数**で除して［mg/kg 体重・日］として求める．安全係数と不確実定数は，通常，100 を用いる．

### （ⅲ） 発がん化学物質

発がん化学物質の場合，曝露量がゼロでない限り発がんの可能性がゼロではないため，閾値の設定ができない．そのため ADI や TDI の設定も不可能である．また，特定の発がん物質を環境中から完全に除去することは事実上，不可能である．そこで，人が受けると予想される危険性が十分に小さいと考えられる量を閾値と同様に扱うことが可能であると考える．この量を**実質安全量（virtually safe dose；VSD）**という．容認すべき危険率の設定は難しいが，通常，$10^{-5}$ または $10^{-6}$ が用いられる．$10^{-6}$ の生涯危険率では，日本全国で年間約 1.6 人がこの発がん物質による健康被害を受けることになる．

### g. 有害化学物質の法的規制

有害化学物質は，「化学物質の審査及び製造等の規制に関する法律」（**化審法**）によって規制されている．

年間製造・輸入数量1t以上が見込まれる新規化学物質は事前届出が義務化されており，事前審査が行われる．この際，難分解性，高蓄積性および人への長期毒性または高次捕食動物への毒性が認められれば，**第一種特定化学物質**となり，製造・輸入の許可制（事実上の禁止）および特定の用途以外の使用禁止が適用される．また，第一種特定化学物質とならない場合でも，リスクが十分に低いとは認められない場合には，**優先評価化学物質**となり，製造・輸入などの届出が必要であり，有害性情報報告の努力義務が生じる．優先評価化学物質に人への長期毒性または高次捕食動物への毒性と環境残留性の可能性があることが認められれば，**第二種特定化学物質**となる．第二種特定化学物質では，製造・輸入などには届出が必要であり，必要に応じて製造・輸入数量の変更命令が出されることがある．

既存の化学物質については，毒性は不明でも難分解性で高蓄積性であれば**監視化学物質**となる．監視化学物質では，製造・輸入などの届出が必要であり，有害性情報報告の努力義務がある．監視化学物質に人への長期毒性または高次捕食動物への毒性が認められれば，第一種特定化学物質となる．

### h. 化学物質の毒性評価試験法

化学物質の毒性評価は，有害化学物質だけでなく，医薬品，食品添加物，農薬などに対しても行われ，それらの安全性確保に寄与している．毒性試験は一般毒性試験と特殊毒性試験に大別される．

### （ⅰ） 一般毒性試験

**急性毒性試験**はラットなどの哺乳動物を用い，経口投与など複数の投与方法による被験物質の単回投与が行われる．投与後，14 日まで観察され，剖検が行われる．半数致死量（$LD_{50}$）が求められる．

**亜急性毒性試験**（通常，経口投与で1〜3カ月）および**慢性毒性試験**（通常，経口投与で12カ月以上）では，ラットなどの哺乳動物に反復投与が行われる．慢性毒性試験では，NOEL/NOAEL を求める．

### （ⅱ） 特殊毒性試験

**生殖毒性試験**は，被験物質の生殖機能への影響だけでなく，受精から離乳に至る個体発生への影響を評価するために実施される．

**催奇形性試験（発生毒性試験）**は，被験物質による胎児の形態異常や機能障害の発生を評価するために実施される．

**がん原性試験**は，被験物質による発がんの可能性を評価し，人での発がん性リスクを予知することを目的として実施される．被験物質は実験動物のほぼ一生に相当する期間（ラットでは24カ月以上，マウスでは18カ月以上）に反復投与され，腫瘍発生の有無が調べられる．陽性の結果が出た場合には，メカニズムの解明が望ましいとされる．

**遺伝毒性試験**は，被験物質の遺伝子レベルでの毒性を評価することを目的に実施される．遺伝子突然変異と染色体異常を含め変異原性という．

遺伝子突然変異試験・変異原性試験として**エームス試験**がある．これは，ネズミチフス菌（*Salmonella typhimurium*）のヒスチジン要求変異株を用いた復帰突然変異試験である．ヒスチジン合成酵素系遺伝子に

塩基対置換型変異を起こした変異株（TA100 株など）やフレームシフト型変異（塩基対の挿入あるいは欠失により遺伝子コードの枠がずれる変異）を起こした変異株（TA98 株など）を用いる．これらの変異株はヒスチジンを合成することができず，ヒスチジン不含の培地では増殖できない．しかしながら，被験物質に変異原性があると野生型のヒスチジン非要求性に復帰突然変異し，増殖が可能になる．TA100 では塩基対置換型の，TA98 ではフレームシフト型の変異原性が検出できる．被験物質には変異原性がないが，ラット肝薬物代謝酵素系（ホモジネートの 9000×$g$ 上清，S9）と NADPH や NADH などの混液（S9 mix）を加えたときに変異原性が認められれば，この被験物質は代謝活性化を通じて変異原性を示すことが分かる．

*rec* アッセイは，枯草菌（*Bacillus subtilis*）の DNA 組換え修復酵素欠損株（M45Rec⁻ 株）と野生株（H17Rec⁺）を用いる，DNA 損傷を検出する試験である．DNA 傷害を引き起こす被験物質が存在すると M45Rec⁻ 株の増殖が難しくなることを利用している．

小核は，細胞分裂の際に染色体が正常に分配されないと本来の核に取り込まれずに残ったものである．染色体異常が小核の原因となるので，小核の有無を調べる小核試験は染色体異常を指標とする遺伝毒性試験として利用されている．マウスの幼若赤血球などを用いる *in vivo* 法と培養細胞を用いる *in vitro* 法がある．

そのほかにも，例えば医薬品の場合，眼刺激性，依存性，抗原性などについて試験が行われる．

## i. 代表的な有害化学物質
### （i）　重金属類

カドミウムはイタイイタイ病の原因物質である．強い腎毒性を示す．米に多く含まれる．消化管吸収率は約 5% である．生物学的半減期は 10〜17 年とされる．細胞内ではメタロチオネインを誘導し結合する．

水銀には，金属水銀，無機水銀，有機水銀の三つの化学形がある．金属水銀の蒸気水銀としての曝露では，咳，嘔吐，下痢，けいれんが起こり，慢性曝露では歯肉炎が観察される．無機水銀の消化管吸収率は 5% 以下である．腎障害を起こす．メタロチオネインを誘導し，それに結合する．有機水銀のうち，メチル水銀は水俣病の原因物質である．消化管吸収率は 95% 以上である．魚介類，特にマグロなどの大型肉食魚に高く蓄積している．血液脳関門や胎盤関門を通過し，中枢神経症状（ハンター・ラッセル症候群）を引き起こす．メタロチオネインは誘導せず結合もしな

い．環境中で微生物により無機水銀より生成することがある．

無機鉛の消化管吸収率は 10% 以下である．ヘム合成を阻害し，貧血を引き起こす．中毒者では尿中 δ-アミノレブリン酸が増加する．四エチル鉛は有機鉛の一つであるが，脳に移行し中枢神経を傷害する．

無機ヒ素中毒では，下痢・嘔吐などのコレラ様症状や筋肉障害，中枢神経障害が認められる．三価ヒ素（亜ヒ酸）の毒性は五価ヒ素（ヒ酸）よりも毒性が強い．代謝物である五価有機ヒ素の毒性は低い．エビなどに多く含まれる有機ヒ素であるアルセノベタインの毒性も低い．

六価クロムは酸化力が強く，毒性が強い．長期曝露では鼻中隔穿孔が生じる．三価クロムの毒性は六価クロムよりも低い．

スズ化合物のうち，トリブチルスズは船底防汚剤として用いられていた．トリブチルスズは内分泌撹乱作用を示し，貝類をオス化する．

### （ii）　農薬

ビピリジウム系農薬のうち，除草剤パラコートは肺に集積しパラコートラジカルとなり，スーパーオキシドアニオンの生成を通じてヒドロキシルラジカルを発生させ，間質性肺炎・肺線維症を引き起こす．ジクワットもジクワットラジカルとなるが，肺への集積が低いためにパラコートよりも毒性は低い．

有機リン系農薬のうち，メタミドホスおよびパラチオンはわが国では使用が禁止されている．パラチオンに曝露すると，尿中に代謝物である *p*-ニトロフェノールが検出される．ジクロルボス，フェニトロチオン，マラチオンは使用が許可されている．ジクロルボスはオクソン体なので，CYP による代謝活性化が不要である．フェニトロチオンは毒性が低く，曝露すると尿中に代謝物である *p*-ニトロ-*m*-クレゾールが排泄される．

カルバメート系農薬であるカルバリルやミソミルは毒性が低く，摂取しても回復も早い．

有機塩素系農薬は脂溶性が高く，難分解性で慢性毒性がある．殺虫剤 DDT は化審法の第一種特定化学物質である．ベンゼンヘキサクロリド（BHC，HCH）は殺虫剤であり，小麦の殺菌剤であるヘキサクロロベンゼンとは異なりシクロヘキサン誘導体である．ベンゼンヘキサクロリドには α から θ まで八つのジアステレオマーが存在するが，α 体，β 体および γ 体が化審法の第一種特定化学物質である．急性毒性は γ 体が強く，生体と環境への残留性は β 体が高い．シクロ

ジエン誘導体の殺虫剤の毒性は**エンドリン，ディルドリン，アルドリン**の順である．この三つはいずれも化審法の第一種特定化学物質である．フェノキシ酢酸誘導体として，**2,4-D** と **2,4,5-T** が知られている．ともにベトナム戦争で使用された枯葉剤であるが，副生成物としてダイオキシン類が混入しており，問題となった．

### （iii） 有機溶剤

四塩化炭素は CYP により代謝活性化され，肝障害を引き起こす．クロロホルムは CYP により酸化されホスゲンに代謝される．肝障害や腎障害を引き起こす．ベンゼンは造血機能障害を引き起こし，曝露すると尿中に**フェノール**が検出される．トルエンは慢性曝露で中枢神経麻痺を起こす．曝露すると尿中に**馬尿酸**が検出される．アニリンは CYP によって酸化されフェニルヒドロキシルアミンになり，メトヘモグロビン血症を引き起こす．

### （iv） ポリ塩化ビフェニル（PCB）

PCB は絶縁体や熱媒体として使われた有機塩素化合物である．カネミ油症の原因物質として知られる．ビフェニル結合の隣の位置（オルト位．2, 2′, 6, 6′ 位）に塩素置換がなければ二つのベンゼン環の自由回転が可能となり共平面状構造を取り得る．このような PCB を**コプラナー PCB** といい，強い毒性を示す．

### （v） ダイオキシン類

いわゆる "ダイオキシン" は，ポリ塩化ダイオキシン（polychlorinated dibenzo-*p*-dioxin；PCDD）を指す．PCDD，ポリ塩化ジベンゾフラン（PCDF）および PCB をダイオキシン類とよぶ．ダイオキシン類の中で最も強い毒性を示すのは 2,3,7,8-テトラジクロロベンゾ-*p*-ダイオキシン（TCDD）である．そのため TCDD の毒性を 1 として評価することがある．このときの値を毒性等量（toxicity equivalency quantity；TEQ）という．ダイオキシン類は脂溶性が高く難分解性である．また，その毒性は芳香族炭化水素受容体（aryl hydrocarbon receptor；AhR）に結合することによると考えられている．

### j. 化学物質による中毒と処置
### （i） 解毒処置の方法

中毒患者に対する処置の原理としては，未吸収物質の吸収防止，吸収物質の排泄促進および解毒剤または拮抗剤の投与を挙げることができる．

### （ii） 日本中毒情報センター

公益財団法人日本中毒情報センターがウェブサイト（http://www.j-poison-ic.or.jp/homepage.nsf）を開設し，中毒に関する情報を集積・公開している．一般だけでなく，薬剤師など医療従事者向けにも詳細な情報を提供している．

### （iii） 中毒処置

**（1） カドミウム**　曝露直後ではエデト酸カルシウム二ナトリウムが有効である．**ジメルカプロール（BAL）**は，分子内の SH 基にカドミウムを結合し，水溶性キレートの形成によって排泄を促進する点では有効であるが，カドミウムの腎毒性を増大することに留意しなければならない．

**（2） 無機水銀およびメチル水銀**　無機水銀摂取直後では，牛乳を飲ませて催吐させる．ついで，胃洗浄，活性炭投与，下剤投与を行い，BAL あるいは **D-ペニシラミン**を投与する．

メチル水銀には **D-ペニシラミン**を投与する．血液中のメチル水銀のほとんどは赤血球中に存在しているので，血液透析は効果がない．BAL の投与は，メチル水銀による中枢神経症状を悪化させることがある．

**（3） 無機ヒ素**　胃洗浄を行い，必要に応じて硫酸マグネシウムを下剤として投与する．その後，BAL を投与して排泄を促進する．

**（4） タリウム**　嘔吐・胃洗浄のあと，**プルシアンブルー**を経口投与し，ついで下剤を投与する．タリウムは不溶性のプルシアンブルーと結合して再吸収を阻害され，結果的に排泄が促進される．

**（5） シアン**　シアン中毒には，**亜硝酸アミル**の吸入，**亜硝酸ナトリウム**の静注，**チオ硫酸ナトリウム**の静注が行われる．亜硝酸アミルや亜硝酸ナトリウムはメトヘモグロビンを生成させるが，シアン化物イオン（$CN^-$）はそのメトヘモグロビンと結合しシアノメトヘモグロビンとなる．その結果，毒性が軽減される．また，チオ硫酸ナトリウムは，**ロダネーゼ**がシアンイオンを低毒性のチオシアン酸イオン（$SCN^-$）に代謝する反応を促進する．ヒドロキソコバラミン酸は，シアンイオンを結合してシアノコバラミンとなり，毒性を軽減する．

**（6） 有機リン系農薬**　ヨウ化プラリドキシム（2-PAM）を投与する．硫酸アトロピン（アトロピン硫酸塩水和物）投与は対症療法として有効である．

**（7） カルバメート系農薬**　硫酸アトロピンを投与する．

**（8） パラコート**　特異的な解毒・治療法はなく，

胃洗浄，腸洗浄，強制利尿などを行う．初期の酸素吸入は禁忌である．

**(9) メタノール**　メタノールの毒性はギ酸による代謝性アシドーシスおよび神経への毒性によるものであるので，メタノール中毒では，アルコール脱水素酵素およびアルデヒド脱水素酵素に対してメタノールよりも約20倍親和性の高いエタノールを投与し，これによってギ酸の生成を抑制する．炭酸水素ナトリウムの投与は，ギ酸による代謝性アシドーシスを補正するので有効である．また，葉酸はギ酸の代謝を促進するので，葉酸の投与も有効である．

**(10) ベンゾジアゼピン系薬物**　フルマゼニルを投与する．フルマゼニルはベンゾジアゼピン受容体に競合的に拮抗する．

**(11) アセトアミノフェン**　胃洗浄を行い，活性炭を投与したのち，N-アセチルシステインを投与する．重症な場合は，さらに血液透析を行う．N-アセチルシステインは，グルタチオンの前駆体であり，その投与によって肝細胞のグルタチオン量を増加させる．

**(12) モルヒネ**　ナロキソンを投与する．ナロキソンは，オピオイドμ受容体を遮断することによって，モルヒネと競合的に拮抗する．

**(13) メタンフェタミン**　塩化アンモニウム投与により尿を酸性化して排泄を促進したのち，対症療法を行う．

**(14) アニリンおよびニトロベンゼン**　アニリンおよびニトロベンゼンの中毒にはメチレンブルーを静注する．ともにフェニルヒドロキシルアミン（N-ヒドロキシアニリン）に代謝され，メトヘモグロビン血症を引き起こすが，メチレンブルーは赤血球のNADPH依存メトヘモグロビン還元酵素系を利用してメトヘモグロビンをヘモグロビンに戻す．NADPHはグルコース-6-リン酸脱水素酵素の欠損者ではメチレンブルーの効果は期待できない．

**(15) エタノール**　気道を確保し呼吸を補助するなどの呼吸管理が必要である．その上で，輸液で尿量を確保する．エタノールは吸収が速いので，胃洗浄は効果がない．また，活性炭にも吸着されない．特異的な解毒・拮抗薬はない．

**(16) ホウ酸**　ホウ酸はゴキブリ団子に含まれる．これを食べてしまった場合，悪心，嘔吐，下痢などの消化器系症状を中心とする中毒症状が現れる．家庭内では，牛乳または水を飲ませ，希釈する．特異的な解毒・拮抗薬はないため，医療機関では胃洗浄と対症療法を行う．

**(17) ニコチン（タバコ）**　小児がタバコを誤飲する事故が多い．ニコチンは催吐作用を有するため，タバコを誤飲したときには吐き出すことが多い．家庭内で牛乳や水を飲ませて吐かせようとするのは，タバコを腸に移動させニコチンの吸収を促進するので危険である．特異的な解毒・拮抗薬はなく，医療機関でも対症療法が行われる．

### k. 放射線による生体影響

**（ⅰ）　放射線生物影響の概要**

放射線は，電離放射線と非電離放射線に分けられる．電離放射線には，α線やβ線，中性子線のような粒子線とγ線やX線のような電磁波放射線に分類される．α線は，陽子2個と中性子2個からなり，β線は電子である．一方，γ線やX線は電磁波であるため，一言で放射線といってもさまざまなものがある．しかし，これら電離放射線すべてに共通していることは，原子の軌道電子を原子から原子外に引き離す（はじき出す）（電離）作用があることである．一方，この電離作用のない紫外線や赤外線は，非電離放射線である．

放射線の生物影響を理解するためには，これらの電離放射線の性質を理解する必要がある．電離能は，α線＞β線＞γ線・X線であり，透過力と飛程は，γ線・X線＞β線＞α線となる．そのため，α線は，透過力は低く，飛程はとても短いが，細胞への障害力（電離能）は強い．一方，γ線やX線は，透過力が高く，飛程は非常に長いが，細胞への障害力はα線に比べて弱い．

放射線障害には，身体的影響（本人）と遺伝的影響（子孫）がある．身体的影響には，数時間から数日で現れる急性障害と数カ月から数十年後に現れる晩発性障害がある．遺伝的影響は，生殖年齢の人または生殖年齢以前の人が対象となる．これらの放射線障害を放射線防護の観点から考えると，これらの障害は，確定的影響と確率的影響の二つに分類される．確定的影響には，閾値が存在し，ある一定以上の線量を被ばくすると発生するもので，がん以外のすべての身体的影響が当てはまる．確定的影響は，放射線による細胞障害が原因となって生じる．一方，確率的影響は，発がんと遺伝的影響があり，閾値は存在せず，自然発生率から線量依存的に発生頻度が増加する．確率的影響は放射線によるDNA損傷・修復による遺伝子変異が原因となって生じ，体細胞の突然変異は発がんの原因となり，生殖細胞の突然変異は遺伝的影響の原因となる．

**158**　4. 衛生薬学

### （ ii ） 放射線の細胞作用メカニズム

　放射線による生物作用のメカニズムには，大きく二つあり，直接作用と間接作用とよばれる．直接作用は，放射線のエネルギー付与による直接的な障害作用であり，間接作用は，放射線が水分子を電離させることによって生じるヒドロキシラジカル（·OH）などの活性酸素種を介した酸化的障害作用である．放射線の作用は，酸素の存在によってその生物作用の大きさが変わり，癌組織の中心部のような酸素分圧が低い環境では，放射線による細胞障害作用は弱くなる．また，ラジカル消去剤の存在によっても放射線による細胞障害作用は減弱する．

### （ iii ） 放射線による DNA 鎖の損傷

　放射線照射によりタンパク質，脂質，DNA 鎖などが障害を受けるが，特に重大な障害となるのが DNA 鎖の切断である．DNA 鎖は二本鎖であるが，一本が切断された場合には，修復反応が速やかに進行する．しかし，この二本ともが切断された場合，修復困難であり，修復不能の場合には，細胞死が誘導される．DNA 損傷修復過程で修復エラーが生じた場合には，正常なタンパク質が合成できず，晩発障害や発がん，遺伝的影響が生じる原因となる．遺伝子組換え修復には，相同的な DNA 鎖を用いて修復し，修復エラーは起きない相同組換え修復と相同的な DNA 鎖を用いず，修復エラーが起こりやすい非相同末端結合修復がある．ただし，前者は，相同的な DNA 鎖が存在する S 期と $G_2$ 期にのみ可能である．細胞の DNA 損傷修復は，細胞周期の $G_1$ 期と $G_2$ 期で細胞周期を一時停止し，修復を行うため，細胞分裂の遅延が生じる．放射線による DNA 損傷が修復できない場合，細胞死が生じる．

### （ iv ） 放射線による細胞障害

　放射線による細胞死は，一般的なアポトーシス，ネクローシスとは異なり，増殖死と間期死と呼ばれる．増殖死は，放射線照射による傷害を受けた細胞がただちに死ぬのではなく，1 回以上細胞分裂を行った後に分裂不可能となり，増殖能を失い，起こる死の形態である．数 Gy 以下の放射線による細胞死の大部分であり，増殖能の高い細胞で生じやすい．間期死は，細胞分裂せずにそのまま死ぬアポトーシス様の細胞死である．神経や筋肉細胞に大線量を照射した場合に生じるほか，リンパ球の場合には，1 Gy 以下の小線量で間期死を生じる．また，放射線の総照射線量が同じであっても 1 日程度間隔を空けて分割照射する場合や，低線量率で長期間照射した場合には，単回照射や高線量率照射に比べて，放射線による細胞障害作用は減弱される．これは，照射間隔の間に DNA 損傷修復が起こるためや低線量率での弱いダメージが修復されながら長期間照射されるためと考えられる．また，放射線による細胞障害作用は，放射線の線質によっても変わり，$\gamma$ 線や X 線に比べ，$\alpha$ 線や重粒子線では，数倍影響は強くなる．

### （ v ） 内部被ばくと外部被ばく

　われわれは，自然放射線として宇宙線，土壌からの放射線，空気中のラドン，食品中の $^{40}K$ などから被ばくしている．また，医療などで被ばくすることもある．被ばくは，外部被ばくと内部被ばくに分けられる．外部被ばくでは，放射線源が体外に存在し，放射線を体の外側から浴びる場合であり，飛程が長く，透過力の強い $\gamma$ 線源や $^{32}P$ などの強い $\beta$ 線源が問題となる．内部被ばくは，放射線源を体内に摂取した場合であり，体の内部にある放射線源から放射線を浴びる場合であり，飛程が短く，エネルギーを体内で放出する $\alpha$ 線放出核種や $\beta$ 線放出核種が問題となる．内部被ばくの場合，放射性核種自体の物理的半減期と生体から放射性核種が排泄されるまでの時間（生物学的半減期）を考慮する必要がある．これらを考慮したものが実効半減期と呼ばれ，体内で放射能が半分になる時間である．放射性核種のなかには，特異的な集積器官が存在するものがあり，I は甲状腺に集積し，P，Ca，Sr，Ra，Pu などは骨に集積する（向骨性元素）．

### （ vi ） 放射線による身体的影響

　われわれの体の中には，放射線によるダメージを受けやすい組織と受けにくい組織が存在する．放射線による細胞障害を受けやすい細胞は，未分化で細胞分裂が盛んな細胞であり，幹細胞に放射線障害は強く現れる．ただし，リンパ球は例外で，放射線感受性が高い（傷害を受けやすい）．放射線感受性の高い臓器には，骨髄，腸，皮膚，毛嚢，水晶体，精巣があり，それぞれ放射線感受性の高い幹細胞が存在し，放射線による傷害を受けて分裂できなくなると，その組織は，再生，増殖ができなくなり大きな障害を受ける．一方，肝臓，腎臓，膵臓，甲状腺などの放射線感受性は中程度であり，神経や筋肉など分裂能を失っている細胞は放射線感受性が低い．

　骨髄には，造血系幹細胞が存在し，血液中のリンパ球，血小板などが作られる．末梢のリンパ球は，放射線感受性が高く，低い線量で細胞死を起こす．また造

血系幹細胞は放射線によるダメージを受けやすく，造血系幹細胞の障害により血球の補充がされなくなり，血球の寿命が尽きると血液中の血球が減少する．造血系が著しい傷害を受けた場合，免疫能低下，貧血，出血傾向などが生じ，死に至る．

消化管は，放射線感受性が高い臓器である．小腸の絨毛の下のクリプト（腺窩）には幹細胞が存在し，小腸の絨毛上皮を補充している．この幹細胞が放射線による傷害を受けやすい．絨毛上皮細胞は，一定の期間後に脱落していくが，幹細胞が傷害を受けると，絨毛上皮の補充ができなくなり，腸内壁を上皮で覆うことができなくなり，体液の漏出，脱水症状，腸内細菌の体液中への侵入などが生じ，中程度の障害の場合には胃腸障害，重度の場合には個体が死に至る．

皮膚は，一度に高線量を被ばくすると，急性皮膚炎を生じる．線量に応じて脱毛，紅斑，色素沈着，水疱形成，潰瘍形成が生じ，小線量の長期間被ばくでは，慢性皮膚炎が生じ，皮膚がんの発生につながりやすい．

生殖腺は，放射線感受性が高い．精巣では，精原細胞，精母細胞，精細胞，精子の順で分化する．このうち，精原細胞が幹細胞であり，放射線により傷害を受けやすい．精原細胞が死ぬと，精子数が減少し，一時不妊となる．すべての精原細胞が死ぬと，永久不妊になる．卵巣では，卵母細胞の放射線感受性が高い．更年期に近づくにつれて卵母細胞数は減少するため，永久不妊になる被ばく線量も低下する．

眼の水晶体は，放射線感受性が高く，障害により水晶体の混濁が生じ，白内障が発症する．これは潜伏期が2〜3年程度ある晩発性の影響であるが，一定以上の放射線被ばくで生じる確定的影響である．

肝臓，腎臓は，高線量の被ばくにより肝炎，腎炎が生じる．肺は，放射線治療時に肺炎や肺線維症が発症することがある．また甲状腺は，甲状腺ホルモンの合成にI（ヨウ素）を用いるため，Iが集積することから，放射性Iも甲状腺に集積しやすい．骨の放射線感受性は低いが，胎児期や成長期など骨が成長する場合には，感受性が高くなり，骨の一時的な成長抑制が生じる．また，PやCa，Srなど，骨に蓄積する元素が集積することにより骨腫瘍の発生率が増加する．中枢神経系は，放射線感受性は低いが，非常に高線量を被ばくした場合，神経細胞も障害を受けて神経障害により死に至る．晩発性障害としては，発がん，白内障，再生不良性貧血がある．

放射線障害に対する有効な治療法はほとんどなく，放射線を被ばくしないことが重要である．そのために

は，放射線を浴びる時間を最小限にすること，放射線源から距離を取ること，適切な遮蔽材を用いることが大切である．

### （vii）　発がんと遺伝的影響

遺伝子突然変異は，自然にも生じるが，放射線の被ばくによって遺伝子の損傷が起こり，突然変異の確率が増加する．体細胞の遺伝子突然変異は発がんの原因となり，生殖細胞の遺伝子突然変異は遺伝的影響となり，次世代に伝わる．これらは，自然発症率が存在し，その発症確率が増加する確率的影響である．放射線によるがんと通常のがんでは，違いは認められていない．また，放射線によって染色体が切断され，再結合されるなどして，染色体異常（染色体型異常・染色分体型異常）が生じるが，細胞へのダメージが大きいため，染色体異常の細胞は死滅する場合が多く，次世代には伝わりにくい．

### （viii）　胎内被ばく

胎児期は，細胞分裂が盛んなため，放射線感受性が高い．妊娠時に母胎とともに胎児が被ばくする場合を胎内被ばくという．受精後の時期により，胎児の成長のステージが異なるため，時期によって障害の現れ方は異なってくる．着床前期では，低線量で受精卵が死亡するが，死亡しなかった場合には正常に発育する．器官形成期には，さまざまな器官が形成されるため，形態異常が生じやすい．胎児期では，発がん（白血病）や発育遅延，遺伝的影響のほか，特に神経系が形成されるため，精神遅滞などが生じやすい．胎児は，成人に比べて感受性が高いため，注意が必要である．

### （ix）　紫外線・赤外線（非電離放射線）

非電離放射線とは，太陽から放出される放射線のなかで波長がX線よりも長く，電離作用のない電磁波をいい，紫外線や赤外線などがある．紫外線（UV）は，長波長のものからUV-A，UV-B，UV-Cと分類される．長波長のUVは，透過力が高く，短波長のUVは細胞障害作用が強い．太陽から放出されるUVのうち，UV-Cと短波長側のUV-Bはオゾン層に吸収されるため，UV-AとUV-Bの一部が地表に到達する．UVにより皮膚障害や白内障といった障害が生じる．

UV-Aは，地表に到達しているUVの大部分であり，透過力が高いため，皮膚の深部にまで作用し，メラニン合成を促し，皮膚の黒化を引き起こす．また，水晶体の混濁を引き起こし，白内障の原因となる．

UV-B は，UV-A よりも透過力が低く，皮膚の浅い部分に作用し，水ぶくれや遅発性の皮膚黒化を引き起こす．また，骨の形成に必要なビタミン $D_3$ の合成に必要であり，健康線（ドルノ線）ともよばれる．眼球の表面近くに作用し，角膜炎や結膜炎を引き起こす．UV-C は，オゾン層に吸収され，地表には到達しないが，短波長で細胞障害作用が強いため，殺菌灯で用いられる．

赤外線は，熱作用をもち，熱性白内障や熱中症の原因ともなる．可視光に近い近赤外線と電波に近い遠赤外線に分類される．また，生体や熱源などの遠赤外線をサーモグラフィーで検知・解析することにより温度分布を検査することができる．

**（x） 自然放射線による被ばく**

われわれは，常に自然界の放射線（自然放射線）による被ばくをしている．天然放射性核種には，$^3H$，$^{14}C$，$^{40}K$，$^{222}Rn$，$^{226}Ra$，$^{235}U$ などが存在し，空気中の $^{222}Rn$（ラドン）の吸入，食品中 $^{40}K$ の摂取，地表（U，Th）からの被ばく，宇宙線によって被ばくしている．Ra や U などは，地殻や岩石に存在し，地表，トンネル内，石材に微量含まれ，これらの放射性核種からの放射線によって外部被ばくしている．また，$^{222}Rn$ は，気体であり，吸入して内部被ばくする．$^{40}K$ は，食品中の K に一定の割合（0.0117%）で含まれるため，食品の摂取によって内部被ばくする．また，$^{14}C$ は，半減期が約 5700 年であり，宇宙線によって生成し，環境中で常に一定の濃度で存在することから，遺跡や出土品などの年代測定に利用される．

一方，人工放射性核種には，かつて大気圏核実験によって放出された核分裂生成物（$^{90}Sr$，$^{137}Cs$，$^{131}I$，$^{239}Pu$ など）と医療用の放射性医薬品として製造されている人工放射性核種（$^{99m}Tc$，$^{123}I$，$^{131}I$，$^{60}Co$，$^{18}F$）がある．

**（xi） 放射性医薬品**

放射性医薬品は，陽電子放出断層撮影法（PET）など疾病の診断や治療に用いられる．例えば，$^{18}F$-フルデオキシグルコースは，がん組織に集積するため，PET によるがん診断に用いられている．また，がんに対する抗体にまず診断用の放射性核種（γ 線核種）を標識させ，がん患者に投与し，がん部位への抗体の集積を SPECT という診断法（γ 線を検出）により確認，その後，治療用の放射性核種（β 線核種）を抗体に標識させて患者に投与し，がん組織にこの標識抗体を集積させ，β 線によりがん細胞を障害し，がん治療

を行うような先進的な医薬品も現れてきている．放射性医薬品や放射線治療は，現代の先端医療に欠かせないものになっており，医療における重要性は今後ますます増加する．薬剤師は，これらの放射性医薬品を安全に管理・使用するにあたり，医薬品の性質のみならず，放射性核種・放射線，関連法令，放射性医薬品取り扱いガイドラインについて理解する必要がある．

## 4.2.2 生活環境と健康

### a. 地球環境と生態系

**（ⅰ） 地球環境の成り立ち**

地球環境は地圏（岩圏，岩石圏），水圏，および気圏から成る．地圏は地表部分を指す．水圏は海水（97.4%）と氷河（1.99%）が大半を占め，人間が利用できる地下水（0.59%）や河川水（0.0001%）はわずかに過ぎない．気圏には，地表から近い約 10 km までの対流圏がある．その上層 10〜50 km は成層圏といい，後で述べるオゾン層を含む．地圏，水圏，気圏の一部には生物が生息しており，その場所を生物圏という．

**（ⅱ） 生態系**

生態系とは環境（大気や土壌）と生物群集が相互依存し，安定した生物の存在関係が築かれている系（システム）をいう．

生態系は太陽エネルギーに依存している．無機物と太陽エネルギーから有機物を作り出す，すなわち光合成を行う緑色植物や植物プランクトンを**生産者**（独立栄養生物）という．

生産者が作った有機物やほかの生物を捕食して自己の生命維持に必要な物質を合成する生物を**消費者**（従属栄養生物）という．消費者には，生産者が作った有機物を摂取する一次消費者である植食動物や動物プランクトンと，一次消費者を食べる二次以上の消費者である肉食動物（魚介類を含む）が該当する．このような生物間の「食う-食われる」の連鎖を**食物連鎖**という．ヒトは食物連鎖の最上位に存在する．

生物の死骸や排泄物を分解する微生物を**分解者**という．分解者は有機物を無機物に変え，生産者に供給する役割を果たしている（**図 4-9**）．

高次消費者が生存するためには，それを支えるより多くの生産者・消費者が必要である．そのため食物連鎖の上位に行くに従って生物体量（バイオマス）および個体数は減少する．

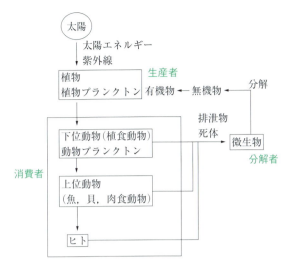

図 4-9　生態系における生産者，消費者，分解者

### (iii) 生物濃縮

物質の生物体内濃度が環境中濃度よりも高くなる現象を生物濃縮という．この現象は，もともと食物連鎖の中で生体に必須な窒素やリンなどを生物体内に蓄えるための仕組みである．しかし，有機塩素系化合物や重金属などの有害化学物質も生物濃縮によって生物体内に蓄積する．しかも生物濃縮は食物連鎖の各段階で起こるので，高次消費者ほど高いレベルで起こる．環境汚染物質の環境中がたとえ低いレベルであっても食物連鎖を通じて生物濃縮され，最終的にヒトの健康に影響をおよぼすことがある．

生物濃縮の程度は，対象化学物質の生体内濃度 ($C_B$) と環境媒体中濃度 ($C_A$) の比である濃縮係数 ($C_F$) で表される．

$$C_F = \frac{C_B}{C_A}$$

濃縮係数が 1 以上のとき，生物濃縮が起こっていることになる．

環境媒体中濃度は，魚介類では水中濃度を，陸生動物では食餌中濃度を計算に用いる．

濃縮係数を簡便に予測する方法として，対象化学物質の 1-オクタノール/水分配係数を調べる．このとき，log(分配係数) は log(濃縮係数) と高い正の相関を示す．これは濃縮係数が対象化学物質の生体への蓄積性と正の相関があり，また，蓄積性はその化学物質の脂溶性に依存することを利用している．

生物濃縮には二つの経路がある．第一は，直接濃縮である．これは化学物質が呼吸や体表面を通じて生物体内に取り込まれる経路を指す．第二は，間接濃縮である．これは食物連鎖を通じて化学物質が生物体内に蓄積していく経路である．

### (iv) 生物学的変換

環境汚染物質は環境微生物（分解者）によって化学形を変化させることがある．これを生物学的変換とよんでいる．無機水銀が環境中に出ると，メチル水銀に変換される．このときのメチル基供与体はメチルビタミン$B_{12}$（メチルコバラミン）である．この反応は非酵素的に起こる．

ヒ酸（五価）は亜ヒ酸（三価）に還元され，次いでメチル化されてメチルアルソン酸になり，さらにメチル化されてジメチルアルシン酸に変換される．ジメチルアルシン酸は海藻に多く含まれるヒ素化合物である．エビなどの甲殻類に含まれるのはトリメチル体であるアルセノベタイン ($CH_3)_3As^+CH_2COO^-$ である．アルセノベタインはヒトに対しては無毒である．

### b. 環境保全と法的規制

ある化学物質が環境中に蓄積し，その環境中濃度が平均的レベルを超え，しかもヒトにとってよくない条件が生じることがある．一般に，このような状態を環境汚染とよんでいる．

環境基本法によれば，公害とは「環境の保全上の支障のうち，事業活動その他の人の活動に伴って生ずる相当範囲にわたる大気の汚染，水質の汚濁，土壌の汚染，騒音，振動，地盤の沈下，及び悪臭によって，人の健康又は生活環境に係る被害が生ずることをいう」と定義されている．上記の大気汚染，水質汚濁，土壌汚染，騒音，振動，地盤沈下，および悪臭を典型 7 公害とよんでいる．食品の汚染や薬害などは，それぞれの関連法律によって規制され，環境基本法でいう「公害」には含まれない．

環境基本法では，「水質」，「大気」，「土壌」および「騒音」について「環境基準」が定められているが，「環境基準」は改善目標であり，罰則に関する規定はないが，環境保全に関する基本的な理念と，国，自治体，事業者および国民の責務を定め，さまざまな規制力をもつ法令の基盤となっている．

環境基本法では，環境保全に対する主体を「国」，「地方公共団体」，「事業者」および「国民」とし，それぞれについて責務を定めている．環境の保全は行政や事業者によってすべて解決されるというものではなく，国民が積極的・持続的に行動し，社会全体で考えていく姿勢が重要である．

## c. わが国における公害事例

わが国において，公害が全国的な社会問題となったのは，日本が飛躍的な経済発展を始めた 1950 年代後半からである．その中で，四日市ぜんそく，イタイイタイ病，水俣病および新潟水俣病は，日本の **4 大公害** とよばれる．

**四日市ぜんそく**は，1960 年頃から三重県四日市市で発生した公害である．原因は，石油化学工場から出る硫黄酸化物である．同様のぜんそくは，神奈川県川崎市や兵庫県尼崎市など，いくつかの工業都市でも発生した．

**イタイイタイ病**は，富山県の神通川流域の一部の地域で第二次世界大戦の頃から発生していた公害である．原因は神通川上流の鉱山（三井金属神岡鉱業所）より排出されたカドミウムである．患者の多くは経産婦である．骨粗鬆症を合併した骨軟化症を特徴としており，容易に骨折が起こる．腎障害がきわめて重篤であり，カドミウムによる強い腎障害の結果，二次的に骨障害が生じたと考えられている．

**水俣病**は，1950～1960 年代に熊本県水俣市で発生した公害である．水俣湾の魚介類を食べていた漁民に多発した．原因は，チッソ水俣工場においてアセトアルデヒドの製造工程で発生したメチル水銀である．これが工場排水に混入して水俣湾に放流され，魚介類に生物濃縮されたものである．メチル水銀は血液-脳関門を容易に通過し中枢神経系障害を引き起こす．患者には**ハンター・ラッセル症候群**とよばれる知覚異常，視野狭窄，言語障害，聴力障害，歩行障害，振戦などの症状が観察される．

同様の健康被害は新潟県の阿賀野川流域でも 1965 年頃から発生した．水俣病と同じくメチル水銀が原因物質であり，**新潟水俣病**あるいは第 2 水俣病ともよばれる．昭和電工鹿瀬工場のアセトアルデヒド製造工程で副生したメチル水銀で阿賀野川が汚染され，メチル水銀を生物濃縮した川魚を多食した住民に発生したものである．

## d. 地球環境問題
### （ i ） 酸性雨

酸性雨とは，硫黄酸化物や窒素酸化物が大気中で増加した結果，pH が 5.6 以下に低下した雨をいう．

酸性雨は植物に悪影響をおよぼし森林を枯死させ，土壌を酸性化させ農作物に被害を与え，湖沼の水質を悪化させ魚介類を死滅させることがある．

酸性雨被害の範囲は風向きや風速によるが，硫黄酸化物および窒素酸化物の発生源から数百～数千 km 離れたところでも酸性雨が観測されることがある．そのため，その対策には国際的協力が必要である．

酸性雨の防止対策としては，重油の脱硫や排煙脱硫装置の普及による硫黄酸化物の低減，排煙脱硝装置の普及による窒素酸化物の低減，硫黄酸化物および窒素酸化物の排出規制，などが行われている．

### （ ii ） オゾン層破壊

成層圏は上空 10～50 km のところにある大気の層であるが，その中にオゾンに富んだ層がある．この層をオゾン層とよんでいる．オゾン層は 290 nm 以下の短波長の紫外線を吸収し，地上への到達を妨げている．

紫外線は 10～400 nm の波長の電磁波であり，その波長によって UV-A（波長 315～400 nm），UV-B（波長 280～315 nm），および UV-C（波長 280 nm 以下）に分類される（WHO の定義による）．紫外線は，赤外線に比べ皮膚透過性が低いが，紫外線の中では UV-A＞UV-B＞UV-C の順に皮膚透過性が高い．紫外線は顔面や頸部に皮膚がんを発生させる作用を有する．

UV-A には特有の作用はない．UV-B は**ドルノ線**ともよばれ，皮膚において，プロビタミン D（7-デヒドロコレステロール）をビタミン $D_3$（コレカルシフェロール）に変換し，骨軟化症やくる病などの予防因子となる．一方，UV-B は目に対する刺激作用も有し，過剰な曝露は角膜炎や結膜炎を引き起こす．UV-C は，遺伝子に作用して，発がん性と相関する**チミンダイマー**などのピリミジンダイマーを形成することによって，変異原性や発がん性を示す．UV-C は強い殺菌作用を示すので，殺菌灯として利用される．

オゾン層によって，UV-B の一部は地上に到達するが UV-C はほとんど到達しない．オゾン層は短波長の紫外線を吸収することによって，地球生態系の生物を有害紫外線から守る役割を果たしているといえる．

1980 年代からオゾン層におけるオゾンの減少が観測されている．南極では，オゾンホールとよばれるオゾン濃度が著明に減少して穴があいたように見える現象も観測されてきた．オゾン層が破壊されると，UV-B が地上に到達する．UV-C は残ったオゾンに吸収され，到達しない．その結果，皮膚がんや白内障の増加，突然変異の発生による農作物被害の発生，水面付近のプランクトンの減少による水産資源減少などの影響が危惧されている．

オゾン層を破壊する主要化学物質はフロンである．フロンは，冷蔵庫やエアコンの冷媒材として，あるい

## 表 4-1　代表的なフロン類

| 種類 | 代表例 |
|------|--------|
| CFC | CFC-11（$CCl_3F$），CFC-12（$CCl_2F_2$），CFC-113（$C_2Cl_3F_3$），CFC-114（$C_2Cl_2F_4$）など |
| HCFC | HCFC-22（$CHClF_2$），HCFC-123（$C_2HCl_2F_3$），HCFC-142b（$C_2H_3ClF_2$）など |
| HFC | HFC-134a（$C_2H_2F_4$），HFC-152a（$C_2H_4F_2$）など |
| PFC ハロン | PFC-14（$CF_4$），PFC-1116（$C_2F_6$）など ハロン 1211（$CF_2ClBr$），ハロン 1301（$CF_3Br$）など |

は洗浄剤，発泡剤，スプレー噴霧剤として広く用いられてきた．フロンは，無色無臭で引火性もなく，ヒトに対する毒性も特に確認されていない化学物質である．

フロンは，ハイドロカーボンの水素が塩素やフッ素などで置換された化合物の総称であり，多くの種類が存在する（表 4-1）．そのうち，塩素原子を含み水素原子を含まないフロンを特定フロン（クロロフルオロカーボン，CFC）という．これに対し，水素原子を含むフロンは代替フロンとよばれる．代替フロンには，ハイドロクロロフルオロカーボン（HCFC）とハイドロフルオロカーボン（HFC）がある．CFC および HCFC は塩素原子を含んでいるため，オゾン層破壊作用を有する．HCFC は水素原子を含んでいることにより対流圏で分解されやすい．HFC は，塩素原子がないために，オゾン層破壊作用はない．しかしながら，CFC や CFC だけでなく，HFC にも地球温暖化作用があり，その点が問題となっている．パーフルオロカーボン（PFC）は，水素原子も塩素原子も含まない安定な化学物質であり，オゾン層破壊作用はないが，強い地球温暖化作用が指摘されている．

CFC は大気中で 100 年以上も分解されないので，成層圏に到達し，そこで紫外線によって分解され，塩素ラジカルを放出してオゾン層を破壊する．塩素ラジカル 1 個はオゾン 1 万個を分解するといわれる．

オゾン層では，オゾンの生成反応と分解反応が起こっており，通常はその動的平衡状態が保たれている．すなわち，オゾン層では，フロンがなくてもオゾンの分解反応そのものは起こっている．

$$\text{生成}\quad O_2 \longrightarrow O+O$$
$$O_2+O \longrightarrow O_3$$
$$\text{分解}\quad O_3 \longrightarrow O_2+O$$
$$O_3+O \longrightarrow 2O_2$$

成層圏に到達したフロンから放出された塩素ラジカルは，この分解反応を促進することによってオゾン層を破壊する．

$$Cl\cdot+O_3 \longrightarrow ClO\cdot+O_2$$
$$ClO\cdot+O \longrightarrow Cl\cdot+O_2$$
$$O_3+O \longrightarrow 2O_2$$

フロンの国際的な規制措置としては，「モントリオール議定書」（正式名称：オゾン層を破壊する物質に関するモントリオール議定書）がある．

フロンは地球温暖化作用も有しているので，その観点から，1997 年に開催された「第 3 回気候変動枠組条約締約国会議（地球温暖化防止京都会議）」で採択された京都議定書でも削減対象になった．対象となったフロン類は，ハイドロフルオロカーボン（HFC）とパーフルオロカーボン（PFC）である．

### (ⅲ)　地球温暖化

地球の気温は，地上に照射される太陽エネルギーとそれを吸収する仕組みによって適切に保たれている．太陽エネルギーの内訳は，赤外線 48%，可視光線 44%，紫外線 8% である．地球に到達した太陽エネルギーの約 70% は地表で熱エネルギーに変換される．

大気中には赤外線を吸収する気体があり，それが地表から放射される熱エネルギー（赤外線）の一部を吸収する．そのような気体を温室効果ガスとよんでいる．温室効果ガスに吸収された赤外線の一部は，再び地表面に向かって放射され，地表面を暖める．このような効果を温室効果という．

温室効果ガスとしては，水蒸気（$H_2O$），二酸化炭素（$CO_2$），メタン（$CH_4$），亜酸化窒素（$N_2O$）などがある．このうち，もっとも高い温室効果を示しているのは水蒸気であり，二酸化炭素の約 10 倍の影響力を有するといわれる．温室効果は地球生態系の維持に不可欠である．

ところが，人為的な原因で大気中の温室効果ガスが増加することによる地球の温度上昇，すなわち地球温暖化が問題となっている．このまま温暖化が進行すると，酷暑による健康障害，熱帯起源の昆虫による感染症が増加，陸地の減少と砂漠化が懸念される．台風の増加・巨大化などの異常気象の発生や農作物の収穫量の減少による食料不足の可能性も指摘されている．

地球温暖化に関与している温室効果ガスは，二酸化炭素，メタン，亜酸化窒素，フロン，六フッ化硫黄（$SF_6$）などであるが，寄与度は二酸化炭素が最も高い．これは二酸化炭素の温暖化ポテンシャル（温室効果の強さ）が高いからではなく，大気中の濃度がほかの温室効果ガスに比べてきわめて高いことによる．産

業革命以降，大気中の二酸化炭素濃度は約 0.028% から約 0.036% に上昇している．

### e. 水環境
#### （ⅰ） 飲料水原水

水道の原水には地表水である河川水および湖沼水のほか，地下水，伏流水などが用いられる．わが国では原水の約 70% が河川および湖沼から取水されている．これらの地表水は一般的に中性から弱アルカリ性で，一般に軟水である．湖沼水は水質・水量とも比較的安定しているが，微生物や藻類の異常発生によって異味・異臭が問題となることもある．地下水は土や砂の層を通過しているので地表水に比べて濁度が低いうえ，微生物，藻類などの生物や有機物質の含有量が少なく一般的に水質が良好である．地下水は**遊離炭酸**を多く含有するので弱酸性であり，清涼感が期待できる．遊離炭酸は無機質を溶解するので，地下水の硬度は高いことが多い．地下水には微生物が少ないので自浄作用も小さく，いったん汚染が起こると長期にわたって汚染状態が続く．伏流水とは河川水および湖沼水が地下に浸透して河川，湖沼の底部または側部の砂礫中に流れている水をいう．水質は良好で，一般に地表水と地下水との中間的性質を示す．

#### （ⅱ） 浄水法

地下水や伏流水を水源とし，原水の水質が清浄なものについては塩素消毒のみを行う．しかしながら，地表水を原水とする場合は，一般に沈殿（普通沈殿または薬品沈殿），ろ過（緩速ろ過法または急速ろ過法），消毒殺菌の 3 段階で浄化される．普通沈殿は**緩速ろ過法**と，薬品沈殿は**急速ろ過法**と組み合わせて用いられる（図 4-10）．わが国の浄水法は，塩素消毒のみ方式が約 20%，緩速ろ過法式が約 5%，急速ろ過法式が約 75% である．

原水は，まずスクリーンにかけられ，ある程度の大きさのゴミなどが取り除かれる．次に沈砂池で最初の沈殿が行われ，重量の大きな浮遊物質が除かれた後，沈殿池に導入して比較的微細な浮遊物質を沈殿させる．**普通沈殿**は，沈殿池に原水を導入して平均流速 30 cm/min 以下に落とすかまたは停止させて浮遊物

質を沈殿させる方法である．普通沈殿によって浮遊物質が除去された水は，緩速ろ過法によってさらに浄化される．これに対し，**薬品沈殿**は，原水に凝集剤を注入してその干渉沈殿作用によって浮遊物質を沈殿除去する方法である．薬品沈殿に使われる凝集剤として，**硫酸アルミニウム**（$Al_2(SO_4)_3 \cdot nH_2O$）がある．と反応して水酸化アルミニウムのコロイドが析出する．水酸化薬品沈殿によって処理された水は，急速ろ過池に導かれる．

緩速ろ過法では，普通沈殿で浮遊物を取り除かれた水（良質の原水の場合はそのまま）を 3〜5 m/day のゆっくりとした速度で砂と砂利の層に通水する．このとき，水はろ過層で物理的ろ過を受けるだけでなく，ろ材表面の好気性微生物（**生物ろ過膜**）による生物学的ろ過を受けるので，緩速ろ過後の水質は良好である．しかしながら，大量の飲料水を得るためには広大な敷地が必要であるため，最近では緩速ろ過法式による浄水は減少している．急速ろ過法は凝集沈殿によって浮遊物をほとんど除去した水を 120〜150 m/day の速度で砂ろ過する方法であり，比較的汚濁が進行している大都市の河川水や湖沼水に適用される．急速ろ過法における効果は，物理的ろ過による．急速ろ過法は緩速ろ過法に比べて水質が劣り，操作が機械化されコスト高であるが，狭い土地でも大量の飲料水を迅速に得ることができるので，大都市の浄水場ではもっぱら本法が用いられている．

ついで，ろ過処理水の塩素消毒が行われる．塩素消毒は，塩素臭（カルキ臭）がする，原水中にフェノール類が混在すると悪臭の原因となるクロロフェノールが生成する，原水中にフミン質（土壌中腐植質）が存在すると発がん性を有するトリハロメタンが生成する，クリプトスポリジウム原虫や結核菌に対して有効性が低い，などの短所を有するが，殺菌が迅速で確実であり，微量で効果があり，大量の水の消毒が可能で残留性が高く，しかも安価である，というきわめて有用な長所がある．

塩素消毒は，水に塩素を注入したときに生成する**残留塩素**がその酸化力によって菌体膜を破壊することに基づく．水に塩素を注入すると次亜塩素酸と塩酸を生じるが，次亜塩素酸はさらに分子（HOCl）とイオン（OCl⁻）の両方の化学形をとり得る．HOCl と OCl⁻ を**遊離残留塩素**という．

$$H_2O + Cl_2 \rightleftharpoons HOCl + HCl$$
$$Cl_2 \rightleftharpoons HOCL \rightleftharpoons H + OCl^-$$

生成した次亜塩素酸がどのような化学形をとるかは，その水の pH に依存する．pH 4〜5 ではほとんど

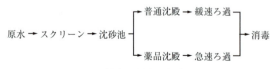

図 4-10 緩速ろ過法と急速ろ過法

がHOClであり，pHの上昇にともなってOCl⁻が増加して，pH 7.5ではHOClとOCl⁻がほぼ等量となり，pH 10ではほとんどがOCl⁻になる．

残留性（安定性）はOCl⁻の方が高いが，殺菌力はHOClの方が強い．したがって，遊離残留塩素の殺菌力は，HOClの存在比が高いpH 4～5で最大となる．

水がアンモニア，アミン類，アミノ酸などを含むとき，これらの窒素化合物は遊離残留塩素と反応して**クロラミン**を生成する．クロラミンにはモノクロラミン（$NH_2Cl$），ジクロラミン（$NHCl_2$），トリクロラミン（$NCl_3$）が存在するが，それらはそれぞれ以下の反応によって生成する．

$$NH_3 + HOCl \rightleftharpoons NH_2Cl + H_2O \quad (4\text{-}1)$$
$$NH_2Cl + HOCl \rightleftharpoons NHCl_2 + H_2O \quad (4\text{-}2)$$
$$NHCl_2 + HOCl \rightleftharpoons NCl_3 + H_2O \quad (4\text{-}3)$$

このうち，式（4-1）の反応はpH 7.5以上で，式（4-2）の反応はpH 5.0～6.5で，式（4-3）の反応はpH 4.4以下で進行する．実際の浄水処理はpHが中性付近で行われるため，生成したモノクロラミンおよびジクロラミンは水中で再び次亜塩素酸を生成する．クロラミンは**結合残留塩素**ともよばれる．結合残留塩素は遊離残留塩素に比べ，安定性は高いが殺菌力は弱い．

水に塩素を注入したとき，総残留塩素量は水質の違いによって異なった変動を示す（図4-11）．純水のような塩素を消費する物質を含まない水では，注入塩素量に比例して残留塩素量は直線的に増加する（Ⅰ型）．亜硝酸塩，亜硫酸塩，第一鉄塩などの還元性無機物が含まれている水では，塩素がそれらと反応している間は残留塩素の増加が起きないが，反応が終了すれば注入塩素量に比例して残留塩素量がやはり直線的に増加する（Ⅱ型）．これに対し，アンモニア，アミン類，アミノ酸などを含む水（Ⅲ型）では，注入された塩素はこれらと反応してクロラミンとなるので，塩素注入にともなって総残留塩素量は増加していく．しかしながら，ある注入量に達すると今度は次のような反応によって遊離残留塩素の消費とクロラミンの分解が起こり，総残留塩素量は減少に転じる．

$$2NH_2Cl + Cl_2 \longrightarrow N_2 + 3HCl + 4HCl$$
$$2NH_3 + 3HOCl \longrightarrow N_2 + 3HCl + 3H_2O$$
$$NH_2Cl + NHCl_2 \longrightarrow N_2 + 3HCl$$
$$2NH_2Cl + HOCl \longrightarrow N_2 + 3HCl + H_2O$$

総残留塩素量が最も少なくなった点（極小点）を**不連続点**という．図4-11のⅢ型では注入塩素量cが不連続点である．不連続点を超えてさらに塩素注入量が増加すると今度は遊離残留塩素が残留していくので，総残留塩素量は再び増加していく．すなわち総残留塩素として測定されている残留塩素は，不連続点以前では結合残留塩素であり，不連続点以後では遊離残留塩素である．

もし，水が塩素を消費する還元性無機物（亜硝酸塩，亜硫酸塩，第一鉄塩など）とクロラミンを生成する有機物質（アンモニア，アミン類，アミノ酸など）を両方含む場合は，Ⅱ型とⅢ型の混合型であるⅣ型の変動を示す．この場合dが不連続点である．

不連続点生成反応が終了し，遊離残留塩素が確実に残留するまで塩素を注入する消毒法を**不連続点塩素処理**という．不連続点塩素処理によって，アンモニア性窒素を完全に除去し，藻類，一般細菌，大腸菌群を死滅させることができる．

水に塩素を注入し，初めて残留塩素を認めるに必要な塩素量（mg/L）を**塩素消費量**という．図4-11のⅠ型およびⅢ型の塩素消費量は0であり，Ⅱ型およびⅣ型ではそれぞれaおよびbが塩素消費量である．これに対し，水に塩素を注入し，はじめて遊離残留塩素を認めるに必要な塩素量（mg/L）を**塩素要求量**という．Ⅰ型およびⅡ型では塩素要求量は塩素消費量に等しい．一方，Ⅲ型およびⅣ型では，不連続点の注入塩素量（mg/L）が塩素要求量である．水道水の塩素消毒に関しては，水道法施行規則では，通常の場合，遊離残留塩素が0.1 mg/L以上，あるいは結合残留塩素が0.4 mg/L以上残留していればよいことになっている．

塩素消毒を行ったときには，残留塩素を測定する必要がある．残留塩素はジエチル-$p$-フェニレンジアミン法（DPD法）によって測定する．DPD（$N,N$-diethyl-$p$-phenylenediamine）の入った試験管にリン酸緩衝液を加え，これに検水を加えると残留塩素によってDPDが酸化されて橙赤色を発色するので，これを

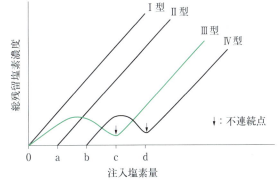

図4-11 注入塩素量と総残留塩素濃度の関係

比色定量する．このときに測定されるのは遊離残留塩素である．この発色した液に反応促進剤として KI を添加し 2 分間放置すると結合残留塩素も DPD を発色させるので，この段階で比色定量することにより総残留塩素量を求めることができる．得られた総残留塩素量から先に求めた遊離残留塩素量を差し引くことによって結合残留塩素量を算出する．

塩素消毒はきわめて有効でかつ有用な消毒法であるが，トリハロメタンなどの有害な副生成物を非意図的に生成することがある．トリハロメタン（一般式 $CHX_3$，X＝Cl，Br）は社会問題となった低沸点有機ハロゲン化合物であり，クロロホルム（$CHCl_3$），ブロモジクロロメタン（$CHBrCl_2$），ジブロモクロロメタン（$CHBr_2Cl$），ブロモホルム（$CHBr_3$）の総称である．トリハロメタンは土壌中の腐植質に由来するフミン質（フミン酸，フルボ酸など）を含む水を塩素消毒したときに生成し，発がん性，変異原性，肝・腎毒性を示す．

フェノール類を含む水を塩素消毒したときには悪臭物質であるクロロフェノール類が生成する．

### （ⅲ） 飲料水の水質試験と水質基準

水質基準は水道法によって 51 項目（平成 28 年（2015 年）4 月 1 日施行）が定められている．

現地では環境調査を行い，ついで試料水を，現地の水の性質を代表する場所を選んで 3〜5 分間栓を全開して放流した後，採取する．通常，よく洗浄した硬質ガラスびんまたはポリエチレンびんに 1〜2 L 採取する．細菌試験用試料については，あらかじめチオ硫酸ナトリウム粉末を入れ高圧蒸気滅菌したガラスびんに採水する．水温，外観，残留塩素は，試料採取現場でただちに試験しなければならない．pH，大腸菌，一般細菌，などは試料採取現場で試験を行うことが望ましいが，無理な場合は試料採取後できるだけ速やかに試験室に送り，そこでただちに試験する．過マンガン酸カリウム消費量，アンモニア性窒素なども，試験室で直ちに試験に着手する．

特定酵素基質培地法により 36±1℃で 24±2 時間培養したとき，β-グルクロニダーゼ活性を有すると判定された細菌を大腸菌という．その検出は，し尿汚染を意味する．大腸菌は通常無害であるが，病原微生物と挙動を同じくする傾向があるため，し尿汚染や下水汚染の有無，水の消毒の良否の判定に重要な項目である．そこで，水道法では大腸菌を「検出されないこと」としている．

一般細菌は，検水 1 mL を標準寒天培地に加えて 24 時間培養したときに発生するコロニー数（一般細菌数）で表される項目である．一般細菌は，し尿や下水の混入により増加するので，飲料水の汚染のよい指標となる．

硝酸態窒素および亜硝酸態窒素はそれぞれの測定値の和をもって一つの項目としている．亜硝酸態窒素については，単独の項目も設定されている．硝酸態窒素および亜硝酸態窒素は，し尿，下水，動植物の死骸などに含まれるタンパク質が生物分解を受けて生じるアンモニア性窒素が酸化されて生成する．

アンモニア性窒素は不連続点塩素処理によって完全に除去されるので水道法上の基準はないが，もし検出されれば新しい時期に汚染があったことを意味する重要な指標である．アンモニア性窒素は時間の経過とともに酸化され，亜硝酸態窒素となる．亜硝酸態窒素がさらに酸化を受けると硝酸態窒素となる．硝酸態窒素が検出されることは古い時期の汚染を意味する．

塩化物イオンは，自然水中に多少含まれているが，下水，工場排水，海水，し尿の混入によって増加する．特に，し尿には約 5 g/L の塩化物イオンが含まれているので，塩化物イオンの増加は飲料水のし尿汚染の推定に用いられる．

有機物（全有機炭素量：TOC）は，水に含まれる有機物の量を表し，有機物汚濁の指標である．

ジェオスミンおよび 2-メチルイソボルネオールは，富栄養化などの水源水質の悪化によって異常増殖した放線菌や藍藻類が代謝産物として放出する臭気物質で，水道水のかび臭の原因物質である．

カルシウム・マグネシウムなど（硬度）は，水中のカルシウムおよびマグネシウムのイオン量をこれに対応する炭酸カルシウム量（mg/L）で表したものである．硬度が高すぎると胃腸障害を起こすことがあり，また，せっけんの洗浄効果を失わせることがある．水を煮沸したとき，カルシウムおよびマグネシウムの重炭酸塩は次の反応によって析出する．

$$Ca(HCO_3)_2 \longrightarrow CaCO_3（沈殿）+CO_2+H_2O$$
$$Mg(HCO_3)_2 \longrightarrow MgCO_3+CO_2+H_2O$$
$$MgCO_3+H_2O \longrightarrow Mg(OH)_2（沈殿）+CO_2$$

煮沸によって析出するカルシウムおよびマグネシウムの重炭酸塩を一時硬度という．これに対し，煮沸によって析出しないカルシウムおよびマグネシウムの硫酸塩，硝酸塩，塩化物などを永久硬度という．総硬度は一時硬度と永久硬度の和で表される．硬度は EDTA を用いる滴定法によって測定される．

フェノール類は，自然水中には含まれないが，製薬，合成樹脂，製鉄などの工場排水やコールタール，

アスファルトなどの舗装道路などから混入することがあり，微量でも塩素処理によってクロロフェノールを生成し，不快な臭味を与える．

### (iv) 下水

下水道法によると，「下水とは生活もしくは事業（耕作の事業を除く）に起因し，もしくは附随する廃水（以下汚水という）または雨水をいう」と定義され，家庭下水，工場排水，雨水，および公共汚水が含まれる．下水道は「下水道とは下水を排除するために設けられる配水管，排水渠そのほかの排水施設（かんがい排水施設を除く），これに接続して下水を処理するために設けられる処理施設（し尿浄化槽を除く）またはこれらの施設を補完するために設けられるポンプ施設その他の施設の総体をいう」と定義されている．

平成29年3月31日現在のわが国の下水道普及率は78.3%（下水道利用人口/総人口）である．わが国の下水道の普及は都市部と農村部で大きな差がある．

標準活性汚泥法による下水処理の基本的工程を図4-12に示す．基本的な処理法は，一次処理（物理的処理），二次処理（生物学的処理）および三次処理（化学的処理）の三つに大別される．

このうち，二次処理では好気的微生物によって下水中の有機性汚濁物質を除去する．すなわち，下水中の有機性汚濁物質は，曝気槽において適当な条件で曝気すると，活性汚泥とよばれる好気的微生物が有機物を酸化分解して増殖する．その過程で微生物の集団が浮遊物を吸着して凝集塊（フロック）を形成する．この凝集塊は静置すると汚泥として容易に沈殿し，上澄み液は澄明で安定した処理水となる．

嫌気性消化法は，嫌気性微生物を利用して有機物を分解・無機化する方法である．沈砂池および最初沈殿池に蓄積した汚泥や最終沈殿池で生じた余剰汚泥の処理に応用される．嫌気性消化法によって発生したメタンガスは燃料として利用される．また，残さは乾燥後，肥料として利用することが可能である．

現在では，小規模処理場で曝気槽を浅い水路を巡回するような形状にしたオキシデーションディッチ法が広く使われている．

散水ろ床法は活性汚泥法に比べ，処理効率が高く良質な処理水を得ることができるが，広大な土地が必要であるため，わが国ではほとんど行われていない．

### (v) 水質汚濁

河川，湖沼，海域または地下水などの汚染を水質汚濁という．わが国においては，河川および海域の汚濁は改善されてきているが，湖沼については改善が遅れている．また，生活系排水の汚濁に対する寄与が高くなっていることも特徴である．

一方，地下水については，主にハイテク産業やドライクリーニングの洗浄液として過去に大量に使用されていたトリクロロエチレンおよびテトラクロロエチレンによる汚染が問題である．

溶存酸素（dissolved oxygen；DO）は，水に溶解している酸素量を溶存酸素（DO）といい，$mg\,O_2/L$で表す．DOは河川，湖沼，海域の水質汚濁指標となる．一般に清浄な水のDOは$8 \sim 10\,mg\,O_2/L$（20℃の飽和溶存酸素量は$8.84\,mg\,O_2/L$）である．水が有機物による汚濁を受けると，好気性微生物がこの有機物を酸化分解し，その際にDOが消費されるので，一般に有機物による汚濁を受けた環境水では，DOの値は低下している．

一方，有機物による汚濁が進行し，DOが著しく低下すると嫌気性微生物が増殖してくる．嫌気性微生物は嫌気的に有機物を分解し，最終的にメタン（$CH_4$），アンモニア（$NH_3$），硫化水素（$H_2S$）などを生成する．これらの生成物は異臭を発生し，流域環境を悪化させ，酸素不足によって魚介類を死滅させ，河川をいわゆる「死の川」にすることがある．

「死の川」を生じるほど汚濁が進行しない場合には，大気からの酸素の溶解などによってDOが補給され，低下したDOは回復していく．そのような変化は溶存酸素垂下曲線（sag curve）として表される（図4-13）．汚濁が同じであれば，水温が低く，気圧が高く，塩濃度が低い条件の水でDO値が高くなる．DOはウィンクラー法によって測定される．

水中の有機物が好気性微生物によって酸化されるときに消費されるDOを生物化学的酸素要求量（biochemical oxygen demand；BOD）という．BODは河川の汚濁指標として「生活環境の保全に関する環境基

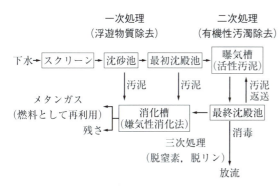

図4-12　標準活性汚泥法

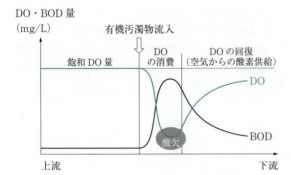

図 4-13 溶存酸素垂下曲線

準」に定められている．

　河川水が有機物による汚濁を受けたとき，水中の好気性微生物はまず糖質や脂質などの炭素化合物を酸化分解し，DO を消費する（第一段階）．第一段階は 10 日程度続く．その後，好気性微生物はタンパク質などの窒素化合物を酸化分解する（硝化）（第二段階）．第二段階は約 100 日間継続する．実際の測定では，20℃で 5 日間の BOD を求める．

　試料水が大量の有機物を含むとき，測定の 5 日間の途中に DO が 0 となってしまい，正しい BOD が求められないことがある．そのような場合には，DO を消費しない無機塩類を含む pH 7.2 の希釈水で希釈して測定を行う．試料水の pH が中性付近にない場合は，あらかじめ試料水の pH を中性付近に合わせておく．試料水に残留塩素が多く含まれている場合には，あらかじめ亜硫酸ナトリウム $Na_2SO_3$ を添加し，残留塩素を除去してから BOD の測定を行う．測定前の試料水の DO が著しく低い場合には，あらかじめ DO を 20℃飽和量にしてから測定を行うとよい．さらに，試料水が好気性微生物を含まない場合は，家庭下水の上澄みや河川水を植種してから BOD の測定を行う．

　下水処理計画の立案や河川への汚濁流入量を計算するのに BOD を活用することがある．BOD 値に排水量を乗じた値を汚濁負荷量といっている．

　水中の被酸化物，特に有機物が酸化剤によって酸化される際に消費する DO を**化学的酸素要求量（chemical oxygen demand；COD）**という．COD は湖沼および海域の汚濁指標として「生活環境の保全に関する環境基準」に定められている．

　測定法には，二クロム酸法，酸性高温過マンガン酸法，アルカリ性過マンガン酸法がある．二クロム酸法では最も高い COD 値が得られる．酸性高温過マンガン酸法は JIS（日本工業規格）の COD 測定法である．アルカリ性過マンガン酸法は，塩化物イオンの妨害を受けないので，海水の COD 測定に適している．

　水中の有機性，無機性の不溶性物質を浮遊物質（suspended solid；SS）といい，河川と湖沼の水質汚濁の重要な指標の一つである．SS の値が高くなると，水の透明度の低下，水生植物の光合成の阻害，魚介類の致死などが起こることがある．

　湖沼や内海のような閉鎖性水域では，生活排水や工業排水に由来する窒素および無機態のリンが増加することによって，それを栄養とする植物プランクトンが異常増殖することがある．このような状態を**富栄養化**という．異常増殖した植物プランクトンは，日中は光合成を行っているが，夜間になると大規模に呼吸を行い，そのとき溶存酸素を大量に消費する．そのため富栄養化状態の水域では，溶存酸素が不足し，魚介類がへい死することがある．富栄養化は，水が停滞しやすい湖沼や海域（内海）で発生しやすい．「生活環境の保全に関する環境基準」で，制限要因である全窒素，全リンの量が規制されている．

　富栄養化が進行すると，放線菌や藍藻類に由来しカビ臭を発生する 2-メチルイソボルネオールやジェオスミンが生成する．

### f. 室内空気環境

　人はかなりの時間を住居以外の建築物の中で過ごす．したがって，室内空気環境が適切かつ快適にコントロールされていることは，人の健康にきわめて重要である．室内空気が汚染された場合，屋外の大気を室内に導入し，換気を行う．

#### （i）空気の構造と組成

　空気の定常成分のうち，最も重量比が高いのは窒素であり，約 78% である．ついで，酸素が多く，約 21% である．この二つの成分で全体の約 99% を占める．窒素と酸素以外の成分としては，アルゴンが約 0.93%，二酸化炭素が約 0.03% 含まれている．

#### （ii）室内空気の気象条件

**(1) 気温**　気温は摂氏（℃）で表される．室内の気温は**アスマン通風乾湿計**を用いて測定される．アスマン通風乾湿計（図 4-14(a)）は，気温と気湿を正確に測定する場合に用いる．温度計を覆う外部の表面はニッケルめっきされており，熱輻射や気動の影響を最小限にして測定を行うことができる．アスマン通風湿度計には，乾いた状態の温度計（乾球）と湿した温度計（湿球）がセットされている．乾球示度 $t$℃は気温を示す．

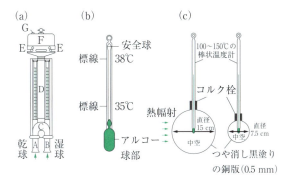

図 4-14 (a)アスマン通風乾湿計，(b)カタ温度計，(c)黒球温度計

(2) **気湿**　気湿は，空気中に存在する水蒸気の量を湿す尺度である．気湿は，その気温における飽和水蒸気圧（mmHg）に対する試料空気の水蒸気圧（mmHg）の百分率%である相対湿度で表す．気湿はアスマン通風乾湿計によって測定される．

(3) **カタ冷却力**　**カタ冷却力**とは，人体の平穏（36.5℃）に等しいカタ温度計（図 4-14(b)）の示度において，その周囲の空気による冷却力をいう．カタ冷却力には乾カタ冷却力と湿カタ冷却力とがあるが，いずれもカタ温度計によって測定され，球部の表面積 $1 cm^2$ から 1 秒間に放出される熱量（$mcal/cm^2/sec$）として表される．

乾カタ冷却力は，衣服が乾いている状態での人体表面からの熱損失の尺度であり，輻射と気動の影響を受ける．湿カタ冷却力は，衣服が汗ばんだ状態での熱損失の尺度であり，輻射と気動に加え蒸発の影響を受ける．

カタ温度計は 38℃ と 35℃ に目盛をもつ棒状アルコール温度計である．乾カタ冷却力の測定では，示度が 38℃ から 35℃ に降下する時間（sec）を測定し平均値 $T$（sec）を求める．これと各カタ温度計のカタ係数 $f$（$mcal/cm^2$）より，次式によってカタ冷却力 $H$（$mcal/cm^2/sec$）を算出する．

$$H = f/T$$

湿カタ冷却力の測定においては，カタ温度計の球部を水で湿したガーゼで包み，あとは乾カタ冷却力と同様の操作で測定する．

(4) **熱輻射**　熱は伝導，対流，輻射によって伝わるが，このうち，高温の放熱体や太陽から周囲の物質に熱エネルギーを与える現象を**熱輻射**という．

熱輻射の測定には，熱輻射（赤外線）をよく吸収する物体を用い，輻射熱の吸収によるこの物体の温度の上昇を測定するが，そのような原理で熱輻射を測定する温度計として黒球温度計（グローブサーモメーター）がある（図 4-14(c)）．

黒球温度計は，つや消し黒塗りの薄銅板で作られた球の中空に棒状アルコール温度計を組み込んだものである．黒球温度計の示度はその試料空気の気温と熱輻射による温度上昇（実効輻射温度）が加算されたものである．

(5) **気動**　空気の動きのうち，特に室内空気の動きを**気動**といい，m/sec で表す．気動は体表面からの水分の蒸発を促進するので，人の温度感に重要な因子となる．気動は，アスマン通風湿度計とカタ温度計の測定値から計算で求める．

(6) **換気**　室内空気が汚染されると在室者の保健に悪影響をおよぼすだけでなく，その室内で仕事が行われている場合には，作業能率の低下の原因となる．室内の汚染空気を屋外の空気で希釈，交換することを**換気**という．

**シックハウス症候群**は，住宅の壁紙やフローリングなどの建材に使われている接着剤に由来するホルムアルデヒド，トルエン，キシレン，パラジクロロベンゼンなどが原因で起こる健康障害であり，めまい，頭痛，うつ病などを症状とするが，これは換気の重要性を示す例である．

換気量は，単位時間あたりに置換されるべき空気量（$m^3/hr$）で表され，二酸化炭素濃度を基準にして，以下の式によって求められる．

$$換気量(m^3/hr) = \frac{M}{(C_S - C_0)} \times 100$$

ここで，$M$ は室内における二酸化炭素の発生量（$m^3/hr$），$C_S$ は二酸化炭素許容濃度（通常 0.1%），$C_0$ は外気の二酸化炭素濃度（通常 0.03% として計算する）である．

また，換気量を室内気積（$m^3$）で除した値（回/hr）を換気回数という．換気回数は，1 時間にその室内の空気が何回置換されたかを示す値である．

換気回数（回/hr）
　＝換気量（$m^3/hr$）/ 室内空気の体積（$m^3$）

室内のある汚染物質（二酸化炭素を含む）の濃度を一定濃度以下にするために必要な換気量および換気回数を，それぞれ必要換気量および必要換気回数という．

(7) **騒音**　騒音とは，人の生活に不必要で迷惑な音の一切をいう．騒音は不快感を与えるにとどまらず，睡眠や会話の妨害，精神疲労，聴力障害，生理機能障害などの影響を人に与える．わが国では騒音計を用いて音圧レベル（音の強弱）を測定し，デシベル

170 4. 衛生薬学

(dB) という単位で表すことにしている.

ある特定の騒音に着目したとき, その騒音を特定騒音といい, それ以外の騒音を暗騒音という. したがって, 環境騒音は特定騒音と暗騒音の和である.

騒音は音圧レベルの単位 dB で測定されるが, 航空機騒音については「航空機騒音に係る環境基準」に基づき, 加重等価騒音レベル (WECPNL) によって評価される. WECPNL は, 航空機の騒音レベルにその発着回数を加味したものであり, これにより低騒音型機種の導入が進んだ.

騒音防止対策としては, 騒音規制法による法的規制と環境基準に基づく環境保全の二つの立場からの対策が行われている.

**(8) 振動** 振動は, 物体の振動が体に伝わって健康障害を引き起こし得るものであり, 単位 dB によって表される. 振動には, 全身振動と局所振動がある.

全身振動は交通車両やフォークリフトの運転者に見られる動揺病のほか, 交通機関, 工場, 建設現場などに由来する振動が体に伝わって起こることがある. 全身振動は, 悪心, 嘔吐, めまい, 胃腸などの内臓障害を引き起こすことがある.

局所振動は, 振動工具の使用によって手指などの局所に起こる振動である. 局所振動による健康障害の例に, 職業性レイノー症候群 (白ろう病) がある. これはチェーンソーや削岩機を使用する林業や鉱業の従事者にみられたもので, 手や腕の抹消血管や神経に障害が起こり, 血管が発作的に異常収縮することによって手指の温度が低下し, 蒼白となり, しびれなどの症状を呈する. 振動規制法によって, 特定工場や道路交通などの振動の防止対策がはかられている.

### (iii) 室内空気の汚染条件

**(1) 悪臭** 悪臭とは, 人に不快感や嫌悪感を与える気体状物質 (悪臭物質) が鼻腔の上部粘膜にある臭覚細胞に触れ, 嗅覚として感じるものをいう.

わが国においては, 悪臭は悪臭防止法によって規制されている. 規制対象は, 事業所の敷地境界線の地表における大気中濃度として定められている. 煙突やそのほかの気体排出施設から排出される悪臭物質についても, その排出口での濃度と煙突の高さや排出流量から計算で決められる. また, 排出水についても規制の対象となっている. 生活環境を守るために悪臭を防止する必要がある場合, 都道府県知事はその地域を悪臭物質の規制地域として指定し, 必要に応じて悪臭物質と規制基準が定められる. このような規制のやり方を濃度評価法という.

濃度評価法は, 有効な悪臭規制方法ではあるが, 規制物質以外の悪臭には対応できない. また, 低濃度多成分の化学物質による悪臭にも対応できない. さらには, 悪臭物質の濃度と住民の被害感覚が一致しない場合がある. このような問題点を解決するために, 2002年より臭気指数とよばれる数値を用いて人の嗅覚による評価によって悪臭を評価してもよいことになった. 臭気指数の測定は, 嗅覚が正常と判断された 6 人以上の嗅覚試験者 (パネル) による試験を, 臭気判定士が統括して行う. 臭気指数による評価は, 複合臭の評価に有効であるだけでなく, 住民の悪臭に対する被害感覚と一致しやすいという長所がある.

**(2) 二酸化炭素 (CO₂)** 閉め切った室内で多数の人が長時間存在すると, 呼気によって室内空気中の $CO_2$ 濃度は上昇する. そのため, 通常, 空気中の $CO_2$ 濃度が 0.15% 以上になると衛生的には好ましくない.

**(3) 一酸化炭素 (CO)** 一酸化炭素は赤血球中のヘモグロビンに対して酸素の 200〜300 倍の結合力を示し, ヘモグロビンによる体内組織への酸素の供給を妨げる. CO は室内空気中に広く存在するが, その中毒限度は 0.02〜0.03% とされる.

**(4) 窒素酸化物 (NOₓ)** 石油ストーブやガスコンロなどの開放型燃焼器具を室内で使用すると, 窒素酸化物の濃度が上昇する. 窒素酸化物には, 一酸化窒素 (NO) と二酸化窒素 (NO₂) が含まれる. NO は無色, 無臭であるが, NO₂ は黄褐色, 刺激臭の気体である.

NO はヘモグロビンと高い親和性を示し, その結合力は, 酸素の約 30 万倍, 一酸化炭素の約 1000 倍といわれる.

NO₂ は赤血球中でヘモグロビン中の $Fe^{2+}$ を $Fe^{3+}$ へと酸化し, メトヘモグロビンを生成させる. メトヘモグロビンは酸素との結合ができないため, チアノーゼなどの症状を呈することがある.

**(5) ホルムアルデヒド** ホルムアルデヒドは, シックハウス症候群の主要原因物質の一つである. ホルムアルデヒドは住宅においてしばしば発生する代表的な化学物質の一つであるが, 建材だけでなく家具, 暖房器具の使用, 喫煙などによっても発生する.

### g. 大気環境

大気中に人為的な要因によって汚染物質が増加し, 一定期間滞留し, 地域住民の多数に不快感を与えたり, 広い地域に公衆衛生上の危害や人間の生活への支障が出る状態を大気汚染という. 大気汚染は, 生活環

境の悪化, 生産基盤の損害, 公害防止設備の設置, 公害行政の巨大化など, 膨大な経済的損失を発生させる.

### （ⅰ） 大気汚染物質の発生

大気汚染物質は, 発生源との関係から一次汚染物質と二次汚染物質に分けられる. **一次汚染物質**とは, 発生源から直接排出される大気汚染物質をいう. 硫黄酸化物, 窒素酸化物, 一酸化炭素, 浮遊粒子状物質などは一次汚染物質である. これに対し, 大気汚染物質の中には, いったん排出されたものが大気中で化学変化を起こして新たな汚染物質となったものがある. そのような大気汚染物質を**二次汚染物質**という. 光化学オキシダントや硫酸ミストなどは二次汚染物質である.

一方, 大気汚染物質の発生源については, 工場など特定の場所に存在する発生源を**固定発生源**という. これに対し, 自動車, 航空機, 船舶, 鉄道など, 移動しながら大気汚染物質の発生源となっている場合を**移動発生源**という.

### （ⅱ） 大気汚染防止対策

大気汚染は, 大気汚染防止法に基づく規制のほか,「大気の汚染に係る環境基準」に基づく取り組みによって, その防止対策が行われている.「大気の汚染に係る環境基準」は, 環境基本法により規定されているものであり, それぞれの項目について, 人の健康を保護し, 生活環境を保全する上で維持されることが望ましい基準を定めている.

### （ⅲ） 大気汚染物質

**(1) 二酸化硫黄（硫黄酸化物 $SO_x$）** **硫黄酸化物 $SO_x$** には, 二酸化硫黄（$SO_2$）および三酸化硫黄（$SO_3$）があり, それらの二次生成物としての硫酸ミストも大気汚染物質として重要である. 環境基準としては, 二酸化硫黄について規定されている.

化石燃料とよばれる石油や石炭に含まれている硫黄の燃焼によって $SO_2$ が発生する. 硫黄酸化物は, 主として工場などの固定発生源に由来する.

大気中に出た $SO_2$ の一部は, 紫外線の存在下で大気中の酸素と反応して $SO_3$ となり, さらに水分と反応して硫酸ミストとなる. ミストは, 大気中の粉じんを核としてその周囲に液体が凝縮・分散して作られる微細な**液滴コロイド**である.

硫黄酸化物は, 人の呼吸器粘膜を刺激し, ぜんそく, 気管支炎などの呼吸器疾患を引き起こす. このような呼吸器への刺激は, $SO_2$ よりも硫酸ミストが強

い. 三重県四日市市で発生した "四日市ぜんそく" は, 石油化学コンビナートに由来する硫黄酸化物が主な原因物質である. 硫黄酸化物は, 酸性雨の原因物質の一つである.

硫黄酸化物の発生は, 化石燃料の脱硫によって低減できる. 工場における排煙脱硫装置の普及も, 硫黄酸化物の効果的な低減対策である. わが国においては, 大気中の硫黄酸化物濃度は, 1967 年度をピークに年々減少し, 著しく改善が進んでいる. 硫黄酸化物は, 微量の硫酸を含む過酸化水素水を捕集液とする溶液導電率法によって測定される.

**(2) 二酸化窒素（窒素酸化物 $NO_x$）** **窒素酸化物 $NO_x$** には一酸化窒素 NO と二酸化窒素 $NO_2$ が含まれる. 高温燃焼が起こると空気中の窒素と酸素から NO が発生し, これが速やかに酸化されて $NO_2$ が生成する.

$$N_2 + O_2 \longrightarrow 2NO$$
$$2NO + O_2 \longrightarrow 2NO_2$$

大気中の窒素酸化物としては NO よりも $NO_2$ が多く, その窒素分はほとんどが空気中の窒素に由来し, 一部は燃料中の窒素に由来する. 大気汚染については, 窒素酸化物の主な発生源は自動車の排気ガスなどの移動発生源である.

窒素酸化物は, 人の呼吸器粘膜を刺激し, 気管支炎や肺気腫などの呼吸器疾患を引き起こすことがある. また, ヘモグロビンに作用して血液毒となる. また, 大気中で $NO_2$ と水分が反応して硝酸（$HNO_3$）が生成し, これが酸性雨として金属や建造物に被害をもたらす.

窒素酸化物は, それ自体が大気汚染物質であるだけでなく, 酸性雨および光化学オキシダントの原因物質の一つとなる.

わが国において, 二酸化窒素は 1973 年度までは漸増傾向にあったが, その後はほぼ横ばいとなっており, 改善が進んでいない. 大都市ではむしろ増加の傾向がある. これに対応するために,「自動車から排出される窒素酸化物及び粒子状物質の特定地域における総量の削減等に関する特別措置法」（自動車 NOx・PM 法）が制定されており, 大都市圏の窒素酸化物と粒子状物質による大気汚染の低減が図られている.

窒素酸化物の窒素分の由来のほとんどは空気であるため, 燃料の脱硝には低減効果は期待できない. 固定発生源からの窒素酸化物は排煙脱硝装置である程度防止できる.

窒素酸化物はザルツマン法によって測定される. この方法は, スルファニル酸, N-(1-ナフチル) エチレ

ンジアミンおよび酢酸から構成されているザルツマン試薬が NO とは反応せず，NO₂ と反応して赤色を呈することを利用し，硫酸酸性過マンガン酸カリウムによって NO が酸化される前と後とで比色定量して NO₂ と NO₂＋NO の値を求めるものである．

**(3) 一酸化炭素**　CO は，不完全燃焼によって発生する有害な気体である．大気汚染において，CO の主要発生源は自動車の排気ガスである．CO は自動車が低速走行中であるときや減速しているとき，あるいはアイドリングを行っているときなど，不完全燃焼が起こりやすい条件で多く発生する．

我が国の大気中 CO 濃度は，1968 年頃まで増加の傾向にあったが，その後，自動車排気ガスの規制が逐次強化された結果，着実に減少し，現在，環境基準を達成している．

CO は，非分散型赤外分析法によって測定される．

**(4) 浮遊粒子状物質**　浮遊粒子状物質とは，大気中に浮遊する粒子状物質のうち，粒径が 10 μm 以下のものをいう．浮遊粒子状物質は，ダスト（粉じん，dust），ヒューム（fume），ミスト（霧，mist），スモーク（煙，smoke），もや（fog），に分類され，それぞれ状態，粒径，成因が異なる．

粒径 10 μm 以上の粒子はほとんどが鼻咽喉に沈着するが，粒径が 10 μm よりも小さくなると，気管支や肺の深部に沈着する割合が高くなっていく．

浮遊粒子状物質が大気中で増加すると，視程障害が発生する．浮遊粒子状物質のひとつである硫酸ミストは，気管支ぜんそくなどの呼吸器系疾患を引き起こす．

わが国において，大気中の浮遊粒子状物質は，1968 年をピークに著しく減少したが，近年は横ばいとなっている．その中で，特に東京を中心とする首都圏での改善が遅れている．

浮遊粒子状物質の測定法としては，単位空気体積に含まれる浮遊粒子状物質の重量をローボリュームエアサンプラーによって測定する重量濃度測定法がある．

**(5) 光化学オキシダント**　光化学オキシダントとは，大気中に排出された大気汚染物質が太陽光線の照射を受けて光化学反応して生成する酸化性物質の総称である．原因物質となる一次汚染物質の主体は，窒素酸化物および炭化水素類である．光化学オキシダントの主要成分は，オゾンおよび PAN（peroxyacyl nitrate）などの過酸化物であるが，約 90％はオゾンであるといわれる．また，光化学オキシダントがアルデヒドや硫酸ミストの存在下で凝集すると光化学スモッグ（photochemical smog）とよばれる状態になる．

光化学オキシダントは単一の化学物質ではないが，構成成分は中性ヨウ化カリウム溶液を酸化してヨウ素を遊離するという共通の性質を有する．そこで，光化学オキシダントはこれを利用した**中性ヨウ化カリウム法**によって測定される．

炭化水素の主な発生源は，自動車である．光化学オキシダントに含まれる化合物のうち，オゾンは気管支に対する強い刺激作用を有する．PAN やアルデヒド類は，特に目を刺激する．それらが混然として，光化学スモッグの被害をもたらす．

わが国では，光化学オキシダントについて環境基準が設定されているだけでなく，「1 時間値が 0.12 ppm 以上で，気象条件からその状態が継続すると認められた場合」には光化学オキシダント注意報を発令し，屋外での運動を避けるなどの措置をとることになっている．この注意報の発令は首都圏および近畿圏に集中している．

光化学オキシダントの発生には，太陽光線の照射が関係しているので，気象条件，特に日射量の影響を強く受ける．そのため，年次変動が大きい．

**(6) 大気汚染に影響をおよぼす因子――逆転層**　大気汚染の被害は，気象条件や地理的条件の影響を強く受ける．

一般に，大気の温度は地表面より上昇するにともない低下していく．乾燥空気では，100 m 上昇するごとに 0.98℃ 低下し，湿潤な空気では 0.4～0.9℃ 低下する．一方，空気の比重は，地表の暖かい空気では小さく，上空の冷たい空気では大きい．そのため，地表の空気は上空の空気と入れ代わる傾向があり，大気は安定せずに動く．このような状態であれば，大気汚染物質は大気の動きにともなって拡散するので，大気汚染による被害は生じにくい．

大気の気温の垂直分布が逆転し，上空の空気の温度が下層の空気の温度よりも高くなると，大気は安定となる．このような状態の大気層を**逆転層**という．逆転層が形成されると，下層空気中の大気汚染物質は上空へ拡散しないので，下層に滞留するようになる．

逆転層の原因はいくつかあるが，大気温度の垂直分布が逆転する要因と，無風あるいは風速 3 m/sec 以下の無風に近い状態という要因の両方の要因が存在しているという点では共通している．

## h. 廃棄物

**「廃棄物の処理及び清掃に関する法律」**（廃掃法，1970 年）によると，廃棄物とは占有者自ら利用し，他人に有償売却できないために不要になった固形状ま

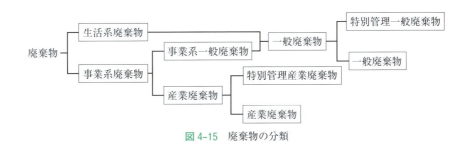

図 4-15　廃棄物の分類

たは液状のものをいう．廃棄物は，主として一般家庭の日常生活にともなって排出される一般廃棄物と，事業活動にともなって発生する産業廃棄物に区分される（図 4-15）．

一般廃棄物には，家庭から排出される生活系ごみのほか，事業活動にともなって排出される廃棄物のうち，事務所や商店などから排出される紙ごみ，飲食店から排出される生ごみなども含まれる．また，し尿や生活雑排水も一般廃棄物である．

事業系一般廃棄物のうち，爆発性，毒性，感染性，そのほか人の健康または生活環境に関わる被害を生じるおそれのあるものを特別管理一般廃棄物という．医療機関から排出された血液の付着したガーゼなどの一般廃棄物が含まれる．感染性廃棄物の運搬は密閉容器を用いて行われる．

事業活動に伴って排出される廃棄物であって，環境汚染の原因となる可能性のあるものを産業廃棄物という．産業廃棄物は法および政令で指定されており，これに該当しないものは一般廃棄物として取り扱われる．

産業廃棄物のうち，爆発性，毒性，感染性，そのほか人の健康または生活環境に関わる被害を生じるおそれのある産業廃棄物を特別管理産業廃棄物という．医療機関から排出される使用済みの注射針や血液の付着したゴム手袋などが含まれる．

一般廃棄物については市町村が処理の責務を負っており，収集，運搬，処分を行うが，産業廃棄物については排出事業者がその処理の責務を負う．

産業廃棄物の移動過程は産業廃棄物管理票（マニフェスト）によって管理されている．マニフェストとは，産業廃棄物の排出事業者が業者に委託した廃棄物の流れを管理する文書である．排出事業者は，マニフェストによって，排出した産業廃棄物の最終処分を確認しなければならない．

有害化学物質が環境中および廃棄物中に排出・移動する量を事業者が把握して国に報告し，国が把握，集計，公表する仕組みを定めた「特定化学物質の環境への排出量の把握等及び管理の改善の促進に関する法律」（いわゆる PRTR 法．化学物質排出移動登録制度 pollutant release and transfer register に由来）の制定など，さまざまな取り組みが行われている．

---

### 4.2 節のまとめ

- 化学物質の吸収・分布・代謝・排泄の過程は，解毒と毒性発現の両方に関わっている．
- 化学物質の毒性発現様式は器官に特徴的であるが，細胞レベルでは共通のメカニズムがはたらいている．環境要因だけでなく，遺伝的要因も関与する．
- 生態系を構成する水環境および空気環境は，人の健康の維持・増進に重要である．
- 環境保全のために，環境指標や化学物質および廃棄物について法的規制が行われている．

---

## 参考文献

[1] 大久保恭仁，小島周二 編著，"薬学テキストシリーズ 放射化学・放射性医薬品学"，朝倉書店，2011.
[2] 鍛治利幸，佐藤雅彦 編集，"コンパス衛生化学 健康と環境"，南江堂，2013.
[3] 佐治英郎，前田稔，小島周二 編集，"新放射化学・放射性医薬品学"，南江堂，2016.

# 5. 医療薬学

## 5.1 薬の作用と体の変化

疾患の治療には多くの薬が用いられ，薬物治療は現代医療の中核となっている．薬は適切に使用された場合は，きわめて有用であるが，誤った使い方によっては無効であるばかりでなく有害となる．

### 5.1.1 薬の作用

薬物の標的タンパク質には，神経伝達物質，ホルモンなどが作動薬（3.5 節参照）として特異的に結合して生理機能を発揮する薬物受容体がある．また，それ以外にも酵素やイオンチャネル，輸送体などが薬物の標的となる．

#### a．G タンパク質共役型受容体（GPCR）

細胞膜を 7 回貫通する受容体で，**G タンパク質**とはグアニンヌクレオチド結合タンパク質の略称である．アルフレッド・グッドマン・ギルマンとマーティン・ロッドベルは，この G タンパク質および G タンパク質の細胞内情報伝達に関する役割を発見し，1994 年にノーベル生理学・医学賞を受賞した．

神経伝達物質や作動性薬物が受容体に結合すると，細胞膜内伝達器（G タンパク質）と効果器（酵素）を介して細胞内に情報が伝えられ，さらにリン酸化酵素の活性化などを介して生理作用を発揮する．GPCR は G タンパク質の種類の違いにより，効果器を介した細胞内情報伝達が異なる（表 5–1）．

#### （ⅰ） Gs タンパク質共役型受容体

アドレナリン β 受容体やヒスタミン $H_2$ 受容体，ドパミン $D_1$ 受容体などは Gs タンパク質共役型受容体である．Gs タンパク質共役型受容体が刺激されると，アデニル酸シクラーゼが活性化され，細胞内サイクリック AMP（cAMP）が増加する．これにより，プロテインキナーゼ A（PKA）が活性化され，タンパク質のリン酸化などを介した生理作用が発現する．

#### （ⅱ） Gi タンパク質共役型受容体

アドレナリン $α_2$ 受容体やムスカリン性アセチルコリン $M_2$ 受容体，ドパミン $D_2$ 受容体などは Gi タンパク質共役型受容体である．Gi タンパク質共役型受容体が刺激されると，Gs タンパク質とは対照的にアデニル酸シクラーゼの活性が抑制され，細胞内サイクリック AMP（cAMP）は減少する．これにより，プロテインキナーゼ A（PKA）の活性が抑制されるため，抑制性の生理作用が発現する．

表 5–1　G タンパク質共役型受容体の情報伝達

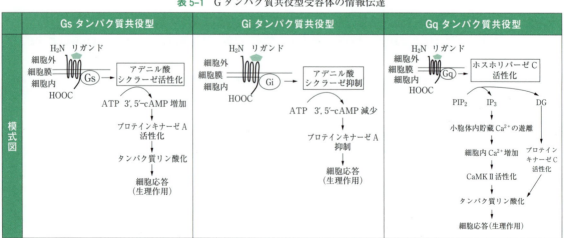

### (iii) Gqタンパク質共役型受容体

アドレナリン$\alpha_1$受容体やムスカリン性アセチルコリン$M_1$受容体，ヒスタミン$H_1$受容体などはGqタンパク質共役型受容体である．Gqタンパク質共役型受容体が刺激されると，ホスホリパーゼCが活性化され，イノシトール1,4,5-三リン酸（$IP_3$）やジアシルグリセロール（DG）が細胞内に遊離される．遊離された$IP_3$は細胞内カルシウムイオンの増加，DGはプロテインキナーゼC（PKC）を活性化し，両方の作用によりタンパク質のリン酸化などを介した生理作用を発揮する．

### b. イオンチャネル内蔵型受容体

細胞膜を4～5回貫通する受容体で，五つのサブユニットから構成され，チャネルを形成している．神経伝達物質や作動性薬物が受容体に結合すると，内蔵されているナトリウムイオン，カルシウムイオン，塩化物イオンなどのチャネルが開口することで生理作用を発揮する（図5-1）．

ニコチン性アセチルコリン受容体や$GABA_A$受容体はイオンチャネル内蔵型受容体がある．**ニコチン性アセチルコリン受容体**が内蔵するイオンチャネルはナトリウムチャネルであり，アセチルコリンが受容体に結合すると，内蔵されているナトリウムチャネルが開口し細胞内にナトリウムイオンが流入する．それにより細胞内は脱分極，つまり活動電位による興奮性の生理作用が発現する．一方，**$GABA_A$受容体**が内蔵するイオンチャネルは塩化物イオンチャネルであり，γアミノ酪酸（GABA）が受容体に結合すると，内蔵されている塩化物イオンチャネルが開口し細胞内に塩化物イオンが流入する．それにより細胞内は過分極，つまり活動電位が生じにくくなることで抑制性の生理作用が発現する．

### c. 酵素共役型受容体

細胞膜を1回貫通する受容体で，チロシンキナーゼ活性領域あるいはグアニル酸シクラーゼ活性領域をもつ．インスリン受容体や上皮成長因子受容体（EGFR），心房性ナトリウム利尿ペプチド受容体は**酵素共役型受容体**である．

インスリンがインスリン受容体に結合すると，共役するチロシンキナーゼが活性化され，細胞内のタンパク質のチロシン残基のリン酸化反応を引き起こす．この反応により，グルコース輸送担体を介したグルコースの細胞内への輸送，つまり**血糖低下作用**が発現する．また，上皮成長因子とは上皮細胞の成長や増殖に

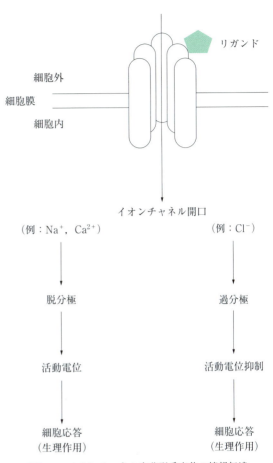

図5-1 イオンチャネル内蔵型受容体の情報伝達

関与する因子であり，がん細胞の増殖にも深い関連性が指摘されている．そのため，多くの分子標的治療薬はこの上皮成長因子が結合するEGFRを標的としたものである．上皮成長因子がEGFRに結合すると，自己リン酸化を引き起こす．この反応に続いて，低分子量Gタンパク質であるRasが活性化され，さらに下流のMAPキナーゼカスケードが活性化される．それにより核内への情報伝達が起こり，細胞増殖・分化に関連するような特定の遺伝子発現が促進される（図5-2）．

インスリン受容体やEGFRとは異なり，心房性ナトリウム利尿ペプチド受容体が刺激されると，膜結合型のグアニル酸シクラーゼが活性化する．この反応により，サイクリックGMP（cGMP）が増加し，プロテインキナーゼGの活性化を介した生理作用である利尿作用や血圧降下作用が発現する．

### d. 細胞内受容体

細胞内受容体は，核内受容体ともよばれ，核内の

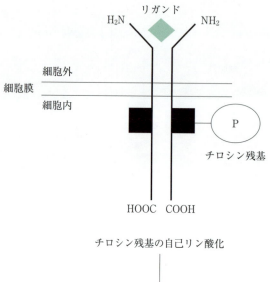

図 5-2　酵素共役型受容体の情報伝達

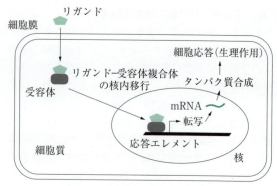

図 5-3　細胞質受容体の情報伝達

により特異的なタンパク質合成による生理作用を発揮する．甲状腺ホルモンやステロイドホルモン（テストステロン，エストラジオール）の受容体は核受容体である．

### 5.1.2　身体の病的変化を知る

臓器・組織の病的変化により，身体や精神に現れる異常な状態を症状あるいは症候という．また，患者から採取した血液や尿，便，細胞などを調べる**検体検査**と心電図や脳波など患者の身体的あるいは精神的な状態を直接調べる**生体検査**は，患者が自覚する症状（症候）とともに疾患の診断や治療に役立つものである．

#### a. 全身症候

全身症候には主なものとして，発熱，発疹，頭痛，チアノーゼ，脱水，浮腫，口渇，悪心・嘔吐，ショックなどがある．

#### （i）発熱

口腔内測定による体温正常上限値は，通常37℃であり，発熱とはこの体温の異常上昇である．感染症，自己免疫疾患，悪性腫瘍，身体組織の挫滅などにより発熱サイトカインが放出され，視床下部の体温調節中枢に作用し，身体の熱産生を亢進させるとともに熱放散を抑えて体温を上昇させる．

#### （ii）頭痛

頭頸部に限局する痛みの自覚症状であり，代表的な疾患にはくも膜下出血，髄膜炎，片頭痛などがある．

#### （iii）チアノーゼ

皮膚や粘膜が青紫色になる状態をチアノーゼという．皮膚の表在毛細血管において，血中の還元ヘモグロビン，すなわち酸素と結合していない状態のヘモグ

---

DNA と結合することで転写調節因子として機能する．細胞内受容体は，その存在位置によりさらに細胞質受容体と核受容体とに大別される．

#### （i）細胞質受容体

細胞質受容体は，ホルモンや作動性薬物などのリガンド非存在下では細胞質に存在する．リガンドが細胞質受容体に結合すると，**リガンド-受容体複合体**となり核内へと移行し，核内の DNA と結合して転写調節因子として機能する（図 5-3）．つまり，特異的なタンパク質合成による生理作用を発揮する．活性型ビタミン $D_3$ やステロイドホルモン（コルチゾール，アルドステロン，プロゲステロン）の受容体は細胞質受容体である．

#### （ii）核受容体

核受容体は，ホルモンや作動性薬物などのリガンド非存在下でも核内に存在する．リガンドが核内に移行すると，リガンド-受容体複合体を形成し，核内の DNA と結合して転写調節因子として機能する．それ

ロビンが5 g/dL 異常存在することが原因で起こる.

### （iv） 脱水・口渇

体液量の減少を意味し，水欠乏性脱水とナトリウム欠乏性脱水とに分類される．水欠乏性脱水は，発熱，発汗，尿崩症などにより生じ，ナトリウム欠乏性脱水は下痢などにより生じる．

一方，口渇は体内における水分欠乏によって起こる水分摂取要求である．糖尿病や尿崩症のような水分喪失過剰や食欲不振による水分摂取不足がその原因となる．

### （v） 悪心・嘔吐

悪心とは，嘔吐したいという心理状態であり，吐き気あるいは嘔気ともいう．一方，嘔吐とは吐く行為であり，胃の内容物が口から排泄される．脳圧亢進や脳浮腫，抗がん剤などの薬物による嘔吐中枢の刺激を中枢性嘔吐といい，胃潰瘍や食中毒などは末梢性嘔吐という．

### （vi） ショック

血液低下を伴う急性循環不全である．各組織に十分な血液供給ができず，臓器障害へと発展する．要因はいくつかあり，出血や熱傷などによる循環血液減少性，薬物や食物，ハチ毒などのI型アレルギーによるアナフィラキシー，心筋梗塞や心膜炎による心原性などがある．

### b. 消化器症候

消化器症候には主なものとして，水分含量の多い液状の糞便を排出する**下痢**や糞便が腸管内に長く停滞したり，通過時間が延長したりすることで排便回数・排便量が減少し，水分量が減少することで糞便が硬くなる**便秘**，腹部が膨らみ張った感じを自覚する**腹部膨満**などがある．

### c. 循環器症候

循環器症候には主なものとして，胸部の痛みである胸痛，心拍数が増加（>100 回/min）している頻脈や心拍数が減少（<60 回/min）している徐脈，高血圧や低血圧がある．収縮期血圧 140 mmHg 以上もしくは拡張期血圧 90 mmHg 以上の状態は**高血圧症**と定義される．

### d. 呼吸器症候

呼吸器症候には主なものとして，呼吸をするために努力が必要な状態である呼吸困難，呼吸に伴って不快感を自覚する呼吸困難感，気道内異物や喀痰の排泄のために気道内を清浄化する生体防御反応である**咳**などがある．

### e. 腎・泌尿器症候

腎・泌尿器症候には主なものとして，機能的・器質的障害により排尿機能が侵された状態である排尿障害，尿に赤血球が混入した血尿，尿中に 150 mg/day を超えるタンパク質が排出されるタンパク尿，多尿（3.0 L/day 以上）・乏尿（400 mL/day 以下）などがある．

### f. 神経症候

神経症候には主なものとして，意識障害，知覚神経障害，運動障害，視覚障害，聴力障害，めまいなどがある．

### g. 臨床検査

臨床検査値は，患者の病態の把握，合併症の有無を確認するために重要である．特に腎機能と肝機能は薬の選択や投与量の決定に大きく影響する．

## 5.1.3　薬物治療の位置付け

薬物の使用目的には四つあり，病気の原因の除去，症状の抑制，予防，診断である．病気の原因の除去を原因療法あるいは**根治療法**といい，症状の抑制を**対症療法**という．また，病気の予防の典型は，ワクチンの接種である．

対症療法では，病気の原因を除去できないが，患者の生活の質（QOL）を向上させ，二次的な疾患予防につながる場合もある．例えば，高血圧症の患者に対する降圧薬の投与は，高血圧症の症状を抑制する対症療法であるが，心疾患や脳卒中などの発症を抑えて，結果的には患者の余命が延長される．したがって，予防的療法とも考えられる．

## 5.1.4　医薬品の安全性

診断した疾患について，学会ガイドラインや国際分類にしたがって重症度や病態を把握して治療薬を選択する．疾患の治療で使用した薬物により，主目的の作用ではなく，主作用以外の作用が現れることがある．このことを薬の**副作用**といい，患者にとってこの副作用が望ましくない作用であった場合は**有害作用**とよばれる．したがって，副作用の中には患者にとって有益

178    5. 医療薬学

表 5-2　重篤な副作用と主な症状

| 重篤な副作用 | 主な症状 |
| --- | --- |
| スティーブンス・ジョンソン症候群 | 発熱，眼の充血，口唇や陰部のびらん |
| 中毒性表皮壊死症（ライエル症候群） | 発熱，眼の充血，口唇や陰部のびらん，咽頭痛，紅斑など |
| 横紋筋融解症 | 筋痛，四肢脱力，赤褐色尿など |
| 間質性肺炎 | 発熱，息切れ・呼吸困難，乾性咳など |
| うっ血性心不全 | 労作時の息切れ，易疲労感，発作性の夜間呼吸困難，下腿浮腫，腹部膨満など |
| 血栓性血小板減少性紫斑病（TTP） | 倦怠感，脱力感，悪心・嘔吐，食欲不振，皮膚・粘膜の出血など |

な作用が含まれる場合もあるため，副作用と有害作用を区別する必要がある．

### a. 薬の有害事象

　有害事象とは，薬物との因果関係がはっきりしないものを含めた好ましくない事象（作用）である．過量投与による有害反応では，不特定多数の患者に非特異的に発現し，用量依存的に有害作用の発現率が増加する．主作用を目的として適用した薬物が過剰に作用して現れる場合と目的以外の作用が生じる場合とがある．一方，過量投与ではなく，常用量の薬物を用いたときでも主作用には関係ない作用により有害作用が生じる場合もある．また，アレルギー反応も主作用には関連しない有害作用に含まれる．

　副作用は原疾患とは異なる臓器で発現することや，重篤な副作用は一般に発生頻度が低いため，早期発見と早期対応が重要となる．重篤な副作用の代表例は表5-2 に示すとおりである．

### b. 代表的な薬害

　薬害とは，医薬品に関して，製薬会社が薬物の危険性について注意を払っていなかったり，既定の方法とは異なる製造方法であったり，危険性を知りながら販売を続けたりすることで引き起こされた有害事象である．代表的な薬害には，サリドマイド，キノホルムによるスモン，血液製剤（非加熱）による薬害エイズ，などがある．サリドマイド事件やスモン事件を契機と

して，医薬品副作用被害救済制度などの公的な救済制度が作られた．

### c. 薬物依存

　薬物依存とは「生体と薬物の相互作用の結果，生じた生体の精神的もしくは精神的・身体的状態を指し，薬物の精神状態におよぼす効果を反復体験するために，また，時には退薬による苦痛から避けるために，薬物を絶えず衝動的に求める行為あるいは薬物の使用による反応によって特徴づけられる」と世界保健機構（WHO）は定義している．また，薬物依存は精神依存と身体依存の二つに分けられる．**精神依存**とは，精神的に薬物に頼り，薬物に対する強度の欲求（渇望）を示す状態であり，**身体依存**とは身体が薬物の存在している状態に適応した状態である．

　薬物依存の恐ろしさは，覚せい剤の乱用でよく知られているように，反復使用による陶酔感や多幸感に耐性が生じ，使用量と使用頻度が次第に増加する一方で，幻覚や幻聴，妄想，錯乱などの精神症状が徐々に出現する．これは覚せい剤精神病とよばれる．このような状態に陥ると，覚せい剤の乱用を中止してもストレスなどにより精神症状が**再発（フラッシュバック）**してしまう．これを一生背負って生きていくこととなる．脱法ドラッグとよばれる薬物の乱用が社会問題となり，多くの指定薬物が麻薬指定を受けるなど，法的な整備が着実に進んでいる．このような背景から脱法ドラッグは**危険ドラッグ**と名称を変え，その乱用防止の政策が強化されるようになってきた．危険ドラッグの多くはトリプタン系（MDMA など），ピペラジン系，フェネチルアミン系，カンナビノイド系（大麻に含まれる化学物質）とよばれる合成幻覚薬が原型である．これらの薬物は，LSD やマジックマッシュルームなどのセロトニン神経系を介した幻覚作用を示す薬物と同様の作用機序をもつものや覚せい剤であるアンフェタミンやメタンフェタミンと同様のドパミン神経系を介した興奮作用を示すものなどさまざまであり，医療上の有用性はもちろん，安全性も確認されていない．さらに法の網をかいくぐって出回っている危険ドラッグは，原型となる薬物の構造式を変化させて合成された未知な化合物であり，実際にどのような作用をもつのかも明確ではないものが多く，まさに危険なドラッグといえる．

## 5.1 節のまとめ

- 受容体を介した細胞内情報伝達は，神経伝達物質や作動性薬物などのリガンドが受容体に結合することから始まり，細胞内に情報を伝える物質（セカンドメッセンジャー）を介して生理作用を発揮する．
- 検体検査や生体検査は，患者が自覚する症状とともに疾患の診断や治療に役立つものである．
- 病気の原因を除去する治療は原因療法あるいは根治療法とよばれ，症状の抑制を目的とした治療は対症療法とよばれる．
- 疾患の治療で使用した薬物により，主目的の作用ではなく主作用以外の作用（副作用）が現れることがあり，この副作用が患者にとって望ましくない作用であった場合は有害作用とよばれる．

# 5.2 薬理・病態・薬物治療

　薬物が生体に与える影響を薬理作用といい，この薬理作用に基づき疾患の治療を行うことを薬物治療という．多くの薬物が一つの薬理作用しかもたないわけではなく，通常は複数の薬理作用をもっている．したがって，薬物の有害作用を回避し，薬物を適切に治療に応用するためには，その薬物の薬理作用の機序と体内動態について十分に把握しておく必要がある．

　診断した疾患について，関連する学会のガイドラインや国際分類にしたがって重症度や病態を把握し，ガイドラインにしたがって治療薬を選択する．合併症の有無や腎機能・肝機能障害などによって，選択する薬物の種類が大きく異なる．

## 5.2.1 神経系の疾患と薬

　血管障害，感染，中毒などの誘因が明らかでないにもかかわらず，ある系統の神経細胞が徐々に障害されていく疾患群の総称を神経変性疾患という．その代表的な疾患としてパーキンソン病やハンチントン病，アルツハイマー型認知症などがある．また神経変性はないが，神経疾患の中でもっとも頻度が高い疾患として，てんかんがある．てんかんは，大脳皮質神経細胞の過剰興奮によって起こる反復性の発作を主徴とする慢性の脳疾患である．

　精神疾患は，脳の機能的あるいは器質的な障害によって引き起こされる疾患である．精神疾患の多くは原因や病態生理が不明であり，内因性，外因性，心因性の要因が複合して発症に関わるものと推察されている．代表的な疾患として，統合失調症，気分障害（うつ病性障害・双極性障害），神経症・心身症，薬物依存症などがある．

### a. パーキンソン病・ハンチントン病

　通常，スムーズな運動が実行できるのは，大脳皮質から線条体を介して淡蒼球（たんそうきゅう）へと伝える興奮性の運動調節と，中脳の黒質から線条体を介して淡蒼球へと伝える抑制性の運動調節とがうまくバランスをとっているからである．したがって，黒質が変性すると，淡蒼球への抑制性の運動調節が制御できなくなり過度な運動抑制が生じる（パーキンソン病）．対照的に，線条体が変性・脱落すると，淡蒼球への興奮性の運動調節が制御できなくなり過剰な運動が生じる（ハンチントン病）．

### （i）パーキンソン病

　黒質から投射を受ける線条体は，随意運動の制御に関わる大脳基底核に存在する．また，この黒質から線条体に投射する神経はドパミン作動性神経であることから，パーキンソン病により黒質の細胞が変性するとドパミン産生が低下し，大脳基底核が関わる運動の制御が障害される．

　パーキンソン病に対する根治治療はいまだ見つかっておらず，対症療法が中心となる．ドパミン産生の低下を補充するためにドパミン前駆物質を中心としたドパミンが治療薬となる．

### （ii）ハンチントン病

　ハンチントン病は，遺伝疾患で徐々に発症し進行する舞踏運動，認知症，幻覚・妄想といった精神症状を主徴とする特定疾患治療研究対象疾患である．

　ハンチントン病に対する根治治療はいまだ見つかっておらず，対症療法が中心となる．統合失調症治療薬であるドパミン受容体遮断薬が治療薬として用いられている．

## b. アルツハイマー型認知症

**アルツハイマー型認知症**は，認知症を主体とし，病理学的には大脳の全般的な萎縮，組織学的には老人斑，神経原線維変化の出現を特徴とする神経変性疾患である．一部に家族性アルツハイマー病があるが，ほとんどが孤発性であり，遺伝子素因と環境要因による多因子疾患と考えられている．

アルツハイマー型認知症の発症機序として有力視されているものにアミロイド仮説がある．通常，神経細胞体の細胞膜に存在するアミロイド前駆体タンパク質は $\alpha$ セクレターゼにより分解されるが，なんらかの要因で $\beta$ セクレターゼと $\gamma$ セクレターゼがアミロイド前駆体タンパク質を分解することでアミロイド $\beta$ タンパク質が産生される．このアミロイド $\beta$ タンパク質が，細胞外に凝集・沈着したものが老人斑となる．またアミロイド $\beta$ タンパク質により微小管に結合するタウタンパクが異常にリン酸化され微小管が崩壊，神経原線維変化が生じる．神経原線維変化は神経細胞の変性・消失へとつながり，脳の萎縮が進行していく．近年，アミロイド仮説に基づく新薬開発が行われているものの，根治治療には至っていない．

アルツハイマー型認知症では，脳の萎縮が徐々に進行し，記憶障害（記銘力障害）を主とした中核症状の進行と周辺症状が出現する．周辺症状とは，幻覚や妄想，興奮・混乱，徘徊，抑うつ，睡眠障害といった症状をいう．アルツハイマー型認知症に対する根治治療はなく，対症療法が中心となる．中核症状の進行を遅らせることを目的にドネペジル，ガランタミン，リバスチグミンといったアセチルコリンエステラーゼ阻害薬が用いられる．これは，アルツハイマー型認知症において著しく減少することが知られている認知・学習機能に関わる神経伝達物質アセチルコリンの脳内遊離量を増加させて一時的にでも認知機能を改善させるために用いる．一方，周辺症状には，抗精神病薬や抗うつ薬，睡眠導入薬などを用いた対症療法が行われる．

## c. 脊髄小脳変性症

小脳性またはその連絡線維の変性により，運動失調症をきたす神経変性疾患の総称である．

小脳は協調運動に関わる領域であるため，小脳やその連絡線維が障害されると歩行，動作，話し方などがぎこちなく，不正確になる．孤発性と遺伝性とに分けられ，孤発性では多系統萎縮症の一つであるオリーブ橋小脳萎縮症が代表例である．オリーブ橋小脳萎縮症は，小脳症状を初発症状とし，進行するにつれパーキンソン症状（錐体外路症状），自律神経症状なども出現する．

脊髄小脳変性症に対する根治治療はなく，対症療法が中心となる．小脳症状に対しては甲状腺刺激ホルモン放出ホルモン（TRH）の誘導体であるタルチレリンが用いられる．TRH は下垂体前葉からの甲状腺刺激ホルモン（TSH）分泌を制御する以外の薬理作用として，アセチルコリンやドパミンなどの神経伝達物質の遊離量増加を介して脳幹や小脳の神経細胞を活性化させることで運動失調の改善作用を示すことが想定されている．

## d. 筋萎縮性側索硬化症

上位・下位運動ニューロンがともに変性し，徐々に全身の筋肉の萎縮が進行する原因不明の難病である．

孤発性と遺伝性とに分かれるが，9割以上は孤発性である．**筋萎縮性側索硬化症（ALS）**では，脊髄の側索の変性や脊髄前角の萎縮が起こる．側索は上位運動ニューロンの通り道，前角は下位運動ニューロンの始点であるため，結果として運動神経が障害される．一方，感覚神経や自律神経は障害されない．

ALS に対する根治治療はなく，対症療法が中心となるが，進行を遅らせることを目的にリルゾールが用いられる．リルゾールの作用機序には不明な点も多いが，グルタミン酸遊離阻害，興奮性アミノ酸受容体の一つである NMDA 受容体における非競合的な阻害，電位依存性ナトリウムチャネル阻害などの複合的な作用により神経細胞保護作用を示すことが想定されている．グルタミン酸は中枢神経系の興奮性シナプスの伝達物質として重要な役割を担うが，過剰なグルタミン酸の遊離は過剰な細胞内へのカルシウム流入を引き起こし，神経細胞毒性を惹起する．この神経細胞毒性がALS における側索変性や前角萎縮につながるものと考えられている．

## e. 統合失調症

**統合失調症**は，主として思春期から青年期に発症する精神疾患である．幻覚や妄想，自我障害などの陽性症状，感情鈍麻や能動性消失などの陰性症状，認知機能障害を呈する．

統合失調症の発症機序として有力視されているものとして，遺伝などの素因にストレスが加わることで発症するストレス脆弱性モデルやドパミン仮説，グルタミン酸仮説などがある．そのうち，ドパミン仮説は，ドパミンの過剰放出をきたす覚せい剤が幻覚や妄想といった統合失調症様の病像を示すこと，ドパミン受容体の遮断作用がほぼすべての抗精神病薬に共通する作

用であること，この二つの事由からもっとも広く受け入れられている仮説となっている．統合失調症の病態に関与するドパミン経路として，中脳の腹側被蓋野から大脳辺縁系の側坐核へと投射する中脳辺縁ドパミン神経系と腹側被蓋野から大脳皮質の前頭葉へと投射する中脳皮質ドパミン神経系の二つが想定されている．中脳辺縁系の過剰活動は幻覚や妄想といった陽性症状に，中脳皮質系の活動抑制が感情鈍麻などの陰性症状および認知機能障害に寄与していると考えられている．

薬物治療にはドパミン受容体拮抗薬であるクロルプロマジンやハロペリドールが用いられ，最近では多受容体作用型とよばれるオランザピンやクエチアピンによる治療が主流である．

### f. 気分障害

病的な気分と欲動の変動が続く気分障害には，うつ病相のみが現れる**大うつ病性障害**とうつ病相と躁病相の両方が出現する**双極性障害**がある．大うつ病性障害は抗うつ薬による薬物治療が，双極性障害では気分安定化薬による薬物治療が基本となる．大うつ病性障害の主な症状は，抑うつ気分，興味関心の低下，睡眠不足，焦燥感，自殺念慮などである．一方の双極性障害では，上記のうつ病相の症状と躁病相の症状である気分の高揚，易怒性，自信過剰，多弁，不眠などが反復して引き起こる．

気分障害の発症機序として有力視されているものとしてモノアミン仮説と神経細胞新生仮説がある．モノアミン仮説は，既存の抗うつ薬の作用機序が脳内の神経伝達物質であるセロトニンおよびノルアドレナリンの再取り込み阻害作用によるシナプス間隙でのセロトニン，ノルアドレナリン濃度の上昇に基づくこと，逆に脳内のセロトニンやノルアドレナリンを枯渇させる作用をもつレセルピンによりうつ状態が惹起されることに起因する．しかしながら，抗うつ薬には即効性がなく，脳内のセロトニンやノルアドレナリンの濃度が上昇しただけでは説明がつかない．このような背景から新しい仮説として登場したのが神経細胞新生仮説である．この仮説は，ストレスなどにより視床下部から副腎皮質刺激ホルモン放出ホルモン（CRH）の分泌促進が起こり，脳下垂体前葉からの副腎皮質刺激ホルモン（ACTH）の刺激により副腎皮質からのコルチゾール分泌が上昇する．このコルチゾール高値が遷延すると，神経傷害や脳由来神経栄養因子（BDNF）の減少が引き起こる．この神経傷害が認知機能に深く関与する海馬において生じ，さらに BDNF による神経

新生が抑制されることで海馬の萎縮および機能低下が引き起こるという仮説である．

薬物治療にはセロトニンおよびノルアドレナリン再取り込み阻害薬であるイミプラミンやアミトリプチリンが用いられる．これらの薬は，その構造式の特徴から三環系抗うつ薬とよばれる．最近ではより副作用の少ない選択的セロトニン再取り込み阻害薬（SSRI）であるパロキセチンやセルトラリン，セロトニン・ノルアドレナリン再取り込み阻害薬（SNRI）であるミルナシプランが第一選択薬となっている．

### g. 神経症・心身症

**神経症**とは心理的要因により精神的・身体的な症状を自覚するものをいい，**心身症**とは身体疾患の中で，その発症や経過に心理社会的要因が密接に関与し，器質的あるいは機能的障害が認められるものをいう．神経症の代表例として，強迫性障害，パニック障害，社交不安障害などがある．強迫性障害では，自分自身でも不合理だと感じる考えが頭から離れず，不安を打ち消すために過剰な洗浄（手洗いなど）や確認作業（鍵の閉め忘れなど）を繰り返し行わざるを得ない．また，パニック障害では，動悸や息苦しさ，冷や汗といった身体症状を伴う急性不安発作が予期せずに引き起こる．そして，また急に発作が起こるのではないかという不安が持続する予期不安，あるいは雑踏や乗り物，一人での行動といった発作時に助けを求められない状況や場所への恐怖により日常生活が制限される．社交不安障害では，注目される状況で，緊張による動悸や震え，発汗，赤面などの身体症状と強い苦痛・不安により，社会生活に不都合を生じる．

いずれの神経症も薬物治療においては抗うつ薬の一種である選択的セロトニン再取り込み阻害薬（SSRI）が用いられる．

## 5.2.2 免疫・炎症・アレルギーおよび骨・関節の疾患と薬

免疫応答は，自己と非自己を識別することによって微生物や腫瘍などの非自己と認識するものを排除する生体保護作用である．免疫反応が過剰にあるいは生体にとって不利に働くことで有害な反応が生じることをアレルギーという．アレルギーは，抗原の種類や生体反応によって即時型（Ⅰ～Ⅲ型）と遅延型（Ⅳ型）に分類される．

アレルギー疾患の代表例として，アナフィラキシーショック，気管支ぜんそく，アレルギー性鼻炎，花粉症，アトピー性皮膚炎，消化管アレルギーなどがあ

る. また, 自己免疫疾患もアレルギー疾患の一つであり, その代表例として, 関節リウマチ, 全身性エリテマトーデス, 糸球体腎炎などがある.

### a. アナフィラキシーショック

アナフィラキシーショックは, 即時型Ⅰ型アレルギーに分類されるアレルギー疾患である. Ⅰ型アレルギーは, 主にIgEが反応の担い手となり, 肥満細胞および好塩基球の脱顆粒が関与し, ヒスタミン, セロトニン, ロイコトリエン, 血小板活性化因子などがケミカルメディエーターとして作用することで惹起される.

一方, アナフィラキシーとは, 食物, 薬物, ハチ毒などが原因で起こるⅠ型アレルギー反応の総称である. アレルギー反応により, 発疹などの皮膚症状, 腹痛や嘔吐などの消化器症状, 喘鳴や息苦しさなどの呼吸器症状が複数同時にかつ急激に出現する. その中でも血圧が低下し意識レベルの低下や脱力をきたすような場合をアナフィラキシーショックとよぶ. アナフィラキシーの治療薬として, 第一選択薬となるのは $\alpha$ および $\beta$ 受容体作用をもつアドレナリンである.

### b. アレルギー性鼻炎・花粉症

アレルギー性鼻炎は, 鼻粘膜のⅠ型アレルギー疾患で, 原則的には発作性反復性のくしゃみ, 水性鼻漏, 鼻閉を3主徴とする. アレルギー性鼻炎は好発期間から通年性と季節性に分けられ, 通年性には室内塵やダニのアレルギーが多く, 季節性の代表例は花粉症である. アレルギー性鼻炎・花粉症の治療には, 鼻噴霧用ステロイド薬とともに第2世代抗ヒスタミン薬であるケトチフェンやアゼラスチン, オキサトミドなどを用いる. また最近では, より中枢抑制作用が弱い（眠気の副作用が少ない）第3世代抗ヒスタミン薬であるエピナスチンやフェキソフェナジンが汎用されている. 一方, 鼻閉型には鼻噴霧用ステロイド薬と抗ヒスタミン薬に加えてロイコトリエン拮抗薬であるプランルカスト, モンテルカスト, ザフィルルカストなどが用いられる.

### c. 全身性エリテマトーデス

全身性エリテマトーデスは, 即時型Ⅲ型アレルギーに分類されるアレルギー疾患である. 即時型Ⅲ型アレルギーは, 抗原抗体複合体が反応の担い手となり, 補体活性化, タンパク質分解酵素, 走化性因子, 活性アミンが関与する. 全身症状として, 発熱, 全身倦怠感, 易疲労感などが生じる. また, 手や指が腫れて, 痛む関節炎が生じたり, 頬にできる赤い発疹で, 蝶が羽を広げている形をしている蝶型紅斑や一つひとつが丸く, ディスク状のディスコイド疹が特徴的な皮膚症状として生じたりする. 全身性エリテマトーデスの治療の中心は, 副腎皮質ステロイド薬であるプレドニゾロンが用いられ, 重症の場合は1日50～60 mg, 軽症では15 mg程度で治療を開始する. 副腎皮質ステロイド薬が効果不十分な場合, あるいは副作用が強い場合には免疫抑制薬を使用する. 代表的な薬物として, 真菌が産生する環状ペプチドであるシクロスポリンやマクロライド系化合物であるタクロリムスがあげられる. 両薬物ともにヘルパーT細胞からのIL-2産生を抑制しT細胞の増殖を抑制することにより拒絶反応を防ぐ.

## 5.2.3 循環器系・血液系・造血器系・泌尿器系・生殖器系の疾患と薬

循環器系は, 全身組織に必要な量の血液を送り出す心臓と血液の通路である血管から構成されている. 循環器系疾患は心臓あるいは血管のみの異常ではなく, 心臓と血管の機能調節異常が絡み合った病態である. 循環器疾患の代表例として, 不整脈, 心不全, 狭心症, 高血圧症などがある.

### a. 不整脈

不整脈は, 心拍数が増加する頻脈性不整脈と逆に減少する徐脈性不整脈に大別される. 頻脈性不整脈の主な症状は, 脈拍の変化に伴う動悸・胸部違和感, 胸痛がある. そのほかにめまいや失神, 息切れなどの症状は徐脈性不整脈の主な症状でもある.

頻脈性不整脈の治療に用いられる抗不整脈薬はヴォーン・ウィリアムズ分類によるクラス分け（Ⅰ～Ⅳ群）が広く知られている. クラスⅠ群の作用機序はNaチャネル抑制作用である. さらにⅠ群にはa～cまでのサブクラスがあり, Ⅰa群に分類されるキニジンやプロカインアミドは $Na^+$ チャネルとともに $K^+$ チャネルをも抑制することで, 活動電位持続時間が延長する. 一方, Ⅰb群に分類されるリドカイン, メキシレチン, アプリンジンは $Na^+$ チャネルを抑制し, $K^+$ チャネルを開口することで活動電位持続時間を短縮する. Ⅰc群に分類されるプロパフェノン, フレカイニド, ピルジカイニドは $Na^+$ チャネルを抑制するが, $K^+$ チャネルには影響しない. クラスⅡ群の作用機序は $\beta$ 受容体遮断作用であり, プロプラノロール, ランジオロール, アテノロール, ビソプロロール, メトプロロール, エスモロールがある. クラスⅢ群の作用機序は, $K^+$ チャネル抑制作用であり, 重症不整脈に

使用される．代表的な薬剤としてアミオダロン，ソタロール，ニフェカラントがある．クラスIV群の作用機序は$Ca^{2+}$チャネル抑制作用であり，代表的な薬剤にはベラパミル，ジルチアゼム，ベプリジルがある．

### b. 心不全

心不全とは，心臓の機能が低下して末梢組織の需要に見合う血液を供給できなくなったことに起因する病態である．心不全には，症状の出現状況や経過により急性と慢性に分類される．また，左心系と右心系のどちらが障害されるかにより左心不全（肺うっ血）と右心不全（全身性うっ血）に分類される．左心不全では，自覚症状として肺うっ血による呼吸困難感が主である．初期には労作時の息切れ，進行につれて夜間の発作性呼吸困難，起坐呼吸が出現する．心不全治療薬としては，心筋の収縮力を増加させる強心薬，末梢血管を拡張する血管拡張薬，循環血液量を減らす利尿薬，がある．

急性心不全に用いる強心薬としてカテコールアミン系のドパミン，ドカルパミン，ドブタミン，アドレナリン，デノパミン，イソプレナリンやPDEIII阻害薬であるミルリノン，オルプリノンが使用される．$\alpha$型ヒト心房性ナトリウム利尿ポリペプチドであるカルペリチドは利尿作用と血管拡張作用により心不全を改善する．一方，慢性心不全の治療に用いる利尿薬には，チアジド系利尿薬のヒドロクロロチアジド，トリクロルメチアジド，ベンチルヒドルクロロチアジドやループ利尿薬のフロセミド，ブメタニド，ピレタニド，アゾセミド，トラセミドがあり，いずれも低K血症に注意が必要である．また，強心配糖体のジギタリス類であるジゴキシン，メチルジゴキシン，デスラノシドはこれらの利尿薬と併用すると効果が増強されてしまう．そのほかにも，ACE阻害薬であるエナラプリル，リシノプリル，ARBのカンデサルタンが用いられる．また，急性心不全には禁忌だが，$\beta$受容体遮断薬であるカルベジロールやビソプロロールは慢性心不全の治療に用いられる．

### c. 狭心症

代表的な**虚血性心疾患**である狭心症は，冠血流量による心筋への酸素供給と酸素消費のバランスが崩れ，心筋の一部が一過性に酸素不足に陥ることにより発生する病態で，胸痛を主徴とする．狭心症は，発現メカニズムの違いから労作性と冠れん縮性に分類される．労作性狭心症は，冠状動脈が動脈硬化症によるプラーク形成などで狭窄しており，運動（労作）により誘発

される．一方，冠れん縮性狭心症は，冠動脈がれん縮し，血流が著しく減少することにより誘発される．夜間から早朝にかけての安静時に多く出現する．

狭心症の治療には，硝酸薬であるニトログリセリン，硝酸イソソルビド，ニコランジル，Ca拮抗薬であるニフェジピン徐放剤，アムロジピン，ベラパミル，ジルチアゼム，$\beta$受容体遮断薬であるプロプラノロール，ピンドロール，メトプロロール，アテノロールなどが用いられる．また，抗血小板薬として低用量のアスピリンやビタミンK拮抗作用による抗凝固薬ワルファリンが用いられる．

### d. 高血圧症

血圧の正常値は，収縮期血圧が140 mmHg未満，拡張期血圧が90 mmHg未満であり，これ以上であれば**高血圧**となる．高血圧治療には，ACE阻害薬のエナラプリルやARBのロサルタン，バルサルタン，テルミサルタンなどが用いられる．そのほかにも，ループ利尿薬に分類されるフロセミドは，利尿効果は優れているが降圧効果を期待するためにはチアジド系に分類されるヒドロクロロチアジド，トリクロルメチアジド，ベンチルヒドロクロロチアジドが用いられる．また，両者ともに低K血症に注意が必要であり，K保持性利尿薬であるスピロノラクトン，エプレレノン，トリアムテレンは低K血症の予防や利尿降圧作用の増強のために補助的に使用されることが多い．Ca拮抗薬であるニフェジピンやベラパミルは狭心症だけでなく高血圧にも適応がある．Ca拮抗薬は幅広い循環器疾患に適応をもち，ジルチアゼムは不整脈，狭心症，高血圧の3疾患に適応がある．血管平滑筋の$\alpha$受容体刺激が血管収縮，心臓の$\beta$受容体刺激が心拍出量増加に関与するため，プラゾシンなどの$\alpha$受容体遮断薬やアテノロールなどの$\beta$受容体遮断薬が用いられる．

### e. 血液・造血器系疾患

血液は，心血管系の中を循環するもので，組織への酸素や栄養素の供給，血液凝固，免疫機能，組織修復，ホルモンの輸送など生命の維持に重要な役割を担うものである．血液・造血器系疾患の代表例として，貧血，播種性血管内凝固症候群，血友病，などがある．血液・造血器系疾患の治療には，造血因子であるエリスロポエチン製剤や顆粒球コロニー刺激因子であるフィルグラスチム，レノグラスチム，血液凝固制御因子であるアンチトロンビン製剤が用いられる．また，不整脈や虚血性疾患などの循環器疾患においても

184    5. 医療薬学

抗血栓薬であるヘパリンやワルファリンが用いられる.

## f. 腎疾患

腎臓の重要な役割は，体液量，電解質（ナトリウムやカリウム），イオン濃度，pH を一定に保つことである．腎臓が障害される慢性腎臓病は，2002 年に提唱された新しい病気の概念であり，原疾患，糸球体ろ過量，タンパク尿の三つの評価項目により評価される．糸球体ろ過量は GFR と略され，慢性腎臓病の定義では $60\,mL/min/1.73\,m^2$ 未満と腎障害の有無，タンパク尿の存在のいずれか，または両方が 3 カ月以上持続する．重症度分類（G1～5）のうち，G5 は腎不全とよばれ，GFR が $15\,mL/min/1.73\,m^2$ 未満の状態である．主な症状として，浮腫，倦怠感，食欲不振，嘔気，息切れを示し，最終的には透析や腎移植が必要な状態になる．

慢性腎臓病の治療には，ACE 阻害薬や ARB といった降圧薬が用いられ，これらの薬は糸球体内圧を低減させることで腎臓への負担を軽減させ，腎障害の進展を抑制する効果がある．

### （ⅰ） 腎不全

慢性腎不全は，初期のうちは自覚症状が現れにくいが，倦怠感や疲労感は尿毒症の早期徴候となる．

腎不全に対する治療は，代謝性アシドーシス対策として炭酸水素ナトリウム，リン吸着薬である炭酸カルシウム，セベラマー，ランタン，ビキサロマー，骨粗鬆症予防のための活性型ビタミン D 製剤，球形吸着炭であるクレメジン，腎性貧血治療のためのエリスロポエチンなど多彩である．

### （ⅱ） ネフローゼ症候群

ネフローゼ症候群は大量のタンパク尿により起こる低タンパク血症，さらにそれらに伴う浮腫や脂質異常から構成される臨床症状群をいう．また，血液凝固能促進と乏尿をきたす．

ネフローゼ症候群の治療は，乏尿改善のための利尿薬，免疫反応および炎症抑制のためのステロイド薬，脂質異常の改善のためのスタチン製剤などが主体となる．また，血液凝固能が亢進するため，抗凝固薬であるヘパリンやワルファリン，抗血小板薬であるジピリダモールやジラゼプが用いられる．

## g. 生殖器系疾患

生殖器系疾患の代表例として，男性のみに発症する前立腺肥大症，女性にのみ発症する子宮内膜症などがある.

### （ⅰ） 前立腺肥大症

前立腺肥大症は，男性の尿道周辺の前立腺が肥大することで尿道が圧迫されて生じる排尿障害である．排尿障害の症候には，多尿，夜間頻尿，尿失禁，尿閉，残尿感などがある．

前立腺肥大症に伴う排尿障害の治療薬は，$\alpha_1$ 受容体遮断作用により前立腺平滑筋や膀胱括約筋を弛緩して尿路を拡張させることで尿道が圧迫されるのを防ぐ．前立腺肥大症の第一選択である $\alpha_1$ 受容体遮断薬は，即効性があり，自覚症状が比較的早く改善するが，前立腺縮小作用はない．主な治療薬として，タムスロシン，ナフトピジル，シロドシン，プラゾシン，ウラピジルがある．$\alpha_1$ 受容体遮断薬が無効あるいは効果不十分である場合は，抗アンドロゲン薬であるクロルマジノンやアリルエストレノール，$5\alpha$ 還元酵素阻害薬であるデュタステリドを用いる．また，蓄尿障害には膀胱を広げる抗コリン作用のあるものと，尿道を閉める $\beta_3$ 受容体作動薬が用いられる．排尿筋の $M_3$ 受容体が刺激されると排尿筋が収縮して排尿するため，$M_3$ 受容体の拮抗作用が効果を示す．主な治療薬として，プロピベリン，ソリフェナシン，フラボキサート，イミダフェナシン，トルテロジン，オキシブチニンがある．排尿筋の $\beta_3$ 受容体を刺激するクレンブテロールやミラベグロンは尿道を閉める作用があり，咳やくしゃみなどによる尿失禁を改善する．

### （ⅱ） 子宮内膜症

子宮内膜症は，子宮内膜に類似した組織である子宮内腔や子宮筋層以外の部位で月経周期ごとにエストロゲンの働きにより増殖と剥離出血を繰り返すものである．最も多い症状は月経痛であり，対症療法としてメフェナム酸やイブプロフェンなどの NSAIDs が使用される．

子宮内膜症におけるホルモン療法には，低用量ピルを用いた偽妊娠療法，ダナゾールやジエノゲスト，GnRH アゴニストであるブセレリン，リュープロレリン，ゴセレリン，ナファレリンを用いた偽閉経療法がある．

## 5.2.4　呼吸器系・消化器系の疾患と薬

呼吸器系は，咽頭，喉頭，気管，肺で構成され，主に外気と血液との間でガス交換に関与する器官群である．代表的な疾患として，かぜ症候群，急性気管支

炎，肺炎，気管支ぜんそく，慢性閉塞性肺疾患，肺が
ん，などがある．

　一方，消化器系は，食物の消化・吸収に関わる口腔
から肛門までの消化管と，胆汁を合成・分泌する肝臓
や胆囊，消化酵素を分泌する膵臓の付属器官で構成さ
れる．代表的な疾患として，消化性潰瘍，クローン
病，潰瘍性大腸炎，肝炎，胆のう炎，膵炎，などがあ
る．また，各臓器において悪性腫瘍（食道がん，胃が
ん，大腸がん，肝がん，膵がん，など）がある．

### a. 気管支ぜんそく

　気管支ぜんそくとは，気道粘膜の慢性炎症性疾患で
あり，可逆的な気道狭窄と気道過敏性の亢進が生じ
て，気道狭窄による咳と喘鳴を伴った発作性の呼吸困
難を繰り返す疾患である．

　気管支ぜんそくの治療は，吸入副腎皮質ステロイド
薬が基本となり，それに加えて重症度に応じた薬物を
追加する．主な治療薬は，プランルカストなどのロイ
コトリエン受容体遮断薬やテオフィリンなどがある．
また，発作時の対応には，吸入短時間作用型 $\beta_2$ 受容
体作動薬が用いられる．

### b. 消化性潰瘍

　消化性潰瘍とは，攻撃因子と防御因子のバランスが
崩れて攻撃因子が優位に傾くことにより胃液と接触す
る組織欠損が粘膜筋板より下層に及んだ状態をいう．
潰瘍部位により胃潰瘍あるいは十二指腸潰瘍に分けら
れる．主な症状は心窩部痛であり，胃酸による潰瘍部
の知覚神経末端の化学的刺激によるものである．胃潰
瘍の場合は，食後痛が認められ，十二指腸潰瘍では空
腹時あるいは夜間に痛みを訴えることが多い．

　消化性潰瘍の要因の一つには，ヘリコバクターピロ
リ菌の感染がある．胃粘膜にヘリコバクターピロリ菌
が共存していると潰瘍やびらんができやすく，かつ難
治性である．したがって，ヘリコバクターピロリ菌の
感染が認められる場合は，除菌治療が行われる．一般
にプロトンポンプ阻害薬，アモキシシリン（ペニシリ
ン系），クラリスロマイシン（マクロライド系）の3
剤併用療法を7日間続ける．また，そのほかの治療薬
として，攻撃因子抑制薬および防御因子強化薬があ
る．代表的な治療薬として，胃酸の分泌を抑制するシ
メチジン，ファモチジンなどの $H_2$ 受容体遮断薬，オ
メプラゾールやランソプラゾールなどのプロトンポン
プ阻害薬，胃粘膜保護作用をもつテプレノンやレバミ
ピドなどがある．

## 5.2.5　代謝系・内分泌系の疾患と薬

　摂取した食物は，その大部分がさまざまな代謝経路
を経て生体構成成分やエネルギーに変換される．この
ような代謝系は，一定の範囲を逸脱しないように恒常
性を保つ機能が働いている．この生体内の恒常性が破
綻すると代謝系に異常が起こり，さまざまな疾患が引
き起こされる．代謝系疾患の代表例には，糖尿病，脂
質異常症，高尿酸血症，などがある．

　また，内分泌器官にはホルモンを合成，貯蔵，分泌
する細胞が存在し，多種類のホルモンが産生・分泌さ
れている．主な内分泌器官には視床下部，下垂体，松
果体，甲状腺，副腎，腎臓，性腺などがある．ホルモ
ンは特定の標的器官に運ばれ，ごく微量で組織の働き
を調節し，生体機能のバランスを保っている．このホ
ルモンの分泌が障害され生体機能のバランスが破綻す
ると内分泌系疾患が引き起こる．内分泌系疾患の代表
例には，バセドウ病，尿崩症，クッシング症候群，な
どがある．

### a. 糖尿病

　糖尿病は，インスリン作用不足による慢性の高血糖
状態を主徴とする疾患である．インスリン作用不足
は，膵臓ランゲルハンス島 $\beta$ 細胞からのインスリン
分泌低下と肝臓や筋肉などの臓器におけるインスリン
感受性低下（インスリン抵抗性）のいずれか，あるい
はその両方の原因によって引き起こる．糖尿病の主な
自覚症状としては，口渇，多飲，多尿，体重減少，易
疲労感などがある．

　糖尿病の治療は，インスリン作用不足に基づく糖代
謝異常を是正することである．膵臓ランゲルハンス島
$\beta$ 細胞の破壊・消失がインスリン作用不足の主な原因
となる1型糖尿病では，インスリン療法が治療の基本
となる．一方，インスリン分泌能の低下やインスリン
感受性低下（インスリン抵抗性）に関係する複数の遺
伝的要因に，肥満やストレスなどの環境因子が加わり
発症する2型糖尿病では，環境要因の是正と経口血糖
降下薬の組み合わせによる治療が基本となる．代表的
な経口血糖降下薬には，糖吸収抑制薬（$\alpha$ グルコシダ
ーゼ阻害薬）であるアカルボース，ボグリボース，糖
排泄促進薬（SGLT2 阻害薬）であるイプラグリフロ
ジン，ダパグリフロジン，インスリン分泌促進薬
（SU 薬・DPP-4 阻害薬）であるグリベンクラミド，
グリクラジド，グリメピリド，ナテグリニド，シタグ
リプチン，ビルダグリプチン，アログリプチン，イン
スリン抵抗性改善薬（ビグアナイド薬）であるメトホ

ルミンがある.

### b. 脂質異常症

脂質異常症とは，低密度リポタンパク（LDL）コレステロールや中性脂肪（トリグリセリド）が上昇する，あるいは高密度リポタンパク（HDL）コレステロールが低下する病態である．脂質異常症は，動脈硬化の危険因子であり，その治療は冠動脈疾患の予防に重要である.

脂質異常症の治療は，LDL コレステロールを低下させる HMG-CoA 還元酵素阻害薬（スタチン製剤）やトリグリセリドを低下させるフィブラート系薬などが用いられる．代表的なスタチン製剤には，プラバスタチン，シンバスタチン，フルバスタチンなどがあり，フィブラート系薬にはベザフィブラート，フェノフィブラートなどがある.

### c. 高尿酸血症

高尿酸血症とは「血清尿酸値が 7 mg/dL を超えるもの」であり，「高尿酸血症による尿酸塩析出で引き起こされた急性関節炎」を痛風という．また，高尿酸血症の場合は血清尿酸値を 6 mg/dL 以下に管理することが治療の目標となり，痛風の場合は，血清尿酸値の管理だけでなく発作の軽減が治療の目標に加わる．高尿酸血症は大きく分けると，尿酸排泄低下型，尿酸産生過剰型，混合型の三つに分類され，その治療には，尿酸排泄促進作用をもつベンズブロマロンや尿酸産生抑制作用をもつアロプリノール，フェブキソスタットが用いられる．また，尿酸排泄促進薬を使用している場合は，尿が酸性化して尿酸が析出しないように，アルカリ化薬であるクエン酸カリウム・クエン酸ナトリウムが併用される.

### d. 甲状腺機能亢進症・甲状腺機能低下症

甲状腺ホルモンは，チログロブリンと結合した形で濾胞内に蓄積されるが，ライソゾーム内の酵素の作用で加水分解され，チロキシン（T4）およびトリヨードチロニン（T3）として遊離型になり血液中に分泌される．生体内では T4 の含量が多いが，作用強度は T3 の方が強い.

甲状腺機能亢進症の代表例であるバセドウ病では，メルセブルグの三徴とよばれる①頻脈，体重減少，手指振戦，発汗増加，②びまん性の甲状腺腫，③眼球突出または特有の眼症状，が特徴である.

甲状腺機能亢進症の治療は，甲状腺ペルオキシダーゼを阻害し，甲状腺ホルモンの合成を抑制するチアマゾールおよびプロピルチオウラシルが用いられる.

一方，甲状腺機能低下症に対しては，甲状腺ホルモン製剤であるレボチロキシン（T4 製剤）とリオチロニン（T3 製剤）および乾燥甲状腺末が用いられ，通常はレボチロキシンが第一選択薬となる.

### e. 尿崩症

抗利尿ホルモン（ADH）であるバソプレシンの合成や分泌，あるいは作用が不全となることで多尿，口渇・多飲，脱水症状を引き起こす症候群を尿崩症という．バソプレシン負荷試験により，尿量が減少すれば中枢性，減少しなければ末梢性である.

中枢性尿崩症の治療には，デスモプレシンの点鼻が用いられる.

### f. クッシング症候群

副腎皮質からのコルチゾールの慢性的な過剰分泌により惹起され，特徴的な臨床症状や徴候を呈する症候群をクッシング症候群という．主な症状としては，中心性肥満や満月様顔貌，水牛様肩や赤色皮膚線条，鉱質コルチコイド様作用による高血圧や浮腫，タンパク質異化亢進による筋萎縮や出血斑，骨粗鬆症や尿路結石，糖新生亢進による糖尿病などがある.

クッシング症候群の治療の第一選択は，要因となる腫瘍の外科的な摘出であるが，手術が不可能な場合や腫瘍が取りきれなかった場合は，副腎皮質ホルモン合成阻害薬であるミトタンやトリロスタンが用いられる.

## 5.2.6 感覚器・皮膚の疾患と薬

感覚器とは，身体の内外で起こる状況の変化を刺激として受け取る器官である．俗に五感とよばれる視覚，平衡聴覚，嗅覚，味覚，触覚がこれにあたる．代表的な眼疾患である緑内障や白内障は，視覚の障害を引き起こす．また，代表的な耳鼻咽喉疾患である突発性難聴やメニエール病は平衡聴覚の障害である.

皮膚は，生体の外表を覆う組織であり，知覚や体温調節などの機能を有する．皮膚疾患の代表例として，アトピー性皮膚炎，皮膚真菌症，褥瘡，などがある.

## 5.2.7 病原微生物（感染症）・悪性新生物（がん）と薬

生体に侵入した微生物が増殖して生体の機能を障害するものが感染症であり，感染症の原因となる微生物を病原微生物という.

一方，悪性新生物とは，がん細胞によって引き起こ

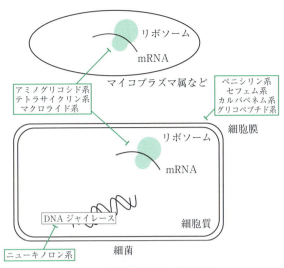

図 5-4 細胞質受容体の情報伝達

される疾患であり，遺伝子の変異がその要因となる遺伝子病である．遺伝子変異を引き起こす要因は，発がん性物質や紫外線といった環境要因に加えて，ホルモンやウイルス感染に伴った遺伝子変異などがある．がん細胞は，異常増殖，浸潤性，転移能の三つの特徴をもつ．

### a. 感染症治療薬

感染症の治療薬は，生体に対する有害作用が少なく，病原微生物のみに作用して殺菌したり増殖を阻止したりする薬物が望ましい．感染症の原因となる微生物には，細菌，真菌，ウイルス，原虫・寄生虫があり，病原微生物の種類によって用いられる薬物が異なる．

### （ⅰ） 抗菌薬

抗菌薬は，細菌の細胞壁，細胞質，核酸，リボソームなどに作用してその合成や機能を阻害する（図 5-4）．

細胞壁合成阻害薬には，細胞壁合成酵素であるペニシリン結合タンパク質に作用するペニシリン系，セフェム系，カルバペネム系と，細胞壁前駆体に作用するグリコペプチド系がある．なお，菌の構造の違いに基づいて分類されるグラム陽性菌とグラム陰性菌は，細胞壁の構造が異なるためグリコペプチド系はグラム陰性菌には無効である．

核酸阻害薬は，DNA の複製に重要な DNA ジャイレースを阻害することで遺伝情報の発現を抑制する．この作用機序をもつ抗菌薬は，ニューキノロン系である．グラム陽性菌，グラム陰性菌に加えて，細胞壁をもたないマイコプラズマ属にも有効である．

タンパク質合成阻害薬は，細菌固有のリボソームに作用するもので，30S リボソームを阻害するアミノグリコシド系，テトラサイクリン系，50S リボソームを阻害するマクロライド系がある．マクロライド系は，主にブドウ球菌や肺炎球菌などのグラム陽性菌とマイコプラズマ属には有効だが，グラム陰性菌には無効である．

抗酸菌に分類される結核菌は，グラム陽性菌の一つである．結核治療の中心は，リファンピシンとイソニアジドである．それに加えてエタンブトールやピラジナミドが用いられる．

### （ⅱ） 抗ウイルス薬

抗ウイルス薬は，抗ヘルペスウイルス薬，抗インフルエンザウイルス薬，抗ヒト免疫不全ウイルス薬，抗肝炎ウイルスに大別される．

ヒトヘルペスウイルスに対する抗ウイルス薬の作用機序は，ウイルス DNA ポリメラーゼ阻害作用による核酸合成阻害である．単純ヘルペス，水痘・帯状疱疹，サイトメガロウイルス感染症が抗ヘルペスウイルス薬の適応となる．

インフルエンザウイルスに対する抗ウイルス薬の作用機序は，インフルエンザウイルス表面に存在するノイラミニダーゼを阻害し，ウイルスが感染細胞表面から遊離することを阻止することでほかの細胞への感染・増殖を抑制する．

ヒト免疫不全ウイルスに対する抗ウイルス薬の作用機序は，主に逆転写酵素阻害作用，インテグラーゼ阻害作用，プロテアーゼ阻害作用の三つである．レトロウイルスに分類されるヒト免疫不全ウイルスは，逆転写酵素により DNA を合成する．核酸系および非核酸系逆転写酵素阻害薬は，この逆転写酵素を競合的に阻害することでウイルスの増殖を抑制する．一方，ヒト免疫不全ウイルスにより合成された DNA はヒトの DNA に組み込まれることでタンパク質の合成を行う．インテグラーゼ阻害薬は，ヒトの DNA に組み込む働きをするインテグラーゼを阻害することでウイルスの増殖を抑制する．また，ヒト免疫不全ウイルスによって合成されるタンパク質は，プロテアーゼにより切断されることで産生される．プロテアーゼ阻害薬は，転写・翻訳によって生じた前駆体タンパク質をプロテアーゼが切断するのを阻害してウイルスの増殖を抑制する．

抗肝炎ウイルス薬は，B 型（HBV），C 型（HCV）

肝炎の治療にはいずれもが使用される．その作用機序は，2-5 オリゴアデニル酸合成酵素（2-5 AS），プロテインキナーゼ，ホスホジエステラーゼなどを誘導し，ウイルスの増殖を抑制する．また，T 細胞，NK 細胞，マクロファージといった免疫細胞を活性化することで間接的にウイルス感染細胞を破壊する．HBV に対する抗ウイルス薬の作用機序は，逆転写酵素阻害作用である．また，HCV に対する抗ウイルス薬の作用機序は，RNA 依存性ポリメラーゼ阻害作用あるいは NS3/4A セリンプロテアーゼ阻害作用である．

### (ⅲ) 抗真菌薬

真菌による感染症には病変の部位により，表在性真菌症と深在性真菌症に大別できる．そのうち，深在性真菌症は悪性腫瘍，後天性免疫不全症候群，自己免疫疾患などにより患者の免疫力が低下により発症することが多い．日本における代表的な深在性真菌症は，カンジダ症，アスペルギルス症，クリプトコックス症，ムコール症である．抗真菌薬の主な作用機序は，真菌細胞膜の主要構成脂質エルゴステロールと結合して膜変性を引き起こすことによる殺菌作用とエルゴステロール生合成阻害作用である．このような作用機序をもつ抗真菌薬として，ポリエン系抗真菌薬とアゾール系抗真菌薬がある．また，最近開発されたキャンディン系抗真菌薬は，真菌細胞壁の主要構成成分である $\beta$-1,3-D-グルカンの生合成を阻害する．この作用機序を有する抗真菌薬は，$\beta$-1,3-D-グルカンを細胞壁の主成分とするアスペルギルス属やカンジダ属には有効であるが，$\beta$-1,6-D-グルカンを主成分とするクリプトコックス属には無効である．

### (ⅳ) 抗原虫・寄生虫薬

病原性寄生虫のうち，原虫とは単細胞の寄生虫である．原虫は，根足虫類，鞭毛虫類，胞子虫類，繊毛虫類に分類され，その代表例として赤痢アメーバ（根足虫類），腟トリコモナス（鞭毛虫類），トキソプラズマ（胞子虫類），マラリア原虫（胞子虫類）などがある．一方，多細胞の寄生虫は蠕虫とよばれ，条虫類，吸虫類，線虫類に分類される．代表例として，回虫（線虫類），アニサキス（線虫類），蟯虫（線虫類），住血吸虫（吸虫類），エキノコックス（条虫類）などがある．

抗原虫薬は，抗マラリア薬とそのほかの抗原虫薬に分けることができる．抗マラリア薬の作用機序は明確ではないが，ヘモゾインの重合過程を阻害することなどが想定されている．また，赤内型分裂体（シゾント）には有効だが，休眠体（ヒプノゾイト）には無効

である．

抗寄生虫薬は，抗線虫薬，抗吸虫薬，抗条虫薬に大別される．その作用機序は，薬物ごとにさまざまだが，代謝障害，運動麻痺，生殖器障害などにより虫体を死滅または駆虫する．

### b. 悪性腫瘍治療薬

がん薬物療法とは，抗がん剤，すなわち殺細胞薬，分子標的治療薬，ホルモン剤を用いた治療の総称である．がん薬物療法の臨床的な位置付けには，進行がんやほかに効果的な治療法がないがんに対する主治療，外科的切除や放射線照射などの局所治療後の補助治療あるいは術前治療，白血病や悪性リンパ腫に対する髄腔内注入，肝細胞がんに対する肝動脈注入といった特定の臓器に対する局所治療がある．

### (ⅰ) 殺細胞薬

現在用いられている殺細胞薬の多くは，ほとんどすべて DNA 代謝に働きかけ，これを障害することによって，その増殖抑制効果や殺細胞効果を発揮している（図 5-5）．がんは，細胞の異常増殖に加えて，浸潤と転移能を獲得した細胞集団（腫瘍）であり，殺細胞薬といわれる多くの抗がん剤は，分裂細胞を標的に細胞分裂を障害したり，細胞のアポトーシスを誘導したりすることで腫瘍の増大を抑制する．抗がん剤は細胞増殖に関与するため，一般にがん細胞の大半が細胞分裂過程にある細胞増殖率の高い腫瘍においては高い感受性を示すが，細胞分裂のほとんどしない腫瘍においては反応性が乏しい．また，分化段階が進むにつれて細胞の増殖が減少する傾向があるため，抗がん剤は未分化な腫瘍に効果が高い．

がんは，腫瘍細胞の多様性，細胞周期の違い，耐性の獲得などの理由により多剤併用療法が主流である．細胞周期との関係としては，原則としてアルキル化薬は細胞周期非依存性，代謝拮抗薬やトポイソメラーゼ阻害薬は DNA 合成の S 期，ビンカアルカロイドなどの微小管機能阻害薬は M 期に作用する．

### (ⅱ) 分子標的治療薬

最近の分子生物学的研究の成果により，がん細胞の分化・増殖に関わる，あるいはがん細胞に特異的な細胞特性を規定する分子が明らかとなっている．これらを特異的に阻害する分子標的治療薬が開発されており，この分子標的治療薬の主作用は殺細胞作用ではなく，細胞増殖抑制作用である（図 5-6）．また，分子標的治療薬は，分子標的の活性化部位に作用する酵素

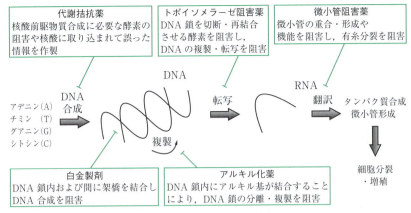

図5-5 殺細胞薬の作用機序

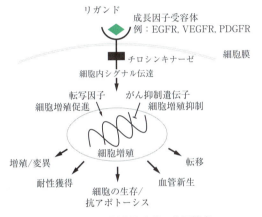

図5-6 分子標的治療薬の作用機序

阻害薬と分子標的の受容体に対する抗体薬とに大別される．

## 5.2.8 バイオ・細胞医薬品とゲノム情報

　薬物治療はすべての疾患に対して万能ではなく，治療できない疾患は多い．その中で，現在では生物がもつ再生能力を応用した再生医療の研究が注目されている．再生医療の材料として期待されているのが体性幹細胞，胚性幹細胞（ES細胞），人工多能性幹細胞（iPS細胞）などの万能細胞である．体性幹細胞の中で多くの医療応用例があるのが造血幹細胞である．造血幹細胞は，骨髄中に存在し，血液成分である白血球や赤血球，血小板などに分化できる．骨髄移植は，白血病などの血液疾患患者に対してすでに臨床応用がなされており，広義には再生医療の一つである．
　ある遺伝子の量的・質的な異常が疾患発症に関与するとき，その遺伝子は治療の標的となり得る．例えば，がん細胞の生存には特定のがん化シグナルが強く依存（がん遺伝子依存）している場合があり，選択的な治療標的となり得る可能性が指摘されている．その代表例には，慢性骨髄性白血病におけるBCR/ABL融合遺伝子産物を標的としたイマチニブ，ニロチニブ，ダサチニブや肺腺がんにおけるEML4-ALK融合遺伝子産物を標的としたクリゾチニブ，アレクチニブなどがある．

## 5.2.9 要指導医薬品・一般用医薬品とセルフメディケーション

　健康の維持増進および疾病の予防への取組，医療費の削減などを目的にセルフメディケーションが推進されている．セルフメディケーションとは，薬局・薬店・ドラッグストアなどで処方箋なしに購入できる医薬品を用いて自分自身で健康管理を行い，軽い病気の症状緩和などに活用することである．処方箋なしに購入できる医薬品（OTC医薬品）は，その含有する成分等により，要指導医薬品と一般用医薬品（第1類～第3種）の計四つに分類される（表）．
　要指導医薬品は，薬剤師が応対して書面による情報提供が購入の際に必要となる．主な医薬品には，ロラタジン（抗アレルギー薬）やトリメブチン（過敏性腸症候群薬）などがある．第1類一般用医薬品も要指導医薬品と同様に，薬剤師が応対して書面による情報提供が購入の際に必要となる．主な医薬品として，ファモチジン（胃薬），ロキソプロフェン（非ステロイド性消炎鎮痛薬），ニコチン貼付剤（禁煙補助薬），ミノキシジル（育毛薬），などがある．これらの医薬品は，副作用や相互作用などの項目において安全性上特に注意が必要とされる医薬品である．
　第2類一般用医薬品は，薬剤師または登録販売者が応対して情報提供をすることが努力義務となっている

190    5. 医 療 薬 学

医薬品である．副作用や相互作用などの項目において
安全性上注意を要する医薬品である．主な医薬品とし
て，風邪薬や解熱・鎮痛薬など日常生活で必要性の高
い医薬品が多く，センノシド（緩下薬），テルビナフ
ィン（抗真菌薬），アスピリン（非ステロイド性消炎
鎮痛薬），イブプロフェン（非ステロイド性消炎鎮痛
薬），などがある．

　第3類一般用医薬品は，副作用や相互作用などの項
目において安全性上第1類，第2類に相当する以外の
医薬品である．ビタミン剤，制酸薬，滋養強壮薬など
多くの医薬品が販売されている．

## 5.2.10　医療の中の漢方薬

　漢方医学の特徴，理論や診断法などについての基本
的知識を修得するとともに，比較的よく使用される漢
方薬について漢方理論に基づいた使用法と，現代医療
における使用法を習得する．

### a. 漢方の特徴

　漢方医学は漢の時代を代表とする中国伝統医学の方
術を意味し，江戸時代中期に入ってきたオランダ医学
を蘭方とよんだのに対してそれまで日本で行われてき
た中国の伝統医学を漢方とよんだ．漢方は5世紀頃中
国から伝来した医学が，現代まで長い年月をかけて日
本の歴史，風土，民族性や体質に合わせて独自の発展
を遂げてきた．漢方医学とは広義の意味では中国に由
来する医学の総称であり，鍼灸，按摩，気功（導引），
薬膳，湯液などが含まれる．この中で，いわゆる漢方
薬を服用した治療法は湯液療法である．狭義の漢方医
学は日本で独自に発達した医学体系をいい，現代の中
医学と区別している．四診を用いて診断し，「証（しょ
う）」（いずれも後述）を決定して，その人にあった
漢方薬（生薬を一定の規則・理論によって組み合わせ
た処方薬）を選別している．漢方薬の剤形，特に内服
薬は，古来，生薬を細かく砕いて混ぜただけの散剤
（当帰芍薬散など○○散と名付けられる）が最も古い
とされており，その後，この散剤に蜂蜜などを混ぜて
練った丸剤（○○丸）が出現し，その後，組み合わせ
た生薬を煎じてその煮汁を服用する湯液療法（○○
湯）が主流となった．現代では，1970年代に認可さ
れたエキス製剤（煎じ液から水分を留去し賦形剤を加
えたもの）がその大半を占めている．同じ生薬を用い
るにしても，用いる考え方は民間薬や伝承薬とは大き
く異なっている．民間薬は一般的に下痢や便秘など一
定の症状に対して経験的に用い，生薬も単味が多い．
一方，複数の生薬を用いても民間薬と同じように単一

### 表 5-3　漢方医学と西洋医学の比較・相違

|  | 漢方医療 | 西洋医療 |
|---|---|---|
| 原因 | 内因重視（心身一如） | 外因重視 |
| 診断 | 五感重視（証による）<br>総合的<br>経験的 | 臨床検査重視<br>細分化・分析的<br>実証的（エビデンス重視） |
| 薬剤<br>（薬物） | 天然物（生薬） | 合成品，一部天然物<br>（純粋な化合物） |
| 治療 | 対証的（随証治療） | 対症的（随症治療） |
| 適応 | 健康維持，慢性病<br>（予防的，保護的） | 急性病 |
| 対象 | 個別的 | 普遍的 |

の症状に経験的に用いているものは伝承薬とか家伝薬
といい，生薬の組み合わせに理論がなく，これらも漢
方薬とは一線を画す．

　漢方の特徴を一言で表すなら「新陳代謝を促す医
学」であり，その基本方針は，体のバランスを考慮
し，多すぎるものは瀉し（排出し），不足するものは
補うという考えである．また，病気のステージ（進行
度）を重んじている．西洋医学とは表5-3に示したよ
うに異なる点が多々あり，特に，現代医療における漢
方薬の役割として，西洋医学が抱える問題点（①臓
器ごとの細分化が進んで，全体の把握が難しくなる，
②機械的な検査や治療への不安がいわれ，データや，
検査値への固執，③副作用への危惧，④不定愁訴な
ど）を補完することにより，両方の考えを統合してよ
りよい医療を目指すことを目標としている．

### b. 漢方の基礎理論

　漢方医療における最も基礎的な概念は「証」によっ
て診断，治療を行うことである．証とは患者が現時点
で呈している症状を陰陽，虚実，六病位（三陰三陽
論），気血水などの基本概念を通して認識し，病態の
特異性を示す症候をとらえた結果を総合して得られる
診断であり，治療の指示である．証に従って治療する
ことを随証治療という．これを実践すると，西洋医学
では原則同じ病気（病名）に対しては同じ薬が処方さ
れるが，漢方では身体所見や体質の相違により異なっ
た漢方薬が使用されたり（同病異治），反対に西洋医
学的に異なる疾患でも証に従えば同じ漢方薬を用いる
ことができ，（異病同治）漢方治療の大きな特徴の一
つである．証は現代的には「しばり」と表現できる．
陰陽は体質や病気の具合を熱性と寒性に分け，病気の
場合，病邪と熱を出して戦っている状態を陽病とし，

悪寒中心の状態を陰病として，病気は陰陽のバランスが崩れた時に起こると考えられている．虚実は生体の抵抗力（＝抗病力）の強弱をいい，抗病力が強く充実している状態を「実」，弱く衰えている状態を「虚」といい，診断の目安とし，漢方薬を使い分ける．虚実に対する治療方針では，実は病邪を攻め，虚に対しては正気（生命力）を補うことを原則としている．六病位は傷寒論の最も基本的な考えであり，陰陽論を発展させ，病気の進行と状態を六つのステージに分類している．すなわち発病から死にいたる段階を**太陽病**（陽病の初めであり，病邪が頭，項背，筋肉などの表にいて，悪寒，発熱，頭痛を伴い身体の表に熱がある状態），**陽明病**（病邪が消化器系などの裏に入り，高熱を出し便秘や炎症が強い状態），**少陽病**（病位が胸脇部，心窩部，胆を主とした表から裏にまたがった半表半裏の疾患で小柴胡湯などの和解剤の適応となる），**太陰病**（陰病のはじまりで胃腸系の冷えが特徴），**少陰病**（生命力が弱まり，腎，膀胱系が冷えた状態），**厥陰病**（生命力が尽き果てる最終段階で，手足先端から心臓への冷えが特徴）と分類している．身体の構成要素である気血水は病が慢性化したときに起こる生体の変調（異常）を説明する生理的因子の概念であり，多くは停滞と過不足時の状態を論じている．これらの証を決める判断となるのが四診（望診，聞診，問診，切診）である．望診は視覚的な診察であり，顔色や体格，肌の艶などをみるとともに，舌の様子をみる舌診は瘀血や水毒などの重要な情報が得られる．聞診は，聴覚と嗅覚を駆使した診察であり，問診は，現在の状態や既往歴など患者からの情報を詳しく聞き出す．切診は脈診と腹診があり，どちらも漢方独特の診察法である．脈診は現代医療の脈（拍）をみるのとは異なり，脈の強さ，早さ，張り具合などで患者の病態を把握する．また，腹診は日本漢方独特の方法で腹力の強弱，腹部の動悸，季肋部の自他覚的な圧痛（**胸脇苦満**），みぞおちの抵抗，圧痛（**心下痞鞕**），胃の中の体液の貯留（**胃内停水**），下腹部の軟弱無力（**小腹不仁**）など非常に重要な所見が得られる．

### c. 各論（症状別処方）

本項では読者がセルフメディケーションの立場で自分，家族，友人にアドバイスできる比較的身近な疾患に対する処方を解説する．分類は選択しやすいように疾患別になっている．これらを使用する上での注意点は，服用を必要とする時点での体質や病気の進行度を考慮に入れなければ効果が半減したり，逆に悪化の原因にもなるということである．先の基礎理論で述べた

「証（しばり）」という概念を大事にすることが疾患，疾病改善の早道である．本項では，用途（適応疾患）の前の使用目標に書いてあるタイプを理解してから当てはまる用途を見てほしい．

### （i）かぜ（頭痛，発熱，咳，鼻閉感などの感冒様症候群および呼吸器系疾患を含む）

**桂枝湯**：虚証の風邪の初期に

使用目標：正気が不足し，病気に対する抵抗力が不足していて，じっとりと汗をかいている状態

用途：頭痛，発熱，軽い鼻水，悪寒

**葛根湯**：実証の風邪の初期に

使用目標：正気・体力はあり，病気に対する抵抗力があり，汗をかいていない状態

用途：頭痛，発熱，肩こり，悪寒

＊発表・発汗作用が桂枝湯より強い

**麻黄湯**：関節痛，筋肉痛を伴う激しい風邪に

使用目標：葛根湯の症状にさらに関節痛・筋肉痛が加わった状態

用途：頭痛，発熱，鼻水，悪寒，関節痛，筋肉痛

＊インフルエンザの第一選択薬

**麻黄附子細辛湯**：悪寒の強い風邪，喉の痛みに

使用目標：上背部から全身がぞくぞくした悪寒があり，布団を掛けてもその寒気がとれない状態

用途：頭痛，悪寒，風邪，咳，喉の痛み，気管支炎

**小青竜湯**：水毒症状の激しい風邪，喘息，鼻炎に

使用目標：水毒症状が激しい状態．水っぱな（薄い鼻汁）

用途：風邪，くしゃみ，鼻づまり，鼻水，咳，アレルギー疾患（花粉症），気管支炎，気管支喘息

＊全身に余分な水分が停滞している様

**小柴胡湯**：風邪の中期および胸腹部の炎症性疾患に

使用目標：胸脇苦満，往来寒熱があり，食欲不振，口苦などの状態

用途：こじれた風邪の症状，気管支炎，慢性胃炎，肺炎，慢性肝炎，

＊攻めて炎症をとる生薬と，消化器系を保護して強化する補う生薬が入った攻補兼施の処方

**麦門冬湯**：乾燥して乾いた咳に

使用目標：津液不足（体内で活性のある正常な体液）による喉の乾燥感，口渇があり，下から突き上げるような咳

用途：咳，気管支炎，気管支喘息，妊娠咳，喉の痛み，声がれ，シェーグレン症候群

**麻杏甘石湯**：炎症の強い咳，喘息の咳に

使用目標：呼吸器（喉や気管）に炎症のある連続性

## 192　5. 医療薬学

の咳

用途：咳，気管支炎，気管支喘息，肺炎，百日咳

### （ii）　胃痛・腹痛 1（消化器系疾患で下痢に重きをおく）

**小建中湯**（しょうけんちゅうとう）：消化器系の虚弱に伴う腹痛や疲労倦怠に

使用目標：脾胃が虚弱で疲れやすい状態

用途：疲労倦怠，病後，産後の体力の低下，小児の虚弱体質，腹痛，下痢，夏バテ

**六君子湯**（りっくんしとう）：下痢，嘔吐を伴う上部消化器系の虚弱に

使用目標：脾胃の虚証で水毒症状（胃内停水）を伴う状態

用途：胃腸機能低下，消化器不良，食欲不振，嘔吐，つわり，胃炎

**大建中湯**（だいけんちゅうとう）：冷えによる腹痛および腸閉塞に

使用目標：腹部が冷えて腸内に水とガスが停滞し，虚弱無力で弛緩している状態

用途：腹痛，腹部冷感，腹部膨満感

＊現代医療では手術後の腸閉塞（イレウス）の予防に使用

**半夏瀉心湯**（はんげしゃしんとう）：炎症性の胃腸疾患に

使用目標：心窩部（みぞおち）につかえがあり，腹部に炎症があり，渋り腹の状態

用途：腹痛，下痢，胃腸炎，胃潰瘍，食欲不振，嘔吐，つわり

**黄連解毒湯**（おうれんげどくとう）：消化器系の炎症が強い胃腸炎，充血性疾患に

使用目標：胃熱をもち，のぼせ感があり，炎症性が強い実している状態

用途：胃炎，胃腸炎，下痢，鼻出血，炎症性眼疾患，のぼせ，宿酔（二日酔い）口内炎

### （iii）　胃痛・腹痛 2（消化器系疾患で便秘に重きをおく）

**防風通聖散**（ぼうふうつうしょうさん）：便秘や肥満を解消したい人で，血，水が停滞している人に

使用目標：体力があり食欲旺盛で，新陳代謝が悪く，肥満している状態

用途：便秘，高血圧，肥満症，のぼせ，浮腫，小便不利，腎炎，慢性心不全

**大柴胡湯**（だいさいことう）：肝胆疾患および胸腹部の炎症性疾患に

使用目標：体力があり胸脇苦満で，腹部の膨満がひどく，便秘がある状態

用途：高血圧症，腹部膨満，胃腸炎，便秘，肝疾患，胆嚢炎

### （iv）　泌尿器系（腎，膀胱系疾患）疾患

**八味地黄丸**（はちみじおうがん）：腎の気が虚している人に

使用目標：疲労倦怠が著しく，四肢（手足末端）に冷えがあり，尿量が多尿又は減少し，口渇を伴う状態

用途：腎疾患全般，疲労倦怠，精力減退，腰痛，高血圧，白内障，頻尿，多尿，前立腺肥大，糖尿病

**牛車腎気丸**（ごしゃじんきがん）：腎の気が虚し，さらに浮腫，しびれが強い状態に

使用目標：八味地黄丸の証に加え，浮腫としびれが顕著な状態

用途：腎疾患全般，疲労倦怠，精力減退，腰痛，高血圧，白内障，頻尿，多尿，前立腺肥大，糖尿病，足のむくみ，四肢のしびれ

＊現代医療では抗がん剤の副作用で末梢神経障害，末梢神経性疼痛の改善に使用

### （v）　筋肉・関節痛

**芍薬甘草湯**（しゃくやくかんぞうとう）：筋肉の緊張緩和および痛みの緩和

使用目標：筋肉疲労などによる筋肉の緊張によって起こる痛みの状態を目標とし，体力，体質はあまり気にしない．

用途：こむら返り，筋肉痛，関節痛，腹痛，月経痛

**麻杏薏甘湯**（まきょうよっかんとう）：湿邪による筋肉，関節痛

使用目標：筋肉，関節が，湿邪に侵されて痛みが出ている状態

用途：筋肉痛，関節痛，足腰の倦怠感，浮腫，ぎっくり腰，関節リウマチ

**桂枝加附子湯**（けいしかぶしとう）：冷えと湿気を原因とする筋肉，関節痛に

使用目標：麻杏甘石湯証で，さらに冷えが入る状態

用途：筋肉痛，関節痛，手足のひきつれ・こわばり，浮腫，ぎっくり腰，関節リウマチ，冷え性

**防已黄耆湯**（ぼういおうぎとう）：水分代謝不良によるむくみ，多汗，筋肉，関節痛，皮膚疾患に

使用目標：体力がなく，水太りで汗が多く，尿量減少で下肢に浮腫，膝関節が痛む状態

用途：筋肉痛，関節痛，関節リウマチ，慢性腎炎，関節水腫，膝痛，腰痛，下半身のむくみ，多汗症，肥満症

### （vi）　婦人科系疾患（駆瘀血・補血薬）

**当帰芍薬散**（とうきしゃくやくさん）：冷えを伴う虚証の婦人科系疾患に

使用目標：冷え性で疲労しやすく，血虚と水毒の状態

用途：月経不順，月経痛，不妊症，妊娠中の諸症，

浮腫

**桂枝茯苓丸**：瘀血が原因の諸疾患に

使用目標：体力はしっかりしていて冷えのぼせなどの瘀血の状態

用途：月経不順，月経痛，不妊症，肩こり，のぼせ，にきび

**加味逍遥散**：更年期障害・血の道症に

使用目標：比較的体力低下の人で精神神経症がある状態

用途：月経不順，更年期障害，精神不安，いらいら，ヒステリー，抑うつ症状，不眠症

## （vii）精神疾患

**半夏厚朴湯**：喉に違和感（梅核気）を感じる神経症に

使用目標：精神不安，咽喉・食道に異物感があり，吐き気，動悸，めまいなどを伴う状態

用途：神経症，神経不安，咽喉頭食道神経症，食道異物感，神経性胃炎，つわり，ヒステリー，パニック障害

**柴胡加竜骨牡蛎湯**：実証の神経症に

使用目標：比較的体力があり，胸脇苦満があり，神経不安があって驚きやすく，動悸，不眠などを伴う状態

用途：神経性心悸亢進，神経障害，不安障害，ヒステリー，てんかん，更年期障害，性交不能症，高血圧症，更年期神経症

**桂枝加竜骨牡蛎湯**：虚証の神経症に

使用目標：体力虚弱で，下腹部腹直筋に緊張がある神経症状をもつ状態

用途：神経衰弱，神経症，動悸，不眠，夜泣き，小児夜尿症，性交不能症，精神の過緊張，性的神経衰弱，陰萎，夢精，夢交

**抑肝散**：夜泣き，疳の虫，ヒステリーに

使用目標：虚弱な体質で神経が高ぶる状態

用途：神経症，不眠症，小児夜泣き，ヒステリー，抑うつ症状，認知症の随伴症状

## （viii）水分代謝

**五苓散**：水分代謝改善に

使用目標：口渇で尿量が減少している（小便不利）状態

用途：小便不利，浮腫，水瀉性下痢，急性胃腸炎，嘔吐，二日酔い，腎炎

**猪苓湯**：泌尿器系炎症疾患に

使用目標：尿量減少，排尿困難，排尿痛など尿路不定愁訴と血尿などの炎症症状が強い状態

用途：排尿痛，血尿，排尿困難，膀胱炎，尿道炎，尿路結石

## （ix）強壮，強精薬（補剤）

**補中益気湯**：消化器系，呼吸器系の虚弱および気が虚している人に

使用目標：消化機能が衰え，四肢倦怠感が著しい虚弱体質の状態

用途：全身倦怠感，疲労感，風邪の後期，体力低下，食欲不振，脱肛，胃下垂

**十全大補湯**：貧血および慢性疲労，気血両虚に

使用目標：病後，術後，産後の大量低下，貧血の状態

用途：貧血，全身倦怠感，衰弱，低血圧，白血病，虚弱体質の改善，冷え性

## （x）現代医療における漢方薬の新しい使われ方

上述のように漢方薬本来の使用方法は証に従って使用するべきものであるが，近年，証を意識せずとも，現代医療の中で効果的な使用方法が見出され，エビデンスに基づいて使用されつつある．各種診療ガイドラインに記載された漢方薬の使用例を代表的なものについていくつか表にまとめた（**表 5-4**）.

### d. 漢方薬の副作用

漢方薬を構成する生薬個々の副作用は別項で述べた．本項では処方として注意すべき副作用について述べる．

1. 小柴胡湯：**インターフェロン製剤との併用禁忌**.それぞれに**間質性肺炎**を起こす危険性があり，死亡などの重篤な転帰になる．
2. 甘草を含む漢方薬：甘草は日本で用いられる漢方薬の7割強に含まれており，複数の漢方薬を服用すると，生薬の副作用の項で述べたように**偽アルドステロン症**や**ミオパシー**などの副作用が出やす

**表 5-4　現代医療における漢方薬の使用例**

| 処方名 | 現代医療における使用（疾患） |
|---|---|
| 大建中湯 | 開腹手術後のイレウス予防に |
| 六君子湯 | 機能性ディスペプシアに対して |
| 抑肝散 | 認知症の随伴症状に |
| 牛車腎気丸 | 抗がん剤の副作用（末梢神経障害，神経障害性疼痛）軽減に |
| 半夏瀉心湯 | 抗がん剤の副作用（下痢）軽減に |

194    5. 医療薬学

くなる．また，単独でも甘草の1日量が2.5gを超える処方（芍薬甘草湯，小青龍湯，半夏瀉心湯など）は注意を要する．

3. 麻黄を含む漢方薬：西洋薬であるエフェドリン含有製剤やカテコールアミン製剤，キサンチン系製剤との併用により，麻黄の交感神経刺激作用が増強し，不眠，発汗過多，動悸，頻脈などの副作用が現れやすくなると同時に，ドーピングの問題もあり（3.6節参照）葛根湯，麻黄湯，小青竜湯などの麻黄剤には二つの観点から注意を要する．

### 5.2.11　薬物治療の最適化

最適な薬物治療を行うためには，疾患の発症機序の解明とそれに呼応する薬理作用をもつ薬の選択が必要不可欠である．それに加えて，薬効の個人差，年齢的要因，生理的要因，合併症，などの変動要因をきちんと把握することではじめて成り立つ．例えば，薬物代謝酵素の遺伝的変異によって薬効が増減したり，副作用が発現しやすくなったりする．それ以外にも，加齢に伴う生体機能の変化，肝機能・腎機能の障害によっても薬効は変化する．

---

### 5.2 節のまとめ

- 薬物が生体に与える影響を薬理作用といい，この薬理作用に基づき疾患の治療を行うことを薬物治療という．
- 臓器別・原因別などでさまざまな疾患があり，神経疾患，精神疾患，免疫疾患，循環器疾患，呼吸器疾患，消化器疾患，代謝・内分泌疾患，感覚器・皮膚疾患，泌尿器・生殖器疾患，感染症，悪性腫瘍などに大別される．
- 健康の維持増進や疾病の予防などを目的に，セルフメディケーションが推進されており，処方箋なしに購入できる医薬品は，その成分等を考慮して要指導医薬品と一般用医薬品（第1～3種）の計四つに分類される．
- 漢方薬は東洋医学の理論に基づいて一人ひとり個別に用いられるオーダーメイドの薬である．

---

## 5.3　薬物治療に役立つ情報

### 5.3.1　医薬品情報

薬物治療を適切に行うために必要な，医薬品情報の内容，作成過程，情報源に関する基本的知識を習得する．

#### a. 医薬品には情報が不可欠

ここに1錠の錠剤がある．あなたは今日，頭痛がひどく薬を飲みたいと思う．この錠剤を飲むだろうか？この錠剤の効果と副作用などがわからなければ，この錠剤を飲むことによって頭痛が和らぐことを期待できないばかりか，どのような毒性が現れるか予想もつかない．医薬品は化学物質であるが，その化学物質に必要な情報が付加されて初めてそれを医薬品として用いることができる（図5-7）．すなわち，情報は化学物質を医薬品として使用するための不可欠な構成要素なのである．

これまでの薬物治療の歴史を振り返ってみると，とくに20世紀後半から優れた効果をもつ医薬品が数多く開発され，それに伴い多くの疾病が薬によって治療できるようになってきた．しかし，その反面，薬害とよばれる事件が起こるなど，医薬品による健康被害も少なからず発生した．薬害事件では，製薬企業や行政官庁が医薬品の危険性に関する情報をもっていたにもかかわらず，その情報を隠蔽し，あるいはその情報を医療従事者や患者に積極的に伝えて注意喚起をすることを怠ったことにより被害が拡大した．医薬品情報は医薬品を使用する人の命と健康に直結する情報であり，その取り扱いを誤れば適切な薬物治療に支障が生じ，さらには重大な健康被害に至る可能性がある．医薬品に関連する業務に従事する者は，どのような職種であれ，このことを常に念頭に置き，関係者に必要な

化学物質 ＋ 情報 ＝ 医薬品

図5-7　情報は医薬品の不可欠な構成要素である

表 5-5　医薬品の性質と必要な情報

| 医薬品の性質 | 必要な情報[a] |
|---|---|
| 物質性 | 有効成分：一般名，化学名，化学式，構造式または示性式，分子量，外観・性状，溶解性，吸湿性，融点，凝固点，沸点，酸塩基解離定数，分配係数，安定性，確認試験法，定量法<br>製剤：剤形，性状，物性（崩壊試験），有効成分の含量，添加物，安定性，夾雑物，溶出試験法，製剤中の有効成分の確認試験法・定量法，貯法・保存条件，容器の材質 |
| 生理性 | 効能・効果，用法・用量，臨床効果（臨床試験の結果），安全性（禁忌，使用上の注意，副作用，高齢者への投与，妊婦・産婦・授乳婦への投与，小児への投与，過量投与），薬効薬理，薬物動態（吸収，分布，代謝，排泄），薬物相互作用，非臨床試験の結果 |
| 社会性 | 販売名，規制区分（処方箋医薬品，毒薬・劇薬，麻薬，向精神薬，一般用医薬品のリスク分類），承認条件，保険上の取り扱い，保険給付上の注意，薬価，識別コード，再審査期間，国際誕生年月日，製造・輸入承認年月日・承認番号，薬価基準収載年月日，包装単位，製造販売業者 |

a 保険適用の医療用医薬品の場合．主なもの．

情報が伝わり，それによって最善の薬物治療がなされるよう配慮し行動しなければならない．

## b．医薬品の性質と必要な情報

化学物質を医薬品として用いるには，どのような情報が必要であろうか．ここでは，医薬品の性質を，**物質性**，**生理性**，および**社会性**の三つに分けて考えてみたい（表 5-5）．**物質性**とは，医薬品の物理的・化学的性質である．有効成分の化学名，化学式，構造式のほか，溶解性，製剤の安定性など，医薬品の品質に関するさまざまな情報が必要である．**生理性**は，化学物質が生理活性をもち生体に作用する性質である．ただし，生理性には生体が薬物に働きかける代謝など薬物動態に関する性質も含まれる．動物実験で明らかにされた薬理作用とともに，臨床（ヒト）における有効性，安全性に関する情報が必要である．**社会性**は，医薬品が法律・制度など社会的な規制のもとに製造・販売され使用される性質を指す．医療用医薬品であるか一般用医薬品であるかの区分，劇薬または毒薬に指定されているかなどの情報をもとに，医薬品を適切に製造・販売・管理・使用することが求められている．薬の価格（保険適用の医薬品では薬価）も患者の経済的負担に関わる重要な情報である．

開発

新薬候補物質の抽出/合成
物理的・化学的性質の研究
スクリーニング
↓
非臨床試験
・*in vitro*（培養細胞など）
・*in vivo*（動物実験）
↓
臨床試験（ヒトを対象とする試験）
・第一相：少数の健常人を対象とする安全性と薬物動態などの瀬踏み
・第二相：比較的少数の患者を対象に治療効果を探索
・第三相：比較的多数の患者を対象に治療上の利益を確認
↓
承　認
↓

市販後

副作用等報告制度
製造販売後調査，製造販売後臨床試験
再審査
再評価

図 5-8　医薬品の開発とライフサイクル

## c．医薬品情報はどこで作られるか

医薬品情報は医薬品の開発過程で作られ，市販後は医薬品のライフサイクルを通じて常に最新の情報に更新される（図 5-8）．医薬品が承認されるまでの段階では主に研究者と製薬企業により情報が作られるが，市販後（製造販売後）の段階では製薬企業，厚生労働省・医薬品医療機器総合機構，研究者，医療従事者（医師・薬剤師など），および患者などさまざまな関係者により情報が作成・発信される．

### (ｉ) 承認までの段階

ある一つの医薬品の製造・販売が承認されるまでの段階では，まずその薬（の候補となる化学物質）に関連する基礎的な研究が大学などの研究機関または製薬企業の研究所などで行われ，その結果は論文などの形で公表されるか社内資料として保管される．続いて，製薬企業は，ヒトを対象とする試験である**臨床試験**（臨床試験のうち承認を得るために行う試験を**治験**という）を医療機関に依頼し，その結果が論文として公

表 5-6 医薬品の承認申請資料

| 申請書に添付しなければならない資料[a] | 資料の内容[b] |
|---|---|
| イ 起原又は発見の経緯及び外国における使用状況等に関する資料 | 1 起原又は発見の経緯<br>2 外国における使用状況<br>3 特性及び他の医薬品との比較検討等 |
| ロ 製造方法並びに規格及び試験方法等に関する資料 | 1 構造決定及び物理的化学的性質等<br>2 製造方法<br>3 規格及び試験方法 |
| ハ 安定性に関する資料 | 1 長期保存試験<br>2 苛酷試験<br>3 加速試験 |
| ニ 薬理作用に関する資料 | 1 効力を裏付ける試験<br>2 副次的薬理・安全性薬理<br>3 その他の薬理 |
| ホ 吸収,分布,代謝及び排泄に関する資料 | 1 吸収<br>2 分布<br>3 代謝<br>4 排泄<br>5 生物学的同等性<br>6 その他の薬物動態 |
| ヘ 急性毒性,亜急性毒性,慢性毒性,遺伝毒性,催奇形性その他の毒性に関する資料 | 1 単回投与毒性<br>2 反復投与毒性<br>3 遺伝毒性<br>4 がん原性<br>5 生殖発生毒性<br>6 局所刺激性<br>7 その他の毒性 |
| ト 臨床試験等の試験成績に関する資料 | 臨床試験成績 |
| チ 法第五十二条第一項に規定する添付文書等記載事項に関する資料 | 添付文書等記載事項 |

a 「医薬品,医療機器等の品質,有効性及び安全性の確保等に関する法律」施行規則（昭和 36 年厚生省令第 1 号）第 40 条第 1 項第 1 号
b 厚生労働省医薬食品局長.医薬品の承認申請について.薬食発 1121 第 2 号.平成 26 年 11 月 21 日.

表されるか社内資料として保管される．これらの情報は製薬企業により厚生労働省への**承認申請資料**（**表5-6**）としてまとめられ，医薬品の承認申請がなされる．承認された医薬品については，**承認申請資料**の概要が**医薬品医療機器総合機構**（Pharmaceuticals and

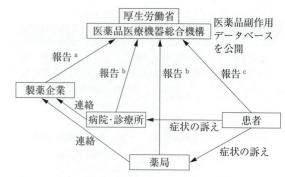

図 5-9 副作用等報告制度．a：企業からの報告は義務．b：医療従事者からの報告は必要があると判断した場合．c：患者からの報告は任意（試行的に実施）．

Medical Devices Agency；PMDA）のウェブサイト上で公表されており，誰でも入手することができる．また，承認申請に関する PMDA の審査報告書および厚生労働省における審議結果報告書が PMDA のサイトから入手できる．保険適用となる医療用医薬品については，承認後の薬価収載（通常，承認の 2～3 カ月後で，薬価収載日が販売開始日であることが多い）によって薬価など保険上の取り扱いが決定される．

(ⅱ) 市販後の段階

市販後（製造販売後）は，医薬品が医療の場などで実際に使用された経験にもとづいて情報が追加される．特に，承認前の臨床試験では特定されなかった副作用に関する情報が追加されることが多い．市販後の段階では，通常，日常診療（real world）の状況をありのままに観察する観察研究が行われ，その結果が公表される．また，承認後に基礎研究や臨床試験が行われ，その結果が公表されることもある．副作用については，主に市販後の**副作用等報告制度**および**製造販売後の調査・試験**により情報が収集される．**副作用等報告制度**は，副作用などが疑われた症例を厚生労働省に報告する制度である（**図5-9**）．製薬企業には副作用などが疑われた症例を知ったときは厚生労働省に報告することが義務付けられている．医師，薬剤師などの医療従事者には，保健衛生上の危害の発生または拡大を防止する観点から報告の必要があると判断した副作用などの症例を報告する義務がある．また，患者・家族からも副作用報告をすることができる仕組みが作られ，試行的に実施されている．厚生労働省に報告された副作用などの症例に関する情報は，PMDAにより「医薬品副作用データベース」としてまとめられ，PMDA のウェブサイト上の「副作用が疑われる症例

報告に関する情報」から閲覧が可能である.

**製造販売後の調査・試験**は，製薬企業に実施が義務付けられている調査および試験で，観察的な調査である**使用成績調査**および**製造販売後データベース調査**と，**製造販売後臨床試験**（必要に応じて実施される）に分けられる．副作用等報告制度は1例1例の症例を報告するのに対し，製造販売後の調査・試験は，薬を使用した集団を対象に，副作用の発生状況（発生頻度）や医薬品の品質，有効性および安全性に関する情報を得ることを目的とする．こうした製薬企業による調査・試験のほかに，研究者・医療従事者による臨床研究が行われ，医薬品の有効性・安全性などに関するさまざまな情報が追加される.

### d. 医薬品の有効性と安全性の評価

医薬品情報のうち，医薬品の有効性と安全性に関する情報はとくに重要である．医薬品の効果・影響（effect）には，目的に適った有益な効果（beneficial effect）と目的としない好ましくない効果（adverse effect：副作用）がある．医薬品に関する業務に携わる者は，これらの情報を関係者（とくに医療従事者や患者）に正確にかつ相手が理解できるように伝えることが肝要である．そのためには，医薬品の有効性と安全性がどのように評価されるのかを知ることが必要である.

#### （ⅰ） 有効性の評価

医薬品の有効性は最終的には臨床試験によって確認される．臨床試験は通常，第一相から第三相の順で行われる（図 5-8）．このうち，第三相試験は患者がその薬物を使用したときに治療上の利益が期待できることを確認する試験であり，もっとも重要な試験である．第三相試験では，通常，**ランダム化比較試験**（randomized controlled trial；RCT）が行われる．この試験では，患者は試験薬（臨床試験により効果を確認しようとする薬物）を使用するか使用しないかがあらかじめ（通常，乱数を用いて）ランダムに決められる．これを**ランダム割り付け**という．ランダム割り付けにより，試験対象の患者集団は試験薬を使用する群（試験薬群）と使用しない群（比較対照群）にランダムに分けられる．その結果，試験薬群と比較対照群は試験薬使用の有無以外の要因（年齢，性，疾病の状態などの患者の特徴や試験薬以外の治療法）については平均的に等しくなることが期待される．したがって，臨床試験の結果が2群で異なれば，それは偶然による場合を除いては試験薬の有無による違いであると考え

ることができる.

ただし，これには二つの前提を必要とする．一つは患者の心理効果や試験薬以外の治療法が臨床試験開始後も2群間で平均的に等しいことであり，もう一つは試験結果が2群間で公平に評価されることである．実際には，この二つの前提は試験薬使用の有無を試験に関わる患者や医師・研究者が知っていると成り立たない場合が多い．一般に薬を使用した患者には心理効果が働き，真の薬の効果に心理効果が上乗せされることが少なくない．例えば，頭痛薬の錠剤を飲んだとき，薬の効果が現れるまでには少し（15 分から 30 分程度）時間がかかるが，服用直後に頭痛が和らいだと感じたら，それが心理効果である．試験薬を使用する患者には心理効果が働き，使用しない患者には心理効果が働かないなど，2群間で心理効果に違いがある場合には，試験薬群と比較対照群の結果の違いが薬の効果によるのか心理効果によるのか区別がつかない．また，試験に関わる医師が試験薬使用の有無を知ると，試験薬以外の治療法に違いが生じる可能性がある．例えば，降圧薬（血圧を下げる薬）の効果を確認する試験で，試験薬を使用しない患者に対して医師は運動療法や食事療法をより熱心に指導するかもしれない．さらには，試験結果を評価する医師・研究者が試験薬に効果があると期待していると，試験薬を使用した患者によりよい評価を与えることがある.

そこで，試験薬使用の有無を知ることによる2群間の偏りが生じないように，通常の第三相試験では**二重盲検法**（double-blind method）が用いられる．これは，患者と医師・研究者の二者ともに試験薬使用の有無がわからないように試験を行う方法である（患者だけが割り付けを知らない場合には単盲検法という）．例えば，試験薬の錠剤やカプセルと外観が同じで有効成分を含まない製剤（これを**プラセボ**という）を作り，比較対照群の患者にはプラセボを服用してもらう．そして，患者が服用するのが試験薬なのかプラセボなのか患者も医師・研究者もわからない状態で試験を行うのである.

このように，医薬品の有効性は，通常，**ランダム割り付け**と**二重盲検法**を組み合わせた**ランダム化二重盲検比較試験**により評価される．すなわち，ランダム割り付けにより試験開始前の偏りを防ぎ，二重盲検法により試験開始後の偏りを防いで，試験薬使用の有無以外の要因が比較する2群間で平均的に等しくなることを保証する試験を行って，有効性を評価するのである.

臨床試験は市販後も必要に応じて行われることがあ

り，これは承認前の試験では十分な情報が得られなかった点を明らかにすることを目的とすることが多い．例えば，脂質異常症治療薬の有効性に関する承認前の試験では通常コレステロール値を効果指標（これを**エンドポイント**という）とするが，脂質異常症治療の最終目的は心筋梗塞などの心血管疾患の予防にある．そこで，心筋梗塞などの心血管疾患の発生をエンドポイントとする試験を市販後に行うのである．また，適応症の追加を目的とした試験を承認後に行うこともある．

### （ ii ） 安全性の評価

　医薬品の安全性についても，承認前の臨床試験によりある程度の評価が可能である．しかし，承認前の臨床試験には，対象患者数が少なく観察期間が短いなどの限界がある（**表 5-7**）．一般に，副作用のうち発生頻度が 5% を超えるものはごく一部であり，1%（100 人に 1 人）未満あるいは 0.1%（1000 人に 1 人）未満の副作用も少なくない．そのため，臨床試験では把握されなかった副作用が市販後に初めて明らかになることも珍しくない．さらに，どのような種類の副作用がどの程度の頻度で発生するのかといった情報は，承認前には十分に得られないことが多い．そこで，市販後は，実際に薬が使用される患者の状況に基づいた，より大規模で長期間の調査が必要となる．市販後の副作用のリスク評価を目的とする研究においては，ランダム化比較試験の実施は倫理性の観点から現実的でないことが多く，通常は観察的な疫学研究（4.1.1 項参照）

の手法が用いられる．人の集団における医薬品の効果・影響（effect）を疫学の手法を用いて研究する**薬剤疫学**という学問が 1980 年代半ばから急速に発展し，安全性に関する数多くの研究結果が公表されている．例えば，解熱消炎鎮痛薬として広く使われているアスピリンおよびその同種同効薬である非ステロイド性抗炎症薬（nonsteroidal anti-inflammatory drugs；NSAIDs）使用に伴う上部消化管出血のリスク増加について検討した多数の薬剤疫学研究の結果が公表されている．代表的なものだけで 20 を超える**コホート研究**や**症例対照研究（ケース・コントロール研究）**（4.1.1 項参照）が行われた結果，上部消化管出血のリスク増加の程度は，用量などによっても異なるが，アスピリン使用によりおおむね 1.5〜11 倍，それ以外の NSAIDs により約 2〜8 倍増加すると推定されている．

　安全性の評価においては，動物実験などの**非臨床試験**のデータを評価することも重要である．毒性試験はヒトを対象には実施し得ない試験であり，発がん性（がん原性），変異原性（遺伝毒性），胎児への影響（生殖発生毒性）などに関する動物実験の結果をもとに，ヒトへの影響を検討することが必要である．また，薬物の乳汁への移行に関する情報も臨床試験では得られない情報である．

### e. 医薬品情報の情報源

　医薬品に関するおもな情報源を**表 5-8** に示す．医薬品情報を得る際の最も基本的な情報源は，**医薬品添付文書**である．医薬品添付文書は，医薬品医療機器等法という法律で規定された法的な文書であり，厚生労働省が定めた記載要領にもとづいて製薬企業により作成される．当該医薬品に関する最新の論文その他により得られた知見に基づいて作成すべきとされ，記載すべき事項（用法，用量，使用上の注意など）が定められている．また，記載禁止事項（承認を受けていない効能・効果など）も定められている．医薬品は，医師・歯科医師の処方箋または指示によって使用されることを目的とする「医療用医薬品」と，消費者が薬局・薬店で直接購入できる「一般用医薬品」および「要指導医薬品」（薬剤師の対面による情報提供・指導が必要な医薬品）に区分されるが，医薬品添付文書の記載要領はこの区分に応じて定められている．

　**医療用医薬品添付文書**は**図 5-10** に示す項目からなっており，医薬品を医師・歯科医師が処方する際，または薬剤師が調剤する際に必要な基本的な情報が記載されている．添付文書に記載された注意事項を医療従事者が守らなかった場合には，患者の健康被害につな

表 5-7　承認前の臨床試験の限界（5 toos）

| 5 つの toos | 制限 | 解説 |
| --- | --- | --- |
| too few | 対象患者数 | 稀な副作用を検出するには被験者の数が少なすぎる |
| too simple | 病状や治療法 | 複雑な病状の患者や試験薬以外の薬を多数併用している患者は対象から除かれる |
| too median-aged | 年齢 | 通常，対象患者は成人で，若年者や高齢者は対象から除かれることが多い |
| too narrow | 適応症 | 臨床試験では適応症が明確に定められているが，市販後は適応症とは異なる病態にも用いられることがある |
| too brief | 観察期間 | 長期間使用した後に発現する副作用の検出は困難 |

表 5-8 医薬品に関するおもな情報源（医療関係者・専門家向け）．

| 情報源 | 作成者 | 内容と特徴 |
|---|---|---|
| 医薬品添付文書 | 製薬企業 | もっとも基本的な情報源．法律で規定された文書で，厚生労働省が記載要領を策定 |
| 医薬品インタビューフォーム | 製薬企業 | 医療用医薬品添付文書の情報を補完する学術資料．日本病院薬剤師会が記載要領を策定 |
| 申請資料概要 | 製薬企業 | 製薬企業が医薬品の製造販売承認を申請する際に PMDA に提出した資料の概要 |
| 審議結果報告書 | 厚生労働省 | 厚生労働省の薬事・食品衛生審議会における審議結果の報告書 |
| 審査結果報告書 | PMDA | PMDA における審査結果を薬事・食品衛生審議会に報告する報告書 |
| 医薬品製品情報概要 | 製薬企業 | 製薬企業が医療関係者向けに作成する医療用医薬品の製品情報．営業担当者の説明資料として用いられる |
| 緊急安全性情報（イエローレター） | 製薬企業 | 緊急に安全対策上の措置が必要な場合に，重大な副作用等に関する情報を医療関係者に迅速に伝達するため，厚生労働省の指示により製薬企業が作成する |
| 安全性速報（ブルーレター） | 製薬企業 | 緊急安全性情報に準じ，迅速な安全対策措置が必要な場合に，厚生労働省の指示により製薬企業が作成する |
| 副作用症例データベース | PMDA | PMDA に報告された国内の副作用報告のデータベース |

PMDA：医薬品医療機器総合機構．
表中の情報源は，医薬品製品情報概要を除いて，PMDA のウェブサイト（https://www.pmda.go.jp/）から入手可能．

がる可能性があるため，医師・歯科医師および薬剤師は添付文書の内容をよく理解していなければならない．一方，一般用医薬品添付文書および要指導医薬品添付文書は，医薬品を購入した消費者が読むものであり，購入者・使用者にとって読みやすく理解しやすい用語による正確な記載が求められている．

薬剤師が医療用医薬品を管理し調剤する際，あるいは医薬品の有効性・安全性・品質を評価する際には，医療用医薬品添付文書に加えて，その情報を補完する医薬品インタビューフォームが重要な情報源となる．医薬品インタビューフォームは，日本病院薬剤師会が記載要領を策定し製薬企業に作成・提供を依頼した学術資料であり，薬剤師業務に必要な医薬品情報が集約されている．有効成分の確認試験法・定量法，製剤の安定性，他剤との配合変化，詳細な臨床試験データなど添付文書には記載のない内容を含め，数十ページから 100 ページほどにもおよぶ詳細な情報が記載されている．医薬品インタビューフォームの記載内容よりさらに詳細な情報が必要な場合には，申請資料概要を参照する，あるいは医薬品インタビューフォームの根拠となる文献を収集するなどして情報を入手する．

医薬品情報のうち，とくに安全性情報については市販後に新たな情報が追加されることが多く，それに伴って添付文書などがしばしば改訂される．そのため，添付文書などの改訂に関する情報を常時入手することも重要である．また，緊急または迅速な安全対策措置が必要な場合には，厚生労働省の指示にもとづき緊急安全性情報（イエローレター）または安全性速報（ブルーレター）が製薬企業により作成され，医療関係者に伝達される．

患者・市民が医薬品情報を入手する場合には，患者向けの情報源があるので，それを利用すると理解しやすい．代表的なものに，「患者向医薬品ガイド」と「くすりのしおり」があり，PMDA のウェブサイトから入手できる．また，国民（患者）向けの緊急安全性情報・安全性速報が作成されており，こちらも PMDA のウェブサイトに掲載されている．

**例題 1**　医療用医薬品添付文書

PMDA のウェブサイトから「ラモトリギン」（一般名）という医療用医薬品の添付文書をダウンロードし，「警告」の記載内容を確認しなさい．

本剤の投与により，中毒性表皮壊死融解症（toxic epidermal necrolysis：TEN），皮膚粘膜眼症候群（Stevens-Johnson 症候群），薬剤性過敏症症候群等の全身症状を伴う重篤な皮膚障害があらわれる可能性と注意事項が，赤枠の中に赤字で記載されている．

**例題 2**　医薬品インタビューフォーム

次の項目のうち，医薬品インタビューフォームには記載があるが，医薬品添付文書には記載がない項目はどれか。PMDA のウェブサイトから「ラモトリギン」（一般名）の医薬品インタビューフォームをダウンロードして調べなさい。

1　構造式

「警告」がある場合，赤帯

作成又は改訂年月（版数）　　　　　　　　　　日本標準商品分類番号

貯　　法　　　　　　　　　　　　　　　　　　承認番号

有効期間　　薬効分類名　　　　　　　　　　　販売開始年月

　　　　一般的名称，基準名又は日本薬局方で定められた名称

　　規制区分

## 販売名

赤字赤枠

1. 警告

赤枠

2. 禁忌（次の患者には投与しないこと）

3. 組成・性状
　3.1 組成
　3.2 製剤の性状
4. 効能又は効果
5. 効能又は効果に関連する注意
6. 用法及び用量
7. 用法及び用量に関連する注意
8. 重要な基本的注意
9. 特定の背景を有する患者に関する注意
　9.1 合併症・既往歴等のある患者
　9.2 腎機能障害患者
　9.3 肝機能障害患者
　9.4 生殖能を有する者
　9.5 妊婦
　9.6 授乳婦
　9.7 小児等
　9.8 高齢者
10. 相互作用
　10.1 併用禁忌（併用しないこと）
　10.2 併用注意（併用に注意すること）
11. 副作用
　11.1 重大な副作用
　11.2 その他の副作用
12. 臨床検査結果に及ぼす影響

13. 過量投与
14. 適用上の注意
15. その他の注意
　15.1 臨床使用に基づく情報
　15.2 非臨床試験に基づく情報
16. 薬物動態
　16.1 血中濃度
　16.2 吸収
　16.3 分布
　16.4 代謝
　16.5 排泄
　16.6 特定の背景を有する患者
　16.7 薬物相互作用
　16.8 その他
17. 臨床成績
　17.1 有効性及び安全性に関する試験
　17.2 製造販売後調査等
　17.3 その他
18. 薬効薬理
　18.1 作用機序
19. 有効成分に関する理化学的知見
20. 取扱い上の注意
21. 承認条件
22. 包装
23. 主要文献
24. 文献請求先及び問い合わせ先
25. 保険給付上の注意
26. 製造販売業者等

図 5-10　医療用医薬品添付文書の記載項目（2020 年 4 月 1 日から適用される記載要領に基づく（厚生労働省医薬・生活衛生局：医療用医薬品の添付文書記載要領の改定について，医薬品・医療機器等安全性情報，No.344（2017 年 6 月）を参照）．2020 年 3 月 31 日以前に承認された医薬品については 1997 年に定められた記載要領に基づいて添付文書が作成されている）．

2 溶解性
3 製剤の各種条件下における安定性

医薬品添付文書に記載がない項目は2と3である。

**例題3 イエローレター・ブルーレター**
「ラミクタール錠」（商品名）について作成された緊急安全性情報（イエローレター）または安全性速報（ブルーレター）をPMDAのウェブサイトからダウンロードし，内容を確認しなさい。

平成27年2月に，重篤な皮膚障害に関する安全性速報が作成されている。安全性速報は用紙の背景が青色であることからブルーレターと呼ばれる。緊急安全性情報は用紙の背景が黄色であることも確認しよう。

#### f. 医薬品情報の伝達経路

医師・薬剤師などの医療従事者には，製薬企業の営業担当者である **MR（medical representative）** から医薬品情報が提供されることが多い。MRは，医薬品情報の提供により，医薬品の適正な使用と普及を図るとともに，使用された医薬品の副作用などの情報を医療現場から収集して報告する。しかし，製薬企業による情報提供は自社製品に関する情報に限られ，また販売促進を目的としていることから，その解釈には注意が必要である。

厚生労働省およびPMDAからは医療関係者および国民（患者）向けの情報発信が行われており，発信された情報は各々のウェブサイト上で閲覧できる。また，「PMDAメディナビ」という医療関係者向けの情報配信サービスがあり，登録するとPMDAから発信された最新の情報をEメールによりリアルタイムで入手することができる。

患者は，通常，医師および薬剤師の説明により医薬品情報を得る。薬剤師が薬を調剤して患者に渡す際には，医薬品の名称，用法・用量，効果，副作用などを簡潔に記した**医薬品情報提供書**（略して「薬情」とよばれる）を一緒に渡して説明することが一般的である。

#### g. 薬剤師のDI業務

病院・薬局における薬剤師の業務には医薬品の調剤および管理などさまざまなものがあるが，医薬品情報に関する **DI（drug information）** 業務も重要な業務の一つである。DI業務は，医薬品情報を収集，整理・保管，評価，編集・加工し，相手に応じて的確な情報を提供する業務である。情報を提供する相手は，医師・看護師の場合もあれば，患者・家族の場合もある。DI業務の最終的な目的は，医薬品の適正使用に必要な情報を医療従事者および患者に提供し，最善の薬物治療を支援することにある。最近は，優れた効果をもつ反面，副作用のリスクが高い薬も少なくなく，薬物療法以外の治療法と比較して，あるいは同様の効果をもつ医薬品同士を比較して，どの治療を選択するのが最善なのかを判断するうえで，薬剤師の果たす役割が大きくなってきている。

### 5.3.2 患者情報

個々の患者に合った薬物治療を提供するために必要な，患者情報の内容，情報源，および記録方法に関する基本的知識を習得する。

#### a. 薬物治療に必要な患者情報

医師，薬剤師が患者の特徴と症状に合った最適な薬物治療の選択を考えるためには，医薬品情報とともに患者に関する情報を知る必要がある。表5-9に，薬物治療に必要なおもな患者情報を示す。薬物治療の選択にあたっては，患者の病態のみならず患者の希望や患者が薬物治療を無理なく継続できるかといったことを考慮することが必要であり，患者の医学的な状態のみならず生活全般に関する状況を知ることが重要となる。

#### b. 患者情報の情報源

薬剤師が必要な患者情報を得るためには，複数の情報源にあたることが必要である。病院であれば，診療録（カルテ），看護記録，検査情報の閲覧が可能である。また，病院の薬剤部（科）では，過去の医薬品の処方・調剤の記録（薬歴）が重要な情報源となる。薬歴には，薬剤師が患者から聞き取ったさまざまな患者情報も記録されている。患者が持参する「**お薬手帳**」も重要な情報源である。「お薬手帳」は，一人の患者が1冊ずつもち，薬剤師が薬を調剤するたびに処方・調剤された医薬品名を記録するものであり，患者に生じた副作用症状やアレルギーなどの情報も記録される。「お薬手帳」を活用することにより，異なる医療機関から同じ薬剤が重複して処方された場合，あるいは薬剤の併用による薬物間相互作用（飲み合わせ）が問題となる場合に，薬剤師によるチェックが可能となる。入院患者の場合には，入院前に使用していた薬を実際に持参してもらい，入院後に使用する薬と併用してよいかなどを確認することも必要である。さらには，必要に応じて患者・家族から情報を聞き取ること

## 202　5. 医療薬学

表 5-9　薬物治療に必要なおもな患者情報

| おもな患者情報 | |
| --- | --- |
| 患者の特定 | 氏名，生年月日，住所（連絡先），保険証番号，カルテ番号 |
| 医療の状況 | 医療機関，医師名（主治医），診療科，他科受診，病棟・病室（入院患者） |
| 患者の特徴 | 性別，年齢，身長，体重，妊娠／授乳の有無，遺伝的特徴（薬物代謝酵素，その他） |
| 医学的状態 | 主訴（症状），診断名，現病歴（現在の病気の経過），合併症（他の病気），腎機能・肝機能・その他の臨床検査値，排尿・排便の状況，日常生活動作の状態，認知機能，嚥下機能，知覚機能，既往歴（過去の病気），副作用歴，アレルギー歴，家族歴（家族の病歴） |
| 医薬品など | 現在使用中の医療用医薬品（他科・他院で処方された医薬品を含む），ジェネリック医薬品の希望，一般用医薬品の使用状況，サプリメント・健康食品の摂取 |
| 生活様式，志向 | 食事，運動，喫煙，飲酒，生活リズム（睡眠・食事など），疾病・治療に関する認識・志向・希望 |
| 社会経済的状態 | 保険，職業，自動車の運転等，婚姻状態，家族構成，居住環境，経済的状況，教育，宗教 |

が求められる.

　薬局の場合には，処方箋が一つの情報源となるが，処方箋には診断名など患者の医学的状態に関する情報は通常，記載されていない（ただし，最近は処方箋に臨床検査値を記載する医療機関があり，この取り組みが徐々に広がりつつある）. そのため，薬局では来局した患者（または家族）から，患者の状況に関する聞き取りを行い，それを薬歴に記入することが重要な業務となる. 薬歴には，表 5-9 に示したさまざまな情報が記録される. また，「お薬手帳」が上述したように重要な情報源となる.

### c. 患者情報の記述

　得られた患者情報は多岐にわたるが，それを医療の場においてどのように整理・記録するのがよいだろうか. 薬剤師が患者情報を収集し活用する目的は，DI 業務の目的と同じであり，最善の薬物治療を選択して薬物治療が患者によい結果をもたらすことを支援することにある. そこで，病を患っている患者が抱える医療上の問題に焦点を合わせて問題解決を考える**問題志向型システム（problem oriented system；POS）**に基づいて患者情報を記録することが行われるようになった. POS は，もともと医師が診療記録を患者のケアに活かす仕組みとして提唱されたものである. 薬剤師が POS に基づいて薬歴に患者情報を記録する際には，**SOAP（subjective, objective, assessment, plan）形式**が広く用いられている. 記述項目を subjective (S)，objective (O)，assessment (A)，plan (P) の四つに分け，S では患者の主観的な訴えなどの情報を，O では客観的な情報（処方内容，検査データなど）を，A では S と O の情報に基づく薬剤師としての判断・評価を，P では A に基づく問題解決のための計画を記述する. このような形式で患者情報を記録することにより，具体的な問題解決に結びつく支援が可能になるとともに，支援の結果を評価できるようになる.

### d. 個人情報の保護と守秘義務

　医療における患者情報には，個人情報とともに病名などの情報が含まれており，こうした情報が他者に知られた場合には，患者が差別などさまざまな不利益を被る恐れがある. したがって，医師，薬剤師などの医療従事者には「業務上知り得た人の秘密を漏らしてはならない」という**守秘義務**が課せられており，違反した場合には刑法により処罰されることがある. また，病院や薬局において患者情報を利用する際には，個人情報保護法に基づいた取り扱いをしなければならない.

## 5.3.3　個別化医療

　患者一人ひとりが個々の症状と希望に合った最善の薬物治療を受けるために求められる医療の在り方について学ぶ.

### a. 根拠に基づく医療（EBM）

　実際の医療において，個々の患者の疾患や状態に合わせて，最も有効で安全な治療法を選択することは，実はそれほど容易ではない. 個々の患者にとって最適な医療を提供するために，どのように医療を行えばよいのだろうか. 1990 年代に提唱された **evidence-based medicine (EBM)**は，この疑問に一つの答えを与えるものである. EBM は「根拠に基づく医療」と訳されるが，EBM で用いられるエビデンス（根拠，証拠）は，臨床的な疑問に関する妥当な研究によって得られたものである. EBM が提唱された当初は，治

療方針の決定が医学界の権威者の見解や医師個人の経験によるのではなく，科学的なエビデンスに基づいて行われるべきことが強調された．しかし，現在のEBMでは，最良のエビデンスと，医療者の臨床的専門性（知識・経験）および個々の患者の価値観と環境とを結びつけることが求められている．これを満たすために，EBMは次の五つのステップにより実践される．

ステップ1：（治療法などに関して）必要とする情報を，回答可能な問いに変換する．

ステップ2：その問いに答える最良のエビデンスを見つけ出す．

ステップ3：そのエビデンスを批判的に吟味する．

ステップ4：批判的吟味の結果と，医療者の臨床的専門性およびその患者の状態・価値観・環境とを結びつける．

ステップ5：ステップ1から4を実行した結果の有効性と効率を評価し，次回の改善方法を検討する．

## b. 患者中心の医療

1980年代以降，**患者中心の医療**（patient-centered care, patient-centered medicine）という新しい医療のモデルが提示されるようになった．それまでの医療では，医師が治療方針を決定し患者はその治療法を守ることが求められた．しかし，患者中心の医療は，個々の患者の好み，ニーズ，価値観を尊重して，それに応じた医療を提供し，患者の価値観がすべての臨床上の決定を導くことを保証する医療である．従来の医療では患者は治療を受ける受け身の立場であったが，患者中心の医療では治療方針の決定と治療に対して患者自身がより積極的に関わるのである．すなわち，意思決定に必要なすべての情報が患者に提供されたうえで，医療者と患者がコミュニケーションにより共通の理解に到達しパートナーとして治療を行うのである．現実の医療では，時間的な制約もあり医療者と患者の丁寧なコミュニケーションは困難であることが多いが，薬剤師と患者のコミュニケーションについても患者中心の医療の概念に基づいて行うことが今後求められるであろう．

## c. 患者のニーズと医薬品情報

患者は，自分自身の薬物治療に関してどのような情報を得たいと思っているのだろうか．日本で初めて薬剤師を病棟に配置した二宮英は，「患者の医薬品情報についての究極的なニーズは『治りたい』であり，『この薬物療法で自分の病気は治るのか？』ということである」と述べている．患者中心の医療では，患者は医師が提案した薬の治療上の位置付けを知り，その薬を使用するとどのような効果が期待できるのかを知ることが必要である．副作用については，起こり得る副作用の種類と発生頻度とともに，副作用の早期発見のために「どのような症状に注意すればよいのか」といった情報が必要である．実際に患者を対象としたアンケート調査では，患者が知りたい情報として効果，副作用，服用方法，相互作用（飲み合わせ），副作用発現時の対処法，薬の価格などが挙げられている．情報の詳しさについては，患者は詳細な情報を望んでいることが明らかにされている．患者に対する薬の説明には，5.3.1項で紹介したように簡潔な**医薬品情報提供書**を渡すことが一般的であるが，今後は必要に応じて，それより詳細だが必要な情報がコンパクトに記載されている「**くすりのしおり**」や患者向け添付文書として詳細な情報が記載されている「**患者向医薬品ガイド**」を活用することが求められる．

例題4 「くすりのしおり」と「患者向医薬品ガイド」
「ラモトリギン」（一般名）の「くすりのしおり」と「患者向医薬品ガイド」をPMDAのウェブサイトからダウンロードし，情報の詳しさを比較しなさい。検索で文書が表示されない場合は，「表示する文書を変更」して表示させること。

「くすりのしおり」は印刷すると2ページだが，「患者向医薬品ガイド」は10ページあり副作用症状などが詳しく記載されている。

> **5.3節のまとめ**
> - 医薬品を疾病の治療などに適切に用いるためには，情報が不可欠である．
> - 適切な薬物治療の選択においては，医薬品の有効性，安全性などに関する情報を収集・評価・提供するとともに，患者の価値観や環境を含む患者情報を知ることが重要である．
> - 根拠に基づく医療（EBM）および患者中心の医療が求められており，患者と情報を共有し共通の理解に至るコミュニケーションが重要である．

## 5.4 薬の生体内運命

### 5.4.1 薬物の体内動態

生体に投与された薬物が，生体内でどのような運命をたどるかについて，生体膜透過と，体内動態を構成する吸収，分布，代謝，排泄の各過程に関する事項を修得する．

#### a. 序論

**（i）生物薬剤学概説**

薬剤学は，薬物をヒトに適用する方法を研究する学問である．その中で，製剤と生体との相互作用を研究するのが生物薬剤学である．生物薬剤学には，上記の薬物体内動態の4過程に加えて，薬物速度論と，薬物の有効性を最大限引き出すことを目的として考案されるドラッグデリバリーシステムが含まれる．

**（ii）薬物の体内動態（ADME）**

薬物はさまざまな投与剤形で，さまざまな投与経路から生体に投与される．代表的な投与剤形として，錠剤，顆粒剤，液剤，注射剤，貼付剤などが挙げられる．一方，投与経路としては，経口（消化管）に加えて，皮膚や各種粘膜部位があり，注射剤の場合には皮内や皮下，筋肉内，静脈内，脊髄腔内などがある．パップ剤のように患部近傍に直接投与される場合も含め，薬物がその薬効を発揮するためには，製剤から放出（溶出）された薬物が，体の中を移動し，標的分子が存在する特定の部位に到達する必要がある．薬物による生体反応は，薬物と標的分子との相互作用の強さと，作用部位における薬物濃度によって決まる．相互作用の強さは，薬物固有の活性と標的分子の薬物に対する感受性により決定する．一方，作用部位での薬物濃度は，薬物の体内動態，すなわち薬物投与後の吸収（absorption），分布（distribution），代謝（metabolism），排泄（excretion），により決定される（図5-11）．経口投与された薬物は消化管から吸収され，門脈に入り，肝臓を経由して循環血液中に移行する．体内の各組織・各臓器へは主に血液を介して分布する．薬物は生体にとって異物であることから，肝臓などに存在する薬物代謝酵素により代謝物に化学的変換を受ける．また，薬物や代謝物は，腎排泄や胆汁排泄により体外に排泄される．投与部位から全身循環に移行する過程が吸収，全身循環から各組織・各臓器に移行する過程が分布である．また，酵素の触媒する化学反応による化学的変換過程が代謝，体外に排泄される過程が排泄である．薬物の体内動態は，この4要素で構成されることから，それぞれの過程を表す英単語の頭文字をとって ADME ともよぶ．

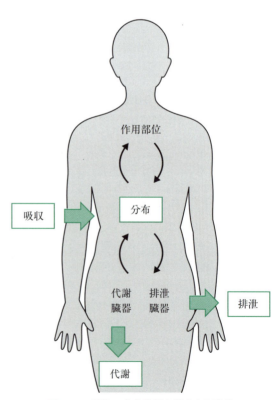

図5-11　薬物の体内動態を構成する過程

## b. 生体膜透過

生体の最も基本的な構成単位は細胞である．細胞と外界とは厚さ 80～100Å の細胞膜（原形質膜）で区別され，細胞内には同様の膜で覆われたさまざまな細胞内小器官を含む．細胞膜を含む生体膜を物質が横切る現象を生体膜透過とよぶ．投与部位からの吸収や，組織への分布，さらには代謝や排泄の過程において，膜透過は薬物の体内動態を大きく左右する．

### （ⅰ）生体膜の構造

細胞膜は，ホスファチジルコリンやホスファチジルセリンなどのリン脂質が主成分であり，疎水基（脂肪鎖）を内側に，親水基（リン酸基）を外側に向けた脂質二重層が基本構造である．この中に，コレステロールや糖脂質に加えて，レセプター，トランスポータ，酵素などの膜タンパク質が埋め込まれ，流動している．この構造は流動モザイクモデル（fluid mosaic model）とよばれる．

### （ⅱ）薬物の生体膜透過機構

薬物の生体膜透過には，薬物（物質）移動のための駆動力（driving force）が必要である．駆動力の観点から，生体膜透過は受動輸送（passive transport）と能動輸送（active transport）に分類される．また，生体膜透過への担体（トランスポーター）介在の有無により，単純拡散（simple diffusion）と担体介在性輸送（carrier-mediated transport）との分類も成り立つ．生体膜透過の分類と特徴を表 5-10 に示す．

**（1）受動輸送**　受動輸送は，生体エネルギーを必要とせず，物質の濃度勾配（イオン形物質の場合は電気化学ポテンシャル勾配）を駆動力とする．これには，トランスポーターが関与しない単純拡散（simple diffusion）と，トランスポーターを利用する促進拡散（facilitated diffusion）が含まれる．

単純拡散では脂溶性の高いものほど生体膜透過に優れる．単純拡散機構で輸送される場合，薬物の単位面積あたりの透過速度（$J$）は，フィックの法則に基づく以下の拡散速度式で表される．

$$J = -D \cdot \frac{\mathrm{d}C}{\mathrm{d}x} \qquad (5-1)$$

ここで，$D$（cm²/sec）は拡散定数（diffusion constant），$C$ は物質の濃度，$x$ は長さ（cm）である．膜の表面積を $S$（cm²），膜の厚さを $l$（cm），膜の外側および内側の濃度を $C_1$ および $C_2$ とすると，

$$J = D \cdot S \cdot \frac{C_1 - C_2}{l} \qquad (5-2)$$

膜透過定数を $P$（permeability constant, $D/l$）（cm/sec）とすると，

$$J = P \cdot S \cdot (C_1 - C_2) \qquad (5-3)$$

となる．したがって，物質の生体膜透過速度は，物質の膜透過定数と膜を隔てた物質の濃度差，膜の表面積によって決定される．膜透過定数と膜の表面積の積 $P \cdot S$ は，定量的指標として用いられる膜透過クリアランス（permeability surface area product；$PS$）（cm³/sec）である．消化管吸収の場合，消化管から吸収され血液中に移行した薬物は血流によって速やかに運び去られる．よって，低濃度側の濃度（$C_2$）が高濃度側（$C_1$）よりもきわめて低いとみなすことができるシンク条件が成り立ち，$C_2$ は 0 に近似できる．

促進拡散は，単純拡散同様，濃度勾配を駆動力とするエネルギー非依存性の輸送であるが，トランスポーターを利用する点で異なる．トランスポーターを利用する輸送の特徴としては，単純拡散よりも透過速度が速い，薬物濃度が高くなると透過速度が飽和する，類似化合物が共存すると透過速度が低下する，などが挙げられる．促進拡散に関わる代表的なトランスポーターとしてグルコーストランスポーターがある．

**（2）能動輸送**　能動輸送は，生体エネルギーを利用する点で受動輸送と異なる．輸送の駆動力は，ATP の加水分解エネルギーあるいは細胞膜を隔てて形成されるイオン勾配である．同じくトランスポーターを利用する促進拡散との違いは，濃度勾配に逆らった上り坂輸送であること，温度依存性が高いこと，得られる活性化エネルギーが高いこと，が挙げられる．

表 5-10　生体膜透過の分類と特徴

| 分類 | | 駆動力 | 特徴 |
|---|---|---|---|
| 単純拡散 | | 電気化学ポテンシャル濃度勾配 | 飽和現象がない<br>脂溶性，分子サイズ，水素結合能に依存する |
| 担体介在性輸送 | 促進拡散 | 電気化学ポテンシャル濃度勾配 | 飽和現象がある<br>基質特異性あり，競合阻害される |
| | 一次性能動輸送 | ATP の分解エネルギー | 上り坂輸送<br>飽和現象がある<br>基質特異性あり，競合阻害される |
| | 二次性能動輸送 | 一次性能動輸送によって形成されるイオン勾配 | 共輸送・逆輸送<br>飽和現象がある<br>基質特異性あり，競合阻害される |

能動輸送は，一次性能動輸送と二次性能動輸送に大別される．一次性能動輸送では，ATPの加水分解エネルギーが直接トランスポーターによる物質輸送に利用される．イオンを輸送するイオン輸送型ポンプに多く，ATPaseとよばれる．代表的なものとして，Na$^+$/K$^+$-ATPaseやP糖タンパク質（P glycoprotein）が挙げられる．二次性能動輸送では，一次性能動輸送で生じたH$^+$やNa$^+$の電気化学ポテンシャル勾配や電位差が物質輸送に利用される．イオンと物質が同じ方向に輸送される場合を共輸送，逆方向に輸送される場合を逆輸送という．消化管内において，グルコースやアミノ酸，胆汁酸，水溶性ビタミンなどはNa$^+$との共輸送により能動的に吸収方向に輸送される．また，ジペプチドおよびトリペプチドはH$^+$と共輸送される．ジペプチド輸送系は種々の薬物吸収にも関与し，セファレキシンやセフィキシムなどのアミノβ-ラクタム系抗生物質やカプトプリルなどのアンジオテンシン変換酵素阻害薬などは，消化管からジペプチド輸送系により吸収される．

担体介在性輸送の物質の輸送速度$v$は，以下の**ミカエリス・メンテン式**で表される．

$$v = \frac{V_{\max} \cdot C}{K_m + C} \quad (5\text{-}4)$$

ここで，$V_{\max}$は最大輸送速度，$K_m$はミカエリス定数，$C$は輸送部位での物質濃度である．$K_m$は輸送される物質と担体との複合体の解離定数であり，値が小さいほど両者の親和性は高い．

タンパク質や脂肪粒子などのサイズが大きい物質の膜輸送には，細胞膜が変形することで形成される小胞を介する膜動輸送（cytosis）が関与する．輸送される物質が顆粒状の場合は**食作用**（phagocytosis），液状の場合は**飲作用**（pinocytosis）とよぶ．また，細胞外から細胞内への取り込み方向の輸送をエンドサイトーシス，逆方向の細胞内から細胞外への排出方向の輸送をエキソサイトーシスとよぶ．受容体に結合した物質が取り込まれる場合は受容体介在性エンドサイトーシスとよばれる．

### c．吸収

薬物の吸収は，血管外投与された薬物が循環血中へ移行する過程であり，体内動態の最初の過程である．薬物は，最も汎用される経口のほかに，筋肉や皮下への注射，口腔，直腸，鼻腔，肺，皮膚，眼，膣など，多岐にわたる投与経路から投与される．

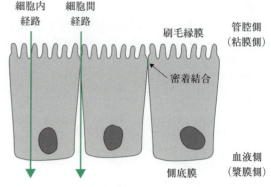

図5-12　消化管からの薬物吸収経路

#### （i）薬物の消化管吸収

薬物は経口投与される場合が多いことから，薬物の消化管吸収は医薬品開発において非常に重要である．消化管からの吸収経路は，細胞同士の密着結合（tight junction）を介する細胞間経路（paracellular route）と管腔側の刷子縁膜と血液側の側底膜の両膜を透過する細胞内経路（transcellular route）に大別される（図5-12）．

**（1）消化管の構造と機能**　消化管は咽頭後部から食道，胃，小腸，大腸を経て肛門に至る1本の管状の臓器である．小腸は，十二指腸，空腸，回腸に分けられ，大腸は盲腸，結腸，直腸を含む．いずれの部位も，管腔内側から外側に向けて，粘膜，粘膜下組織，筋層，漿膜で構成される．

胃は袋状の構造であり，入り口が噴門部，出口が幽門部，それ以外の部分を胃体部とよぶ．胃粘膜表面は単層の円柱上皮細胞で覆われ，胃小窩とよばれる陥没した構造が無数に存在する．胃小窩内部には腺細胞が存在し，塩酸や消化酵素のペプシンなどを含む胃液が分泌される．このため，胃内液は通常酸性（pH 1～3）に保たれている．酸に不安定な薬物では胃内での分解が問題になることがある．胃粘膜上皮細胞には絨毛（villi）が存在しないため総表面積は900 cm$^2$程度であり，消化管吸収における寄与はあまり高くない．胃の内容物が腸へ送り込まれる速度を**胃内容物排出速度**（gastric emptying rate；GER）といい，それに要する時間を**胃内容物排出時間**という．

小腸は，直径4 cm，長さ6～7 mである．胃に続く25 cm程度が十二指腸で，ここに膵管と総胆管が開口しており，それぞれ膵液と胆汁が放出される．この部位のpHは5～6程度であり，ここに続く空腸，回腸でpHは徐々に高くなり，回腸下部ではpH 7～8になる．小腸粘膜には多数の輪状ひだ（folds of kerckring）があり，このひだには高さ $500\,\mu$m 程度の絨毛とよばれる無数の突起がある．絨毛には円柱状の上皮細胞（epithelial cell）が単層で整列する．小腸上皮細胞の管腔側表面には，細胞膜が入り組んだ構造の微絨毛（microvilli）がある．微絨毛が並ぶ構造が刷毛状であることから，刷毛縁膜とよばれる．このような構造により，小腸の有効表面積は著しく広大であり，小腸を単なる平滑な円筒と想定した場合の約 600 倍にもなり，小腸全体で総表面積はテニスコート 1 面分の面積（$200\,\text{m}^2$）を超えるとされる．この広大な面積のために，小腸が薬物の吸収には最も重要な部位となる．

大腸は，小腸よりも太い消化管であり，長さは約 1.5 m である．結腸の前半部分は主に水や電解質を吸収し，結腸の後半部分と直腸は糞便の貯蔵と排泄を担う．大腸には絨毛構造が発達していないために総表面積は小さい．腸内細菌叢により生成される有機酸の影響で，管腔内 pH は 6〜7 程度である．

**(2) 消化管吸収に影響をおよぼす薬物側要因**　薬物側の要因としては，脂溶性，解離度，分子量，溶解速度，消化管内での安定性などが挙げられる．生体膜が脂質二重膜で構成されるため，脂溶性の高い薬物が生体膜への親和性が高い．このため，一般に薬物の消化管吸収は，脂溶性が高いほど良好である．

弱酸性または弱塩基性薬物は，消化管内などの溶液中では分子形（非解離形，非イオン形）とイオン形（解離形）の平衡状態で存在する．分子形薬物はイオン形薬物よりも脂溶性が高いため消化管吸収されやすい．この考え方を pH 分配仮説とよぶ．弱酸性薬物および弱塩基性薬物の分子形分率 $f_{\text{HA}}$，$f_{\text{B}}$ は，ヘンダーソン・ハッセルバルヒの式からそれぞれ以下のように表される．

$$f_{\text{HA}} = \frac{1}{1+10^{\text{pH}-\text{p}K_a}} \qquad (5\text{-}5)$$

$$f_{\text{B}} = \frac{1}{1+10^{\text{p}K_a-\text{pH}}} \qquad (5\text{-}6)$$

ここで，$\text{p}K_a$ は薬物の解離定数である．pH の上昇に伴い，酸性薬物の分子形分率は低下するのに対し，塩基性薬物の分子形分率は増大する．

薬物の分子量が増大すると，分子半径が大きくなることから消化管からの吸収は低下する．シクロスポリンのような分子量が 1000 程度であっても比較的高い生体膜透過性を示す例外はあるものの，一般的には分子量 500 程度が限界とされる．

薬物が吸収されるためには，吸収部位において溶解した状態で存在する必要がある．錠剤などの内用固形

**表 5-11** 薬物の溶解速度に影響を及ぼす要因

| 因子 | 現象 | 例 |
|------|------|-----|
| 粒子径 | 小さいほど表面積が大きく，溶解速度が大 | グリセオフルビン，ジゴキシン |
| 血症多形 | 準安定形のほうが溶解速度が大 | パルミチン酸クロラムフェニコール，ファモチジン |
| 無晶形 | 結晶形よりも溶解速度が大 | トロンビン，ノボビオシン |
| 非晶質 | 準安定状態であるため，溶解速度が大 | タクロリムス，セファレキシン |
| 溶媒和 | 無水物は水和物よりも溶解速度が大 | アフロクアロン，アルプラゾラム |
| 塩 | 塩の形で投与すると溶解速度が大 | ゾルピデム酒石酸塩，セレギリン塩酸塩 |

製剤で投与された薬物は，製剤から溶出されなければ吸収されない．したがって，薬物の溶解速度が消化管からの吸収に影響をおよぼすことになる．固形薬物の溶解が拡散によっておこる場合，その溶解速度は以下のノイエス・ホイットニーの式で表される．

$$\frac{dC}{dt} = K \cdot S \cdot (C_{\text{s}} - C) \qquad (5\text{-}7)$$

ここで $C$ は時間 $t$ における溶液中薬物濃度，$C_{\text{S}}$ は薬物の飽和溶解度，$S$ は固体表面積，$K$ は溶解速度定数を表す．**表 5-11** には薬物の溶解速度に影響をおよぼす要因を整理した．ここに挙げた製剤学的手法により薬物の溶解速度を高めることで吸収改善が図られる．

経口投与された薬物は，消化管内の環境にさらされ，消化酵素やタンパク質分解酵素などにより分解することがある．酸性 pH 環境で化学的に不安定な薬物は胃酸で分解されるため，腸溶性製剤が開発されている．

**(3) 消化管吸収に影響をおよぼす生体側要因**　経口投与された薬物は主に小腸で吸収されることから，胃内容物排出速度・時間は薬物の消化管吸収を左右する．胃内容物排出速度を低下させる要因には，脂肪食や高浸透圧・高粘度の食事，抗コリン作用薬などがある．一方，胃内容物排出速度を上昇させる要因としては，絶食やコリン作用薬が挙げられる．

血流も消化管からの薬物吸収を支配する要因である．消化管の血流速度が低下すると，薬物の消化管吸収性は低下する．特に，膜透過性の高い薬物の消化管吸収は血流律速になることから，血流変動の影響を受けやすい．

細胞膜中に埋め込まれた膜貫通型のタンパク質であるトランスポータも，消化管からの薬物吸収に影響をおよぼす．小腸上皮細胞の刷毛縁膜に発現するＰ糖タンパク質は細胞内の薬物を再び管腔側に排出する輸送タンパク質である．当初，がん細胞の多剤耐性に関わるタンパク質として発見されたが，その後，種々の正常細胞にも発現し，異物の排出に重要な役割を果たしていることが見出された．Ｐ糖タンパク質の基質認識性は厳密でないために，幅広い薬物を認識し細胞外に排出する．Ｐ糖タンパク質の基質となる薬物には，シクロスポリンやタクロリムス，ベラパミル，ニフェジピン，ビンクリスチン，ドキソルビシンなどがある．

消化管から吸収された薬物は門脈を経て肝臓に移行するため，肝臓における初回通過効果を受け，一部が代謝される．これに対し，直腸中下部から吸収された薬物は門脈系ではなく直接下大静脈から全身循環に移行するため，肝初回通過効果を回避することができる．

### (ii) 非経口投与経路からの薬物の吸収

薬物の投与部位からの吸収性は，その部位の生理学的および解剖学的特徴に依存する．したがって，有効な薬物治療には，適切な投与経路の選択が必要である．血管内への注射を除き，さまざまな経路から投与された薬物が薬効を発揮するためには体内に吸収される必要がある．

**(1) 注射部位からの吸収**　注射剤を投与する部位には，注射部位局所への作用を期待する関節腔内や脊髄腔内がある．これらの場合は薬効発現に吸収過程は必要ではない．これに対し，皮下，筋肉内，腹腔内への注射投与では，全身循環に吸収された薬物が治療効果を発揮することが期待される．

腹腔内注射の場合は門脈系を経て全身循環に移行することから，肝臓で初回通過効果を受ける．皮下および筋肉内注射の場合は，直接全身循環系に吸収される．一般に注射剤からの薬物吸収は速やかであり，バイオアベイラビリティ（生物学的利用能）も100％に近い．ツベルクリン反応などには皮内注射が用いられる．

**(2) 口腔粘膜からの吸収**　口腔粘膜の上皮は重層扁平上皮で構成されており，消化管よりも皮膚に近い構造である．口腔粘膜の一部には，皮膚と同様の角質層（stratum corneum）が存在し，薬物吸収の障壁となっている．吸収機構は基本的には単純拡散であり，pH分配仮説に従う．口腔粘膜から吸収された薬物は，直接全身循環に移行することから肝初回通過効果を回避できる．頬粘膜に適用するバッカル錠と，舌下に適用する舌下錠では，口腔粘膜が薬物の吸収経路となる．最近では，口腔粘膜に適用する剤形として，舌下スプレー剤や禁煙補助を目的としたガム剤も用いられている．

**(3) 直腸からの吸収**　直腸粘膜の表面は胃や小腸と同様に単層円柱上皮細胞で覆われているが，ほかの部位よりも粘液を産生する杯細胞（goblet cell）が多い．直腸粘膜への投与には坐剤が用いられる．直腸投与の利点としては，胃酸や消化酵素による分解を回避できること，胃腸障害を回避できること，肝初回通過効果を回避できること，などが挙げられる．直腸粘膜からの薬物吸収も pH 分配仮説が成り立ち，単純拡散に従う．小腸と比較して，吸収促進剤（absorption enhancer）の効果が高く出やすいことから，単独では生体膜透過性が低い生理活性ペプチドなどの水溶性高分子薬物の投与部位として適していると考えられている．

**(4) 経鼻吸収**　鼻粘膜は部位によって異なるが，鼻腔内に投与された薬物の吸収に重要なのは鼻腔下部の呼吸部である．呼吸部の粘膜上皮は，厚さが $50 \sim 70\,\mu\text{m}$ の多列絨毛上皮で，長さ $5 \sim 10\,\mu\text{m}$ の絨毛がある．粘膜下には脈管系が発達し，海綿様体を形成していることから，鼻粘膜は薬物の吸収に有利な組織学的特徴をもつ．

鼻粘膜からの薬物吸収も単純拡散で吸収され，pH分配仮説に従う．ただし，アミノ酸の鼻粘膜からの吸収には競合阻害が認められることから，担体輸送が関与すると考えられる．ほかの多くの消化管以外の部位同様，肝臓の初回通過効果を回避することができる．また，消化管と比較して分解酵素活性が低いことから，ペプチド性医薬品の投与経路としても有用である．最近，鼻から脳脊髄液（cerebrospinal fluid；CSF）に直接移行する経路が検討されており，脳への薬物送達を可能にする新たな投与経路として注目されている．

現在までに，局所作用を目的とした鼻粘膜適用製剤のほかに，中枢性尿崩壊症治療薬デスモプレシンなどが全身作用を目的とした経鼻投与製剤として臨床応用されている．

**(5) 経肺吸収**　肺は気管に続く臓器で，気管支，細気管支，終末気管支と分岐し，最終的に肺胞（alveolar）に至る．肺胞は肺の最小単位であり，本来の生理機能であるガス交換が行われるとともに，肺に投与された薬物の吸収の場でもある．肺胞は肺全体で

3～4億個存在し，総表面積は約 200 m² と小腸粘膜の微絨毛を考慮した表面積に匹敵する広さである．また，肺胞腔内と毛細血管との間には約 0.5 μm と非常に薄い 1 層の扁平上皮細胞のみである．さらには，酵素活性も消化管よりも低いことから，肺は比較的分子量の大きい薬物も含め，薬物投与部位として有利な組織学的特徴を有する．

肺からの薬物吸収は単純拡散で吸収され，pH 分配仮説に従う．ただし，フェノールレッドやアミノ酸，ジペプチドなどは担体輸送されることが報告されている．薬物の経肺吸収性は，ほかの粘膜と同様，分子量の増大に伴い低下する．しかしながら，分子量 5000 のイヌリンなどの高分子の吸収性は消化管と比較してきわめて高く，インスリン吸入製剤が開発されている．

肺に投与される剤形には吸入粉末剤，吸入液剤，吸入エアゾール剤がある．このうち，薬物を含有する微粒子を含む吸入粉末剤（ドライパウダー）では，用いる粒子径によって経肺吸収性が左右される．肺から投与された薬物が，吸収部位である肺胞深部に到達する最適な粒子径は 0.5～2 μm である．これよりも大きい粒子は，気管や気管支に補足され肺胞に到達しない．一方，0.5 mm 以下の粒子は肺胞には到達するが，呼気とともに排出されてしまう．

(6) **皮膚からの吸収**　皮膚は表皮および真皮，皮下組織からなる．表皮の最外部には，ケラチンや繊維状タンパク質，セラミド，中性脂質からなる，厚さ 10～15 μm の角質層が存在する．この角質層は，水の蒸散や外部からの物質の侵入を防ぐ構造であり，皮膚からの薬物吸収における障壁である．

薬物の経皮吸収は基本的には単純拡散で行われる．薬物の皮膚透過経路は，角質層を透過する経皮膚経路と，毛穴などの付属器官を通る経路がある（図 5-13）．経付属器官経路からの吸収は速やかであるが，有効表面積が全体の 0.1% 程度であることから，薬物の皮膚透過における寄与は小さい．角質層をほとんど透過しない高分子やイオン性薬物では，経付属器官経路からの吸収が重要となる．薬物の経皮吸収は分子量に依存し，分子量が 500 以上の薬物の経皮吸収性は低い．脂溶性の高い薬物や分子形薬物の透過が良好であるが，非常に極性の低い薬物の場合は，表皮や真皮中の拡散速度が律速になり，角質層に薬物が滞留する可能性がある．

全身循環系に薬物を送達する投与部位として皮膚が機能することが明らかとなった 1980 年代以降，全身作用を期待する薬物を含有する **経皮治療システム**

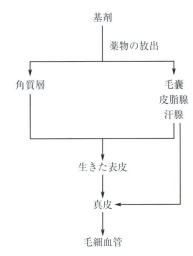

図 5-13　薬物の皮膚透過経路

(transdermal therapeutic system；TTS）が数多く開発されている．ニトログリセリンや硝酸イソソルビドをはじめ，エストラジオール，ニコチン，ツロブテロールなどの TTS が臨床で用いられている．TTS は，経口投与が困難な患者にも適用しやすいこと，初回通過効果を回避できること，長時間の薬効が期待できること，副作用発現時には速やかに投与を中断できることなどの利点を有する．また，認知症患者の服薬コンプライアンス向上も期待される．

**密封療法**（occlusive dressing technique；ODT）では，皮膚表面をフィルムで密封する．これにより，角質層が水分を多く含んだ水和状態となり，薬物の皮膚透過性が上昇する．ほかに薬物の経皮吸収性を改善する方法として，エタノールやミリスチン酸イソプロピルなどの吸収促進剤が用いられる．最近では，物理的吸収促進法が注目されている．電気エネルギーを利用するイオントフォレシスや，超音波を利用するソノフォレシスなどがある．きわめて微小な針で穿刺し，皮膚の透過障壁である角質層を貫通させるマイクロニードルの開発も進められている．

(7) **眼粘膜からの吸収**　眼球は，水が主成分の透明な組織を強膜と角膜で包まれた構造である．角膜（cornea）は厚さ約 1 mm であり，5～6 層の重層扁平上皮からなる角膜上皮と角膜固有層，角膜内皮で構成される．薬物の角膜透過は pH 分配仮説に従う．

### d. 分布

吸収過程を経て，あるいは直接血管内に投与された薬物は，血流に乗って全身に運ばれ，毛細血管を透過し，細胞間液を経て各組織および臓器を構成する細胞

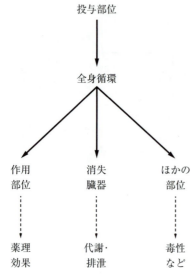

図 5-14 薬物の分布過程

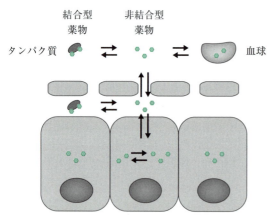

図 5-15 組織における薬物移行

に到達する．このように，薬物が循環血液中から組織内へ移行する現象を分布とよぶ（図 5-14）．標的部位に移行した薬物が薬効を発現し，標的以外の組織に分布した薬物は副作用を発現することもある．また，おもな消失臓器である肝臓や腎臓にも分布し，代謝・排泄される．分布過程は，血液内での挙動と組織・臓器内での挙動で決定される．

血液中に移行した薬物は，血球に移行したり，血漿タンパク質に結合したりする．組織への移行は，血球や血漿タンパク質と相互作用していない遊離型の薬物のみが可能である．したがって，血中タンパク結合は組織分布に加えて，代謝・排泄や薬効・毒性発現にも重要である．また，細胞内に移行した薬物は，細胞内のタンパク質などの成分とも結合することが知られている．図 5-15 に，組織における薬物の分布過程の模

表 5-12 ヒト組織への血流量

| 組織 | 血液量の心拍出量に対する割合（%） | 単位重量あたりの血液量（mL/100 g 組織/min） |
|---|---|---|
| 副腎 | 1 | 550 |
| 腎 | 24 | 450 |
| 甲状腺 | 2 | 400 |
| 肝 | 25 | 95 |
| 肝静脈 | 5 | 20 |
| 門脈 | 20 | 75 |
| 心臓 | 4 | 70 |
| 脳 | 15 | 55 |
| 皮膚 | 5 | 5 |
| 筋肉 | 15 | 3 |
| 結合組織 | 1 | 1 |
| 脂肪 | 2 | 1 |

式図を示す．

### (i) 薬物の分布に影響をおよぼす生体側要因

循環血液中の薬物は，血液内から組織に濃度勾配に従って分布する．このときの移行効率を左右する要因は，対象臓器の血流量，毛細血管の構造，血管内および組織中での生体成分との結合である．

**(1) 血流量** 循環血液中の薬物は，各組織に流入する動脈血により組織へ運ばれる．一般に，低分子薬物の組織内での拡散速度は速いことから，各組織への血流流入速度が薬物量を決定する重要な因子となる．ヒトの各組織への血流量を単位重量あたりで比較すると，腎臓や肝臓，脳などは血流量が豊富なことがわかる（表 5-12）．一方，筋肉や皮膚などは血流量が少ないため，薬物の分布は遅い．

薬物によっては，血漿タンパク質との結合性が強く，ほとんど血漿中に存在するものもあれば，細胞内の成分と強く結合し，組織中に高濃度に蓄積するものもある．こうした組織・臓器への薬物の移行性を表す指標として分布容積（distribution volume；$V_d$）が用いられる．分布容積は，薬物が見かけ上，血中濃度と等しい濃度で均一に分布すると仮定したときに占有する体液容積であり，以下の式で定義される．

$$V_d = \frac{X}{C} \tag{5-8}$$

ここで，$X$ は体内薬物量，$C$ は血中薬物濃度を示す．

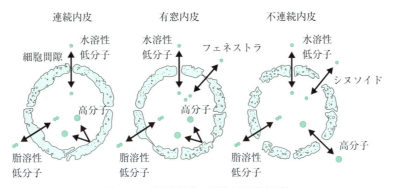

図 5-16 毛細血管壁の構造と物質透過性

表 5-13 分布容積に基づく薬物組織分布の分類

| 薬物 | 分布容積 | 分布の特徴 |
|---|---|---|
| アミオダロン チオペンタール ジゴキシン | 全体液量（約 42 L）を大きく超える | 細胞内結合性が高く、組織内に蓄積する |
| アンチピリン カフェイン エタノール | 全体液量（約 42 L）にほぼ等しい | 細胞膜透過性が高く、全体液中に均等に分布する |
| イヌリン バルプロ酸 | 総細胞外液量（約 14 L）にほぼ等しい | 血漿中から細胞外スペースには分布するが、細胞膜透過性が低い |
| エバンスブルー インドシアニングリーン | 血漿容積（約 3.5 L）にほぼ等しい | 血漿タンパク質との結合性が強く、ほとんど血漿中に存在する |

すなわち、体内薬物量と血中濃度を関連付けるための比例定数である。アミオダロンやイミプラミンのように、ヒトの実体積を大きく超えるような分布容積を示す薬物もある。成人の体液は細胞内液と細胞外液で構成される。体重 70 kg のヒトの場合、血漿容積が 3.5 L、細胞外液容積が 14 L、総体液量が 42 L に相当する。したがって、分布容積の値に基づいて薬物の組織への分布しやすさを分類することができる（表 5-13）。

(2) **毛細血管の構造**　薬物は、動脈と静脈をつなぐ毛細血管のところで循環血液から組織へ移行する。この毛細血管の構造は臓器によって大きく異なり、連続内皮（continuous endothelium）、有窓内皮（fenestrated endothelium）、不連続内皮（discontinuous endothelium）の 3 種類に大別される（図 5-16）。

**連続内皮**は、内皮細胞間が密に接合しており、内皮細胞層の外側には基底膜（basement membrane）が存在する。連続内皮をもつ毛細血管は最も一般的であり、骨格筋、心筋、平滑筋、皮膚、肺、皮下組織、粘膜組織などに広く分布する。低分子化合物は細胞間隙や細孔を通過して組織に分布できるが、タンパク質などの高分子の毛細血管壁透過は大きく制限される。したがって、実質的には非結合形薬物のみが組織に分布する。

**有窓内皮**は腎臓や小腸粘膜に存在し、内臓型血管内皮ともよばれる。半径約 300 Å の円形の窓（フェネストラ）が存在し、ここに小孔のある薄膜がある場合がある。連続内皮と比較すると、高分子もある程度透過できる。有窓内皮をもつ腎臓の糸球体では、毛細血管の内皮細胞は高分子の透過障壁ではなく、その外側の基底膜が実質的な障壁である。基底膜は負電荷を帯びた限外ろ過膜として機能し、アルブミンなどの生体高分子の尿中への漏出を抑制している。

**不連続内皮**の分布は、肝臓、脾臓、骨髄のみに限られる。内皮細胞が不連続なために血管壁に大きな隙間（シヌソイド）があることに加えて、内皮細胞の外側に基底膜がないことから高分子も自由に透過する。

(ⅱ) **薬物の血漿タンパク結合**

薬物の多くは、血液中で血漿タンパク質と結合する。この結合は可逆的であるため、結合形分子と非結合形分子は動的な平衡状態を保っている。非結合形薬物のみが細胞膜を透過し、組織や臓器に移行可能であり、代謝や排泄などの過程を経る。したがって、薬物の血漿タンパク結合は、薬物の体内動態を決定する重要な因子である。

(1) **タンパク結合に関与する血漿タンパク質**　血漿中に最も多く存在するタンパク質は**アルブミン**（血清アルブミン、albumin）である。血漿中の含有量は約 4 g/dL であり、総血漿タンパク質の 50% 以上を占

める．アルブミンは非常に多くの薬物と結合することが知られている．中でも，インドメタシンやワルファリンなどの酸性薬物との結合親和性が高い．ヒト血清アルブミンには，三つに分類される結合部位が知られており，それぞれワルファリンサイト，ジアゼパムサイト，ジギトキシンサイトとよばれている．肝障害や腎不全，ネフローゼ症候群などの疾患時にはアルブミン濃度は減少し，低アルブミン血症となる．

タンパク結合に関与するアルブミン以外の血漿タンパク質としては，**$\alpha_1$-酸性糖タンパク質**（$\alpha_1$-acid glycoprotein）が挙げられる．主にプロプラノロールやリドカインのような塩基性薬物と非常に強く結合する．血漿中濃度は $50 \sim 100\,\mathrm{mg/dL}$ とアルブミンと比較すると非常に低濃度である．しかしながら，$\alpha_1$-酸性糖タンパク質は，外傷や外科手術，炎症性疾患などにおいて，血漿中濃度が著しく上昇する．

**(2) 血漿タンパク結合の解析・測定法**　血漿タンパク質と薬物との結合は可逆的である．したがって，血漿タンパク質1分子に薬物1分子が結合する場合，平衡状態では両者の結合は結合定数 $K$ を用いて以下の式（5-9）で表される．

$$K = \frac{[PD]}{[P_\mathrm{f}][D_\mathrm{f}]} \tag{5-9}$$

ここで，$[PD]$ は結合形薬物濃度，$[P_\mathrm{f}]$ は遊離型タンパク質濃度，$[D_\mathrm{f}]$ は非結合形薬物濃度である．タンパク質1分子あたりの結合部位の数を $n$，全タンパク質濃度を $[P_\mathrm{t}]$ とすると，全結合部位の濃度 $n[P_\mathrm{t}]$ は式（5-10）で表される．

$$n[P_\mathrm{t}] = [P_\mathrm{f}] + [PD] \tag{5-10}$$

タンパク質1分子あたりに結合している薬物のモル数を $r$ とすると，

$$r = \frac{[PD]}{[P_\mathrm{t}]} \tag{5-11}$$

式（5-9），（5-10），（5-11）から，以下のラングミュア式（5-12）が導かれる．

$$r = \frac{nK[D_\mathrm{f}]}{1 + K[D_\mathrm{f}]} \tag{5-12}$$

グラフの縦軸に $r$，横軸に $[D_\mathrm{f}]$ をプロットするとラングミュア型プロット（直接プロット）が得られる（**図 5-17**）．また，式を変形することで，スキャッチャード式（5-13），両逆数プロット式（5-14）が導かれる．

$$\frac{r}{[D_\mathrm{f}]} = n \cdot K - r \cdot K \tag{5-13}$$

$$\frac{1}{r} = \frac{1}{n} + \frac{1}{nK} \cdot \frac{1}{[D_\mathrm{f}]} \tag{5-14}$$

スキャッチャードプロットあるいは両逆数プロット

（クロッツプロット）は，結合定数やタンパク質1分子あたりの結合部位数を求めるのに用いられる．

薬物と血漿タンパク質との結合は特異的であることから，併用薬により血漿タンパク結合が競合阻害されることがある．競合阻害により，薬物の血漿タンパク非結合率は増加し，結合定数（$K$）は低下する．結合部位数（$n$）は変化しない．一方，併用薬により血漿タンパク質のコンホメーションが変化することで，薬物結合が阻害されることがある．これを非競合阻害という．このとき，結合部位数（$n$）は低下するが，結合定数（$K$）は変化しない．

薬物の血漿タンパク結合は，血漿タンパク質存在下において非結合形薬物濃度を測定することで評価できる．非結合形薬物濃度を測定する代表的な方法として，平衡透析法と限外ろ過法が挙げられる．

平衡透析法では，血漿タンパク質を透過させない透析膜（半透膜）で隔てた2つのセルの片方にタンパク質を含む溶液を加え，もう一方に同じ容積の緩衝液を加える．いずれかのセルに薬物を添加し，平衡に達するまで一定温度で振とうする．平衡に達すると，両セル内の非結合形薬物濃度は等しくなるため，両セル中の薬物濃度を測定することで，緩衝液側からは非結合形薬物濃度が測定でき，タンパク質側からは結合形薬物濃度と非結合形薬物濃度の和が測定できる．

限外ろ過法では，血漿タンパク質を透過させない限外ろ過膜を用いて，薬物とタンパク質を含む溶液を遠心分離により限外ろ過する．非結合形薬物のみがろ過されるため，ろ液中の薬物濃度が非結合形薬物濃度となる．

### （iii）　薬物のリンパ移行

薬物が全身に分布する経路には，血液循環系を介する経路に加えて，**リンパ系**を介する経路がある．リンパ系は，リンパ管とリンパ節から構成され，組織液の血液循環系への回収や消化管から吸収された脂質の血液循環系への輸送に加えて，免疫細胞の産生と移動を担う．リンパ液の流速は，血液流速と比較すると数百分の1程度である．

毛細血管から漏出した水と電解質は間質液となり，細胞から放出される代謝産物などを含んだのち，毛細血管に戻る．しかし，$10 \sim 20\%$ 程度の間質液は，毛細リンパ管に入ってリンパ液となる．毛細リンパ管から，集合リンパ管，主幹リンパ管，胸管を経由して鎖骨下静脈に合流する．リンパ系には多数の弁があるため，リンパ液は毛細リンパ管から静脈系に向けて流れる．リンパ液中にはリンパ球が豊富に存在し，リンパ

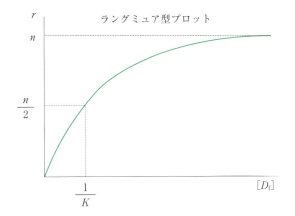
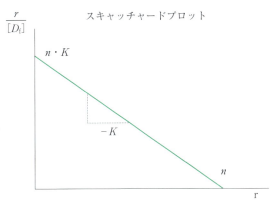
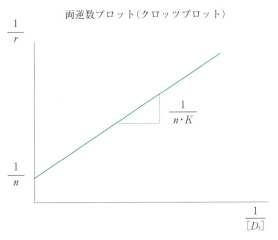

図 5-17 薬物のタンパク結合解析プロット

節では単核食細胞系細胞が細菌などの血液循環系への侵入を阻止している．

毛細リンパ管は，一層の扁平な内皮細胞と，一部不連続な基底膜からなる．内皮細胞の結合には開口部があるため，直径 10 μm 程度の粒子も透過できるとされる．薬物を筋肉内投与あるいは皮下投与した場合，組織液中から毛細血管または毛細リンパ管を介して全身循環に移行する．このとき，分子量が 5000 以上の薬物は，毛細血管よりも毛細リンパ管に移行しやすい．また，リンパ系は，脂質やビタミン A などの脂溶性薬物の消化管吸収にも重要な役割を担う．

### (iv) 薬物の脳移行

脳はヒトにおいて体重の約 2% であるが，血流量は心拍出量の約 15% であり，酸素消費量は体全体の約 25% にもなる．頭蓋骨の中で脳は脳脊髄液（cerebrospinal fluid；CSF）に浮かぶように存在し，毛細血管が脳組織中を網の目状に走っている．

脳への薬物移行には，血液から脳に直接移行する経路と，血液から CSF へ移行し，CSF から脳へ移行する過程がある．それぞれの過程には，血液脳関門（blood-brain barrier；BBB），血液脳脊髄液関門（blood-CSF barrier；BCSFB）とよばれる，薬物の脳移行を制限する障壁が存在する．

血液脳関門は，脳毛細血管内皮細胞が実体である．脳毛細血管は，内皮細胞同士が密着結合で連結しており，その周囲を周皮細胞，さらには星状膠細胞に覆われる構造をしている．一方，血液脳脊髄液関門は脈絡叢（choroid plexus）とよばれる上皮性の細胞が強固に接合した組織が実体である．

薬物の血液脳関門を介する脳への移行は，基本的には単純拡散によるものであり，薬物の脂溶性が脳組織移行性を支配する重要な因子である．脳に必要な栄養物質に対しては，毛細血管内皮細胞上に輸送担体が存在する．薬物の中には，こうした輸送担体で脳に移行するものがある．L-ドパや α-メチルドパなどは，アミノ酸に構造が類似していることから，中性アミノ酸輸送系を介して脳内に移行する．また，血液脳関門には，インスリンやトランスフェリンなどのペプチド，タンパク質に対する輸送系も存在することから，これらの高分子薬物は受容体介在性エンドサイトーシスにより取り込まれる．

一方，脳毛細血管内皮細胞の血液側細胞膜には P 糖タンパク質が発現しており，いったん脳内に移行した薬物を ATP の加水分解エネルギーを使って血液側に排出することが知られている．したがって，ドキソルビシンやビンクリスチンなどの P 糖タンパク質の基質となる薬物は，脂溶性が高いにも関わらず脳移行性が低いことが示されている．

### (v) 薬物の胎児への移行

妊婦に投与された薬物の中には胎児に移行し，催奇形性や胎児毒性を示す薬物も存在する．したがって，

妊婦への薬物投与は慎重に行わなければいけない．母体に投与された薬物は，母体と胎児の間にある胎盤（placenta）を介して胎児へ移行する．胎盤では，母体の血液と胎児の血液は直接混じりあわないものの，絨毛間腔で物質交換が行われ，母体から胎児へ栄養物質などが供給され，胎児からの老廃物が母体へ移行する．胎盤は妊娠14～16週に完成し，胎児の環境を保護する血液胎盤関門（blood-placental barrier）として機能するようになる．それまでの時期は薬物が胎児に移行しやすいこと，胎芽の器官形成の時期であることから，母体への薬物投与は特に注意が必要である．

薬物の胎児移行性あるいは胎盤透過性は，ほぼ単純拡散により説明可能であり，薬物の分子量，脂溶性，イオン形分率に依存する．分子量が600程度までの脂溶性薬物は胎盤を透過できるが，分子量1000以上の薬物は透過しにくい．また，血液胎盤関門には，P糖タンパク質などの排出輸送担体が発現しており，胎児への異物の侵入を防いでいる．胎盤では代謝酵素も発現し，ヒドロコルチゾンやプレドニゾロンなどの薬物が代謝されることが知られている．

### e. 代謝

内因性物質の体内での変化を代謝という．生体に投与された薬物は，酵素が触媒する化学反応により構造変化を受けることがある．この反応も代謝，あるいは薬物代謝とよぶ．代謝により化合物の水溶性が上昇し，腎臓から体外への排泄が促進される．一般的には，薬物が代謝されると不活性な代謝物に変換される．しかしながら，代謝物が元の薬物と同様，あるいはより強力な活性や毒性をもつ代謝物に変換される場合もあるので注意が必要である．このような，代謝による体内での活性化を目的に設計された薬物を**プロドラッグ**とよぶ．薬物代謝過程は，遺伝的要因や発達，加齢，環境因子などによる影響を受ける．また，薬物代謝過程における薬物相互作用にも注意すべきである．

#### （i）薬物の代謝臓器と代謝酵素

薬物代謝は主に肝臓と小腸で行われる．細胞画分では小胞体が最も代謝活性が高く，細胞を分画したときにはミクロソーム画分として得られる．

薬物の代謝は2段階の代謝過程を経ることが多い（図5-18）．最初の過程が第1相反応であり，酸化（oxidation），還元（reduction），加水分解（hydrolysis）などにより薬物に水酸基などの極性の高い官能基が導入される反応である．第2相反応は抱合（con-

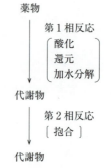

**図 5-18** 薬物の代謝反応の様式

jugation）反応であり，極性官能基にグルクロン酸や硫酸，アミノ酸などの生体成分が結合する．

第1相反応の主要な代謝酵素が**シトクロム P450（cytochrome P450, CYP）**とよばれるヘムタンパク質の一群である．多くの分子種があるが，その中でもヒトで重要なものは，CYP1A2，CYP2C9，CYP2C19，CYP2D6，CYP3A4などである．これらの分子種はいずれも基質特異性が低く，多くの薬物の第1相反応に関わる．なかでも，CYP3A4とCYP2D6に代謝される薬物は多い．一つの薬物でも部位によって異なるCYPにより代謝されることがある．

第2相反応に重要な代謝酵素には，**ウリジンニリン酸-グルクロン酸転移酵素（UGT）**や**硫酸転移酵素（SUL）**などがある．UGTは，アルコール性水酸基やフェノール性水酸基，カルボキシ基などにグルクロン酸を結合する転移酵素である．多数の分子種があるが，UGT1A1が最も重要な役割を果たしている．

#### （ii）薬物代謝酵素の阻害と誘導

薬物代謝は酵素反応であることから，薬物濃度が上昇すると飽和現象が認められる．また，同じ酵素で代謝される薬物の併用により，薬物代謝が阻害されることもある．一方，薬物代謝酵素は，薬物やほかのさまざまな因子により発現が誘導されることもある．このような代謝酵素活性の変化は，薬効や毒性に多大な影響をおよぼす可能性がある．

**（1）薬物代謝酵素の阻害**　シトクロム P450 は基質特異性が低いために，複数の薬物を併用した場合には基質結合部位で競合が起こりやすい．このような場合には，親和性が低い薬物の代謝が可逆的かつ競合的に阻害される．

イミダゾール環やヒドラジン基をもつ窒素原子含有化合物は，窒素原子がシトクロム P450 の活性中心であるヘム鉄に可逆的に結合することで，この酵素の活

性を阻害する．この阻害は可逆的であり，シトクロム P450 の分子種に非特異的である．代表的な薬物には，イミダゾール環をもつシメチジンやケトコナゾールがある．

エリスロマイシンなどのマクロライド系抗生物質は，CYP3A4 により特異的に代謝される．その代謝中間体が CYP3A4 のヘム部分と不可逆的に共有結合して，安定な代謝中間複合体を形成する．これにより CYP3A4 が選択的に不活性化される．1993 年に発生したソリブジンとフルオロウラシル系抗がん剤による薬物相互作用で 15 名の患者の死亡例が報告された．この薬物相互作用は，ソリブジンの代謝物であるブロモビニルウラシルが，フルオロウラシル系抗がん剤の代謝酵素であるジヒドロピリミジン脱水素酵素を不可逆的に阻害することで生じたものである．

**(2) 薬物代謝酵素の誘導** 薬物代謝酵素の誘導は，何らかの原因で薬物代謝酵素量が増加し，薬物代謝が亢進されることである．原因物質としては，薬物のほかに，環境中の化学物質やアルコール，喫煙，食事成分やサプリメントなどが含まれる．薬物代謝酵素の誘導は，酵素タンパク質の発現過程が亢進し，タンパク質量が増大することによるため，代謝酵素の誘導剤が体内に入ってから薬物代謝が亢進されるまで一定の時間を要する．代表的な誘導剤には，リファンピシンやフェノバルビタールが挙げられる．

### (iii) 薬物代謝に影響をおよぼす要因

薬物代謝活性は，遺伝的要因による個人差が大きいことに加えて，後天的な生活習慣や環境によっても変動する．その要因には，年齢，疾患，食事・嗜好品などが挙げられる．個人差および人種差については遺伝子多型の項で触れる．

**(1) 年齢** 薬物代謝活性は加齢に伴い変化する．新生児や乳児，小児においては，一般に代謝活性は低い傾向にある．とくに，新生児期のグルクロン酸抱合代謝活性は成人と比較するときわめて低い．一方，高齢者ではさまざまな臓器機能が低下する．薬物代謝酵素に関しては，酵素によって影響が異なることが報告されている．CYP2D6 と CYP2C9 は加齢による活性低下は認められないが，CYP3A4，CYP1A2，CYP2C9 で低下する傾向にある．

**(2) 疾患** 肝疾患におけるシトクロム P450 の活性は，疾患が慢性化し，重症化するにつれて低下する．特に CYP1A2 と CYP2C19 活性が大幅に低下することが報告されている．

### (iv) 遺伝子多型

個人個人のゲノムの塩基配列は多種多様である．その違いのうち，病的な表現型と関係なく，人口の 1% 以上の頻度で存在する遺伝子の変異を遺伝子多型という．多型の原因には，置換や欠失，挿入，重複，組換えなどがある．中でも，一つの塩基がほかの塩基に置換された**一塩基多型**（single nucleotide polymorphism；SNP）が遺伝的背景の個別化マーカーとして有用視されている．遺伝子多型は，タンパク質機能の低下や機能欠如，異常タンパク質の発現などにつながることがある．

正常な代謝活性を有する extensive metabolizer (EM) と，遺伝子多型により代謝能が先天的に欠損する poor metabolizer (PM) では，薬物の代謝活性が大きく異なる．両者の比較では，同じ投与量であっても血中濃度－時間曲線下面積などの薬物動態パラメータに数十倍もの違いがみられることがある（図 5-19）．また，EM と比較して代謝酵素活性が上昇した ultrafast metabolizer (UM) も存在する．こうした遺伝子多型の頻度には人種差があることが知られており，人種間における薬物体内動態の違いの主要因と考えられている．

遺伝子多型が問題となるシトクロム P450 として，CYP2D6 と CYP2C19 が挙げられる．CYP2C19 の PM 頻度は，日本人で約 20% であるのに対し，白人では約 3% である．CYP2C19 の基質であるプロトンポンプ阻害剤によるピロリ菌の除菌率は，CYP2C19 の遺伝子型で異なり，PM で高いことが報告されている．これは，PM ではプロトンポンプ阻害剤の血中濃度が高くなり，胃酸分泌が強く抑制されるために併用した抗生物質の胃内安定性が上昇するためである．一方，N-アセチル転移酵素の代謝活性の低い割合は白人で約 50% と高いのに対し，日本人では約 10% であ

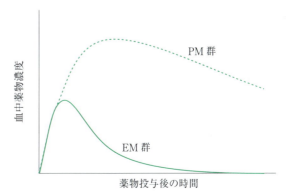

図 5-19 遺伝子多型が薬物動態に及ぼす影響

216    5. 医療薬学

る.

### f. 排泄

生体に投与された薬物が，未変化体のまま，あるいは代謝されたあと，体外へ移行する過程を排泄という．排泄のおもな経路は，腎排泄（尿中排泄）と胆汁中排泄である．腎排泄は薬物の排泄経路として最も重要であり，特に水溶性が高い薬物が腎臓から排泄されやすい．薬物の腎排泄過程は，糸球体ろ過と尿細管分泌および尿細管再吸収からなる．胆汁中排泄は，脂溶性が高く，分子量も大きい薬物が排泄を受けやすい傾向にある．血液中から肝細胞に取り込まれた薬物は，未変化体のまま，あるいは代謝されてから胆汁中に排泄される．このほかに，寄与は少ないものの，唾液中，乳汁（母乳）中，呼気中へも薬物が排泄されることがある．

#### （ⅰ）腎排泄

腎臓は，生体の恒常性を維持する上で重要な臓器であり，体液の量や組成を一定に保ち，代謝により生じた老廃物を除去する役割を果たしている．腎臓は左右一対のそら豆状で，ヒトの場合，1個が150 g 程度の比較的小さな臓器である．重量は両腎あわせても体重の 1%未満だが，腎血流量は心拍出量の 20〜25%（約 1.2 L/min）と非常に血流の豊富な臓器である．

**（1）腎臓の構造と機能**　　1個の腎臓には，ネフロンとよばれる機能単位が約 100 万本集まった構造である．1本のネフロンには，糸球体とそれを包むボーマン嚢とよばれる小さな袋，尿細管がつながっている．糸球体とボーマン嚢を腎小体といい，これは血流が豊富な腎臓表面に近い腎皮膜（renal cortex）に存在する．一方，皮質よりも内側は腎髄質（renal medulla）であり，ヘンレの係蹄（ループ）や集合管がある．

糸球体では，毛細血管内圧がボーマン嚢内圧よりも高いために，血液の一部が加圧ろ過される．成人の糸球体ろ過速度（glomerular filtration rate；GFR）はで 100〜130 mL/min である．血漿成分が糸球体でろ過されるには，血管内皮細胞と基底膜，上皮細胞を通過する必要がある．電荷が中性の化合物の場合は，有効分子半径が 2 nm 以下だとほぼ自由にろ過されるが，半径が大きくなるにつれてろ過効率は低下し，4 nm を超えるとほとんどろ過されない．糸球体を構成する基底膜などは，シアル酸が豊富な糖タンパク質により負に帯電しているため，陽性荷電物質はろ過されやすく，陰性荷電物質はろ過されにくい．多くの薬物は低分子化合物であることから糸球体で自由にろ過さ

れるが，血漿タンパク質と結合した薬物はほとんどろ過されない．

尿細管腔の上皮細胞には，薬物の分泌や再吸収に関わる種々の輸送担体が存在する．近位尿細管には有機アニオン輸送系，有機カチオン輸送系や，P糖タンパク質が発現しており，種々の薬物を血液側から尿中へ能動的に分泌する．輸送担体が関与することから，血漿中濃度の上昇による飽和，併用薬物による競合阻害が生じることがある．

1日の総糸球体ろ過量は180 L にもなるが，尿細管でろ過された水分量のほとんどが再吸収されるため，実際に尿として排泄される量は 1〜1.5 L である．水と同様，糖やアミノ酸，小分子ペプチド，タンパク質，無機イオンなども大部分が再吸収される．薬物の尿細管再吸収は，多くの場合，単純拡散の機構により起こり，pH 分配仮説に従う．尿細管腔内液の pH は弱イオン性薬物の分子形分率に影響する．したがって，弱酸性薬物の場合，尿細管腔内液の pH が低いほど分子形分率が高くなり，再吸収が増大し，腎排泄が低下する．塩化アンモニウムやアスコルビン酸は尿の pH を低下させ，一方，炭酸水素ナトリウムやアセタゾラミドなどは尿の pH を上昇させる．

**（2）腎クリアランス**　　単位時間あたりに腎排泄により薬物が除去される血漿体積を **腎クリアランス** という．腎クリアランスを $CL_r$（mL/min），血漿中薬物濃度を $C_p$（mg/mL），尿中の薬物濃度を $U$（mg/mL），単位時間あたりの尿量を $V$（mL/min）とすると，腎臓から消失した薬物量と，尿中に排泄された薬物量は等しいことから，

$$CL_r \cdot C_p = U \cdot V \qquad (5\text{-}15)$$

となる．よって，腎クリアランスは，

$$CL_r = \frac{U \cdot V}{C_p} \qquad (5\text{-}16)$$

と表される．

また，薬物の尿中排泄速度（$U \cdot V$）は，糸球体ろ過と尿細管分泌，尿細管再吸収の3つの過程の速度から以下のように表すことができる．

$$U \cdot V = C_p \cdot f_u \cdot \text{GFR} + S - A \qquad (5\text{-}17)$$

ここで，$f_u$ は薬物の非結合形分率，GFR は糸球体ろ過速度（mL/min），$S$ は尿細管分泌速度（mL/min），$A$ は尿細管再吸収速度（mL/min）である．再吸収については単純拡散であることから膜透過率が一定であり，これを再吸収率（$R$）とし，$S$ を $C_p$ を割った値を分泌クリアランス（$CL_{sec}$）とすると，

$$CL_r = \frac{U \cdot V}{C_p} = (f_u \cdot \text{GFR} + CL_{sec}) \cdot (1 - R) \quad (5\text{-}18)$$

となる.

分子量約5000の中性多糖であるイヌリンは，糸球体で制限されることなくろ過される．さらに，尿細管で分泌も再吸収も受けないことから，糸球体ろ過速度の算出にも用いることができる．血漿中のイヌリン濃度を $C_{\mathrm{p,inulin}}$ （mg/mL）尿中のイヌリン濃度を $U_{\mathrm{inulin}}$（mg/mL），単位時間あたりの尿量を $V$（mL/min）とすると，GFR は以下の式で求められる．

$$\mathrm{GFR} = \frac{U_{\mathrm{inulin}} \cdot V}{C_{\mathrm{p,inulin}}} \tag{5-19}$$

腎血流量を 1200 mL/min，ヘマトクリットを 45%，腎血漿流量を 660 mL/min とすると，腎臓を通過する間に糸球体でろ過される血漿の割合は約 20% である．

臨床ではイヌリンに代わって内因性物質であるクレアチニンの腎クリアランス（クレアチニンクリアランス，$CL_{\mathrm{cr}}$）を GFR の指標とすることが多い．骨格筋中での代謝によるクレアチニンの生成速度はほぼ一定であり，定常状態時の尿中排泄速度は生成速度と等しい．したがって，生成速度 $U \cdot V$ と，血清クレアチニン濃度（$C_{\mathrm{s,cr}}$，mg/dL）の測定から $CL_{\mathrm{cr}}$ を算出することができる．より簡便に $C_{\mathrm{s,cr}}$ だけを使って $CL_{\mathrm{cr}}$ を推定する計算式も報告されている．コッククロフト・ゴールドの式（式5-20）は，$C_{\mathrm{s,cr}}$ と体重，年齢を使って $CL_{\mathrm{cr}}$ を推定するものである．

$$CL_{\mathrm{cr}} = \frac{(140 - 年齢) \cdot 体重}{72 \cdot C_{\mathrm{s,cr}}} \tag{5-20}$$

女性の場合はクレアチニンの生成速度が小さいため，上記の式に 0.85 をかけた値が用いられる．

薬物の糸球体ろ過クリアランス（$f_{\mathrm{u}} \cdot \mathrm{GFR}$）に対する腎クリアランス（$CL_{\mathrm{r}}$）の比をクリアランス比（clearance ratio；$CR$）とよぶ．

$$CR = \frac{CL_{\mathrm{r}}}{f_{\mathrm{u}} \cdot \mathrm{GFR}} \tag{5-21}$$

$CR < 1$ の場合，薬物の腎排泄過程には尿細管再吸収が関与することがわかる．一方，$CR > 1$ の場合は尿細管分泌が関与する（図5-20）．

**(ii) 胆汁中排泄**

多くの薬物において腎外クリアランスは，肝クリアランスであり，肝臓での代謝と未変化体の胆汁中への排泄クリアランスの和として求められる．胆汁中に移行した薬物は十二指腸内に排泄されるため，その一部は再び吸収される場合がある．

**(1) 肝臓の構造と胆汁の生成**　肝臓は体内で最大の臓器であり，体重 70 kg の成人男性における重量は約 1.5～1.7 kg である．血流速度は約 1500 mL/min で

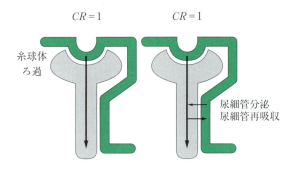

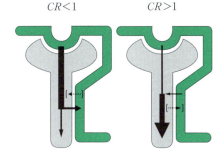

図 5-20　クリアランス比に基づく薬物排泄機構

あり，小腸からの肝臓へつながる門脈（portal vein）からは栄養物に豊富な血液が流れ込み，一方，肝動脈（hepatic artery）からは酸素濃度の高い血液が供給される．

肝臓は主に肝実質細胞（hepatocyte，肝細胞）で構成され，この肝細胞の集合体である直径約 0.8 mm の肝小葉を最小単位とする臓器である．肝小葉に流入した血液は類洞（シヌソイド）とよばれる毛細血管に到達する．類洞壁は内皮細胞などで構成されるが，非常に大きな孔があることに加えて基底膜がないことから，血漿タンパク質も自由に透過し，ディッセ腔とよばれる類洞壁と肝細胞のあいだの空間にまで到達することができる．このようにして，毛細血管中の薬物はディッセ腔を介して肝細胞に取り込まれる．

胆汁は肝細胞間の毛細胆管で産生され，太い胆管を経て胆嚢に蓄えられる．胆嚢では水分が吸収されることで濃縮され，食事などの刺激により総胆管から十二指腸に排泄される．

**(2) 薬物の胆汁中への移行**　薬物が胆汁排泄されるためには肝細胞中の薬物が胆管側膜（canalicular membrane）を透過する必要がある．胆汁中排泄の薬物側の支配要因としては，分子量，脂溶性などが挙げられる．中でも，分子量が重要な因子である．薬物がグルクロン酸やグリシン，グルタチオンなどで抱合代謝を受け分子量が大きくなると胆汁中へ排泄されやす

**218　　5. 医療薬学**

くなる．ヒトでは胆汁中に排泄されるためには 500 以上の分子量に加えて，ある程度の脂溶性が必要とされる．また，分子内にカルボキシ基やスルホン基などの極性基をもつ薬物も胆汁中排泄を受けやすい．毛細胆管側側には，P糖タンパク質などのトランスポーターが発現しており，薬物の胆汁中排泄に関与している．

**(3)　腸肝循環**　　胆汁を介して十二指腸に排泄された薬物が，小腸から再度吸収されて全身循環に戻ることがある．このように，小腸での吸収と肝臓での胆汁中排泄とを繰り返すことを**腸肝循環**（enterohepatic circulation）という．腸肝循環を受ける薬物には，高脂血症治療薬のプラバスタチンや，強心配糖体のジゴキシンなどがある．また，肝臓でグルクロン酸抱合を受け，胆汁中に排泄された抱合代謝物が，大腸の常在菌がもつ β グルクロニダーゼにより加水分解を受けて元の薬物に戻り，腸管から再度吸収される例も知られている．

**（ⅲ）　唾液中への排泄**

唾液は成人で 1 日に 1〜1.5 L も分泌される．唾液の pH は 6.2〜7.4 である．唾液中に排泄される薬物も多いが，消化管から再び吸収されることで薬物の体内からの消失に占める割合は小さい．

唾液中のタンパク質濃度は血漿中の 1/25 程度と低く，薬物はほとんどが非結合形として存在する．薬物の唾液中排泄は pH 分配仮説に従い，非結合形薬物が受動輸送により血漿中から唾液中に排泄される．リチウムやプロカインアミドなどは血液中から唾液中に能動輸送されるため，唾液中濃度が血中濃度よりも高くなる．また，テオフィリンやリチウム，フェニトインなどでは，血中濃度と唾液中濃度との間によい相関が認められ，唾液中濃度測定による TDM が可能と考えられている．

**（ⅳ）　母乳への移行**

母乳への薬物の排泄・移行は，乳児への薬物曝露の観点から非常に重要である．母乳への薬物移行に関する研究から，多くの薬物が母乳中に移行することが明らかとなっている．血液中から母乳中への薬物移行過程は pH 分配仮説が成り立ち，単純拡散に従うと考えられている．ただし，アミノ酸やグルコース，コリン，カルニチンなどの栄養物質は，トランスポータを介して能動的に母乳中に分泌されることから，一部の薬物に関してもトランスポータを介する分泌の可能性が指摘されている．近年の研究では，有機カチオン輸送担体やP糖タンパク質などが乳腺上皮細胞に発現

していることが明らかになっている．

薬物の母乳中濃度（M）と血漿中濃度（P）との比（M/P 比）が，母乳への薬物の移行の指標として用いられる．この M/P 比は，薬物の $pK_a$ と母乳および血液の pH を使って，それぞれの部位での薬物の分子形およびイオン形分率の値から計算で求めることができる．母乳の pH は 6.6〜6.8 と血漿中（pH 7.4）と比べて弱酸性である．したがって，pH 分配仮説により，塩基性薬物が母乳中へ移行しやすい．塩基性薬物のアテノロールやモルヒネでは M/P 比が 1 以上であることが報告されている．

母乳中に移行する薬物量は少ないものの，乳児の薬物代謝機能が十分に発達していないことから，薬物によっては母親が服用した薬物による有害作用が乳児に現れることがある．CYP2D6 によりモルヒネに代謝されるコデインを CYP2D6 活性の高い母親が服用したときに，この母親の母乳を飲んだ乳児にモルヒネ様中毒症状が発症したことが報告されている．医療用医薬品の約 25%が，服用時には授乳を避けるべきとされている．

**（ⅴ）　呼気中への排泄**

気体や気化する薬物は肺から呼気として排泄される．亜酸化窒素やエチルエーテル，ハロタンなどの吸入麻酔薬は肺から吸収されるが，全身循環血液中の薬物は肺から呼気中に排泄される．また，アミノピリンなど，代謝過程で炭酸ガスとなって排泄される薬物もある．

## 5.4.2　薬物動態の解析

薬物の体内動態を解析できるようになるために，コンパートメントモデル解析，生理学的モデル解析，モーメント解析に関する基本的事項を修得する．

### a. 序論
### （ⅰ）　薬物速度論

体内に投与された薬物の量的および時間的な変化を，速度論的な手法で解析する学問領域を薬物速度論（pharmacokinetics）とよぶ．薬物速度論の目的は，薬物およびその代謝物の体内動態を，数学モデルに基づいて定量的に解析し，その結果に基づいて有効かつ安全な薬物投与計画を立てることにある．薬物速度論は，臨床における医薬品の適正使用に関連することに加えて，医薬品の研究開発においても重要である．薬物速度論の研究方法は，モデル依存的な方法とモデル非依存的な方法に大別される．モデル依存的な方法に

はコンパートメントモデル解析と生理学的薬物速度論があり，モデル非依存的な方法にはモーメント解析がある．

**(ii) 薬物動態パラメータ**

薬物血中濃度などの測定値をもとに薬物投与計画を立てる際には，薬物動態パラメータが必要となる．特に重要なものとして，生物学的半減期，薬物血中濃度−時間曲線下面積，分布容積，クリアランス，バイオアベイラビリティが挙げられる．

生物学的半減期（biological half-life，$t_{1/2}$）は，薬物血中濃度が初期濃度の半分にまで下がるのに要する時間である．薬物血中濃度−時間曲線下面積（area under the curve；AUC）は，薬物血中濃度（$C$）を時間 0 から無限時間（$\infty$）まで積分することで算出される．

$$\mathrm{AUC} = \int_0^\infty C \mathrm{d}t \quad (5\text{-}21)$$

AUC は生体に対する薬物総曝露量の指標となる．また，全身循環系に到達した薬物量に比例することから，バイオアベイラビリティの評価にも用いられる．

分布容積（$V_\mathrm{d}$）は体内薬物量／薬物血中濃度の比で定義される．通常，薬物の分布が平衡に達したときの体内薬物量と薬物血中濃度の比である平衡分布容積（steady-state volume of distribution，$V_\mathrm{dss}$）が用いられる．

クリアランスは，定常状態における薬物消失速度と定常状態における血中薬物濃度の比で定義される．全身からの消失の場合は全身クリアランス（total body clearance，$CL$），腎臓および肝臓からの消失に関してはそれぞれ腎クリアランス（renal clearance，$CL_\mathrm{r}$），肝クリアランス（hepatic clearance，$CL_\mathrm{h}$）という．クリアランスは生体の薬物処理能力を表す．

血管外に投与された薬物のうち，全身循環系に到達した薬物の割合をバイオアベイラビリティ（生物学的利用能，bioavailability，$F$）という．

## b. 静脈内投与後の薬物血中濃度推移

薬物の体内動態を記述する場合，生体をいくつかの領域に分け，その領域内では薬物濃度が一定と仮定する．この領域を**コンパートメント**（compartment）とよぶ．このコンパートメント間を一時速度定数でつなぎ，薬物の体内動態を表すのが線形コンパートメントモデルである．臨床において採取可能な生体試料は血液や尿であり，臓器中濃度を直接的に測定することは現実的に不可能であることなどから，実際には複雑な構造の生体を一つまたは二つのコンパートメントで近似する．実際の薬物の血中濃度推移も，線形 1-コンパートメントモデルまたは線形 2-コンパートメントモデルで記述可能である場合が多い．

薬物を血管内の投与は，静脈内に注射される場合が多い．比較的少量の薬物含有溶液を短時間のうちに投与することを静脈内投与という．

**（i） 血中薬物濃度による解析**

線形 1-コンパートメントモデルでは，体全体を速度論的に一つの均一なコンパートメントとし，薬物はこのコンパートメントから一次速度過程で消失するものとする（図 5-21）．

薬物を短時間のうちに投与量 $D$ で静脈内投与した場合，体内薬物量 $X$ は時間経過に伴って減少する．この体内薬物量の消失速度は $-\mathrm{d}X/\mathrm{d}t$ で表される．また，体内薬物量の消失速度は，一般には体内薬物量に比例することから，この一次消失速度定数（first-order elimination rate constant）を $k_\mathrm{el}$ とすると，次式が成り立つ．

$$\frac{\mathrm{d}X}{\mathrm{d}t} = -k_\mathrm{el} \cdot X \quad (5\text{-}22)$$

時間 0 のときの $X$ は投与量 $D$ であることから，式（5-22）を積分すると，

$$X = D \cdot e^{-k_\mathrm{el} \cdot t} \quad (5\text{-}23)$$

となる．

通常，薬物動態試験で測定されるのは，血中薬物濃度である．式（5-23）の両辺を分布容積 $V_\mathrm{d}$ で除することで，次式が得られる．

$$C = \frac{D}{V_\mathrm{d}} \cdot e^{-k_\mathrm{el} \cdot t} = C_0 \cdot e^{-k_\mathrm{el} \cdot t} \quad (5\text{-}24)$$

$C_0$ は時間 0 のときの血中濃度，すなわち初濃度である．

式（5-24）の両辺の自然対数および常用対数をとると，それぞれ式（5-25），式（5-26）が得られる．

$$\ln C = \ln C_0 - k_\mathrm{el} \cdot t \quad (5\text{-}25)$$

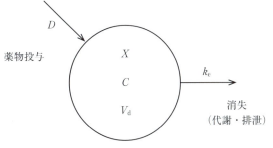

図 5-21　線形 1-コンパートメントモデル

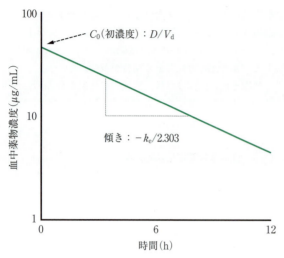

図 5-22　静脈内投与後の血中薬物濃度の片対数プロット

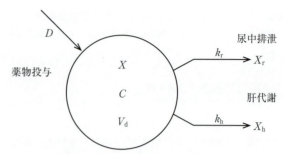

図 5-23　薬物の体内からの消失過程

$$\log C = \log C_0 - \frac{k_{el}}{2.303} \cdot t \quad (5\text{-}26)$$

静脈内投与後の血中薬物濃度の片対数プロットは直線となり，その傾きから一次消失速度定数$k_{el}$が求められる（図 5-22）．また，直線の切片は$C_0$であり，投与量$E$を切片の値で除することにより分布容積$V_d$が得られる．

半減期$t_{1/2}$は，体内薬物量あるいは血中薬物濃度が半分になるのに要する時間である．したがって，式（5-23）で$X=D/2$のときの$t$が半減期となり，式（5-27）で表すことができる．

$$t_{1/2} = \frac{\ln 2}{k_{el}} = \frac{0.693}{k_{el}} \quad (5\text{-}27)$$

体内薬物量の変化速度と，薬物濃度を関連付けるパラメータとしてクリアランス$CL$がある．クリアランスは，単位時間に薬物を含む血液のうち，どれだけの容積を除去したかを示す．体内薬物量$X$の変化速度を示す式（5-22）は，クリアランスを用いると式（5-28）のように表すことができる．

$$\frac{dX}{dt} = -CL \cdot C \quad (5\text{-}28)$$

式（5-22）と式（5-29）を整理すると，

$$CL = \frac{k_{el} \cdot X}{C} = \frac{k_{el} \cdot V_d \cdot C}{C} = k_{el} \cdot V_d \quad (5\text{-}29)$$

となる．すなわち，線形 1-コンパートメントモデルの場合，クリアランス$CL$は一次消失速度定数$k_{el}$と分布容積$V_d$の積として表される．

式（5-28）の両辺を積分し整理すると，式（5-30）が得られる．

$$CL = \frac{D}{\int_0^\infty C dt} = \frac{D}{AUC} \quad (5\text{-}30)$$

### （ⅱ）薬物の尿中排泄速度による解析

薬物は，通常，腎臓からの尿中排泄と肝臓での代謝・排泄により体内から消失する（図 5-23）．血中薬物濃度が得られない場合は，採尿により容易に得られる尿中排泄データを使った解析が可能である．

腎臓からの排泄と肝臓における代謝のみによって薬物が消失すると仮定し，腎臓での尿中排泄速度定数を$k_r$，肝臓での代謝速度定数を$k_h$とすると，全体の消失速度定数$k_{el}$は$k_r$と$k_h$の和となる．

$$\frac{dX}{dt} = -k_{el} \cdot X = -(k_r + k_h) \cdot X \quad (5\text{-}31)$$

ここで，薬物の尿中排泄速度$dX_r/dt$は，

$$\frac{dX_r}{dt} = k_r \cdot X = k_r \cdot D \cdot e^{-k_{el} \cdot t} \quad (5\text{-}32)$$

となる．式（5-32）を常用対数で表記すると，式（5-33）で表される．

$$\log\left(\frac{dX_r}{dt}\right) = \log(k_r \cdot D) - \frac{k_{el}}{2.303} \cdot t \quad (5\text{-}33)$$

したがって，横軸に採尿時間，縦軸に尿中排泄速度を片対数プロットすると直線となり，その傾きから$k_{el}$が求められる．また，縦軸の切片が$k_r \cdot D$であるため，これを投与量$D$で除することにより尿中排泄速度定数$k_r$が求められる．

式（5-32）を積分すると，時間$t$までの累積尿中薬物排泄量$X_r$は，

$$X_r = \frac{k_r \cdot D}{k_{el}} \cdot (1 - e^{-k_{el} \cdot t}) \quad (5\text{-}34)$$

で表される．式（5-34）で$t=\infty$とすると，総累積尿中薬物排泄量$X_r^\infty$は，

$$X_r^\infty = \frac{k_r \cdot D}{k_{el}} \quad (5\text{-}35)$$

となる．式（5-34）と式（5-35）より，

$$X_r^\infty - X_r = \frac{k_r \cdot D}{k_{el}} \cdot e^{-k_{el} \cdot t} = X_r^\infty \cdot e^{-k_{el} \cdot t} \quad (5\text{-}36)$$

となる．すなわち，静脈内投与後，薬物の尿中濃度がゼロ近くになるまで採尿すれば，総累積尿中薬物排泄

量が求まるので，式（5-36）から一次消失速度定数を求めることができる．$X_r^\infty - X_r$ をシグママイナス値といい，この値を時間に対して片対数プロットしたものを**シグママイナスプロット**という．

### c. 経口投与後の薬物血中濃度推移

#### （ⅰ）血中薬物濃度による解析

薬物は錠剤やカプセル剤などの経口剤として経口投与されることが多く，その場合，薬物が体内に移行するには消化管からの吸収過程を経ることになる．消化管からの吸収過程は一次速度過程に従うと考えられる．一次吸収速度定数（absorption rate constant）を $k_a$ とすると，体内薬物量 $X$ と吸収部位における薬物量 $X_a$ は，それぞれ次式で表される．

$$\frac{dX}{dt} = k_a \cdot X_a - k_{el} \cdot X \tag{5-37}$$

$$\frac{dX_a}{dt} = -k_a \cdot X_a \tag{5-38}$$

薬物投与直後（$t=0$）の $X_a$ は，投与量 $D$ にバイオアベイラビリティ $F$ を掛けた $F \cdot D$ に置き換えられる．式（5-37）と式（5-38）の連立微分方程式を解くと，

$$X = \frac{k_a \cdot F \cdot D}{k_a - k_{el}} \cdot (e^{-k_{el}t} - e^{-k_a t}) \tag{5-39}$$

となる．分布容積 $V_d$ を用いると，血中濃度 $C$ の経時変化は，

$$C = \frac{k_a \cdot F \cdot D}{(k_a - k_{el}) \cdot V_d} \cdot (e^{-k_{el}t} - e^{-k_a t}) \tag{5-40}$$

で表される．

経口投与の場合，一般 $k_a \gg k_{el}$ であるため，十分時間が経過したときには，$e^{-k_{el}t}$ に対して $e^{-k_a t}$ が無視できるようになる．この時間帯を消失相といい，このとき式（5-40）は消失速度を示す $C_1$ の直線となる．

$$C_1 = \frac{k_a \cdot F \cdot D}{(k_a - k_{el}) \cdot V_d} \cdot e^{-k_{el}t} \tag{5-41}$$

この回帰直線の傾きから，消失速度定数 $k_{el}$ が得られる．また，この外挿線 $C_1$ から血中濃度 $C$ を差し引くことで吸収速度を示す直線 $C_2$ が得られ，傾きから吸収速度定数 $k_a$ を算出できる．

$$C_2 = C_1 - C = \frac{k_a \cdot F \cdot D}{(k_a - k_{el}) \cdot V_d} \cdot e^{-k_a t} \tag{5-42}$$

このように複数の指数項からなる関数を分離する方法を残差法という．

徐放性製剤で薬物を投与した場合など，$k_a \gg k_{el}$ ではなく逆に $k_a \ll k_{el}$ になることがある．こうしたときには，消失相の傾きは消失速度定数 $k_{el}$ ではなく，吸収速度定数 $k_a$ を反映することになる．このような現

象を**フリップフロップ**とよぶ．

#### （ⅱ）最高血中薬物濃度と到達時間

経口投与の場合，血中薬物濃度は徐々に上昇し，最高値に到達後，減少する．式（5-40）を時間 $t$ で微分した変化速度を表す式が0となる時間が，最高血中薬物濃度 $C_{max}$ に到達する細孔血中薬物濃度到達時間度 $t_{max}$ であり，次式のように求められる．

$$C_{max} = \frac{F \cdot D}{V_d} \cdot \left(\frac{k_a}{k_{el}}\right)^{\frac{k_{el}}{k_{el} - k_a}} \tag{5-43}$$

$$t_{max} = \frac{\ln\left(\dfrac{k_a}{k_{el}}\right)}{k_a - k_{el}} \tag{5-44}$$

式（5-43），（5-44）から，$C_{max}$ は投与量，バイオアベイラビリティ，分布容積，一次消失速度定数，一次吸収速度定数の関数であるのに対し，$t_{max}$ は投与量，バイオアベイラビリティ，分布容積には関係しない．

### d. 連続投与時の薬物速度論

#### （ⅰ）点滴投与

薬物を短時間のうちに投与する静脈内投与に代えて，点滴投与により静脈内に定速持続投与する場合がある．血中薬物濃度を厳密に制御しやすいため，臨床における重要な投与法の一つである．

点滴投与の場合には，薬物を一定の注入速度 $R_0$ で静脈内に持続注入する．体内薬物量 $X$ の時間変化は以下のように表される．

$$\frac{dX}{dt} = R_0 - k_{el} \cdot X \tag{5-45}$$

定速注入開始 $t=0$ のとき $X=0$ の初期条件で，式（5-45）を積分すると，

$$X = \frac{R_0}{k_{el}} \cdot (1 - e^{-k_{el}t}) \tag{5-46}$$

となる．血中薬物濃度 $C$ は両辺を分布容積 $V_d$ で除すことで求められる．

$$C = \frac{R_0}{k_{el} \cdot V_d} \cdot (1 - e^{-k_{el}t}) = \frac{R_0}{CL} \cdot (1 - e^{-k_{el}t}) \tag{5-47}$$

点滴投与開始後，十分な時間が経過すると，式（5-47）の指数項は1と比較して無視できるくらい小さくなり，血中薬物濃度 $C$ は一定値に近付く（**図 5-24**）．このとき，薬物の消失速度と注入速度が釣り合い，見かけ上血中薬物濃度は変化しない．この状態を，**定常状態**（steady state）とよぶ．点滴投与後の定常状態における血中薬物濃度 $C_{ss}$ は次式で表される．

$$C_{ss} = \frac{R_0}{CL} \tag{5-48}$$

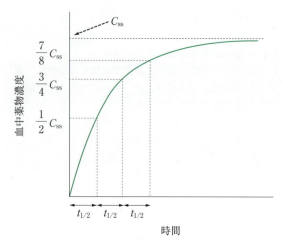

**図 5-24** 点滴投与後の薬物血中濃度の経時変化

式 (5-47) に $t=t_{1/2}$ を代入すると，

$$C = \frac{R_0}{2CL} = \frac{C_{ss}}{2} \quad (5\text{-}49)$$

と，血中薬物濃度は $C_{ss}$ の 1/2 となる．同様に，半減期の 2 倍の時点で血中薬物濃度は $C_{ss}$ の 3/4，半減期の 4 倍の時点で $C_{ss}$ の約 94%，5 倍の時点で約 97% となり，ほぼ定常状態に達する．

点滴投与の際に，速やかに定常状態に到達させたい場合は，点滴投与の開始時に初回負荷投与（静脈内投与）を行うことがある．負荷量（loading dose, $D_L$）は次式で求められる．

$$D_L = C_{ss} \cdot V_d \quad (5\text{-}50)$$

**（ⅱ）反復投与**

薬物は繰り返し投与される場合が多い．1 回のみの投与を単回投与（single administration）というのに対し，繰り返し投与は反復投与（multiple administration）という．

一定量の薬物を，一定時間ごとに投与間隔（dosage interval）$\tau$ で繰り返し静脈内投与した場合，血中薬物濃度の経時変化は各回の投与に対する血中薬物濃度の寄与分の積み重ねとなる．1 回目の静脈内投与後の血中薬物濃度推移 $C_1$ は，式 (5-24) より以下の式で表される．

$$C_1 = C_0 \cdot e^{-k_{el} \cdot t} \quad (5\text{-}51)$$

1 回目投与後の最高血中薬物濃度 $C_{1,\max}$ は，式 (5-51) に $t=0$ を代入して，

$$C_{1,\max} = C_0 \quad (5\text{-}52)$$

となる．$t=\tau$ で 2 回目の投与を行うので，1 回目投与後の最低血中薬物濃度 $C_{1,\min}$ は，

$$C_{1,\min} = C_0 \cdot e^{-k_{el} \cdot \tau} \quad (5\text{-}53)$$

となる．2 回目投与後の血中薬物濃度 $C_2$ は，$C_{1,\min}$ に追加することになるので，

$$C_2 = (C_{1,\min} + C_0) \cdot e^{-k_{el} \cdot t} = C_0 (1 + e^{-k_{el} \cdot \tau}) \cdot e^{-k_{el} \cdot t} \quad (5\text{-}54)$$

となる．ただし，式 (5-54) では 2 回目投与時を $t=0$ としている．2 回目投与後の最高血中薬物濃度 $C_{2,\max}$，最低血中薬物濃度 $C_{2,\min}$ は，式 (5-54) に $t=0$，$t=\tau$ を代入することで以下のように求められる．

$$C_{2,\max} = C_0 \cdot (1 + e^{-k_{el} \cdot \tau}) \quad (5\text{-}55)$$

となる．$t=\tau$ で 2 回目の投与を行うので，1 回目投与後の最低血中薬物濃度 $C_{1,\min}$ は，

$$C_{2,\min} = C_0 \cdot (1 + e^{-k_{el} \cdot \tau}) \cdot e^{-k_{el} \cdot \tau}$$
$$= C_0 \cdot (e^{-k_{el} \cdot \tau} + e^{-2 k_{el} \cdot \tau}) \quad (5\text{-}56)$$

同様に，$n$ 回目の投与後の血中薬物濃度 $C_n$，最高血中薬物濃度 $C_{n,\max}$，最低血中薬物濃度 $C_{n,\min}$ は，それぞれ以下のようになる．

$$C_n = C_0 \cdot (1 + e^{-k_{el} \cdot \tau} + \cdots + e^{-(n-1) \cdot k_{el} \cdot \tau}) \cdot e^{-k_{el} \cdot t} \quad (5\text{-}57)$$

$$C_{n,\max} = C_0 \cdot (1 + e^{-k_{el} \cdot \tau} + \cdots + e^{-(n-1) \cdot k_{el} \cdot \tau}) \quad (5\text{-}58)$$

$$C_{n,\min} = C_0 \cdot (e^{-k_{el} \cdot \tau} + e^{-2k_{el} \cdot \tau} + \cdots + e^{-n \cdot k_{el} \cdot \tau}) \quad (5\text{-}59)$$

式 (5-57)，(5-58)，(5-59) は公比 $e^{-k_{el} \cdot \tau}$ の等比数列なので，

$$C_n = C_0 \cdot \frac{1 - e^{-n \cdot k_{el} \cdot \tau}}{1 - e^{-k_{el} \cdot \tau}} \cdot e^{-k_{el} \cdot \tau} \quad (5\text{-}60)$$

$$C_{n,\max} = C_0 \cdot \frac{1 - e^{-n \cdot k_{el} \cdot \tau}}{1 - e^{-k_{el} \cdot \tau}} \quad (5\text{-}61)$$

$$C_{n,\min} = C_0 \cdot \frac{1 - e^{-n \cdot k_{el} \cdot \tau}}{1 - e^{-k_{el} \cdot \tau}} \cdot e^{-k_{el} \cdot \tau} \quad (5\text{-}62)$$

と書き換えることができる．各式に $t=\infty$（無限大）を代入すると，

$$C_{ss} = C_0 \cdot \frac{1}{1 - e^{-k_{el} \cdot \tau}} \cdot e^{-k_{el} \cdot \tau} \quad (5\text{-}63)$$

$$C_{ss,\max} = C_0 \cdot \frac{1}{1 - e^{-k_{el} \cdot \tau}} \quad (5\text{-}64)$$

$$C_{ss,\min} = C_0 \cdot \frac{1}{1 - e^{-k_{el} \cdot \tau}} \cdot e^{-k_{el} \cdot \tau} \quad (5\text{-}65)$$

となり，最高血中薬物濃度 $C_{ss,\max}$，最低血中薬物濃度 $C_{ss,\min}$ は一定となる．

定常状態での平均血中薬物濃度 $C_{ss,av}$ は，投与間隔内での血中薬物濃度の平均値であり，投与間隔内での薬物の AUC（$AUC_{ss}$）を投与間隔 $\tau$ で除すことで求められる．ここで，$AUC_{ss}$ は同量の薬物を 1 回静脈内投与したときの AUC と等しいので，以下の式で

表すことができる．

$$C_{\text{ss, av}} = \frac{\text{AUC}}{\tau} = \frac{D}{CL \cdot \tau} \quad (5\text{-}66)$$

薬物を繰り返し投与する場合，薬物が完全に消失する前に投与を繰り返すため，薬物が体内に蓄積する．1回目投与直後の血中薬物濃度と定常状態における最高血中薬物濃度の比を蓄積率 $R$ とすると，

$$R = \frac{C_{\text{ss, max}}}{C_0} = \frac{1}{1 - e^{-k_{\text{el}} \cdot \tau}} \quad (5\text{-}67)$$

この蓄積率 $R$ を用いて，定常状態における血中薬物濃度を表すと，

$$C_{\text{ss}} = R \cdot C_1 \quad (5\text{-}68)$$
$$C_{\text{ss, max}} = R \cdot C_0 = R \cdot C_{1,\text{max}} \quad (5\text{-}69)$$
$$C_{\text{ss, min}} = R \cdot C_0 \cdot e^{-k_{\text{el}} \cdot \tau} = R \cdot C_{1,\text{min}} \quad (5\text{-}70)$$

となる．

また，投与間隔 $\tau$ を半減期 $t_{1/2}$ の $n$ 倍とすると，次式の関係が成り立つ．

$$\tau = n \cdot t_{1/2} = n \cdot \frac{\ln 2}{k_{\text{el}}} \quad (5\text{-}71)$$

よって，これを式（5-67）に代入すると，

$$R = \frac{1}{1 - e^{-k_{\text{el}} \cdot \tau}} = \frac{1}{1 - e^{-\ln 2 \cdot n}} = \frac{1}{1 - \left(\frac{1}{2}\right)^n} \quad (5\text{-}72)$$

となる．これより，投与間隔を半減期に設定すると $R = 2$ となり，定常状態における血中薬物濃度は1回目の2倍の濃度になることがわかる．

反復経口投与の場合も同様に考えることができる．1回経口投与後の血中薬物濃度 $C$ を表す式（5-40）から，$n$ 回目投与後の血中薬物濃度 $C_n$ は以下の式で表される．

$$C_n = \frac{k_{\text{a}} \cdot F \cdot D}{(k_{\text{a}} - k_{\text{el}}) \cdot V_{\text{d}}} \cdot \left( \frac{1 - e^{-n \cdot k_{\text{el}} \cdot \tau}}{1 - e^{-k_{\text{el}} \cdot \tau}} \cdot e^{-k_{\text{el}} \cdot \tau} \right.$$
$$\left. - \frac{1 - e^{-n \cdot k_{\text{el}} \cdot \tau}}{1 - e^{-k_{\text{el}} \cdot \tau}} \cdot e^{-k_{\text{a}} t} \right) \quad (5\text{-}73)$$

で表される．定常状態における血中濃度 $C_{\text{ss}}$ は，

$$C_{\text{ss}} = \frac{k_{\text{a}} \cdot F \cdot D}{(k_{\text{a}} - k_{\text{el}}) \cdot V_{\text{d}}} \cdot \left( \frac{1}{1 - e^{-k_{\text{el}} \cdot \tau}} \cdot e^{-k_{\text{el}} t} \right.$$
$$\left. - \frac{1}{1 - e^{-k_{\text{el}} \cdot \tau}} \cdot e^{-k_{\text{a}} t} \right) \quad (5\text{-}74)$$

となる．

### e. 線形2-コンパートメントモデル

静脈内投与後の血中薬物濃度の対数値を時間に対してプロットした場合，二相性を示すことがある．これは，循環血液中から血管外組織への分布が非常に短時間で終了しないために生じる現象である．このような場合，生体を二つのコンパートメントで近似した線形2-コンパートメントモデルが用いられる．血液循環系に薬物が投与されたとき，速やかに薬物が分布する組織を**中央コンパートメント**（central compartment），平衡時に均等に分布する組織を**末梢コンパートメント**（peripheral compartment）とし，各コンパートメント間の薬物移行は1次速度過程に従い，薬物は中央コンパートメントから消失するとする（図 5-25）．肝臓や腎臓，肺などの血管系が発達している臓器が中央コンパートメントに，骨や結合組織，脂肪組織などの血管系に乏しい臓器や組織が末梢コンパートメントに該当する．

中央コンパートメントの薬物量 $X_1$ と末梢コンパートメントにおける薬物量 $X_2$ の時間変化は，以下のように表すことができる．

$$\frac{\text{d}X_1}{\text{d}t} = k_{21} \cdot X_2 - k_{12} \cdot X_1 - k_{el} \cdot X_1 \quad (5\text{-}75)$$

$$\frac{\text{d}X_2}{\text{d}t} = k_{12} \cdot X_1 - k_{21} \cdot X_2 \quad (5\text{-}76)$$

ここで，$k_{el}$，$k_{12}$，$k_{21}$ は，それぞれ一次消失速度定数，中央コンパートメントから末梢コンパートメントへの一次移行速度定数，末梢コンパートメントから中央コンパートメントへの一次移行速度定数である．$X_1 = D$，$X_2 = 0$ を初期条件として連立微分方程式を解き，速度定数 $\alpha$，$\beta$ を使うと中央コンパートメントの薬物量 $X_1$ は次式で表される．

$$X_1 = \frac{D \cdot (\alpha - k_{21})}{\alpha - \beta} \cdot e^{-\alpha \cdot t} + \frac{D \cdot (k_{21} - \beta)}{\alpha - \beta} \cdot e^{-\beta \cdot t} \quad (5\text{-}77)$$

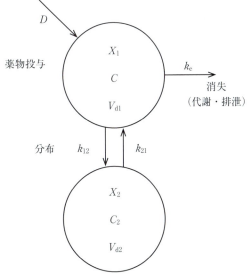

図 5-25　線形2-コンパートメントモデル

ここで，$\alpha$，$\beta$ はそれぞれ以下の式を満たす速度定数である．

$$\alpha + \beta = k_{12} + k_{21} + k_{el} \quad (5\text{-}78)$$
$$\alpha \cdot \beta = k_{21} \cdot k_{el} \quad (5\text{-}79)$$

$X_1$ は中央コンパートメントの分布容積 $V_{d1}$ と血中薬物濃度 $C$（中央コンパートメント中薬物濃度）の積であるため，$C$ は以下の式で表される．

$$C = \frac{D \cdot (\alpha - k_{21})}{V_{d1} \cdot (\alpha - \beta)} \cdot e^{-\alpha \cdot t} + \frac{D \cdot (k_{21} - \beta)}{V_{d1} \cdot (\alpha - \beta)} \cdot e^{-\beta \cdot t} \quad (5\text{-}80)$$

式（5-80）の指数項にかかる係数を，それぞれ式（5-81），（5-82）のように $A$，$B$ とすると，血中薬物濃度 $C$ は式（5-83）のように簡潔に表される．

$$A = \frac{D \cdot (\alpha - k_{21})}{V_{d1} \cdot (\alpha - \beta)} \quad (5\text{-}81)$$
$$B = \frac{D \cdot (k_{21} - \beta)}{V_{d1} \cdot (\alpha - \beta)} \quad (5\text{-}82)$$
$$C = A \cdot e^{-\alpha \cdot t} + B \cdot e^{-\beta \cdot t} \quad (5\text{-}83)$$

ここで，$\alpha > \beta$ とすると，十分な時間が経過したときには，式（5-83）は次のように近似できる．

$$C \approx B \cdot e^{-\beta \cdot t} \quad (5\text{-}84)$$

したがって，血中薬物濃度の経時変化を片対数プロットした場合，終末部分の回帰直線の切片と傾きからそれぞれ $B$ と $\beta$ が求められる（図 5-26）．この $B$ と $\beta$ を用いて式（5-84）の理論値を計算し，血中薬物濃度 $C$ から差し引くと，その残差は次式になる．

$$C - B \cdot e^{-\beta \cdot t} = A \cdot e^{-\alpha \cdot t} \quad (5\text{-}85)$$

この残差を片対数プロットした回帰直線から同様に $A$ と $\alpha$ が求められる．このようにして求められた $A$，$B$，$\alpha$，$\beta$ を用いて，各速度定数を算出する．

$$k_{21} = \frac{A \cdot \beta + B \cdot \alpha}{A + B} \quad (5\text{-}86)$$
$$k_{el} = \frac{\alpha \cdot \beta}{k_{21}} \quad (5\text{-}87)$$
$$k_{12} = \alpha + \beta - k_{21} - k_{el} \quad (5\text{-}88)$$

また，AUC と CL はそれぞれ式（5-89），（5-90）で求められる．

$$\text{AUC} = \int_0^\infty C dt = \frac{A}{\alpha} + \frac{B}{\beta} \quad (5\text{-}89)$$
$$\text{CL} = \frac{D}{\text{AUC}} = V_{d1} \cdot k_{el} \quad (5\text{-}90)$$

静脈内投与後直後は薬物は中央コンパートメントだけに存在することから，投与直後の血中薬物濃度 $C_0$ は次式で表される．

$$C_0 = A + B = \frac{D}{V_{d1}} \quad (5\text{-}91)$$

また，中央コンパートメントの分布容積 $V_{d1}$ は，

$$V_{d1} = \frac{D}{A + B} \quad (5\text{-}92)$$

で求められる．

定常状態では，中央コンパートメントと末梢コンパートメント間の薬物移行速度が等しくなるので，

$$k_{12} \cdot X_1 - k_{21} \cdot X_2 = k_{12} \cdot V_{d1} \cdot C - k_{21} \cdot V_{d2} \cdot C = 0 \quad (5\text{-}93)$$

$$V_{d2} = \frac{k_{12}}{k_{21}} \cdot V_{d1} \quad (5\text{-}94)$$

のように，末梢コンパートメントの分布容積 $V_{d2}$ が求められる．定常状態における分布容積 $V_{d,ss}$ は以下の式から求められる．

$$V_{d,ss} = V_{d1} + V_{d2} = \left(1 + \frac{k_{12}}{k_{21}}\right) \cdot V_{d1} \quad (5\text{-}95)$$

### f. 生理学的速度論

疾患状態になると，臓器血流量や体内水分量などの生理的因子が変動することが多い．しかしながら，コンパートメントモデルでは，生理学的因子と薬物動態パラメータとの間に関連がないことから，変動の影響を解析できない．薬物の生体内での挙動を臓器単位でモデル化し，血流速度やタンパク非結合率などを組み込んだ生理学的モデルに基づく解析を生理学的速度論とよぶ．

全身の薬物消失能力を表す**全身クリアランス**（total body clearance；$CL$）は，各臓器の組織クリアランスの和として表される．全身クリアランスが，腎クリアランス（$CL_r$）と肝クリアランス（$CL_h$）の和と考えてよい場合には以下の式が成り立つ．

$$CL = CL_r + CL_h \quad (5\text{-}96)$$

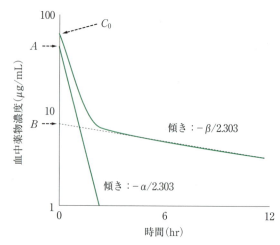

図 5-26　線形 2-コンパートメントモデルに従う薬物の血中濃度解析

### （ⅰ）　組織クリアランス

肝臓へ流入する血中薬物濃度を $C_{in}$，流出する血中薬物濃度を $C_{out}$，肝血流速度を $Q_h$ とする．肝クリアランスは以下の式で表される．

$$CL_h = Q_h \cdot \frac{C_{in} - C_{out}}{C_{in}} \tag{5-97}$$

$(C_{in} - C_{out})/C_{in}$ は肝における薬物濃度の減少率であり，肝抽出率（$E_h$）とよばれ，以下の式で表される．

$$E_h = \frac{CL_h}{Q_h} \tag{5-98}$$

$E_h$ は 0 から 1 の範囲なので，式（5-98）から肝クリアランスは肝血流速度を超えないことがわかる．

腎排泄過程は，糸球体ろ過および尿細管分泌，尿細管再吸収からなる．したがって，糸球体ろ過速度を $GFR$，薬物のタンパク非結合型分率を $f_u$，尿細管分泌クリアランスを $CL_{sec}$（secretion clearance），再吸収率を $F_R$ とすると，腎クリアランス $CL_r$ は次式で表される．

$$CL_r = (GFR \cdot f_u + CL_{sec}) \cdot (1 - F_R) \tag{5-99}$$

### （ⅱ）　固有クリアランス

臓器がもつ真の薬物処理能力を固有クリアランス（intrinsic clearance）と定義する．肝臓を 1 つのコンパートメントと想定し，肝臓内の血管中の薬物が十分に撹拌されていると仮定する．このモデルを well-stirred model という．肝臓では非結合形薬物のみが処理されることから，肝固有クリアランスを $CL_{int,h}$ とすると，肝臓における物質収支式は以下のように表される．

$$\frac{dX_h}{dt} = Q_h \cdot C_{out} - Q_h \cdot C_{out} - CL_{int,h} \cdot C_{out} \cdot f_u \tag{5-100}$$

定常状態においては式（5-100）は 0 となることから，これと式（5-97）より，

$$CL_h = \frac{Q_h \cdot f_u \cdot CL_{int,h}}{Q_h + f_u \cdot CL_{int,h}} \tag{5-101}$$

となる．この式から，肝クリアランスが，$Q_h$，$f_u$，$CL_{int,h}$ で規定されていることがわかる．このようにして求めた肝固有クリアランスは，肝臓内の薬物濃度を定義するモデルに依存することに注意する必要がある．

肝固有クリアランスが大きい薬物の場合，$Q_h \ll$ $f_u \cdot CL_{int,h}$ となることから，

$$CL_h \fallingdotseq \frac{Q_h \cdot f_u \cdot CL_{int,h}}{f_u \cdot CL_{int,h}} = Q_h \tag{5-102}$$

$$E_h \fallingdotseq 1 \tag{5-103}$$

となる．肝クリアランスは肝血流速度にほぼ等しく，肝抽出率は 1 に近くなる．プロプラノロールなどが相当する．このような薬物の肝クリアランスは，肝血流速度に影響されやすい．

### g. モーメント解析

コンパートメントモデルや生理学的モデルでは，モデルを仮定して薬物の体内動態を解析する．これに対して，モデルを仮定しない解析法も開発されている．その代表的なものが**モーメント解析法**（moment analysis）である．モーメント解析法では，薬物の体内動態を 1 種の確率過程と考え，統計的に処理するものである．モーメントとは確率密度分布曲線の特徴を記述する統計量であり，量合計，平均，分散はそれぞれゼロ次モーメント，一次モーメント，二次モーメントによって以下のように表される．

$$AUC = \int_0^\infty C dt \tag{5-104}$$

$$MRT = \frac{\int_0^\infty t \cdot C dt}{\int_0^\infty C dt} \tag{5-105}$$

$$VRT = \frac{\int_0^\infty (t - MRT)^2 \cdot C dt}{\int_0^\infty C dt} \tag{5-106}$$

ここで，AUC は薬物血中濃度－時間曲線下面積である．MRT は平均滞留時間（mean residence time），VRT は滞留時間の分散（variance of residence time）である．また，式（5-105）の分子を**モーメント曲線下面積**（area under the moment curve；AUMC）という．

経口投与後の平均滞留時間 $MRT_{po}$ から，静脈内投与後の平均滞留時間 MRT を引くと，吸収に要する平均時間（平均吸収時間，MAT）が求められる．

$$MAT = MRT_{po} - MRT \tag{5-107}$$

また，固形剤で経口投与したときの平均滞留時間から，水溶液として経口投与したときの平均滞留時間を引くと，平均溶出時間（mean dissolution time；MDT）が算出できる．

## 5.4 節のまとめ

- 薬物の体内動態は，吸収，分布，代謝，排泄の過程により決定される．
- 薬物の体内動態を大きく左右する生体膜透過には，生体エネルギーを必要としない単純拡散と，必要とする能動輸送がある．
- 薬物速度論の研究方法には，モデル依存的な方法とモデル非依存的な方法がある．
- 薬物動態解析は，薬物の投与計画，処方設計を行う上で重要である．

# 5.5 製剤化のサイエンス

## 5.5.1 物質の溶解とその速度

### a. 溶解度と溶解熱

非理想溶液中で非電解質，弱電解質あるいは強電解質の温度に対する溶解度の影響は，溶解熱（heat of solution, $\Delta_{soln}H$）で表現できる．

$$\ln\left(\frac{C''}{C'}\right) = \frac{\Delta_{soln}H}{R} \cdot \frac{T''-T'}{T'T''} \quad (5\text{-}108)$$

ここで，$C'$，$C''$：モル濃度，モル分率，g/L などで表現できる濃度で，絶対温度 $T'$ および $T''$ のときに求めた溶解度．$\Delta_{soln}H$ は溶解熱（cal/mol），$R$ は気体定数（8.3145 J/K・mol）である．

### b. 溶解速度

経口投与した薬物はほとんどの場合，分子型で吸収される．したがって，吸収部位において薬物は溶解している必要がある．しかしながら，実際の投与形態を見てみるとさまざまな剤形があり，医薬品の溶解速度に違いが生じている．例えば，錠剤は胃内にある水分を表面から吸収し膨潤・崩壊というプロセスを経て，微粒子化した後に溶解・吸収が起こる．また，顆粒剤をはじめとする粉末製剤は錠剤・カプセル剤よりも医薬品の溶解に向けてのステップは一段進んだものと考えることができる．実際，崩壊（disintegration），分散（deaggregation），溶解（dissolution）のプロセスは胃内では連続して起こっているが，薬物の吸収に最も影響するのは溶解速度である．

### c. 溶解過程

**（ⅰ）ノイエス・ホイットニーの式およびネルンスト・ノイエス・ホイットニーの式**

ノイエスおよびホイットニーは固体医薬品の溶解速度をこのように定量的に表現した

$$\frac{dM}{dt} = \frac{DS}{h}(C_S-C) \quad (5\text{-}109)$$

これに溶解速度の概念を取り入れたのがネルンスト・ノイエス・ホイットニーの式（式5-110）である．

$$\frac{dC}{dt} = \frac{DS}{Vh}(C_S-C) \quad (5\text{-}110)$$

式（5-109）で，$M$ は $t$ 時間に溶解した溶質の量，$dM/dt$ は溶解の際の物質移動速度（mass/time）を，$D$ は溶液中の物質の拡散係数，$S$ は液体に接している固体の表面積，$h$ は拡散層の厚さ．$C_S$ は固体の溶解度，$C$ は時間 $t$ における溶質の濃度をそれぞれ示して

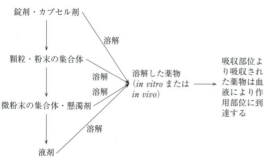

図 5-27　種々の製剤の分散，溶解のプロセス

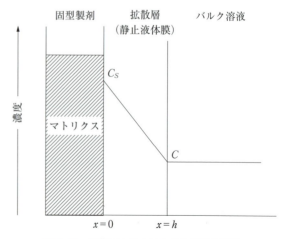

図 5-28　固体マトリクスからの薬物の溶解

いる．式（5-110）の体積 $V$ の溶液への溶質の溶解速度 $dC/dt$ を表している．

### （ii）溶解速度の測定：シンク条件

溶解理論ではシンク条件（sink condition）を考えると現象を理解しやすい．

式（5-110）では $h$（拡散層の厚さ）を導入したが，$h$ は**静止液体膜**（stagnant liquid film）ともよばれ，溶質分子の濃度が $C_S$ から $C$ まで変化する際の静止拡散層（拡散層）と考える．静止状態の外側（拡散層の外側），$x > h$ の領域では溶液は撹拌されており，薬物濃度は溶液全体の濃度 $C$ と考えることができる．$X = 0$，すなわち固体表面と拡散層の境界面では固体の薬物と拡散層中の薬物とが平衡状態にある．つまり，拡散層における濃度勾配（濃度変化）は負の勾配をもった直線となる．式（5-109）では $(C_S-C)/h$ で示される．この式は後述するフィックの第一法則とよく似ている．

$C \gg C_S$ のとき，$C$ は無視することができ，

$$\frac{dM}{dt} = \frac{DS}{h} \cdot C_S$$

と簡単化できる．

### （iii）ヒクソン・クロウェルの式

溶解による固体表面積の減少を考慮したのがヒクソン・クロウェルの式である．この式（5-111）は初期濃度が溶解度よりはるかに小さいこと，すなわちシンク条件となっていること，また，粒子径一定の粒子が球状を保ちながら溶解するということが前提となっている．

$$\sqrt[3]{M_0} - \sqrt[3]{M} = \kappa \cdot t \qquad (5\text{-}111)$$

ここで $M_0$：薬物粒子の初期量，$\kappa$：立方根側における溶解速度定数である．

## d. 溶解した物質の膜透過速度

### （i）フィックの法則

今，濃度が異なる溶液を膜により隔ててみよう．その時の溶質の膜透過速度は

$$J = -D \cdot \frac{dC}{dx} \qquad (5\text{-}112)$$

で示される．ここで $D$：拡散係数，$J$：流束（フラックスともいう），$C$：溶質の濃度，$x$：拡散距離とする．

膜透過速度は溶液の濃度勾配に依存している．拡散は拡散物質の濃度の減少する方向に起こるので，フラックス $J$ の値は常に正である．$D$ は濃度，化学的性質，温度，圧力，溶媒の性質（粘度）などによる影響を受ける．

系のある点における拡散物質の濃度変化の速度を調べる必要がある．このとき，ある特定の場所での濃度の経時変化を示す式は，フィックの第二法則として知られる．

### （ii）定常状態における膜透過

図 5-29 のような拡散セルを考えたとき，膜を隔てて左側（ドナー側）には溶媒中に拡散物質が溶解している．右側（レセプター側）には溶媒のみが入れられており，膜を介して拡散物質が入れられている．レセプター側の溶媒を頻回に交換することによりシンク条件が成立すると仮定する．

### （iii）薬物の放出挙動

非崩壊性の製剤からの薬物放出を解析するため，いくつかの速度論的理論が唱えられている．

**(1) ゼロ次放出（式 5-113）** 粒子の表面積がほとんど変化せず，シンク条件が成立すると，放出量 $= W_0 - W_t$ より，$W_0$：初期薬物量，$W_t$：時間 $t$ 後の薬物残存量，$k_0$：比例定数（g/hr）とおくと，

$$W_0 - W_t = k_0 \cdot t \qquad (5\text{-}113)$$

この式の両辺を $W_0$ で割り，

$$1 - \frac{W_t}{W_0} = f_t \text{（放出率）} \qquad (5\text{-}114)$$

とすると，

$$f_t = k_0' t \qquad (5\text{-}115)$$

$k_0' = k_0/W_0$ はゼロ次放出速度定数（$h^{-1}$）である．薬物放出率を時間に対してプロットすると，薬物放出がゼロ次放出に従う場合は直線となる[9]．

**(2) 片対数プロット** ワーグナーは「錠剤の表面積は時間の経過とともに指数関数的に減少する」と仮

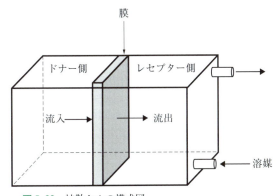

図 5-29 拡散セルの模式図
ドナー側に濃度 $C$ の拡散物質を含んでいる．

**228** 5. 医療薬学

定し，ほとんどの徐放性製剤からの薬物放出は，みかけの一次速度式で説明できるとした．

$$W_t = W_0 \cdot e^{-k_1 t} \qquad (5\text{-}116)$$

ここで $W_0$：初期薬物量，$W_t$：時間 $t$ 後の薬物残存量，$k_1$：みかけの一次速度定数（/h）である．$1-f_t = (W_t/W_0)$（残存率）と考えると，

$$\ln(1-f_t) = -k_1 t \qquad (5\text{-}117)$$

と表すことができる．すなわち，薬物残存率の対数を時間に対してプロットしたとき，薬物の放出速度が一次速度論に従う時は直線になる[10]．

**(3) ヒグチプロット（時間の平方根プロット）** ヒグチは不溶性のマトリクスからの薬物放出挙動は

$$放出量 = W_0 - W_t = S_0 \left[ \frac{D_\varepsilon}{\tau} (2A - \varepsilon C_s) C_s t \right]^{\frac{1}{2}} \qquad (5\text{-}118)$$

ここで $S_0$：はじめの表面積，$D$：放出液中での薬物の拡散係数，$\varepsilon$：マトリクスの多孔度，$A$：マトリクス中の薬物濃度，$C_s$：放出液中での薬物の溶解度，$\tau$：マトリクスの曲路率であるとした[13]．

上式を $f_t$（放出率）を用いて書き直すと，

$$f_t = k_2 \cdot t^{\frac{1}{2}} \qquad (5\text{-}119)$$

となり $k_2$ $(h^{-(1/2)})$ はヒグチの放出速度定数とよばれる．

もしシンク条件が保たれていれば薬物の放出率と時間の平方根との間には直線的な関係が成り立つ．

**(4) 立方根プロット（式 5-120）** ヒクソンとクロウェルらは均一な球形粒子を仮定すると，立方根則が成立することを見出した[14]．つまり，

$$W_0^{\frac{1}{3}} - W_t^{\frac{1}{3}} = k_3 \cdot t \qquad (5\text{-}120)$$

$k_3$：表面積・体積の比例項を含んだ定数 $(g^{-\frac{1}{3}}/h)$ である．上式が成り立つのは放出がマトリクス面に対して垂直方向のみに起こると仮定した場合で，マトリクスが球形を保ち，薬物放出に伴い，マトリクスの寸法が互いに比例関係を保ちながら減少していく場合である．

両辺を $W_0^{\frac{1}{3}}$ で割り，整理すると

$$(1-f_t)^{\frac{1}{3}} = 1 - k_3' \cdot t \qquad (5\text{-}121)$$

薬物放出率の立方根の時間に対するプロットはシンク条件下で直線となる．

**(5) 対数・対数プロット（式 5-122）[15]** 製剤からの拡散による薬物放出は一般に

$$\frac{M_t}{M_\infty} = k_4 t^n \qquad (5\text{-}122)$$

それぞれ，$M_t$：時間 $t$ までの放出量，$M_\infty$：時間 $t=\infty$ までの放出量，$M_t/M_\infty$ = 時間 $t$ までの放出率，

$n$：拡散様式の特性を表す指数である．両辺の対数をとると

$$\ln\left(\frac{M_t}{M_\infty}\right) = \ln k_4 + n \ln t \qquad (5\text{-}123)$$

$n = 0.5$：フィックの拡散式に準ずる拡散，$0.5 < n < 1$：フィックの拡散式に当てはまらない拡散，$n = 1$：時間に依存しない一定速度の放出（ゼロ次放出）である．

### e. 物質の溶解に酸・塩基が果たす役割

**（ⅰ）ヘンダーソン・ハッセルバルヒの式**

弱酸とその共役塩基または弱塩基とその共役酸の組み合わせは，その溶液中に存在する少量の酸やアルカリを加えたときに pH の変化を抑えようとする緩衝作用（buffer action）を示す．

例えば，酢酸と酢酸ナトリウムとの溶液に強酸を添加すると $Ac^-$ は水素イオンと以下の反応を示す．

$$Ac^- + H_3O \longleftrightarrow H_2O + HAc \qquad (5\text{-}124)$$

一方，強塩基を添加すると酢酸が水酸イオンを中和する．

$$HAc + OH^- \longleftrightarrow H_2O + Ac^- \qquad (5\text{-}125)$$

$$K_a = \frac{[H_3O^+][Ac^-]}{[HAc]} \qquad (5\text{-}126)$$

を考えたとき，酢酸ナトリウム（$Ac^-$）を酢酸（Ac）に加えると，$Ac^-$ が増加するので，電離定数 $K_a$ は一瞬変化するが $[H_3O^+]$ が一瞬減少し，$[HAc]$ が増加するので，結果として平衡は反応系に移動するが $K_a$ は変化しない．このような効果を共通イオン効果（common ion effect）という．

$$HAc + H_2O \longleftrightarrow H_3O^+ + Ac^- \qquad (5\text{-}127)$$

の反応における pH は

$$[H_3O^+] = K_a \cdot \frac{[HAc]}{[Ac^-]} \qquad (5\text{-}128)$$

ここで，HAc を $[acid]$（医薬品であれば分子型の薬物濃度），$[Ac^-]$ を $[salt]$（医薬品であればイオン形の薬物濃度）と考えると

$$K_a = \frac{[H_3O^+][Ac^-]}{[HAc]} \qquad (5\text{-}129)$$

と表現できる．弱塩基とその塩については

$$pH = pK_a + \log\frac{[salt]}{[acid]} \qquad (5\text{-}130)$$

と表現できる．

これらの式は**ヘンダーソン・ハッセルバルヒの式**とよばれ，医薬品の膜透過を考えるとき，[分子形] と [イオン形] の存在比の計算に役立つ．また，医療においては血液中の炭酸ガス濃度の算出にも使用される

重要な式である．

## 5.5.2 分散系
### a. 界面の性質
・**界面現象**
#### （i） 界面張力と表面張力
　液体内部の分子は全方位にいる分子（周囲を同種の分子で取り囲まれている）のため，あらゆる方向に分子間力が働き，エネルギー的に安定な状態にある．
　いっぽう，液体表面の分子は表面の外側には空気しかなく，不安定な状態にある．つまり，過剰な自由エネルギー（表面自由エネルギー）をもつ．その際，液体はエネルギーの安定を求め，表面を小さくする．表面張力が表面と平行な方向に作用する（図 5-30）．表面張力の単位は N/m（単位長さあたりに働く力），J/m²（単位面積の界面をつくるのに要する仕事量）である．

#### （ii） 液滴の界面
　今，半径 r の液滴を考えてみる．ここで，外圧 $P_o$ と液滴の内圧 $P_i$ の圧力差 $\Delta P$ は

$$\Delta P = P_i - P_o \tag{5-131}$$

と考えることができる．$\Delta P$ は界面張力と半径との関数として考えることができ，

$$\Delta P = \frac{2\gamma}{r} \tag{5-132}$$

として表すことができ，この式を**ヤング・ラプラスの式**という．

#### （iii） 吸着と表面吸着
　各種液体の表面張力は一般に極性が大きく分子間力が大きい液体ほど大きい（表 5-14）．
溶液に溶質を添加した場合にも表面張力は変化する．

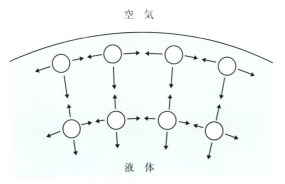

図 5-30　液体表面分子に働く力と液体内部に働く力が異なる様子

表 5-14　種々の液体の表面張力

| 液体 | 表面張力 (mN·m⁻¹) | 液体 | 表面張力 (mN·m⁻¹) |
|---|---|---|---|
| エタノール | 22.8(20℃) | グリセロール | 63.4(20℃) |
| クロロホルム | 27.1(20℃) | 蒸留水 | 72.8(20℃) |
| ベンゼン | 28.8(20℃) | 水銀 | 485.5(25℃) |

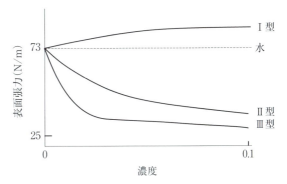

図 5-31　溶質の種類と溶液の表面張力
Ⅰ型：負吸着（表面不活性物質（砂糖，無機塩類））
Ⅱ型：正吸着（表面活性物質（アルコール，脂肪酸など））
Ⅲ型：正吸着（表面活性物質（界面活性剤など））

　ギブスは溶質の液表面への吸着量を表面張力と関係付けた．

$$\Gamma = -\frac{C}{RT} \cdot \frac{d\gamma}{dC} \tag{5-133}$$

$\Gamma$：単位面積あたりの吸着量，$\gamma$：表面張力，$C$：溶質の濃度，$R$：気体定数，$T$：絶対温度，$d\gamma/dC$：溶質濃度変化による表面張力変化である
　ギブスは溶質の濃度に対する溶液の表面張力の変化を大きく三つに分類した．
・Ⅰ型：$d\gamma/dC > 0$, $\Gamma < 0$（負吸着）：溶質の濃度を増加させると表面張力が増加する（NaCl などの無機塩類）．この場合，溶質は液体表面よりも液体内部において濃度が高くなる．すなわち，溶質が液体内部に分散していく．
・ⅡおよびⅢ型：$d\gamma/dC < 0$, $\Gamma > 0$（正吸着）：溶質は液相表面において液相内部より濃度が高くなる．Ⅱ型（アルコール，脂肪酸など），Ⅲ型（界面活性剤など）．
正吸着により表面張力を低下させる物質は表面活性である．

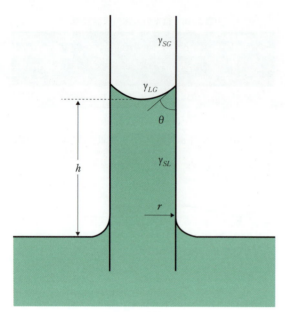

図 5-32 毛管上昇法

### (iv) 表面張力の測定法

**(1) 毛管上昇法** 密度 $\rho$ の液体に半径 $r$ のガラスの毛管の一端を垂直に浸漬すると毛管内の液面が上昇する．その際の毛管内の液体柱の高さ（$h$）が表面張力（$\gamma$）に比例する（図 5-32）．

$$\gamma = \frac{r \cdot h \cdot \rho \cdot g}{2 \cos \theta} \qquad (5\text{-}134)$$

**(2) デュヌイのリング法（円環法，輪環法）** 半径 $r$ の白金製リングが液面から離れるために要する力（$F$）より表面張力を測定する（図 5-33）．

$$\gamma = \frac{F}{4\pi r} \qquad (5\text{-}135)$$

**(3) 滴重法** ガラス管より落下する液滴の質量（$W$），体積（$V$）より表面張力を測定する．

$$\gamma = \frac{W \cdot s}{2\pi r} = \frac{V \cdot \rho \cdot g}{2\pi r} \qquad (5\text{-}136)$$

$$\gamma = W \cdot s / (2\pi \cdot r) = V \cdot \rho \cdot g / (2\pi \cdot r)$$

**(4) ウィルヘルミーのつり板法**（図 5-34） 長さ $x$，幅 $y$ のガラスや石英のつり板を液面に垂直につりさげて，板を界面から引き離すための最小の力 $F$ を測定する．

$$\gamma = \frac{F}{2(x+y)} \qquad (5\text{-}137)$$

### (v) ぬれ

薬剤学における**ぬれ**とは固体表面を液体が広がる現象をさし，粉体と液体の混合や，固形製剤の崩壊や医薬品の溶解に密接に関係する．

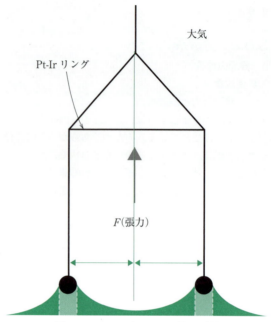

図 5-33 デュヌイのリング法の原理

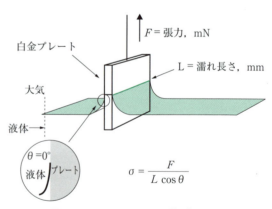

図 5-34 ウィルヘルミー平板法の原理

**(1) 接触角** 固体のぬれを評価する指標としては**接触角**がよく用いられる（図 5-35）．

・拡張ぬれ：$\theta = 0$ のとき，完全にぬれており，液体は固体表面を薄膜状に広がる．

・浸漬ぬれ：$\theta \leq 90°$ 固体表面に沿って液体が移動する．

・付着ぬれ：$\theta \leq 180°$ 液滴が固体表面に付着する現象で，水銀や**はっ水ガラス**などで観察される．

滴下された際に液体と固体の接触点において液体の表面張力 $\gamma_L$，固体の表面張力 $\gamma_S$，固相-液相間の表面張力 $\gamma_{SL}$ が釣り合うとき，ヤングの式が成立する．

$$\gamma_S = \gamma_{SL} + \gamma_L \cdot \cos \theta \qquad (5\text{-}138)$$

**(2) ウォッシュバーンの式** 毛管中に粉末を充填

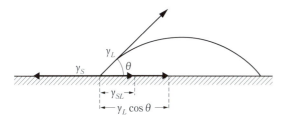

図 5-35 体表面の上での液体の拡張と表面張力の関係
$\gamma_S$：固体-気体，$\gamma_L$：液体-気体，$\gamma_{SL}$：固体-液体

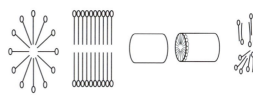

図 5-36 ミセルの形状と提唱者

し，これを液体に垂直に立てたときの，毛管中を液体が上昇する高さを測定する式をウォッシュバーンの式という（式 5-139）．この式から液体の粉末に対する接触角を求めることができ，錠剤の崩壊時間の設定など，製剤設計に有効である．

$$L^2 = \frac{R \cdot r \cdot \cos\theta}{2\eta} \cdot t \quad (5-139)$$

ここで $R$：平均毛管径，$\gamma$：液体の表面張力，$\theta$：接触角，$\eta$：液体の粘度，$L$：時間 $t$ における液体上昇の高さである．

### b．代表的な界面活性剤の種類と性質

#### （i）界面活性剤の分類

界面活性剤は分子内に疎水（疎水性の側鎖）部分と親水部分（親水基，$-COOH$，$-OH$，$-SO_3H$，$-NH_2$ など）を有する．気相-液相もしくは液相（水）-液相（油）界面に吸着し，界面張力を著しく低下させる．

#### （ii）界面活性剤の種類

**(1) イオン性界面活性剤**　分子中の親水基が負電荷を有しているものを**陰イオン性（アニオン性）界面活性剤**，正電荷を有しているものを**陽イオン性（カチオン性）界面活性剤**とよぶ．また，分子中に正電荷を有する親水基と負電荷を有する親水基の両者を有しているものは**両性界面活性剤**とよぶ．

① 陰イオン性界面活性剤にはセッケンなどの成分となる脂肪酸塩（O/W 型），硫酸エステル類（ラウリル硫酸ナトリウム），スルホン酸塩類がある．
② 陽イオン性界面活性剤としては四級アンモニウム塩（ベンザルコニウム塩化物）が知られている．
③ 両性界面活性剤としてはリン脂質（レシチン）があり，リポソームの調製に用いられる場合がある．

**(2) 非イオン性界面活性剤**　分子中の親水基が解離しないため電荷をもたない界面活性剤を**非イオン性界面活性剤**とよぶ．
①非イオン性界面活性剤

・ポリオキシエチレン系：ポリオキシエチレンソルビタン脂肪酸エステル（Tween），ポリオキシエチレンアルキルエーテル（ラウロマクロゴール）
・多価アルコール系：グリセリン脂肪酸エステル（モノステアリン酸グリセリン），ソルビタンアシルエステル（ソルビタンセスキオレイン酸エステル），ソルビタン脂肪酸エステル（Span，ソルビタンモノラウレート（Span20），ソルビタンモノステアレート（Span60））など．

#### （iii）界面活性剤の性質

**(1) ミセル形成と臨界ミセル濃度**　界面活性剤を水に溶解すると，低濃度領域では気-液界面に単分子膜を形成する．一定以上の濃度で界面活性剤分子の集合体である**ミセル（micelle）**を形成する．このとき，ミセルの形成はある濃度以上で起こるが，この濃度を**臨界ミセル濃度（critical micelle concentration；cmc）**という．

ミセルを形成する界面活性剤の濃度に応じて，球状，層状，棒状，ベシクル，逆性ミセルと，さまざまな形状を呈する（図 5-36）．

**(2) 界面活性剤溶液の性質と cmc**　ミセルが形成されると，cmc を境として界面活性剤溶液の性質が著しく変化する．例えば，可溶化力，洗浄力，浸透圧は増加する一方，表面張力，モル電動率は低下する．ミセルの形成は可逆的な変化であり，いったん形成されたミセルも溶液の希釈により界面活性剤溶液の濃度が cmc 以下になるとミセルは存在しなくなる．（図 5-37）

**(3) HLB**　実際の医薬品において汎用されているのは非イオン性界面活性剤であるが，これら界面活性剤の性質は親水基と親油基のバランスにより変化する．このバランスを数値として表現したものが HLB（hydrophile-lipophile balance）である．HLB 値は，当初非イオン性界面活性剤の特性値として経験的に求められたもので，非イオン性界面活性剤の親水性が最大のものを 20，親油性が最大のものを 1，さらに，両

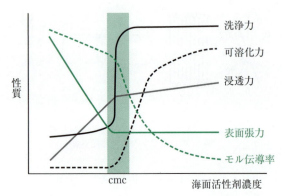

図 5-37　界面活性剤の cmc 前後における物理化学的性質の変化

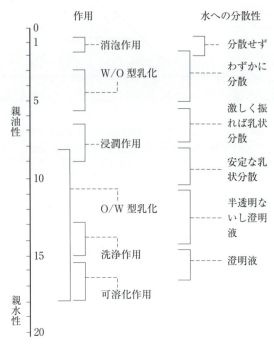

図 5-38　活性剤の HLB 値の範囲とその作用

方の性質が等しいものを 7 としている．現在ではイオン性界面活性剤にも HLB 値が与えられている．HLB 値の算出方法にはさまざまな方法が報告されているが，ここでは 2 種類の界面活性剤を混合した際の HLB 値について述べる．すなわち，

$$\mathrm{HLB_{AB}} = \frac{(\mathrm{HLB_A}) \times W_A + (\mathrm{HLB_B}) \times W_B}{W_A + W_B} \quad (5\text{-}140)$$

界面活性剤 A および B の HLB を $\mathrm{HLB_A}$，$\mathrm{HLB_B}$ とし，それらを $W_A\mathrm{g}$，$W_B\mathrm{g}$ 混合した際の $\mathrm{HLB_{AB}}$ 値を求めることができる（図 5-38）．

**(4) クラフト点**　イオン性界面活性剤溶液の温度を上昇していくとミセル形成が起こり，溶解度が急激に増加する．この時の温度をクラフト点（Kraft point）といい，各イオン性界面活性剤固有の値である．

親油基のアルキル鎖の炭素数が増加すると親油性が高くなるため，cmc は低下し，クラフト点は高くなる．

**(5) 曇点**　非イオン性界面活性剤溶液は親水基と溶媒中の水分子と水素結合により水和している．この溶液を加熱すると温度の上昇に伴う熱運動により非イオン性界面活性剤と水和水との水素結合が弱くなる．そのため，ある温度に達すると水和水との結合が切れ，親水基と親油基のバランスが変わり，界面活性剤はミセルとして存在できず，分離・白濁する．この温度を曇点（cloud point）という（図 5-39）．

**c. 代表的な分散系とその性質**

微粒子の分散系を考えたとき，微粒子に相当する，内相に相当する部分を分散相（dispersed phase）または分散質（dispersoid）という．

一方，微粒子を取り囲んでいる，外相に相当する部分を連続相（continuous phase）または分散媒（dispersed medium）という．

乳濁液，懸濁液，軟膏，散剤，錠剤などの製剤設計を行ううえで，分散系を考慮することは調製時に生じる諸問題を解決する端緒となることがある．

分散系は分散物質の粒子径により**分子分散系**，**コロイド分散**，**粗大分散**に大別される（表 5-15）．

**(i) コロイド分散系**（表 5-16）

コロイド分散系は (1) 親液コロイドと (2) 疎液コロイドに大別される．

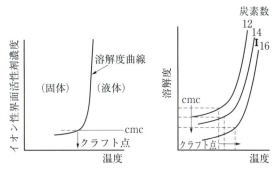

(a) イオン性界面活性剤の温度に対する溶解度変化　(b) 種々の炭素数のイオン性界面活性剤の温度に対する溶解度変化

図 5-39　イオン性界面活性剤溶解度の温度依存性

表 5-15　分散系の分類

| 分類 | 粒子径の範囲 | 粒子の運動 | 系の特徴 | 半透膜通過性 | 限外ろ過膜 | 拡散速度 | 例 |
|---|---|---|---|---|---|---|---|
| 分子分散系 | 1.0 nm以下 | 拡散 | ・顕微鏡では見えない | 通過する | 通過する | 速い | 酸素分子，イオン，グルコースなど |
| コロイド分散系 | 1.0 nm〜0.5 μm | ブラウン運動 | ・限外顕微鏡で確認可能<br>・電子顕微鏡で確認可能 | 通過しない | 通過しない | 非常に遅い | 高分子溶液，界面活性剤ミセル溶液など |
| 粗大分散系 | 0.5 μm以上 | 沈降 | ・顕微鏡で観察可能 | 通過しない | 通過しない | 拡散しない | 赤血球，粉体など |

表 5-16　コロイド分散系

| 分散媒 | 分散相 | 分散系 |
|---|---|---|
| 気体 | 液体 | ・霧，雲，もや，エーロゾル |
| | 固体 | ・煙 |
| | 気体 | ・泡 |
| 液体 | 液体 | ・エマルジョン（牛乳，バター） |
| | 固体 | ・サスペンション（泥水，塗料） |
| 固体 | 気体 | ・軽石，スポンジ，海綿，固体コロイド |
| | 液体 | ・水を含むシリカゲル |
| | 固体 | ・黄色ガラス，合金 |

(1)　**親液コロイド**　　多数の水分子と親和している（周囲を水が取り巻いている）コロイドを親水コロイドという．親水コロイド中，デンプン，ゼラチン，アルブミンの溶液は1分子の大きさがコロイド次元であり，分子コロイドとなっている．

一方，ミセルは分子会合体の大きさの会合コロイドを形成している．

親液コロイドはコロイド粒子と分散バイトの相互作用が比較的強いため，周囲の水分子が取り除かれないと電解質がコロイドの核となる部分に近付けない．そのため，少量の電解質を加えても沈殿は生じず，多量の電解質を加えるとコロイドの周りの水分子が取り除かれ凝析と同じように沈殿を生じる．

(2)　**疎水コロイド**　　粒子自身が水を引きつける力が弱く水との親和性が小さいため，親和せずに取り巻こいている水分子が少なく，電気的な反発が大きくなるので沈殿せずに分散している状態の少量の電解質を加えると沈殿するコロイド．無機性粒子（金，銀，硫黄，ヨウ化銀など）．

(ⅱ)　**コロイドに共通の性質**

(1)　**熱運動学的性質（ブラウン運動）**　　コロイド粒子を取り囲んでいる多数の分散媒粒子が，各瞬間ごとに不規則な衝突をする結果，重いコロイド粒子があちこちにジグザグ状に運動する現象で，① 不規則・永久的であること，② 高温ほど活発に運動すること，③ コロイド粒子が小さいほど活発で，ある程度以上の大きさのコロイド粒子は運動が止まってしまうこと，などの特徴がある．

(2)　**光学的性質（チンダル現象）**　　コロイド溶液に横からレーザー光のように強い光を当てると，光の進路が明るく輝いて見える．この現象をチンダル現象という．コロイド粒子の大きさが光の波長とよく似ているため，その表面で光がよく散乱されるためである．コロイド粒子と分散媒との光の屈折率の差が大きいほど明瞭に観察される．したがって，疎水コロイドの方が明瞭に観察できる．

(3)　**電気的性質**（図 5-40）　　電荷を帯びたコロイド粒子の周囲には，必ずその反対符号のイオン（対イオン）が引き寄せられ，電気二重層ができている．対イオンが粒子表面で固定されている部分を固定層（Stern 層）とよぶ．

電解質を加えない状態では電気二重層は大きく広がっているため，コロイド粒子は反発により互いに接近できず，沈殿しない．

(4)　**疎水コロイドと凝析**　　疎水コロイドは少量の電解質を転嫁すると容易に凝集（凝析）を生じる．

電解質を加えることにより溶媒中のイオン濃度が高くなるとコロイドを取り巻く対イオンは，コロイド粒子の方へ圧縮されて電気二重層の厚さが減少する．この効果は反対符号のイオンの価数が大きいほど大きい．つまり，正のコロイドを取り巻いていた陰イオンが1価であったとすると，2価の陰イオンを添加することにより，より強くコロイド粒子に引き寄せられ，電気二重層の厚さがさらに圧縮される．その結果，各コロイド粒子は衝突した際，より近接し，相互作用しやすくなり，凝集・沈殿を引き起こす．この現象は，これを唱えた研究者の名前をとって DLVO（デリャ

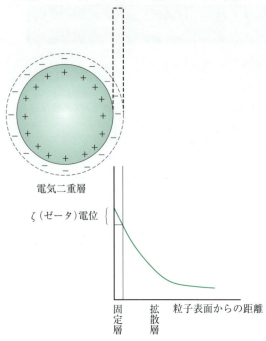

図 5-40　電気二重層と粒子表面からの電位の変化

ーギン・ランダウ・フェルウェー・オーバービーク）理論とよばれている.

**(5) 親水コロイドと塩析**　デンプンやゼラチンなどのコロイド溶液は，親水コロイド溶液であり，コロイド粒子表面に−OH, −COOH, −NH₂ などの親水基を有しており，周囲の水分子を強く引きつけている. そのため，少量の電解質を添加しても凝析は起こらない.

親水コロイドを沈殿させるためには，コロイド粒子周囲の水分子をコロイド粒子表面の−OH, −COOH, −NH₂ などの親水基と水分子との相互作用よりも強く相互作用する物質を添加することにより凝集を起こさせる**塩析**を利用する.

多量の電解質を添加することによる塩析効果の順は**ホフマイスター順列（離液順列，Hofmeister series）**とよばれ，

  1価陽イオン：$Li^+>Na^+>K^+>Rb^+>Cs^+$
  2価陽イオン：$Mg^{2+}>Ca^{2+}>Sr^{2+}>Ba^{2+}$
  1価陰イオン：$F^->Cl^->Br^->NO_3^->SCN^-$

である.

一方，脱水剤（アルコール，アセトン）を添加することによっても，コロイド周囲の水分子を取り去る**脱水和**により凝析させることができる.

**(6) 保護コロイド**　疎水コロイドに親水コロイドを添加すると，疎水コロイド表面に親水コロイドが吸着し，疎水コロイドを完全に覆うため，少量の電解質を添加しても凝析が起こらない. この目的で添加する親水コロイドを特に保護コロイド（protective colloid）とよぶ.

**(7) コアセルベーション**　親水コロイド溶液に有機溶媒または反対電荷を有するコロイド溶液を添加すると，粒子は分散系より分離して，コロイド凝集体に富んだ相を形成する. このコロイドに富む相をコアセルベート（coacervate）とよぶ.

脱水和によりコロイド粒子が凝集する例としては，ゼラチン-アラビアゴムの水溶液において両高分子のpH をゼラチンの等電点（pH 4.7）より低くするゼラチンは正に帯電し，アラビアゴムは負に帯電するため，これらを適当な割合で混合すると静電的相互作用により凝集し，濃厚相を形成する.

そのほか，親水コロイド溶液に有機溶媒（アセトン，エタノール，プロピレングリコール）を転嫁することによりコロイド周囲の水分子を脱水和して濃厚相を形成する方法がある.

### d. 分散粒子の沈降現象

**( i ) 懸濁剤**

懸濁剤（suspension）は，液体分散媒において不溶性固体粒子が分散した粗大分散である. 粒子径は 0.1 μm 以上であり，分散系が低粘度の場合，粒子がブラウン運動している様子を顕微鏡により観察することができる. 薬学領域では経口水剤，外用ローション剤，注射剤などに応用されている.

**(1) 自由沈降と凝集沈降**　懸濁粒子が分散系で凝集体を形成せずに沈降する場合，懸濁粒子は**自由沈降**する.

固体を粉砕して懸濁粒子とした場合を考えてみる. 固体を微粒子にして分散媒に分散させるためには仕事がなされなければならない. つまり，粉砕により粒子の表面積を増大させると表面自由エネルギーは増大し，系は熱力学的に不安定な状態になる. この表面自由エネルギーを減少させる方法としては，粒子の総表面積を減少するように粒子が集合する傾向をとる. この時，フロキュレーション（flocculation）とよばれる懸濁剤中の粒子が弱いファンデルワールス力により集塊状を呈した状態をとる.

粒子が強い力で互いに付着し，凝集体（aggregate）を形成し，二次粒子として沈降する場合は"凝集沈降"，沈殿物中で結晶の成長や融合により再分散困難な凝集体を形成することをケーキング（caking）

という.

### (ii) 懸濁粒子の沈降速度

懸濁粒子が沈降する場合，その速度は粒子の大きさや密度，分散媒の粘土や密度の影響を受ける．分散粒子を球形と仮定し，粒子同士が相互作用しないと仮定するとストークスの式（沈降速度式）が成立する．

$$v = \frac{h}{t} = \frac{(\rho-\rho_0) \cdot g}{18\eta} \cdot d^2 \quad (5\text{-}141)$$

ここで，$v$：懸濁粒子の沈降速度，$d$：懸濁粒子の粒子径，$\rho$：懸濁粒子の密度，$\rho_0$：分散媒の密度，$g$：重力加速度 $\eta$：分散媒の粘度，$t$：時間 $h$：時間 $t$ の間に粒子が沈降する距離をそれぞれ示している．

ストークスの式から，安定な懸濁剤を得るためには，懸濁粒子の粒子径を小さくする，増粘剤などにより分散倍の粘度を上げる，懸濁粒子と分散媒の密度差を小さくするなどの方法が考えられる．

### e. 乳剤の型と性質
#### (i) 乳剤の型（図 5-41）

ある液体をそれが溶けない別の液体中に細かい滴として安定に分散させることを乳化（emulsification）といい，乳化させる働きがある物質を乳化剤（emulsifier），乳化してできたものがエマルション（emulsion）という．

乳剤には，「分散媒（連続相）が水で分散相（不連続相）が油」である**水中油型（O/W 型）**，「分散媒（連続相）が油で分散相（不連続相）が水」である**油中水型（W/O 型）**がある．

これらの乳剤は二つの混合しない液体を振とうすることで調製可能である．しかし，このような乳剤は安定ではなく，油滴は互いに合一してしまい，容易に分離してしまう．

#### (ii) 乳剤の型を決める因子
**(1) バンクラフトの経験則** エマルションが O/W 型か W/O 型のいずれの型として生成するかについては，乳化剤の性質に依存しており，親水性-親油性バランス（hydrophilic-lipophile balance；HLB）で決定される．一般的に乳化剤の HLB が約 9～12 の範囲の時には O/W 型が，約 3～6 の範囲の時に W/O 型エマルションが生成する．このように，エマルションの型は界面活性剤の相対的な溶解性で決定され，より溶けやすい方が連続相になる．この法則は見出した科学者の名にちなんでバンクラフトの経験則とよばれている．

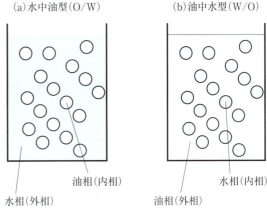
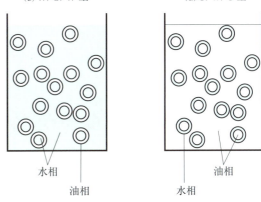

図 5-41 乳剤の型

**(2) オストワルドの総容積理論** 内相が大きさの等しい球形と仮定した時，球体の最密充填時の空隙率から乳剤の最大容積率は 74.02% であるとし，それを超えると転相が起こると考えたもの．実際には容積比だけでは方は決まらない事例が多い．

**(3) アルキンによる配向模型説（oriented wedge theory）** 多価金属のセッケンが W/O 型を生成しやすく，アルカリ金属のセッケンが O/W 型を生成しやすいという事例から唱えられた．

#### (iii) 乳剤の型を知る方法

乳剤の型を定性的に捉えるためには，外相の物性を反映する方法によれば比較的簡単に型を知ることができる（表 5-17）．

**(1) 転相** 乳剤の一つの型が，ある条件下でほかの型に転換する現象で，乳剤に内相を加えると粘度が増加し，転相（phase inversion）が起こる際に粘度や電気伝導度が大きく変化する（図 5-42）．

**(2) 乳剤の安定性** 乳剤（emulsion）が分離して

表 5-17 乳剤型の確認法

| 方法 | O/W 型 | W/O 型 |
|---|---|---|
| 希釈による方法 | ・水を加えたとき，全体に広がる<br>・油を加えた時に広がらない | ・油を加えたとき，全体に広がる<br>・水を加えた時に広がらない |
| 電気伝導度法 | 伝導度が大きい（電気抵抗が小さい） | 伝導度が小さい（電気抵抗が大きい） |
| 色素による方法 | ・水溶性色素（メチレンブルー，メチルオレンジ）で外相が着色 | ・油溶性色素（スダンⅢ）で外相が着色 |

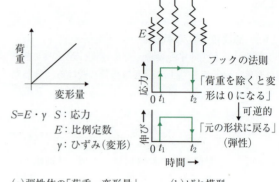

(a) 弾性体の「荷重 – 変形量」の関係　　(b) ばね模型（理想的弾性体）

図 5-43　弾性モデル

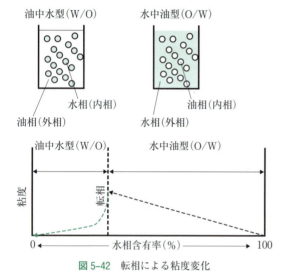

図 5-42　転相による粘度変化

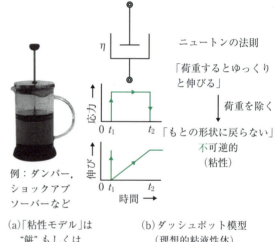

(a)「粘性モデル」は"餅"もしくは"ティーポット"　　(b) ダッシュポット模型（理想的粘液性体）

図 5-44　粘性モデル

いく過程はクリーミング・凝集・合一の三段階に分類される．

① クリーミング（creaming）

分散相として液滴の比重と連続相の比重に差があるときに，比較的大きな液滴が重力によって沈降または浮上し，液滴下部または上部に粒子濃度の異なった部分が生じる現象をいう．クリーミング状態にある乳剤は振とうにより再分散可能である．クリーミングを回避する方法としては，
・液滴の粒子径を小さくする，
・分散相と分散媒の密度差を小さくする
・分散媒の粘度を大きくする
などの方法がある．

② 凝集

内相の液滴同士が付着し，液滴の集合体が生成する現象．液滴間には普遍的な引力が働いているので再分散が不可能である．

③ 合一

凝集した液滴同士が時間の経過に伴い融合する．振とうしても元の状態に戻らない．

### 5.5.3　製剤材料の物性

#### a. 流動と変形（レオロジー）の概念，代表的なモデル

**(ⅰ) 変形と流動**

**(1) 弾性体**　　釣り竿を固定し，その先端に重りを掛けてみる．すると，釣り竿は重りの質量に応じてしなるが，取り去ると元に戻る．多くの物質は力を加えると変形し，その力を取り除くともとに戻る性質をもっている．このような性質を弾性（elasticity）という．**理想的弾性体**として最も考えやすいのは**ばね**であり，弾性の範囲内ではフックの法則（Hooke's law）

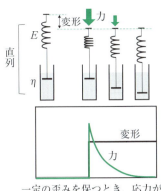
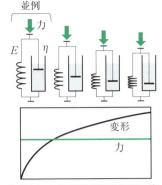

(a) マックスウェルモデル   (b) フォークトモデル

図 5-45　粘弾性モデル

が成り立つ（図 5-43）．
$$S = E \cdot \gamma \quad (5\text{-}142)$$
$S$：応力，$E$：比例定数（ばね定数），$\gamma$：ひずみ（変形）

フックの法則では「荷重すると変形するが，除くと変形は0に戻る」という可逆的な変化を示す．

**(2) 粘性体**　餅やティーポットなどは荷重するとゆっくりと変形する．その後，荷重を除いても元に形状には戻らない．このように，一定の力を加えると徐々に一定速度で変形するが，力を除いても元には戻らない，不可逆的な変化をするものは粘性体とよばれる．

理想的粘性体による挙動を説明するためにダッシュポット（dashpot）モデルが使われる．ダッシュポットは機械装置で，粘性摩擦により動きに抵抗するダンパーである．その結果起きる力は速度に比例するが，逆方向に作用し，動きを遅くし，エネルギーを吸収する．理想的粘性体ではニュートンの粘性法則（Newton's law）が成立する（図 5-44）．
$$S = \eta \cdot D \quad (5\text{-}143)$$
ここで $S$：ずり応力，$\eta$：比例定数（粘度），$D$：ずり速度（せん断速度）を示している．

**(ⅱ) 粘弾性モデル**

坐剤，軟膏剤のような半固形製剤は，固体としての弾性と液体としての粘性の性質を共に有している．このような性質を**粘弾性（viscoelasticity）**という．

粘弾性モデルを説明するのには弾性を示すスプリングと粘性を示すダッシュポットを用いる．また，荷重および荷重を取り除いた後の試料の変化を説明するの

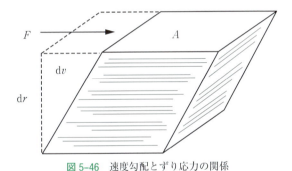

図 5-46　速度勾配とずり応力の関係

に，**クリープ現象（creep phenomenon）**により説明する．試料に一定の力を加えるときに生じる変形が，時間の経過と共に変化する現象であり，という．クリープ現象は荷重を除くと瞬間的にある大きさまで変形が消え，ついで時間の経過と共に元の形に戻っていく．これをクリープ回復という．試料によっては少し変形した状態のままクリープ回復しない，**永久変形**を呈するものもある（図 5-45）．

**(1) マックスウェルモデル**　スプリングとダッシュポットを直列に結合したモデル．一定の応力に対するひずみの変化に着目した場合，荷重するとスプリングは瞬間的に伸び，ついで，ダッシュポットが伸びる．荷重を除くとスプリングは瞬時に戻るがダッシュポットは戻らない．

一方，一定のひずみに対する応力の変化に着目すると，荷重して一定のひずみまで引き下げて，その位置を保つと，応力は時間の経過に伴い，指数関数的に減少する．この現象を**応力緩和**という．

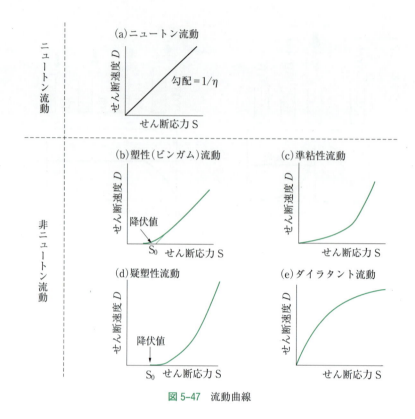

図 5-47 流動曲線

**(2) フォークトモデル** スプリングとダッシュポットを並列に結合する．一定の荷重をすると，ひずみは時間とともに増加し，荷重を除くと，ばねはすぐには元に戻れないが，徐々に完全に元の位置へ戻る．

・**（絶対）粘度**

図 5-46 のように面積 A の 2 枚の平板の間に流体をはさみ，下の平板を固定して上の平板を一定の力 $F$ で平行方向に動かすと，流体の上の部分と下の部分では速度差が生じる．平行方向を $x$ 方向，流体を高さ d$y$ ごとに隔てた平行面の集合と考え，また，その速度差を d$v$ と考えると，それぞれの速度勾配（d$v$/d$y$）を**せん断速度（ずり速度，shear rate）**，流れを引き起こすのに要する力を単位面積あたりで表したものを**せん断応力（ずり応力，shear stress）**という．

理想的な流体では**せん断応力 $S$ とせん断速度 $D$** には

$$S = \eta \cdot D \tag{5-143}$$

が成立する（ニュートンの粘性法則）．この式の比例定数 $\eta$（Pa·sec または mPa·sec）は**粘度（絶対粘度，粘性係数）**とよばれる．高分子溶液など，ニュートン流動に従わない流動を**非ニュートン流動**という．

・**動粘度（kinetic viscosity）**

式（5-143）で定義されている粘度を，その温度の液体の密度で割ったもので，

$$\nu = \frac{\eta}{\rho} \tag{5-144}$$

第十七改正日本薬局方（日局 17）では $\nu$ の次元として m$^2$/sec および mm$^2$/sec としている．

・**極限粘度（intrinsic viscosity）**

主に高分子溶液の粘度を示すために使用される（これはマーク・ホーウィンクの式でも使用する）．

$$[\eta] = \lim_{c \to 0} \frac{(t/t_0) - 1}{c} \tag{5-145}$$

また，$c$：濃度，$t$：試料溶液の流下時間，$t_0$：溶媒の流下時間である．

・**流動曲線**

せん断応力に対してせん断速度をプロットした流動曲線（レオグラム）は試料の物性により異なる．代表的な流動曲線とその特徴を図 5-47 に示す．

・**チキソトロピー**（図 5-48）

ニュートン流動は，ずり応力とずり速度は比例し，ずり速度を遅くすればただちにずり応力も低下する．しかし，非ニュートン流動の流動曲線は上昇曲線（応力を増していく過程を示す曲線）と下降曲線（応力を

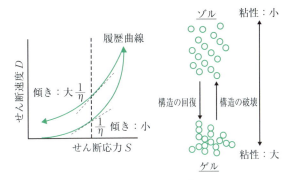

図 5-48 チキソトロピー

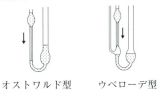

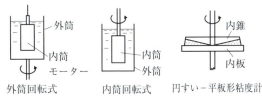

図 5-49 レオロジー測定

低下させていく過程を示す曲線）は一致せず，上昇曲線，下降曲線もしくはその両方が弧となる履歴曲線（hysteresis loop）を描く場合がある．このような力を加えることにより失われた粘稠度が放置されることにより徐々に回復する性質をチキソトロピー（thixotropy）という．

履歴曲線の面積が大きい流体ほどチキソトロピー性が強く，懸濁液の安定性向上に有効である．

### (iii) レオロジーの測定（図 5-49）
**(1) ウベローデ型粘度計, オストワルド型粘度計**
一定体積の液体が毛細管を通って流下するのに要する時間を計測することにより，動粘度を測定する．ニュートン流動を示す試料の粘度測定に用いられる．

毛細管粘度計から粘度を求める際は，ハーゲン・ポアゼイユの法則を用いる．

$$\eta = \frac{\pi \cdot \Delta p \cdot r^4 \cdot t}{8QL} \quad (5\text{-}146)$$

ここで $\Delta p$：圧力差，$r$：毛管の半径，$L$：長さ，$Q$：流量，$t$：流下時間である．

**(2) 共軸二重円筒形回転粘度計, 円すい－平板形回転粘度計** 液体中を一定の角速度で回転するローターに作用するトルクをばねのねじれ度で検出して粘度を求める．非ニュートン流動を示す試料の粘度測定に用いられる．

### b. 高分子の構造と高分子溶液の性質
#### (i) 高分子の種類
製剤には非常に多くの高分子が使用されている．例えば，錠剤の賦形剤，カプセル基剤，DDS製剤の素材など，医薬品開発と高分子は今や切り離して考えることができない．

分子量の大きな物質を総称して高分子化合物（polymer）というが，一般に分子量 10 000 以上のものを高分子としている．重合する前の構成単位を単量体（monomer）とよび，これが重合したものが高分子（polymer）であるが，モノマーとポリマーの中間で分子量 1000〜10000 程度のものをオリゴマー（oligomer）という．

#### (ii) 高分子溶液の粘度と分子量
製剤に用いられる高分子にはデキストランやポリビニルピロリドンのように極限粘度が規定されているものがある．極限粘度は式（5-145）にも示したように，溶媒中に高分子を無限に希釈していった場合に生じる粘性変化量で，高分子の分子量，大きさ，形状と関連している．

マーク・ホーウィンクの式は高分子の極限粘度と分子量との関係を式（5-147）のように表した．

$$[\eta] = K \cdot M^a \quad (5\text{-}147)$$

ここで $[\eta]$：極限粘度，K：高分子固有の定数，M：高分子の平均分子量，a：溶媒に固有の定数である．このように，極限粘度を求めれば，高分子の平均分子量も算出可能である．

#### (iii) 高分子溶液の粘度変化
**(1) イオンの影響** イオン性高分子は電離基間の静電的反発力により水中で広がった形を取るために溶液の粘度は非イオン性高分子の粘度よりも高い値を示す．

したがって，イオン性高分子に塩を添加する（イオン強度を増加させる）と，高分子鎖中イオン間の静電的反発力が小さくなり，高分子は縮んだ形となり粘度は低下する．

**(2) 等電点の影響** 両性高分子の等電点付近の

pH 環境下では，電荷中和のため高分子鎖間の静電的反発力が小さくなり，粘度は低下する．

**（3） 溶媒との親和性の影響**　　溶媒と親和性の高い高分子を添加すると分子鎖の広がりが大きくなり，溶液粘度は高くなる．また，良溶媒中に溶解させた高分子の均一な溶液に，貧溶媒を少量ずつ添加すると分子量の大きい順に高分子の濃厚な相（コアセルベート）を得ることができる．

### c. 製剤分野で汎用される高分子の物性

　　アルブミンやヘモグロビンのような球形に近い形状を有する高分子溶液中ではこれらの高分子はコロイド粒子と同様に挙動すると考え流ことができる．サザーランドやアインシュタインは拡散係数 $D$ を以下の式で表した．

$$D = \frac{RT}{6\pi\eta rN} \sqrt[3]{\frac{4\pi N}{3Mv}} \qquad (5\text{-}148)$$

ここで$\eta$：粘度，$r$：水和半径，$N$：アボガドロ定数，$R$：気体定数，$T$：絶対温度，$M$：分子量，$v$：部分比容（密度測定により得られた溶質 1 g あたりの体積で表した容積にほぼ等しい値）である．

　　この式から，拡散係数と水和半径は反比例の関係にあり，水和半径が小さい（粒子径が小さい方）が拡散係数が大きく，拡散しやすいことがわかる．

### d. 粉体の性質

#### （ⅰ）　粒子径測定法

**（1）　ふるい分け法（質量基準）**　　粒子の形態学的な実際の長さを粒子径とする．**表 5-18** に粒子径の測定法と測定できる粒子径の範囲を示す．日局 17 では医薬品の切度および粒子径について規定している．また，製剤総則において，細粒剤は「18 号ふるいを全量通過し，30 号ふるいに残留するものは全量の 10% 以下のもの」，散剤は「顆粒剤のうち微粒状に造粒したもの（18 号ふるいを全量通過し，30 号ふるいに残留するものは全量の 5% 以下のもの）と規定している．

　　ふるいの目開きに関しては日本工業規格（JIS）によっても規格化されている（**表 5-19，5-20**）．

**（2）　顕微鏡法（個数基準）**　　粒子の投影像について粒子径を測定する．一般的には光学顕微鏡が用いられるが，粒子の状態に応じて電子顕微鏡などを使用することがある．粒子径の計測は光学顕微鏡においては接眼ミクロメーターによる測定が行われているが，今後は ImageJ などの画像処理ソフトを用いた計測も可能と考えられる．顕微鏡法による代表的な測定方法を**図**

**表 5-18**　粒子径測定法

| 測定方法 | 測定基準 | 一般的な粒子径の範囲 |
|---|---|---|
| ふるい分け法 | 質量基準 | 50 $\mu$m 以上 |
| 沈降法（液中） | 質量基準 | 2～200 $\mu$m |
| 沈降法（気中） | 質量基準 | 1～100 $\mu$m |
| 遠心沈降法 | 質量基準 | 0.05～5 $\mu$m |
| 顕微鏡法（光学） | 個数基準 | 0.2 $\mu$m 以上 |
| 顕微鏡法（電子） | 個数基準 | 0.01 $\mu$m 以上 |
| コールターカウンター法 | 個数基準 | 0.5 $\mu$m 以上 |

Fowler, H.W. : Cooper and Gunn's Tutorial Pharmacy, Sixth Edition, Ed by Carter, S.J., p.182 Table 15.1., Pitman Medical., 1972

**表 5-19**　日本薬局方における切度および製剤総則による散剤の規定

（a）　切度の規定

| ふるい番号 | 名称 | ふるい目開き |
|---|---|---|
| 4.0 号 | 粗切 | 4.75 mm |
| 6.5 号 | 中切 | 2.80 mm |
| 8.6 号 | 細切 | 2.00 mm |
| 18 号 | 粗末 | 850 $\mu$m |
| 30 号 | | 500 $\mu$m |
| 50 号 | 中末 | 300 $\mu$m |
| 100 号 | 細末 | 150 $\mu$m |
| 200 号 | 微末 | 75 $\mu$m |

（b）　製剤総則による散剤の規定

- 細粒剤：18 号ふるいを全量通過し，30 号ふるいに残留するものは全量の 10% 以下のもの
- 散剤：顆粒剤のうち微粒状の造粒したもの（18 号ふるいを全量通過し，30 号ふるいに残留するものは全量の 5% 以下のもの）

**5-50** に示す

① グリーン径（green diameter），またはフェレー径（feret diameter）：定方向径．一定方向の平行直線で粒子をはさみ，その間隔を粒子径とする．

② マーチン径（martin diameter）：定方向等分径．一定方向の直線で投影面積を二等分した時の線分を粒子径とする．

③ ヘイウッド径（Heywood diameter）：円相当径．粒子の投影面積と同じ面積をもつ円の直径を粒子径とする．

**（3）　コールターカウンター法（個数基準）**　　細孔通過法ともいう．「粒子を電解質溶液に分散した層」と「細孔を有する層」のそれぞれに電極を設置し，細孔を有する層を吸引ポンプで陰圧にすると，粒子は電解

表 5-20 JIS による「篩いメッシュ換算表」

| 目開き | メッシュ | 目開き($\mu$) | メッシュ |
|---|---|---|---|
| 5.6 mm | 3.5 | 250 $\mu$ | 60 |
| 4.75 mm | 4 | 212 $\mu$ | 70 |
| 4.00 mm | 4.7 | 180 $\mu$ | 83 |
| 3.35 mm | 5.5 | 160 $\mu$ | 93 |
| 2.80 mm | 6.5 | 150 $\mu$ | 100 |
| 2.36 mm | 7.5 | 125 $\mu$ | 119 |
| 2.00 mm | 8.6 | 106 $\mu$ | 140 |
| 1.70 mm | 10 | 100 $\mu$ | 149 |
| 1.40 mm | 12 | 90 $\mu$ | 166 |
| 1.18 mm | 14 | 75 $\mu$ | 200 |
| 1.00 mm | 16 | 63 $\mu$ | 235 |
| 850 $\mu$ | 18 | 53 $\mu$ | 280 |
| 710 $\mu$ | 22 | 45 $\mu$ | 330 |
| 600 $\mu$ | 26 | 38 $\mu$ | 390 |
| 500 $\mu$ | 30 | 32 $\mu$ | 440 |
| 425 $\mu$ | 36 | 25 $\mu$ | 500 |
| 355 $\mu$ | 42 | 20 $\mu$ | 635 |
| 300 $\mu$ | 50 | | |

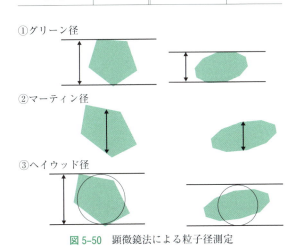

①グリーン径
②マーティン径
③ヘイウッド径

図 5-50 顕微鏡法による粒子径測定

質とともに細孔を介して移動する．粒子径は電極間の抵抗値に比例することから，電極間の抵抗値を粒子系に変換する．この原理は臨床検査において赤血球数の計測に応用されている（図 5-51）．

**(4) 沈降法（質量基準）**

・1～100 $\mu$m の粒子：ストークスの式を適用する．

$$v = \frac{h}{t} = \frac{(\rho - \rho_0) \cdot g}{18\eta} \cdot d^2 \quad (5\text{-}149)$$

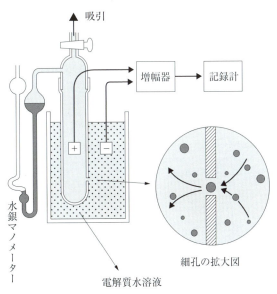

図 5-51 コールターカウンター法の原理
（森本雍憲ほか：図解薬剤学 改訂5版, p.107, 南山堂 2012 より改変）

沈降天秤，アンドレアゼンピペットにより一定時間ごとの沈降量を測定することにより算出する．液体中で固体粒子が溶解，または，凝集・沈降する場合はストークスの式は適用できない．

・100 $\mu$m～1 cm の粒子：アレンの式を適用する

$$v = \sqrt[3]{\frac{[4(\Delta\rho)^2 \cdot g^2]}{225}} \cdot d \quad (5\text{-}150)$$

沈降速度は粒子径に比例する．

・1 cm 以上の粒子：ニュートンの式を適用する

$$v = \sqrt{\frac{3.03\Delta\rho \cdot g}{\rho_0}} \cdot d^{\frac{1}{2}} \quad (5\text{-}151)$$

沈降速度は粒子径の2分の1乗に比例する．ここで $\rho_0$：分散媒の密度である．

・医薬品粉末の粒子系：遠心沈降法

$$v = \frac{dx}{dt} = 0.22 \frac{d^2}{\eta} \cdot \Delta\rho \cdot \omega^3 \cdot x \quad (5\text{-}152)$$

ここで $x$：時間 $t$ における回転中心からの粒子の距離，$\omega$：角速度である．

**(ii) 比表面積測定法**

粉体の表面積は製剤の崩壊性や溶解性に大きく影響する．粉体 1 g あたりの総表面積を比表面積（specific surface area, $S_w$）という．$S_w$ がわかれば粒子の平均径（比表面積径, $d_{SP}$）を求めることができる．

$$d_{SP} = \frac{K}{\rho \cdot S_w} \quad (5\text{-}153)$$

ここで $\rho$：粒子の真密度，$K$：形態係数（球および立方体では6，一般の粉粒体では6.5〜11）である．

**(1) 吸着法（adsorption method）**　大きさが既知である分子やイオンを，気相または液相の圧力または濃度を変化させて粉体表面に吸着させ，吸着等温線（adsorption isotherm）を求める．次に，単分子層形成に要する吸着分子の吸着量 $V_m$ を求め，以下の式から $S_W$ を求める．

$$S_w = \frac{\sigma N V_m}{M} \quad (5\text{-}154)$$

ここで $S_w$：比表面積，$\sigma$：吸着分子1個の占有面積，$M$：吸着分子の分子容積，$N$：アボガドロ定数（$6.02 \times 10^{23}$），$V_m$：単分子層吸着量である．吸着気体には窒素ガス（$\sigma = 16.2\,\text{Å}^2$）が汎用される．

**(2) 吸着等温線の解釈**
① 単分子層吸着（ラングミュアの式）

$$\frac{P}{V} = \frac{1}{KV_m} + \frac{P}{V_m} \quad (5\text{-}155)$$

$V$：単位重量あたりの吸着量，$V_m$：飽和吸着量，$K$：定数，$P_0$：飽和蒸気圧，$P$：圧力である．直線の勾配（$1/V_m \cdot K$）から $V_m$ を求めることができる．

② ブルナウアー・エメット・テラー（BET）の式．

$$\frac{P}{V(P_0-P)} = \frac{1}{KV_m} + \frac{K-1}{KV_m} \cdot \frac{P}{P_0} \quad (5\text{-}156)$$

切片 $1/(V_m K)$ と勾配 $(K-1)/(KV_m)$ から $V_m$ と $K$ を求めることができる．実際の測定では，吸着させるガスの圧力または容積の変化から吸着量を求める **容積法**，吸着前後の試料の重量変化を直接測定する **重量法**，$P/P_0 = 0.2$ で単分子層が完成するという仮定に基づき，一定速度でゆっくりと気体を流し込みながら，$P/P_0 = 0.2$ となるまでの時間を測定する **流動法** などにより測定する．

**(2) 空気透過法**　粉体充塡層における流体（気体または液体）の透過性を測定し，コゼニー・カーマンの式より粉体の比表面積を算出する方法．

$$S_w = \frac{14}{\rho}\sqrt{\frac{A \Delta P t \varepsilon^2}{L \eta Q(1-\varepsilon)^2}} \quad (5\text{-}157)$$

$S_w$：比表面積，$A$：粉体層の断面積，$\rho$：粒子の真密度，$\Delta P$：粉体層の両端における圧力差，$L$：粉体層の厚さ，$\eta$：流体の粘度，$Q$：流速（時間 $t$ に粉体層を通過する流体量）である．

**(iii) 粒度分布と平均粒子径**
**(1) モード径とメディアン径**　種々の粒子径測定法により得られた測定値について横軸に粒子径，縦軸に粒子の出現頻度をグラフとして表すと度数分布図（ヒストグラム）が得られ，この曲線を粒度分布曲線という．

出現頻度の最も多い粒子径を平均径とするものをモード径（modal diameter, $D_{\text{mod}}$）とよぶ．一方，横軸に粒子径，縦軸に小粒子から順に%でその%を累積した時に得られる曲線（積分粒度分布曲線）において，累積量が50%となる粒子径をメジアン径（median diameter, $D_{\text{med}}$）という（図 5-52）．

**(2) さまざまな平均粒子径**
① 算術平均径（arithmetic mean diameter）

$$D_1 = \frac{\sum n_i D_i}{\sum n_i} \quad (5\text{-}158)$$

② 面積・長さ平均径（surface length mean diameter）

$$D_2 = \frac{\sum n_i D_i^2}{\sum n_i D_i} \quad (5\text{-}159)$$

③ 体面積平均径（volume surface mean diameter）

$$D_3 = \frac{\sum n_i D_i^3}{\sum n_i D_i^2} \quad (5\text{-}160)$$

④ 重量平均径（weight mean diameter）

$$D_4 = \frac{\sum n_i D_i^4}{\sum n_i D_i^3} \quad (5\text{-}161)$$

それぞれ $d$：粒子径，$n$：個数である．

**(3) 個数基準分布と重量基準分の違い**　ふるい分け法や沈降法は数個の粒子の合計重量から算出するため，小粒子の重量に対する寄与が小さく，重量基準分布は個数基準分布よりも大きな値の分布曲線となる（図 5-54）．

**(iv) 充塡性**
**(1) 体積**
① 見かけの体積（かさ体積, bulk volume, $V_b$）：粉体が占める体積で，粉体中の粒子の真の体積と空隙の和．容器を振とうしたり，タッピングしたり

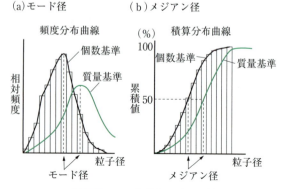

図 5-52　モード径とメジアン径

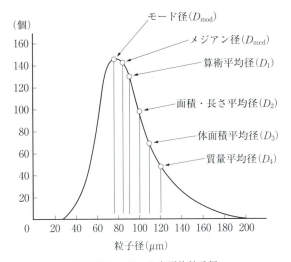

図5-53 いろいろな平均粒子径
(森本雍憲ほか：図解薬剤学改訂5版, p.113, 南山堂, 2012より引用)

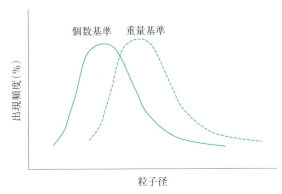

図5-54 個数基準および重量基準による分布の違い

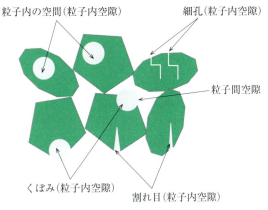

図5-55 粒子内空隙と粒子間空隙

することにより充塡性が容易に変化してしまうため，見かけという語を用いる．

② 真の体積（true volume, $V$）：粉体中の空隙を含まない粉体そのものの体積

③ 空隙と空隙率

空隙率：粉体の空隙（void）は粒子と粒子の間に生じる粒子間空隙（interparticle void）と粒子表面から内部に至る裂け目，毛細管，表面の孔または内部に含まれる空隙などを総称した粒子内空隙（interparticle void）から構成される．実際には粒子間空隙と粒子内空隙を区別できない場合もあり，それらの合計を空隙とする場合が多い．空隙は見かけの体積と真の体積の差として求められる（図5-55）．

$$\varepsilon = \frac{V_b - V}{V_b} \times 100 \, (\%) \quad (5\text{-}162)$$

$\varepsilon$：空隙率（porosity），$V_b$：見かけ体積（bulk volume），$V$：真の体積（true volume）

⑤ 見かけ比容積（かさ比容積，apparent specific volume, $V_{app}$）：単位重量（1g）あたりの見かけ体積（かさ体積）．

$$V_{app} = \frac{V_b}{W} \quad (5\text{-}163)$$

$V_b$：粉体の見かけ体積，$W$：粉体の重量

(2) 密度

① 見かけ密度（かさ密度，apparent density, $\rho_b$）：粉体の重量（$W$）を見かけの体積（$V_b$）で除して求める．

$$\rho_b = \frac{W}{V_b} \quad (5\text{-}164)$$

② 真密度（true density, $\rho$）：空隙を除外した粒子そのものの密度．見かけ密度（$\rho_b$）および真密度（$\rho$）は見かけの体積$V_b$と体積$V$を用いることから，空隙率は$\rho_b$と$\rho$からも求めることができる．

$$\rho = \frac{W}{V} \quad (5\text{-}165)$$

$$\varepsilon = \frac{(\rho - \rho_b)}{\rho} \times 100 \, (\%) \quad (5\text{-}166)$$

③ かさべり度：空隙率は容器への充塡方法によって大きく異なり，容器内に自然落下させて集積した状態（疎充塡）と，タッピングなどにより容積が一定になる状態（密充塡）などがある．疎充塡の際の粉体の体積と，タッピングの結果得られた最終体積$V_\infty$から，かさべり度$\gamma_\infty$が算出できる．

$$\gamma_\infty = \frac{V_0 - V_\infty}{V_0} \quad (5\text{-}167)$$

(v) 粉体の付着性と流動性

(1) 粉体の付着性　粉体の付着は粒子間または粒

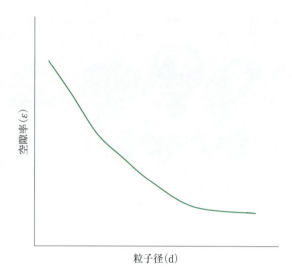

図 5-56 粒子径と空隙率の関係

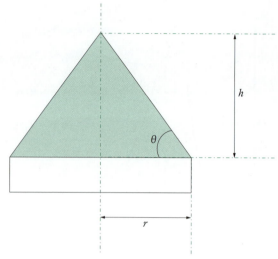

図 5-57 安息角の概念

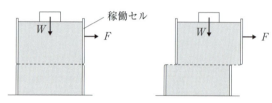

図 5-58 せん断試験器

子とほかの固体表面との間に働く，ファンデルワールス力による分子間力，静電引力，液体架橋などの力が付着力となり生じる．付着性の大きな粉体は微粒化すると粒子間の凝集により大きな空隙を形成しやすい（図 5-56）．

**(2) 粉体の流動性**　粉体の流動性には粒子径，形状，密度，表面状態，付着力，摩擦力などの因子が複雑に関与している．一般に付着性・凝集性の大きな粉体は粘着性粉体（sticky powder），さらさらした感じの粉体は自由流動性粉体（free flowing powder）とよばれる．

① 安息角（angle of repose, $\theta$）：粉体試料をフィルターのスリットを介して落下させて山を形成させる．このとき堆積した粉体層の表面と水平面とのなす角を安息角とよぶ．安息角が大きい（＞45°）粉体ほど流動性が悪い（図 5-57）．

$$\tan\theta = \frac{h}{r} \quad (5\text{-}168)$$

② 流出速度の測定：粉体の流動性評価に小孔（オリフィス，orifice）やホッパー（hopper）からの粉体の単位時間あたりの流出量が使われる．粉体が流出するのに必要な最小オリフィス径が付着性，凝集性，流動性の指標となる．オリフィスからの流出速度

③ 内部摩擦係数：静止した粉体層に外力として垂直応力（$W$）をかけ，ついで，$W$の垂直方向（水平方向）にせん断応力（$F$）を作用させたとき，粉体層に滑りを生じさせる限界値 $F$ を求める（図 5-58）．

$$F = \mu_i W \quad (5\text{-}169)$$
$$F = \mu_i W + C_i \quad (5\text{-}170)$$

ここで $F$：せん断応力，$W$：垂直応力，$\mu_i$：内部摩擦係数，$C_i$：粒子間凝集力である．$F$ と $W$ の関係が直線のとき，クーロンの式（Coulomb's equation）が成立し，そのような粉体をクーロン粉体とよぶ．$\mu_i$ および $C_i$ が小さいほど流動性がよい．一方，$F$ と $W$ の関係が直線にならない粉体を**非クーロン粉体**とよび，ウォーレン・スプリングの式により表現される．

$$\left(\frac{F}{C_i}\right)^n = \frac{W}{W_T} + 1 \quad (5\text{-}171)$$

$W_T$：引っ張り破断強度，$n$：せん断指数，$n > 1$ かつ $n$ が小さくなるほど流動性はよい（図 5-59）．

④ カーの流動性指数：カーは粉体の安息角，圧縮性，スパチュラ角，均一性，凝集度などのパラメータから粉粒体の流動性を**最も不良～最もよい**の7段階に区分する流動性指数を示した．この指数は医薬品の製造工程における混合や充填操作に影響する．

**(3) 吸湿性**

① CRH の概念：粉体の吸湿は，湿潤，膨化，固化，流動性の低下などの物理的変化，着色，分解など

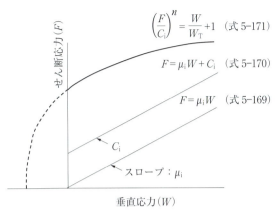

図 5-59 破壊包絡線

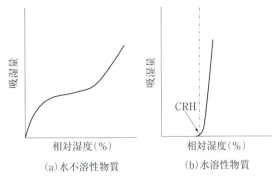

図 5-60 水不溶性および水溶性物質の吸湿平衡曲線

の化学的変化，微生物による汚染などを引き起こす原因となる．粉体の吸湿性は空気中の水分，すなわち相対湿度の影響を受ける．相対湿度（relative humidity；RH）は，「ある温度における飽和水蒸気圧に対する大気中の水蒸気圧の割合（%）」と定義され，

$$相対湿度(RH) = \frac{t℃における大気中の水蒸気圧}{t℃における飽和水蒸気圧} \times 100 (\%) \qquad (5-172)$$

吸湿量と相対湿度との関係は**吸湿平衡曲線**で示される．水溶性物質は一定温度条件下で，ある数値に達すると急激に吸湿量が増加する．このときの相対湿度を臨界相対湿度（critical relative humidity；CRH）とよぶ．一方，水に不溶性の物質の吸湿平衡曲線は固体表面への水の吸着に伴う重量変化に応じた曲線となる（図 5-60）．

2 種以上の水溶性物質を混合すると，混合物のCRH はそれぞれの CRH よりも低い値を示す．また，そのときの値はそれぞれの成分の CRH の積に近似できる．これをエルダーの仮説（Elder's hypothesis）とよぶ．

### e. 製剤材料としての分子集合体

#### （i） 結晶多形

化学組成が同一だが，結晶構造の異なるものを結晶多形（crystal polymorph）という．結晶多形のうち融点が高く，溶解度の小さいものを安定形結晶，融点が低く，溶解度が大きいものを準安定形結晶という．

結晶多形を示す薬物としてはインドメタシン，テトラサイクリン，カルバマゼピンなどが知られている．

#### （ii） 相転移

加熱過程や冷却過程で準安定形結晶-安定形結晶間で転移を引き起こす温度を転移温度（transition temperature）という．可逆的な結晶転移を互変形，不可逆的な結晶転移を単変形という．転移温度や転移熱は熱分析のほか溶解度の温度変化からも知ることができる．

・準安定形の溶解度と溶解熱：

$$\ln X_1 = -\frac{\Delta_1 H}{RT} + C \qquad (5-173)$$

・安定形の溶解度と溶解熱：

$$\ln X_2 = -\frac{\Delta_2 H}{RT} + C \qquad (5-174)$$

$X_1$，$X_2$：準安定形結晶の溶解度および安定形結晶の溶解度，$\Delta_1 H$，$\Delta_2 H$：準安定形結晶の溶解度および安定形結晶の溶解熱，$R$：気体定数である．

#### （iii） 溶媒和

医薬品を結晶化する際，周囲の溶媒を取り込んで安定な結晶形を得ることがある．これを溶媒和物（solvaionproducts）という．中でも水分子が結合したものを水和物（hydration products），水分子が結合していないものを無水物（anhydrate）とよぶ．

安定性は水和物の方が高く，溶解度，溶解速度は無水物の方が大きい．

#### （iv） 非晶質

結晶は一定の空間分子配列（単位格子）が規則性的に配列している．しかし，それらの規則性が失われて不規則に配列した状態を非晶質（amorphous）という．粉末 X 線回折測定により得られるパターンには結晶由来の回折ピークは認められず，ブロードなハローパターン（halo pattern）を示す．

結晶は融点で融解熱を吸収して液体となるが，この

液体を急冷すると融点では結晶が析出しない過冷却液体（supercooled liquid）として存在する．この液体をさらに冷却すると，ある温度を境に急激に粘度が増大し，ガラス状態（glass state）とよばれる分子が不規則に配列する固体に変化する．この温度をガラス転移温度（glass transition temperature）とよぶ．非晶質は，ガラス状態もしくは過冷却液体状態にある固体とみなされている．

### （ⅴ） 包接化合物

シクロデキストリンのように，グルコースが$\alpha$-1,4結合により環状に6,7,または8分子結合した構造（$\alpha$-，$\beta$-または$\gamma$-シクロデキストリン）は空洞内部が疎水的環境にある．そのため，医薬品分子（ゲスト分子，guest molecule）を空洞内部に取り込み（包接，inclusion），安定な構造（包接化合物，inclusion compound）をとる．

アルプロスタジルを$\alpha$-シクロデキストリンに包接したアルプロスタジル アルファデクスはプロスタグランジン$E_1$を包接させることで安定性向上を測った製剤である．

### （ⅵ） 固溶体

異なる成分同士が結晶格子を形成することにより，固相で完全に溶け合ったものを固溶体（solid soluteon）という．結晶格子を形成する原子の一部がほかの原子と置き換わったものを置換型，結晶格子の隙間に小さな原子が入り込んで形成されるものを侵入型として区別されている．

原薬の非晶質化には，固体分散体（solid dispersion）が最も実用的である．固体分散体は薬物を高分子などの担体中に均一に分子状態あるいはそれに近い状態で分散したものである．分子状態がきれいに配列したものが結晶であるが，高分子の網目に薬物分子が分散することで，分子の配列が崩れ，非晶質となる．

高分子には医薬品添加剤として許可されている水溶性高分子が使われる．

### f. 薬物と製剤原料の安定性に影響する要因，安定化の方法

#### （ⅰ） 物理的要因

吸湿，衝撃などは薬物の結晶構造に影響し，多形転移や非晶質化を引き起こす場合がある．したがって，医薬品の最終形態ある製剤を被包する包装・容器に関する研究は重要である．

#### （ⅱ） 化学的要因

**（1） 温度**　薬物の分解速度は温度の上昇に伴い増加し，反応速度定数$k$と絶対温度の逆数$1/T$の関係はアレニウスの式（Arrhenius equation）に従う．

$$\ln k = \ln A - \frac{E_\mathrm{a}}{RT} \tag{5-175}$$

$k$：反応速度定数，$A$：衝突頻度，$E_\mathrm{a}$：活性化エネルギー，$R$：気体定数，$T$：絶対温度

反応速度定数$k$を自然対数で表して縦軸に，絶対温度の逆数を横軸にしたアレニウスプロット（Arrhenius plot）を作成すると，活性化エネルギー$E_\mathrm{a}$を傾きとする右下がりの直線が得られる．この直線から種々の温度条件下での薬物の安定性を予測することができる．

**（2） pH**　液状製剤中の薬物の安定性はpHの影響を受ける場合が多い．$H^+$や$OH^-$が薬物分解速度を促進する作用を特殊酸塩基触媒作用（special acid-base catalyst）とよぶ．一方，$H^+$や$OH^-$以外の酸塩基による触媒作用を一般酸塩基触媒作用（general acid-base catalyst）とよぶ．

特殊酸塩基触媒作用は一般に，種々のpHの溶液中における薬物の見かけの分解速度をプロットしたpHプロファイルを作成し，その形状から評価する．

① 酸（$H^+$）による触媒

$$\log k = -\mathrm{pH} + \log k_\mathrm{H} \tag{5-176}$$

$k$：（加水）分解速度定数，$k_H$：酸触媒定数

② 塩基（$OH^-$）による触媒

$$\log k = \mathrm{pH} - \mathrm{p}K_\mathrm{w} + \log k_\mathrm{OH} \tag{5-177}$$

$K_\mathrm{w}$：水のイオン積，$k_\mathrm{OH}$：塩基触媒定数

**（3） イオン強度**　電解質は水中でその一部または全部がイオンに解離する．イオン間には電気的相互作用が働き，その影響はイオン強度（ion strength）で表される．

$$I = \frac{1}{2}\sum_i C_i Z_i^2 \tag{5-178}$$

$C_i$：i種のイオン濃度，$Z_i$：i種のイオン価である．（2種のイオンA，Bを考えたとき，イオン強度）I

$$\log k = \log k_0 + 1.02 Z_A Z_B \sqrt{I} \tag{5-179}$$

$k_0$：水のみ（$I = 0$）のときの分解速度定数，$Z_A$，$Z_B$：イオンの電荷で表される．A，Bが同符号の場合，イオン強度が増加することにより分解速度は増加する．一方，A，Bが異符号の場合，イオン強度が増加することにより分解速度は減少する．

**（4） 誘電率**　薬物の分解速度は誘電率$\varepsilon$により影響を受ける．

① イオン-双極子間の反応の場合：

$$\log k = \log k_\infty + KZ_A^2 \frac{1}{\varepsilon} \quad (5\text{-}180)$$

$k_\infty$：$\varepsilon = \infty$ の時の分解速度定数，$K$：定数，で表す．この場合，誘電率 $\varepsilon$ が小さいと，分解速度は常に増加する．

② イオン－イオン間の反応の場合：2種のイオン A，B を考えたとき，

$$\log k = \log k_\infty - KZ_A Z_B \frac{1}{\varepsilon} \quad (5\text{-}181)$$

$k_\infty$：$\varepsilon = \infty$ の時の分解速度定数，$K$：定数で表される．このとき，A，B が同符号の場合，誘電率 $\varepsilon$ が減少することにより分解速度は減少する．一方，A，B が異符号の場合，誘電率 $\varepsilon$ が減少することにより分解速度も減少する．

### g．粉末 X 線回折測定法の原理と利用法

#### （ⅰ）結晶構造（単位格子，ミラー指数など）

結晶は構成分子や原子が一定の周期性をもち，規則的に三次元的に配列し，立体的な格子を形成している．この格子の最小単位を単位格子という．単位格子は原点を中心に三次元（a，b，c）方向の距離と，それらがなす角度により決定される格子定数と結晶系が決定される．単位格子中の任意の3格点で規定される格子面は，多くの平行面を形成し，それらの面群に特有な面間隔 $d$ を与える（図 5-61）．

#### （ⅱ）原理

**(1) X 線の干渉性散乱** X 線は波長 1 pm～10 nm 程度の電磁波で発見者のレントゲンに因んで，レントゲン線ともよばれる．X 線を粉末試料に照射すると，入射 X 線の大部分は試料を透過するが，一部は試料中の電子を強制振動させ，その振動電子は電磁波（散乱 X 線）として散乱する．散乱 X 線と入射 X 線との位相は連続しており，この連続性から回折現象（diffraction phenomenon）が観測される．

**(b) 散乱 X 線の回折** 散乱 X 線の干渉は通常の波の干渉と同様に考えることができる．今，二つの波の重なり合いにいると考えてみた時，二つの波の位相差が「波長の整数倍」に一致すると，互いの<u>山と山</u>または<u>谷と谷</u>は一致して強め合う．一方，二つの波の位相差が「波長の半整数倍」の場合，干渉は起きない．

**(c) ブラッグの法則** 結晶内では，原子が周期的に配列している．上述したように，原子が整列した面を結晶面という．この結晶に X 線を照射したとき，回折された波が強め合う条件を考えてみる．

面間隔 $d$ で並んだ結晶面に対し，波長 $\lambda$ の X 線が

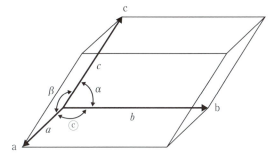

(a) 単位格子

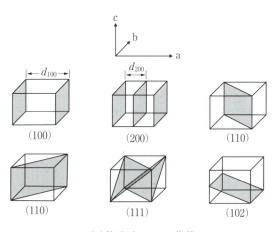

(b) 格子面のミラー指数

図 5-61　単位格子とミラー指数

$\theta$ の角度をもって入射し，$\theta$ の角度をもって出射する場合を考えると，図 5-62 のように二つの面から散乱された波の行路差は $2d\sin\theta$ となる．このとき X 線の波長が $\lambda$ であれば，波の位相差は $2d\sin\theta/\lambda$ であり，この位相差がちょうど整数倍つまり $2d\sin\theta/\lambda = n$ の時に，二つの面で回折・散乱された光が強め合う．このような条件をブラッグの法則（Bragg's law）とよぶ．ブラッグの法則によれば，波が強め合う角度 $\theta$ が測定できれば，結晶内の面間隔 $d$ を決定することができる．

$$2d\sin\theta = n\lambda \quad (5\text{-}182)$$

それぞれ $d$：結晶格子面の面間隔，$\theta$：X 線の入射角および反射角，$\lambda$：入射 X 線の波長，$n$：回折の次数（整数）を示す．

**(4) X 線の発生** 電子が高速で金属ターゲットに衝突すると X 線が発生する．X 線管球は，真空中に封入された熱電子を発生するためのフィラメントと金属ターゲットからなり，この両者の間に数 10kV の高電圧をかけてフィラメントから発生する電子を加速し，

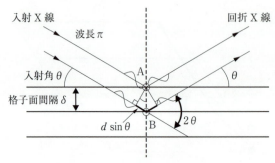

図5-62　ブラッグの回折条件

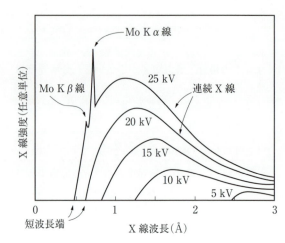

図5-64　モリブデンX線管球から発生するX線スペクトル

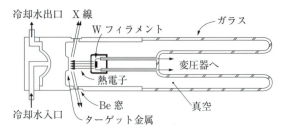

図5-63　封入型X線管球の断面図

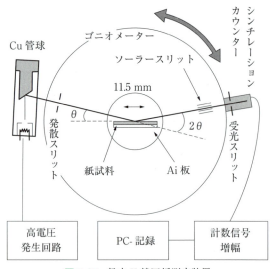

図5-65　粉末X線回折測定装置

ターゲットに衝突させるとX線が発生する（図5-63）．発生したX線を，吸収の小さいベリリウムでできた窓を通して取り出す．図5-64には，Mo金属陽極（ターゲット）陰極から引きだされた電子が高速で衝突した際に発生するX線スペクトルの例を示す．大きな運動エネルギーをもった電子がターゲットで急速に減速される際に放出されるのが，連続X線である．これに対して，図に示されているように，X線管球に加える電圧がある値を超えると，連続X線スペクトルに，ターゲットに用いた金属固有の波長をもつ非常に鋭いピークが現れる．これらの鋭いピークは，各金属固有の波長を示すことから特性X線とよばれる．

特性X線の波長は対陰極に用いる金属により異なり，実際にはCuやMoが汎用されている．

**（iii）粉末X線回折法の実際**

粉末X線回折測定法は，粉末試料にX線を照射し，粉末試料中の電子を強制振動させることにより生じる干渉性散乱X線由来の回折強度を，各回折角について測定する方法である（図5-65）．

化合物のすべての結晶相は特徴的なX線回折パターンを示すことから，X線回折パターンは，微結晶の結晶片からなる無配向化した粉末試料にX線を照射することにより試料中の結晶性物質の粉末X線回折パターンは試料中に存在する各化合物の各結晶に固有かつ特徴的な回折パターンを示す．

得られた粉末X線回折パターンより，① 単位格子の種類と大きさに依存した回折角度，② 原子の種類と配列と試料中の粒子配向に依存した回折線の強度，③ 微結晶の大きさ，歪み，試料の厚さに依存した回折線の形状などの情報を得ることができる．

**（1）定性分析**　標準試料の粉末X線回折パターンと比較することによりピークの有無からは結晶形（結晶か非晶質か）に関する情報が，ピークの半値幅からか格子の歪み，結晶サイズに関する情報が，そして，ピークの位置からは格子定数などの定性的な情報を得ることができる．

**（2）定量分析**　回折強度は試料の量に比例するた

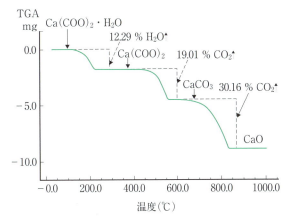

図 5-66 シュウ酸カルシウム水和物の TG 曲線

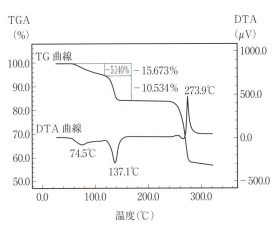

図 5-67 酒石酸ナトリウムの TG-DTA 曲線

め,積分強度を詳しく解析することにより,結晶質もしくは非晶質部分の定量的な考察または結晶化度の算出し有用な情報を得ることができる.

## h. 熱分析法の原理

熱分析とは物質の温度を一定の温度プログラムに従って変化させた時に生じる融解・沸騰などの物理的変化や分解・反応などの化学的変化を測定する方法であり,対象となる物質,測定目的に応じて主に熱重量測定(themogravimetry;TG),示差熱分析法(differential thermal analysis;DTA),示差走査熱量測定法(differential scanning calorimetry;DSC)などが知られている.

### (i) 熱重量測定法

(1) **概要・原理** 試料を一定の速度で加熱・冷却したとき,あるいは一定の温度で保持したときの重量変化を測定する手法で蒸発,分解,酸化,還元,吸着などの重量変化を伴う化学的,物理的変化を測定する.

(2) **装置** 天秤機構部と電気炉に覆われた試料部からなる.電気炉内で試料を一定の速度で加熱すると,試料の重量変化が天秤機構部の天秤ビームの動きとして伝えられる.この動きを光電素子により検出し,増幅するとコイルにビームを元の位置に戻すための電流が流れる.その際に使われた電流を質量変化として記録する.

(3) **応用** 無機物の結晶水の脱水過程,熱分解温度測定による医薬品の安全性評価,医薬品中の付着水,結晶水,含水量の測定,昇華温度の決定などに応用される(図 5-66).

### (ii) 示差熱分析法(DTA)

(1) **概要・原理** 試料の熱的挙動を温度変化として測定する.

加熱炉内に設置した試料と基準物質を同時に加熱した際,試料と基準物質の間に生じる温度差を時間または温度に対して記録する.

(2) **装置** 電気炉中には試料と基準試料を載せる試料皿があり,試料皿のそれぞれには熱電対を設置している.試料を同時に加熱した際,試料に生じた物理的変化,化学的変化による熱の吸収,発散により生じる試料と基準試料との温度差を検知,増幅して記録する.

(3) **応用** 試料の融解や多形転移温度,相転移,結晶化,熱分析,酸化,還元,脱水,昇華,気化などを評価することができる(図 5-67).

### (iii) 示差走査熱量測定(DSC)

(1) **概要・原理** DTA では試料と基準物質を同時に加熱し,加熱時に生じる試料と基準試料の物理的・化学的変化により生じた温度差を計測するものであったが,DSC では試料と基準物質との加熱(冷却)過程における,両物質間の温度差をゼロにするために必要な熱量(エネルギー)を測定する.

(2) **装置** DTA と異なるのは試料と基準物質を同時に加熱する加熱炉に加え,個別に加熱する補償ヒーターを備えている点である.

(3) **応用** DSC 曲線から比熱,反応熱,転移熱,結晶化速度,反応速度などを調べることができる(図 5-68).

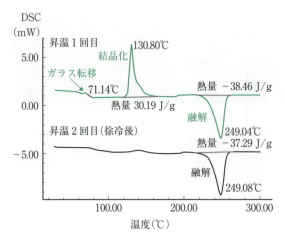

図 5-68　ポリエチレンテレフタレート（PET）の熱履歴による熱的挙動の変化
（株式会社島津テクノリサーチ，http://www.shimadzu-techno.co.jp/technical/pet_heatchange.html より転載）

## 5.5.4　製剤設計

### a. 製剤化の概要と意義

　薬剤とは薬理活性を有する薬物をヒトに適用できるように製剤化されたものと定義されている．製剤化の目的は，医薬品の有効性，安全性および品質を担保するためであり，医薬品の付加価値として使用利便性，安心感，信頼性を付与し，使用に関する情報を提供することである．また，製剤化とは，薬物のもつ薬効を最大限に引き出し，また，使用期間を通じて安定性を確保でき，患者に投与しやすいように錠剤，顆粒剤，カプセル剤，注射剤，吸入剤，貼付剤などの剤形を施すことである．

　図 5-69 には，医薬品開発と製剤研究の流れを示している．製剤設計を行う際の有益な情報を得るために，製剤設計に先立って，**プレフォーミュレーション研究**が行われる．これは物理化学的（性状，分子量，分配係数，粒子形状，粒子径，溶解度，溶解速度，加水分解，酸化分解や光分解などの原薬の化学的安定性，結晶形の変化，昇華，吸湿などの原薬の物理的安定性など），製剤学的（添加剤との配合変化試験など）および生物薬剤学的観点（タンパク結合，ファーマコキネティクスパラメータ，代謝など）から化合物の基本的特性を明らかにすることが目的の一つであるが，効率的な医薬品開発を行うためには，初期段階から望ましくない特性を有する化合物を排除することが重要であり，その目的にもプレフォーミュレーション研究の結果が活かされている．例えば，薬理活性は高いものの，代謝されやすい化合物であるとか，あるいは非常に不安定な化合物であることをプレフォーミュレーション研究で見出すことができる．

　原薬の生物薬剤学的特性の一つとして，経口投与される薬物を溶解性と膜透過性で分類した，**BCS（biopharmaceutical classification system）**が提唱されている（図 5-70）．クラス I は溶解性と膜透過性が高い薬物で，最も吸収性が良好であると期待されるもの，クラス II は溶解性が低い，膜透過性の高い溶解律速の薬物で，食事の影響を受けやすいもの，クラス III は溶解性が高く，膜透過性の低い薬物，クラス IV は溶解性も膜透過性も低い薬物である．

　ここでいう溶解性とは，単に溶解度そのものを意味するものでなく，1 回投与量がコップ 1 杯（250 mL：正確には pH 1〜7.5 の緩衝液）に溶解するかどうかを基準にし，これよりも溶解しやすい場合を溶解性が高い，これよりも溶解しにくいものを溶解性が低いと分類している．また，膜透過性については，小腸の膜モデルである Caco-2 細胞を用いた透過性実験において，β遮断薬メトプロロールと同等あるいはそれ以上の膜透過性を示すものを膜透過性が高い，これよりも低いものを膜透過性が低いとして分類している．

　クラス I とクラス II の薬物は，in vitro における溶出試験を行うだけで，in vivo の経口吸収性を予測可能で，特に，クラス I の薬物の場合は，通常の方法で製剤化しても十分な吸収性を確保できる可能性が高い．クラス II の薬物の場合は，製剤的な工夫により溶解性を向上させることができれば，十分な吸収性が期待できる．

　一方，クラス III やクラス IV の薬物は膜透過性の低い薬物なので，in vitro における溶出試験から，in vivo の経口吸収性を予測することができないので，何らかの方法で吸収改善を行う必要がある．

　プレフォーミュレーション研究で得られた情報を基に，本格的な製剤設計に取り組むことになるが，製剤を最適化するためには，図 5-71 に示したように，医療ニーズを踏まえ，プレフォーミュレーション研究で得られた情報に加えて，対象疾患，対象患者，薬効や安全性などの情報を基に，ターゲットプロダクトプロファイル（TPP）を設定する．この TPP を満足する最適製剤を見出すために，製剤研究者の視点ではなく，患者や医療従事者の視点から，幅広い知識と経験を統合させた生きた製剤学を用いて製剤設計を行い，in vitro で設計した製剤が生体内で設計通り挙動していることを実証することが重要である．さらに，最適製剤は製造コストや再現性を考慮して，できる限りシ

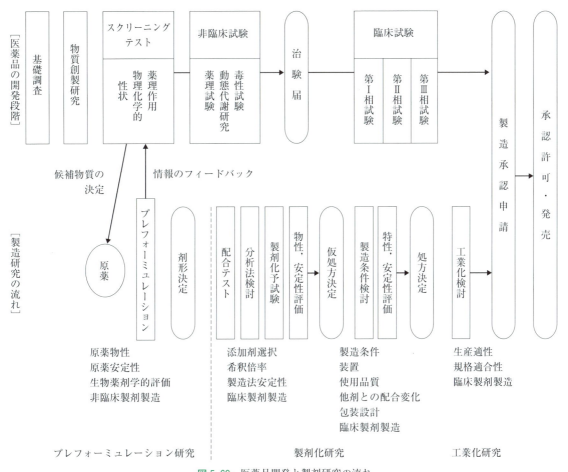

図 5-69 医薬品開発と製剤研究の流れ
(橋田充編：PHARM TECH JAPAN, 29(15), p.11 (2013) より転載)

ンプルな処方で，汎用性の高い製造装置・機械で，少ない製造工程数で製造できるように設計される必要があるが，一方で，特許性の高い，他社との差別化できる製剤処方を見出し，それを知財化する特許戦略も重要である．

新薬は創薬研究，非臨床試験，臨床試験の過程を経て，通常 10 年以上の歳月をかけ，有効性，安全性および品質が検討された後，製造承認の申請が行われる．その後，独立行政法人医薬品医療機器総合機構（PMDA）で審査され，薬事・食品衛生審議会（部会，薬事分科会）を経て，厚生労働大臣が承認して初めて新薬が誕生する．

新薬を開発するためには，候補化合物は約 20 000 個，開発費用は約 1000 億円，開発期間は約 12〜15 年が必要といわれ，ますます新薬開発が難しい状況になっている．さらに，これまで生活習慣病の低分子治療薬を中心としたブロックバスターが開発されてきた

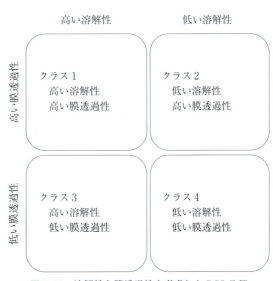

図 5-70 溶解性と膜透過性を考慮した BCS 分類

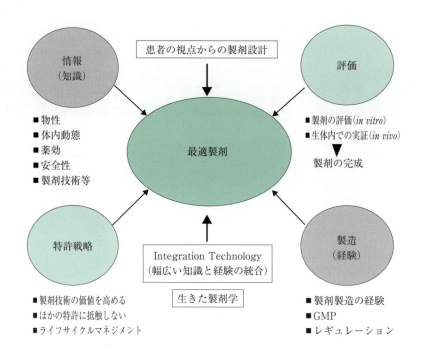

図 5-71　最適製剤化に必要な要件

が，最近，次々とこれら大型新薬の特許切れを迎え，医薬品開発における戦略のパラダイムシフトが余儀なく行われている．

そこで，これらの状況を打開するための戦略として，図 5-71 に示したライフサイクルマネジメント（life cycle management；LCM）としての製剤開発が注目されている．LCM 製剤の製剤開発は，新薬開発に比較して，短い期間，低コスト，比較的高い成功確率で開発できるというメリットがある．LCM 製剤には，大きく口腔内崩壊錠や吸入粉末剤などの用法用量の変更を伴なわない剤形追加と，用法用量の変更を伴なう既存薬の治療効果の改善や投与経路変更を伴う新規効能を目指した新製剤の二つに分類される．

後者の場合は，新規製剤技術を用いることが多く，特許期間の延長につながり，製品寿命の大幅な延長が期待できる．しかしながら，医薬品のライフサイクルマネジメントの基本的な概念は，単なる特許期間の延長やジェネリック対策ではなく，患者のため，医師・薬剤師などの医療従事者のために行われるもので，有効性，安全性，利便性などの付加価値を生むものでなければならない．

製薬企業において，製剤技術は医薬品の有効性や安全性を担保し，患者に適用しやすい剤形を提供するだけでなく，経営戦略において重要な位置付けを占めており，LCM に貢献できるような新剤形をどのようなタ

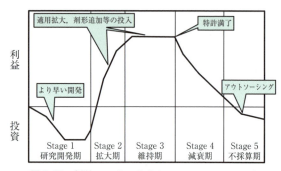

図 5-72　製品のライフサイクルの 5 つのステージ
（渡辺俊典：ライフサイクルマネジメントにおける製剤戦略　ファルマシア，47，17 より転載）

イミングで開発し，申請し，上市させるかを戦略的に考え，研究開発できる製剤研究者の育成が急務である．

### b. 代表的な製剤
#### （i）日本薬局方

日本薬局方は「医薬品，医療機器等の品質，有効性及び安全性の確保等に関する法律」第 41 条により，医薬品の性状および品質の適正を図るため，厚生労働大臣が薬事・食品衛生審議会の意見を聴いて定めた医薬品の規格基準書で，医薬品全般における品質と試験法の基準を示したものである．日本薬局方の構成は通

則，生薬総則，製剤総則，一般試験法および医薬品各条からなり，収載医薬品については我が国で繁用されている医薬品が中心となっている．

日本薬局方は100年有余の歴史があり，初版は明治19年6月に公布され，今日に至るまで医薬品の開発，試験技術の向上に伴って改訂が重ねられ，現在では，5年ごとに改正され，第十七改正日本薬局方（日局17）は平成28年3月に公示されている．

製剤総則は1）製剤通則，2）製剤包装通則，3）製剤各条，4）生薬関連製剤各条の4項目からなり，「製剤包装通則」は日局17で追加された通則である．製剤通則は製剤全般に共通事項について，「製剤包装通則」は容器，被包などを用いた製剤包装の原則および包装適格性に関わる基本事項について，「製剤各条」は剤形の定義，製法，試験法，容器・包装および貯法について，「生薬関連製剤各条」は生薬を原料とした製剤各条について，それぞれ記載されている．剤形として，投与経路や適用部位別に11種類に大分類され，その大分類を製剤の形状から中分類に分け，さらに特徴のある剤形を小分類として規定されている．また，生薬関連製剤各条では8種類の剤形に分類されている．

### （ii）経口投与する製剤の種類・特性

経口投与は医薬品の適用経路として最も汎用されており，日局17に，経口投与する製剤には，製剤からの有効成分の放出性を特に調節していない即放性製剤と，固有の製剤設計および製法により放出性を目的に合わせて調節した放出調節製剤（腸溶性製剤，徐放性製剤など）がある．

**・腸溶性製剤**　腸溶性製剤は，有効成分の胃内での分解を防ぐ，または有効成分の胃に対する刺激作用を低減させるなどの目的で，有効成分を胃内で放出せず，主として小腸内で放出するよう設計された製剤である．

**・徐放性製剤**　徐放性製剤は，投与回数の減少または副作用の低減を図るなどの目的で，製剤からの有効成分の放出速度，放出時間，放出部位を調節した製剤である．

経口投与する製剤の中分類として，錠剤，カプセル剤，顆粒剤，散剤，経口液剤，シロップ剤および経口ゼリー剤の7剤形が収載されている．小分類として，錠剤には口腔内崩壊錠，チュアブル錠，発泡錠，分散錠および溶解錠が，顆粒剤には発泡顆粒剤が，経口液剤にはエリキシル剤，懸濁剤，乳剤およびリモナーデ剤が，シロップ剤にはシロップ用剤が分類されてい

る．

### ① 錠剤

**【定義】**　錠剤は経口投与する一定の形状の固形の製剤である．

**【製法】**　錠剤には，素錠，フィルムコーティング錠，糖衣錠，多層錠，有核錠剤に分類され，それらは，直接粉末圧縮法（直打法），半乾式顆粒圧縮法（セミ直打法），乾式顆粒圧縮法，湿式顆粒圧縮法のいずれかの製法で製造される．

直打法の利点は水や熱に不安定な薬物に適しており，ほかの製法に比較して製造工程数が少ないので経済性に優れているなどである．一方，欠点は水を使用していないため錠内部の結合力が弱く，錠剤の表面が粉末化しやすく，また混合粉末の流動性が一般的に悪くなり，質量変動が起きやすく，圧縮成形性の悪い粉末には不適である．

セミ直打法は湿式顆粒をあらかじめ製することにより，錠剤の結合力が高まり，表面の粉化を抑制することができる．

乾式顆粒圧縮法は水や熱に不安定か，吸湿性の高い薬物には適している．乾式法で塊状に造粒し（スラッギング），それを打錠する方法で，直打法よりも均質性がよくなる．

湿式顆粒圧縮法は最も広く使用されている打錠法であり，硬度や崩壊性などの錠剤特性の調節が容易なこと，偏析が抑制された良好な圧縮性，優れた含量均一性，崩壊性，分散性や溶出性などが利点として挙げられる．

打錠の際に，圧縮成形工程に問題がある場合は打錠障害が生じる．主な打錠障害には，乾燥しすぎや結合剤の不足などの原因によるキャッピングやラミネーション，乾燥不足，結合剤の過量や滑沢剤の不足などを原因とするスティッキングやバインディングがある．

**【規格】**　本剤は製剤均一性試験法，溶出試験法または崩壊試験法に適合する．ただし，発泡錠のうち有効成分を溶解させる製剤および溶解錠には適用しない．製剤均一性試験は有効成分の1錠中の含量とその含有率およびコーティングの種類によって質量偏差試験と含量均一性試験が使い分けられる．具体的には，有効成分の1錠中の含量が25mg以上かつその含有率が25%以上である場合は質量偏差試験，有効成分の1錠中の含量が25mg未満かつその含有率が25%未満である場合は含量均一性試験を適用することができる．ただし，フィルムコーティング錠は適用条件を満足していれば質量偏差試験を適用することができるが，糖衣錠は被膜質量がばらつきやすいとの理由により，含量

均一性試験を適用する.

**【貯法】** 本剤に用いる容器は, 通例, 密閉容器とする.

**【錠剤の小分類】**

・**口腔内崩壊錠**：口腔内崩壊錠は口腔内で速やかに溶解または崩壊させて服用できる錠剤で, 適切な崩壊性を有する. 水なしで服用できることを特徴としている. 口腔内崩壊錠は消化管内における薬物の溶出（吸収）または消化管の作用を意図し, 消化管内のpHでの溶出するものである. 一方, 口腔内に適用する製剤の口腔内用錠剤は口腔における薬物の溶出（吸収）または口腔の作用を意図し, 口腔内のpHでの溶出するものである.

・**チュアブル錠**：チュアブル錠は咀嚼して服用する錠剤で, 服用時の窒息を防止できる形状とする.

・**発泡錠**：発泡錠は水中で急速に発泡しながら溶解または分散する錠剤で, 本剤を製するには, 通例, 適切な酸性物質および炭酸塩または炭酸水素塩を用いる.

・**分散錠**：分散錠は水に分散して服用する錠剤である.

・**溶解錠**：溶解錠は水に溶解して服用する錠剤である.

**② カプセル剤**

**【定義】** カプセル剤は経口投与する, カプセルに充填またはカプセル基剤で被包成形した製剤で, 硬カプセル剤および軟カプセル剤がある.

**【製法】** 本剤を製するには, 通例, 次の方法による. また, 適切な方法により腸溶性カプセル剤または徐放性カプセル剤とすることができる. カプセル基剤に着色剤, 保存剤などを加えることできる.

・**硬カプセル剤**：硬カプセル剤は有効成分に賦形剤などの添加剤を加えて混和して均質としたもの, または適切な方法で粒状もしくは成形物としたものを, カプセルにそのまままたは軽く成形して充填して製する.

・**軟カプセル剤**：軟カプセル剤は有効成分に添加剤を加えたものを, グリセリンまたはD-ソルビトールなどを加えて塑性を増したゼラチンなどの適切なカプセル基剤で, 一定の形状に被包成形して製する.

**【規格】** 本剤は製剤均一性試験法, 溶出試験法, または崩壊試験法に適合する.

**【貯法】** 本剤に用いる容器は, 通例, 密閉容器とする.

**③ 顆粒剤**

**【定義】** 顆粒剤は経口投与する粒状に造粒した製剤

で, 発泡顆粒剤が含まれる.

**【製法】** 本剤を製するには, 通例, 次の方法による. 必要に応じて, 剤皮を施す. また, 適切な方法により, 徐放性顆粒剤または腸溶性顆粒剤とすることができる.

発泡顆粒剤は, 水中で急速に発泡しながら溶解または分散する顆粒剤で, 本剤を製するには, 通例, 適切な酸性物質, および炭酸塩または炭酸水素塩を用いる.

粉末状の有効成分に賦形剤, 結合剤, 崩壊剤またはそのほかの添加剤を加えて混和して均質にした後, 適切な方法により粒状とする.

**【規格】** 本剤の分包品は製剤均一性試験法, 溶出試験法, または崩壊試験法に適合する. ただし, 発泡顆粒剤のうち溶解させる製剤には適用しない. また, 製剤の粒度の試験法に準じてふるうとき, 30号（500 μm）ふるいに残留するものが10%以下のものには崩壊試験法を適用しない.

製剤の粒度の試験法を行うとき, 18号（850 μm）ふるいを全量通過し, 30号（500 μm）ふるいに残留するものは全量の10%以下のものを細粒剤と称することができる.

**【貯法】** 本剤に用いる容器は, 通例, 密閉容器とする.

**【顆粒剤の小分類】**

・**発泡顆粒剤**：発泡顆粒剤は, 水中で急速に発泡しながら溶解または分散する顆粒剤である. 本剤を製するには, 通例, 適切な酸性物質, および炭酸塩または炭酸水素塩を用いる.

**④ 散剤**

**【定義】** 散剤は経口投与する造粒していない粉末状の製剤である.

**【製法】** 本剤を製するには, 通例, 有効成分に賦形剤またはそのほかの添加剤を加えて混和して均質とする.

**【規格】** 本剤の分包品は製剤均一性試験法, 溶出試験法, または崩壊試験法に適合する.

**【貯法】** 本剤に用いる容器は, 通例, 密閉容器とする.

**⑤ 経口液剤**

**【定義】** 経口液剤は, 経口投与する, 液状または流動性のある粘稠なゲル状の製剤である. 本剤にはエリキシル剤, 懸濁剤, 乳剤およびリモナーデ剤が含まれる.

**【製法】** 本剤を製するには, 通例, 有効成分に添加剤および精製水を加え, 混和して均質に溶解, または乳

化もしくは懸濁し，必要に応じて，ろ過する．本剤の
うち変質しやすいものは，用時調製する．

【規格】　本剤の分包品は製剤均一性試験法に適合す
る．

【貯法】　本剤に用いる容器は，通例，気密容器とす
る．

【経口液剤の小分類】

・エリキシル剤：エリキシル剤は，甘味および芳香の
あるエタノールを含む澄明な液状の経口液剤であ
る．本剤を製するには，通例，固形の有効成分また
はその浸出液にエタノール，精製水，着香剤および
白糖，そのほかの糖類または甘味剤を加えて溶か
し，ろ過またはそのほかの方法によって澄明な液と
する．

・懸濁剤：懸濁剤は有効成分を微細均質に懸濁した経
口液剤である．本剤を製するには，通例，固形の有
効成分に懸濁化剤またはそのほかの添加剤と精製水
または油を加え，適切な方法で懸濁し，全体を均質
とする．本剤は，必要に応じて，用時混和して均質
とする．本剤は溶出試験法に適合する．

・乳剤：乳剤は，有効成分を微細均質に乳化した経口
液剤である．本剤を製するには，通例，液状の有効
成分に乳化剤と精製水を加え，適切な方法で乳化
し，全体を均質とする．本剤は，必要に応じて，用
時混和して均質とする．

・リモナーデ剤：リモナーデ剤は，甘味および酸味の
ある澄明な液状の経口液剤である．

⑥ シロップ剤

【定義】　シロップ剤は，経口投与する，糖類または甘
味剤を含む粘稠性のある液状または固形の製剤であ
る．本剤にはシロップ用剤が含まれる．

【製法】　本剤を製するには，通例，白糖，そのほかの
糖類もしくは甘味剤の溶液または単シロップに有効成
分を加えて溶解，混和，懸濁または乳化し，必要に応
じて，混液を煮沸した後，熱時ろ過する．本剤のうち
変質しやすいものは，用時調製する．

【規格】　本剤の分包品は製剤均一性試験法に適合す
る．本剤のうち懸濁した製剤は溶出試験法に適合す
る．

【貯法】　本剤に用いる容器は，通例，気密容器とす
る．

【シロップ剤の小分類】

・シロップ用剤：シロップ用剤は，水を加えるとき，
シロップ剤となる顆粒状または粉末状の製剤であ
る．ドライシロップ剤と称することができる．本剤
を製するには，通例，糖類または甘味剤を用いて

「顆粒剤」または「散剤」の製法に準じる．本剤は，
通例，用時溶解または用時懸濁して用いる．本剤の
うち用時溶解して用いる製剤以外は溶出試験法また
は崩壊試験法に適合する．本剤に用いる容器は，通
例，密閉容器とする．

⑦ 経口ゼリー剤

【定義】　経口ゼリー剤は，経口投与する，流動性のな
い成形したゲル状の製剤である．

【製法】　本剤を製するには，通例，有効成分に添加剤
および高分子ゲル基剤を加えて混和し，適切な方法で
ゲル化させ一定の形状に成形する．

【規格】　本剤は製剤均一性試験法，溶出試験法に適合
する．または適切な崩壊性を有する．

【貯法】　本剤に用いる容器は，通例，気密容器とす
る．


（ⅲ）　注射により投与する製剤の種類・特性

注射剤の品質を確保するためには，無菌化だけでな
く，パイロジェンフリーと不溶性異物を管理する必要
がある．特に，皮内，皮下および筋肉内投与のみに用
いる場合を除いて，注射剤はパイロジェン（エンドト
キシン）フリーである必要がある．

無菌製剤は注射剤以外に，点眼剤，眼軟膏剤，腹膜
透析用剤および点耳剤の一部も含まれており，いずれ
も無菌試験法に適合しなければならない．さらに，投
与液は生体に対する刺激を緩和するために，一般的に
は体液に近い浸透圧とpHを選択することになる．

（1）　無菌化　　注射剤の無菌化は最終滅菌法および
無菌操作法を用いて行われる．

滅菌とは物質中のすべての微生物を殺滅または除去す
ることをいう．滅菌法には加熱法（湿熱滅菌法，乾熱
滅菌法，高周波滅菌法），ガス法（酸化エチレンガス
（EO）滅菌法，過酸化水素による滅菌法），放射線法
（放射線滅菌法：$\gamma$線照射滅菌と電子線照射滅菌）お
よびろ過法がある．最終滅菌を適用できる医薬品に
は，原則，$10^{-6}$以下の無菌性保証水準が得られるよ
うに滅菌を行わなければならない．

・加熱法

湿熱滅菌法：高圧蒸気滅菌器（オートクレーブ）内
で，例えば，121℃で20分間の飽和水蒸気で加熱す
ることにより微生物を殺滅する方法である．

乾熱滅菌法：加熱乾燥空気で微生物を殺滅する方法
である．250℃，30分以上の乾熱滅菌でエンドトキ
シンを不活性化することができる．

高周波滅菌法：高周波（マイクロ波：通例，2450±
50 MHz）により生じる熱（マイクロ波加熱）によ

って微生物を殺滅する方法である.

- **ガス法**:ガス法には微生物がもつタンパク質や核酸を変性させることにより,微生物を殺滅する酸化エチレン(EO)ガス滅菌法と,過酸化水素の酸化力により滅菌する過酸化水素滅菌法がある.
- **放射線法**:$^{60}$Co を線源としたγ線を被滅菌物に照射することで微生物を殺滅するγ線照射滅菌と,電子線加速器から放出される電子線を照射することで微生物を殺滅する電子線滅菌がある.
- **ろ過法**:被滅菌物は滅菌用フィルター(孔径 0.22 μm)で除去できる微生物で,マイコプラズマやウィルスは除去できない.
- **超ろ過法**:超ろ過法とは,すべての微生物およびエンドトキシンを除去できる能力を有する逆浸透膜または限外ろ過膜を単独,あるいは組み合わせて膜ろ過装置を用い,十字流ろ過方式で水を精製する方法である「精製水」または「注射用水」の製造に使用される.注射用水を一時保存するためには,80℃以上で循環,保持するなどにより微生物の増殖を阻止する.
- **パイロジェンフリー**:最も発熱作用の強いパイロジェン(発熱性物質)はグラム陰性桿菌によってつくられるエンドトキシンである.その本体はグラム陰性桿菌の細胞壁に存在するリポ多糖(LPS)である.エンドトキシンを除去するためには,250℃,30 分間以上の乾熱滅菌か,超ろ過法を行う必要がある.
- **不溶性異物の管理**:不溶性異物の管理には,肉眼で判定する不溶性異物検査法と光遮蔽粒子計数法や顕微鏡粒子計数法を用いた不溶性微粒子試験法で行う.
- **無菌製剤の等張化**:注射剤や点眼剤の浸透圧は,溶血や疼痛などの問題から血清や涙液の体液の浸透圧と等しくする,すなわち等張であることが望ましい.浸透圧は溶液中の総粒子濃度に依存する.これに基づいて測定される総粒子濃度をオスモル濃度(osmol/L)として定義している.実用的には容量オスモル濃度が採用されており,その単位として Osm(osmol/L)を用いる.1 Osm は,溶液 1 L 中にアボガドロ定数(6.022×10$^{23}$/mol)に等しい個数の粒子が存在する濃度を表し,1 Osm の 1/1000 を 1 mOsm とする.オスモル濃度は,通例,mOsm の単位を用いて示す.生理食塩水は濃度が 0.9 w/v%なので,1 L 中に 9 g の NaCl を含んでいる.NaCl の式量は 58.44 なので,完全解離している場合は,Na$^+$,Cl$^-$ ともに 9/58.44 = 0.154 mol/L

存在する.0.154×2 = 0.308(osmol/L)となり,0.9%生理食塩水のオスモル濃度は 100%解離では 308 mOsm となる.しかし実際の生理食塩水は完全に解離していないので,286 mOsm(等張)となる.

浸透圧は溶質の化学組成に関係なく,溶液中に存在する分子またはイオンの数のみに依存するため,浸透圧とオスモル濃度の間には比例関係が成立する.

等張化の計算方法には,氷点降下法(凝固点降下法),食塩価法(食塩等量法),容積価法(等張容積法)がある.

- **氷点降下法(凝固点降下法)**:浸透圧と氷点降下は溶質の化学組成に関係なく,溶液に存在する分子およびイオンの数にのみ依存するという束一的性質を有するため,両者は比例関係にある.血清あるいは涙液の氷点降下度が 0.52℃であることから,次式により溶液 100 mL に加えるべき等張化に必要な薬物量(g)を算出することができる.

$$a + bx = 0.52$$

ここで$x$:等張にするために溶液 100 mL に加えるべき薬物量,

$$x = (0.52 - a)/b$$

ここで$a$:与えられた薬液の氷点降下度,$b$:加えるべき薬物の 1 w/v%の氷点降下度である.

- **食塩価法(食塩等量法)**:食塩価とは,ある薬物 1 g と同じ浸透圧値を示す塩化ナトリウムのグラム数をいう

$$x = 0.9 - a$$

溶液中のある薬物の食塩価を求めて 0.9 から差し引くと,等張に必要な塩化ナトリウムのグラム数としての$x$が算出できる.

- **容積価法(等張容積法)**:容積価とは,ある薬物 1 g を溶解させて等張にするために必要な水の量(mL)である.

### ① 注射剤

**【定義】** 注射剤は,皮下,筋肉内または血管などの体内組織・器官に直接投与する.通例,溶液,懸濁液もしくは乳濁液,または用時溶解もしくは用時懸濁して用いる固形の無菌製剤で,輸液剤,埋め込み注射剤および持続性注射剤が含まれる.

**【製法】** 本剤のうち溶液,懸濁液または乳濁液の製剤を製するには,通例,次の方法による.

有効成分をそのまま,または有効成分に添加剤を加えたものを注射用水,ほかの水性溶剤または非水性溶剤などに溶解,懸濁もしくは乳化して均質としたものを注射剤用の容器に充填して密封し,滅菌する.

有効成分をそのまま，または有効成分に添加剤を加えたものを注射用水，ほかの水性溶剤または非水性溶剤などに溶解，懸濁もしくは乳化して均質としたものを無菌ろ過するか，無菌的に調製して均質としたものを注射剤用の容器に充塡して密封する．

**【形態による注射剤の分類】**

・**水性注射剤**：水性注射剤の溶剤には，注射用水を用いる．ただし，通例，生理食塩液，リンゲル液またはそのほかの適切な水性溶液をこれに代用することができる．これらの水性溶液は，皮内，皮下および筋肉内投与のみに用いるものを除き，エンドトキシン試験法に適合しなければならない．エンドトキシン試験法の適用が困難な場合は，発熱性物質試験法を適用できる．

・**非水性注射剤**：本剤には油性注射剤と親水性注射剤が含まれる．油性注射剤の溶剤には，通例，植物油を用いる．植物油は，10℃で澄明で，酸価 0.56 以下，けん化価 185〜200，ヨウ素価 79〜137 のもので，鉱油試験法に適合するものでなければならない．親水性注射剤の溶剤には，通例，エタノールなど水に混和する有機溶剤を用いる．皮下または筋肉内のみに投与される．

・**懸濁性注射剤**：通例，懸濁性注射剤は血管内または脊髄腔内投与に用いない．懸濁性注射剤中の粒子の最大粒子径は，通例，150 µm 以下である．

・**乳濁性注射剤**：乳濁性注射剤は O/W 型エマルションで脊髄腔内投与に用いない．乳濁性注射剤中の粒子の最大粒子径は，通例，7 µm 以下である．

・**充塡済みシリンジ剤（プレフィルドシリンジ）**：充塡済みシリンジ剤は，通例，有効成分をそのまま，または有効成分および添加剤を用いて溶液，懸濁液または乳濁液を調製して注射筒に充塡して製する．

・**カートリッジ剤**：カートリッジ剤は，通例，有効成分をそのまま，または有効成分および添加剤を用いて溶液，懸濁液または乳濁液を調製してカートリッジに充塡して製する．カートリッジ剤は，薬液が充塡されたカートリッジを専用の注入器に入れて用いる．

**【添加剤】** 着色だけを目的とする物質を加えてはならない．水性溶剤を用いるものは，血液または体液と等張にするため，塩化ナトリウムまたはそのほかの添加剤を，また，pH を調節するため酸またはアルカリを加えることができる．分割投与するものは，微生物の発育を阻止するに足りる量の適切な保存剤を加えることができる．

**【規格】** 本剤および添付された溶解液などは，無菌試験法に適合する．本剤および添付された溶解液などは注射剤の不溶性異物検査法や注射剤の不溶性微粒子試験法に適合する．本剤の薬液は注射剤の採取容量試験法に適合する．本剤で用時溶解または用時懸濁して用いるものは，製剤均一性試験法に適合する．

**【貯法】** 本剤に用いる容器は，密封容器または微生物の混入を防ぐことのできる気密容器とする．本剤の容器は，注射剤用ガラス容器試験法の規定に適合する無色のものである．ただし，注射剤用ガラス容器試験法の規定に適合する着色容器またはプラスチック製医薬品容器試験法の規定に適合するプラスチック製水性注射剤容器を用いることができる．本剤のうち 100 mL 以上の注射剤用ガラス容器に用いるゴム栓は輸液用ゴム栓試験法に適合する．

**【注射剤の小分類】**

・**輸液剤**：輸液剤は，静脈内投与する，通例，100 mL 以上の注射剤である．主として，水分補給，電解質補正，栄養補給などの目的で投与されるが，持続注入による治療を目的にほかの注射剤と混合して用いることもある．

・**埋め込み注射剤**：埋め込み注射剤は，長期にわたる有効成分の放出を目的として，皮下，筋肉内などに埋め込み用の器具を用いて，または手術により適用する固形またはゲル状の注射剤である．本剤を製するには，通例，生分解性高分子化合物を用い，ペレット，マイクロスフェアまたはゲル状の製剤とする．本剤は，製剤均一性試験法に適合し，適切な放出特性を有する．本剤には，注射剤の不溶性異物検査法，注射剤の不溶性微粒子試験法および注射剤の採取容量試験法を適用しない．

・**持続性注射剤**：持続性注射剤は，長期にわたる有効成分の放出を目的として，筋肉内などに適用する注射剤である．本剤を製するには，通例，有効成分を植物油などに溶解もしくは懸濁するか，または生分解性高分子化合物を用いたマイクロスフェアの懸濁液とする．本剤は，適切な放出特性を有する．

### （iv） 粘膜に適用する製剤の種類と特性

粘膜に適用する製剤としては，口腔内に適用する製剤（口腔用錠剤，口腔用液剤，口腔用スプレー剤，口腔用スプレー剤），気管支・肺に適用する製剤（吸入剤），目に適用する製剤（点眼剤，眼軟膏剤），耳に投与する製剤（点耳剤），鼻に適用する製剤（点鼻剤），直腸に適用する製剤（坐剤，直腸用半固形剤，注腸剤），腟に適用する製剤（腟錠，腟用坐剤）がある．

### （1） 口腔内に適用する製剤

258 5. 医療薬学

## ① 口腔用錠剤

**【定義】** 口腔用錠剤は，口腔内に適用する一定の形状の固形の製剤で，トローチ剤，舌下錠，バッカル錠，付着錠およびガム剤が含まれる.

**【製法】** 本剤を製するには，「錠剤」の製法に準じる.

**【規格】** 本剤は製剤均一性試験法に適合する. 本剤は，適切な溶出性または崩壊性を有する.

**【貯法】** 本剤に用いる容器は，通例，密閉容器とする.

**【口腔用剤の小分類】**

・トローチ剤：トローチ剤は，口腔内で徐々に溶解または崩壊させ，口腔，咽頭などの局所に適用する口腔用錠剤で，服用時の窒息を防止できる形状とする.

・舌下錠：舌下錠は，有効成分を舌下で速やかに溶解させ，口腔粘膜から吸収させる口腔用錠剤である.

・バッカル錠：バッカル錠は，有効成分を臼歯と頬の間で徐々に溶解させ，口腔粘膜から吸収させる口腔用錠剤である.

・付着錠：付着錠は，口腔粘膜に付着させて用いる口腔用錠剤で，本剤を製するには，通例，ハイドロゲルを形成する親水性高分子化合物を用いる.

・ガム剤：ガム剤は，咀嚼により，有効成分を放出する口腔用錠剤である. 本剤を製するには，通例，植物性樹脂，熱可塑性樹脂およびエラストマーなどの適切な物質をガム基剤として用いる.

## ② 口腔用液剤

**【定義】** 口腔用液剤は，口腔内に適用する液状または流動性のある粘稠なゲル状の製剤である.

**【製法】** 本剤を製するには，通例，有効成分に添加剤および精製水または適当な溶剤を加え，混和して均質に溶解，または乳化もしくは懸濁し，必要に応じてろ過する. 本剤のうち変質しやすいものは，用時調製する.

**【規格】** 本剤の分包品は製剤均一性試験法に適合する.

**【貯法】** 本剤に用いる容器は，通例，気密容器とする.

**【口腔用液剤の小分類】**

・含嗽剤：含嗽剤（がんそうざい）は，うがいのために口腔，咽頭などの局所に適用する液状の製剤である. 本剤には，用時溶解する固形の製剤が含まれる. 用時溶解する固形の製剤の場合は，「錠剤」，「顆粒剤」などの製法に準じる.

## ③ 口腔用スプレー剤

**【定義】** 口腔用スプレー剤は，口腔内に適用する，有効成分を霧状，粉末状，泡沫状またはペースト状などとして噴霧する製剤である.

**【製法】** 溶剤などに有効成分および添加剤を溶解または懸濁させ，必要に応じて，ろ過した後，液化ガスまたは圧縮ガスと共に容器に充填する. 有効成分および添加剤を用いて溶液または懸濁液を調製し，容器に充填後，スプレー用ポンプを装着する.

**【規格】** 本剤のうちの定量噴霧式製剤は適切な噴霧量の均一性を有する.

**【貯法】** 本剤に用いる容器は，通例，気密容器または耐圧性の容器とする.

**口腔用半固形剤：**

**【定義】** 口腔用半固形剤は口腔粘膜に適用する製剤であり，クリーム剤，ゲル剤または軟膏剤がある.

**【製法】** 本剤を製するには，通例，有効成分を添加剤と共に精製水およびワセリンなどの油性成分で乳化するか，または高分子ゲルもしくは油脂を基剤として有効成分および添加剤と共に混和して均質とする. 本剤のうち，変質しやすいものは，用時調製する. 本剤で多回投与容器に充填するものは，微生物の発育を阻止するに足りる量の適切な保存剤を加えることができる. 本剤は，口腔粘膜に適用する上で適切な粘性を有する.

**【貯法】** 本剤に用いる容器は，通例，気密容器とする.

## (2) 気管支・肺に適用する製剤

## ① 吸入剤

**【定義】** 吸入剤は，有効成分をエアゾールとして吸入し，気管支または肺に適用する製剤である. 本剤には，吸入粉末剤，吸入液剤および吸入エアゾール剤がある. 本剤の吸入投与のために適切な器具または装置を使用するか，または吸入用の器具を兼ねた容器に本剤を充填する.

・吸入粉末剤

**【製法】** 吸入粉末剤は，吸入量が一定となるように調製された，固体粒子のエアゾールとして吸入する製剤である. 本剤を製するに，通例，有効成分を微細な粒子とし，必要に応じて乳糖などの添加剤と混和して均質とする.

**【規格】** 本剤のうち定量吸入式の製剤は，吸入剤の送達量均一性試験法に適合する. 本剤は，吸入剤の空気力学的粒度測定法に適合する.

**【貯法】** 本剤に用いる容器は，通例，密閉容器とする.

・吸入液剤

**【製法】** 吸入液剤は，ネブライザなどにより適用する

液状の吸入剤である．本剤を製するには，通例，有効成分に溶剤および適切な等張化剤，pH調節剤などを加え，混和して均質に溶解または懸濁し，必要に応じて，ろ過する．本剤で多回投与容器に充填するものは，微生物の発育を阻止するに足りる量の適切な保存剤を加えることができる．

**【貯法】** 本剤に用いる容器は，通例，気密容器とする．

**・吸入エアゾール**

**【製法】** 吸入エアゾール剤は，容器に充填した噴射剤と共に，一定量の有効成分を噴霧する定量噴霧式吸入剤である．本剤を製するには，通例，有効成分に溶剤および適切な分散剤，安定化剤などを加えて，溶液または懸濁液とし，液状の噴射剤と共に耐圧性の容器に充填し，定量バルブを装着する．

**【規格】** 本剤は吸入剤の送達量均一性試験法と空気力学的粒度測定法に適合する．

**【貯法】** 本剤に用いる容器は，通例，耐圧性の密封容器とする．

**(3) 目に投与する製剤**

**① 点眼剤**

**【定義】** 点眼剤は，結膜囊などの眼組織に適用する，液状，または用時溶解もしくは用時懸濁して用いる固形の無菌製剤である．

**【製法】** 本剤を製するには，通例，有効成分に添加剤を加え，溶剤などに溶解もしくは懸濁して一定容量としたもの，または有効成分に添加剤を加えたものを容器に充填する．ただし，微生物による汚染に十分に注意し，調製から滅菌までの操作は製剤の組成や貯法を考慮してできるだけ速やかに行う．有効成分の濃度をパーセント（％）で示す場合には質量体積パーセント（w/v％）を意味する．

本剤を製するに用いる溶剤，または本剤に添付された溶解液は水性溶剤と非水性溶剤に分けられる．

**・水性溶剤**：水性点眼剤の溶剤には，精製水または適切な水性溶剤を用いる．添付する溶解液には，滅菌精製水または滅菌した水性溶剤を用いる．

**・非水性溶剤**：非水性点眼剤の溶剤には，通例，植物油を用いる．また，そのほかの適切な有機溶剤も非水性溶剤として用いることができる．

本剤または本剤に添付された溶解液などには，着色だけを目的とする物質を加えてはならない．本剤には，涙液と等張にするため塩化ナトリウムまたはそのほかの添加剤を，また，pHを調節するため酸またはアルカリを加えることができる．本剤で多回投与容器に充填するものは，微生物の発育を阻止するに足りる

量の適切な保存剤を加えることができる．

**【規格】** 本剤および添付された溶解液などは，無菌試験法，点眼剤の不溶性異物検査法および点眼剤の不溶性微粒子試験法に適合する．懸濁性点眼剤中の粒子は，通例，最大粒子径 75 μm 以下である．

**【貯法】** 本剤に用いる容器は，通例，点眼剤の不溶性異物検査法の試験に支障をきたさない透明性のある気密容器とする．

**② 眼軟膏剤**

**【定義】** 眼軟膏剤は，結膜囊などの眼組織に適用する半固形の無菌製剤である．

**【製法】** 本剤を製するには，通例，ワセリンなどの基剤と有効成分の溶液または微細な粉末を混和して均質とし，容器に充填する．ただし，微生物による汚染に十分に注意し，調製から滅菌までの操作は製剤の組成や貯法を考慮してできるだけ速やかに行う．本剤で多回投与容器に充填するものは，微生物の発育を阻止するに足りる量の適切な保存剤を加えることができる．

**【規格】** 本剤は無菌試験法に適合する．ただし，メンブランフィルター法により試験を行う．本剤は眼軟膏剤の金属性異物試験法に適合する．本剤中の粒子の最大粒子径は，通例，75 μm 以下である．本剤は眼組織に適用する上で適切な粘性を有する．

**【貯法】** 本剤に用いる容器は，通例，微生物の混入を防ぐことのできる気密容器とする．

**(4) 耳に投与する製剤**

**① 点耳剤**

**【定義】** 点耳剤は，外耳または中耳に投与する，液状，半固形または用時溶解もしくは用時懸濁して用いる固形の製剤である．

**【製法】** 本剤を製するには，通例，有効成分に添加剤を加え，溶剤などに溶解もしくは懸濁して一定容量としたもの，または有効成分に添加剤を加えたものを容器に充填する．ただし，微生物による汚染に十分に注意し，操作は製剤の組成や貯法を考慮してできるだけ速やかに行う．有効成分の濃度をパーセント（％）で示す場合には質量体積パーセント（w/v％）を意味する．本剤を，無菌に製する場合は，「点眼剤」の製法に準じる．

**【貯法】** 本剤に用いる容器は，通例，気密容器とする．

**(5) 鼻に適用する製剤**

**① 点鼻剤**

**【定義】** 点鼻剤は鼻腔または鼻粘膜に投与する製剤である．本剤には点鼻粉末剤および点鼻液剤がある．本剤は，必要に応じて，スプレーポンプなどの適切な噴

**260** 5. 医 療 薬 学

霧用の器具を用いて噴霧吸入する.

**【規格】** 本剤のうち, 定量噴霧式製剤は, 適切な噴霧量の均一性を有する.

**・点鼻粉末剤**

**【製法】** 点鼻粉末剤は鼻腔に投与する微粉状の点鼻剤である. 本剤を製するには, 通例, 有効成分を適度に微細な粒子とし, 必要に応じて添加剤と混和して均質とする.

**【貯法】** 本剤に用いる容器は, 通例, 密閉容器とする.

**・点鼻液剤**

**【製法】** 点鼻液剤は, 鼻腔に投与する液状, または用時溶解もしくは用時懸濁して用いる固形の点鼻剤である. 本剤を製するには, 通例, 有効成分に溶剤および添加剤などを加え, 溶解または懸濁し, 必要に応じて, ろ過する. 等張化剤, pH 調節剤などを用いることができる. 本剤で多回投与容器に充塡するものは, 微生物の発育を阻止するに足りる量の適切な保存剤を加えることができる.

**【貯法】** 本剤に用いる容器は, 通例, 気密容器とする.

**(6) 直腸に適用する製剤**

**① 坐剤**

**【定義】** 坐剤は, 直腸内に適用する, 体温によって溶融するか, または水に徐々に溶解もしくは分散することにより有効成分を放出する一定の形状の半固形の製剤である.

**【製法】** 本剤を製するには, 通例, 有効成分に分散剤, 乳化剤などの添加剤を加えて混和して均質としたものを, 加熱するなどして液状化させた基剤中に溶解または均一に分散させ, 容器に一定量充塡し, 固化・成形する. 基剤として, 通例, 油脂性基剤または親水性基剤を用いる. 本剤は, 通例, 円錐形または紡錘形である.

**【規格】** 本剤は製剤均一性試験法に適合する. 本剤は適切な放出性を有する. なお, 油脂性基剤を用いたものは, 有効成分の放出性の評価に代えて溶融性の評価によることができる. 溶融性は, 融点測定法〈2 第 2 法により測定するとき, 適切な融解温度を示す.

**【貯法】** 本剤に用いる容器は, 通例, 密閉容器とする.

**② 直腸用半固形剤**

**【定義】** 直腸用半固形剤は肛門周囲または肛門内に適用する製剤であり, クリーム剤, ゲル剤または軟膏剤がある.

**【製法】** 本剤を製するには, 通例, 有効成分を添加剤

と共に精製水およびワセリンなどの油性成分で乳化するか, または高分子ゲルもしくは油脂を基剤として有効成分および添加剤と共に混和して均質とする. 本剤で多回投与容器に充塡するものは, 微生物の発育を阻止するに足りる量の適切な保存剤を加えることができる.

**【規格】** 本剤は直腸に適用する上で適切な粘性を有する.

**【貯法】** 本剤に用いる容器は, 通例, 気密容器とする.

**③ 注腸剤**

**【定義】** 注腸剤は, 肛門を通して適用する液状または粘稠なゲル状の製剤である.

**【製法】** 本剤を製するには, 通例, 精製水または適切な水性溶剤を用い, 有効成分を溶剤などに溶解または懸濁して一定容量とし, 容器に充塡する. 分散剤, 安定化剤, pH 調節剤などを用いることができる.

**【貯法】** 本剤に用いる容器は, 通例, 気密容器とする.

**(7) 腟に適用する製剤**

**① 腟錠**

**【定義】** 腟錠は, 腟に適用する, 水に徐々に溶解または分散することにより有効成分を放出する一定の形状の固形の製剤である.

**【製法】** 本剤を製するには, 通例,「錠剤」の製法に準じる.

**【規格】** 本剤は製剤均一性試験法に適合する. 本剤は適切な放出性を有する.

**【貯法】** 本剤に用いる容器は, 通例, 密閉容器とする.

**② 腟用坐剤**

**【定義】** 腟用坐剤は, 腟に適用する, 体温によって溶融するか, または水に徐々に溶解もしくは分散することにより有効成分を放出する一定の形状の半固形の製剤である.

**【製法】** 本剤を製するには,「坐剤」の製法に準じる. 本剤は, 通例, 球形または卵形である.

**【規格】** 本剤は, 製剤均一性試験法に適合する. 本剤は, 適切な放出性を有する. なお, 油脂性基剤を用いたものは, 有効成分の放出性の評価に代えて溶融性の評価によることができる. 溶融性は, 融点測定法第2法により測定するとき, 適切な融解温度を示す.

**【貯法】** 本剤に用いる容器は, 通例, 密閉容器とする.

### （ⅴ） 皮膚などに適用する製剤の種類・特性

皮膚に適用する製剤には，皮膚を通して有効成分を全身循環血流に送達させることを目的とした経皮吸収型製剤も含まれる．経皮吸収型製剤からの有効成分の放出速度は，通例，適切に調節される．

#### ① 外用固形剤

【定義】 外用固形剤は，皮膚（頭皮を含む）または爪に，塗布または散布する固形の製剤である．本剤には外用散剤が含まれる．

【規格】 本剤の分包品は製剤均一性試験法に適合する．

【貯法】 本剤に用いる容器は，通例，密閉容器とする．

・外用散剤

【定義】 外用散剤は粉末状の外用固形剤である．本剤を製するには，通例，有効成分に賦形剤などの添加剤を加えて混和して均質とした後，粉末状とする．

#### ② 外用液剤

【定義】 外用液剤は皮膚（頭皮を含む）または爪に塗布する液状の製剤である．本剤には，リニメント剤およびローション剤が含まれる．

【製法】 本剤を製するには，通例，有効成分に溶剤，添加剤などを加え，溶解，乳化または懸濁し，必要に応じて，ろ過する．本剤のうち，変質しやすいものは，用時調製する．

【規格】 本剤の分包品は乳化または懸濁したものを除き，製剤均一性試験法に適合する．

【貯法】 本剤に用いる容器は，通例，気密容器とする．

・リニメント剤：リニメント剤は皮膚にすり込んで用いる液状または泥状の外用液剤である．

・ローション剤：ローション剤は，有効成分を水性の液に溶解または乳化もしくは微細に分散させた外用液剤である．本剤を製するには，通例，有効成分，添加剤および精製水を用いて溶液，懸濁液または乳濁液として全体を均質とする．本剤は，保存中に成分を分離することがあっても，その本質が変化していないときは，用時混和して均質とする．

#### ③ スプレー剤

【定義】 スプレー剤は，有効成分を霧状，粉末状，泡沫状，またはペースト状などとして皮膚に噴霧する製剤である．本剤には，外用エアゾール剤およびポンプスプレー剤がある．

【製法】 本剤を製するには，通例，有効成分の溶液または懸濁液を調製し，必要に応じて，ろ過した後，容器に充塡する．

【規格】 本剤のうち，定量噴霧式製剤は適切な噴霧量の均一性を有する．

・外用エアゾール剤：外用エアゾール剤は，容器に充塡した液化ガスまたは圧縮ガスと共に有効成分を噴霧するスプレー剤である．本剤を製するには，通例，有効成分の溶液または懸濁液を調製し，液状の噴射剤と共に耐圧性の容器に充塡し，連続噴射バルブを装着する．必要に応じて，分散剤，安定化剤などを用いる．本剤に用いる容器は，通例，耐圧性の容器とする．

・ポンプスプレー剤：ポンプスプレー剤はポンプにより容器内の有効成分を噴霧するスプレー剤である．本剤を製するには，通例，有効成分および添加剤を溶解または懸濁し，充塡後の容器にポンプを装着する．本剤に用いる容器は，通例，気密容器とする．

#### ④ 軟膏剤

【定義】 軟膏剤は，皮膚に塗布する，有効成分を基剤に溶解または分散させた半固形の製剤である．本剤には，油脂性軟膏剤および水溶性軟膏剤がある．

【製法】 油脂性軟膏剤を製するには，通例，油脂類，ろう類，パラフィンなどの炭化水素類などの油脂性基剤を加温して融解し，有効成分を加え，混和して溶解または分散させ，全体が均質になるまで混ぜて練り合わせる．水溶性軟膏剤を製するには，通例，マクロゴールなどの水溶性基剤を加温して融解し，有効成分を加え，全体が均質になるまで混ぜて練り合わせる．

#### ⑤ クリーム剤

【定義】 クリーム剤は，皮膚に塗布する，水中油型または油中水型に乳化した半固形の製剤である．油中水型に乳化した親油性の製剤については油性クリーム剤と称することができる．

【製法】 本剤を製するには，通例，ワセリン，高級アルコールなどをそのまま，または乳化剤などの添加剤を加えて油相とし，別に，精製水をそのまま，または乳化剤などの添加剤を加えて水相とし，そのいずれかの相に有効成分を加えて，それぞれ加温し，油相および水相を合わせて全体が均質になるまでかき混ぜて乳化する．本剤のうち，変質しやすいものは，用時調製する．

【規格】 本剤は皮膚に適用する上で適切な粘性を有する．

【貯法】 本剤に用いる容器は，通例，気密容器とする．

#### ⑥ ゲル剤

【定義】 ゲル剤は，皮膚に塗布するゲル状の製剤である．本剤には，水性ゲル剤および油性ゲル剤がある．

**【製法】** 本剤を製するには，通例，次の方法による．水性ゲル剤は，有効成分に高分子化合物，そのほかの添加剤および精製水を加えて溶解または懸濁させ，加温および冷却，またはゲル化剤を加えることにより架橋させる．油性ゲル剤は，有効成分にグリコール類，高級アルコールなどの液状の油性基剤およびそのほかの添加剤を加えて混和する．

**【規格】** 本剤は皮膚に適用する上で適切な粘性を有する．

**【貯法】** 本剤に用いる容器は，通例，気密容器とする．

**⑨ 貼付剤**　　貼付剤は皮膚に貼付する製剤である．本剤には，テープ剤およびパップ剤がある．

**【製法】** 本剤を製するには，通例，高分子化合物またはこれらの混合物を基剤とし，有効成分を基剤と混和し均質として，支持体またはライナー（剝離体）に展延して成形する．また，放出調節膜を用いた経皮吸収型製剤とすることができる．必要に応じて，粘着剤，吸収促進剤などを用いる．

**【規格】** 本剤のうち，経皮吸収型製剤は製剤均一性試験法に適合する．本剤は粘着力試験法，皮膚に適用する製剤の放出試験法に適合する

- **テープ剤**：テープ剤は，ほとんど水を含まない基剤を用いる貼付剤である．本剤には，プラスター剤および硬膏剤を含む．本剤を製するには，通例，樹脂，プラスチック，ゴムなどの非水溶性の天然または合成高分子化合物を基剤とし，有効成分をそのまま，または有効成分に添加剤を加え，全体を均質とし，布に展延またはプラスチック製フィルムなどに展延もしくは封入して成形する．また，有効成分と基剤またはそのほかの添加剤からなる混合物を放出調節膜，支持体およびライナー（剝離体）でできた放出体に封入し成形して製することができる．本剤に用いる容器は，通例，密閉容器とする．

- **パップ剤**：パップ剤は，水を含む基剤を用いる貼付剤である．本剤を製するには，通例，有効成分を精製水，グリセリンなどの液状の物質と混和し，全体を均質にするか，水溶性高分子，吸水性高分子などの天然または合成高分子化合物を精製水と混ぜて練り合わせ，有効成分を加え，全体を均質にし，布などに展延して成形する．本剤に用いる容器は，通例，気密容器とする．

## (vi)　透析に用いる製剤・特性

### (1)　透析に用いる製剤

**透析用剤：**

**【定義】** 透析用剤は，腹膜透析または血液透析に用いる液状もしくは用時溶解する固形の製剤である．

**【規格】** 本剤には腹膜透析用剤および血液透析用剤がある．本剤はエンドトキシン試験法に適合する．本剤のうち用時溶解して用いるものは，適切な製剤均一性を有する．

### ① 腹膜透析用剤

**【定義】** 腹膜透析用剤は，腹膜透析に用いる無菌の透析用剤である．

**【製法】** 本剤を製するには，通例，有効成分に添加剤を加え，溶剤に溶解して一定容量としたもの，または有効成分に添加剤を加えたものを容器に充填し，密封する．必要に応じて滅菌する．本剤は，pH調節剤，等張化剤などの添加剤を加えることができる．本剤を製するに用いる溶剤は，注射用水とする．

**【規格】** 本剤は，無菌試験法，注射剤の採取容量試験法，注射剤の不溶性異物検査法および注射剤の不溶性微粒子試験法に適合する．

**【貯法】** 本剤に用いる容器は，通例，密封容器，または必要に応じて，微生物の混入を防ぐことができる気密容器とする．本剤に用いる容器は注射剤用ガラス容器試験法に適合する無色のものである．ただし，注射剤用ガラス容器試験法に適合する着色容器またはプラスチック製医薬品容器試験法に適合するプラスチック製水性注射剤容器を用いることができる．本剤の容器のゴム栓は，輸液用ゴム栓試験法に適合する．

### ② 血液透析用剤

**【定義】** 血液透析用剤は血液透析に用いる透析用剤である．

**【製法】** 本剤を製するには，通例，有効成分に添加剤を加え，溶剤に溶解して一定容量としたもの，または有効成分に添加剤を加えたものを容器に充填する．用時溶解する固形の製剤の場合は，「錠剤」，「顆粒剤」などの製法に準じる．本剤は，pH調節剤，等張化剤などの添加剤を加えることができる．本剤を製するに用いる溶剤は，注射用水または透析に適した水とする．

**【規格】** 血液透析用剤は無菌製剤ではないが，透析された血液が体内へ戻されるため，エンドトキシン試験法に適合する必要がある．

**【貯法】** 本剤に用いる容器は，通例，微生物の混入を防ぐことのできる気密容器とする．

## (vii)　生薬関連製剤の種類・特性

　生薬関連製剤は，主として生薬を原料とする製剤であり，エキス剤，丸剤，酒精剤，浸剤・煎剤，茶剤，チンキ剤，芳香水剤および流エキス剤を含む．

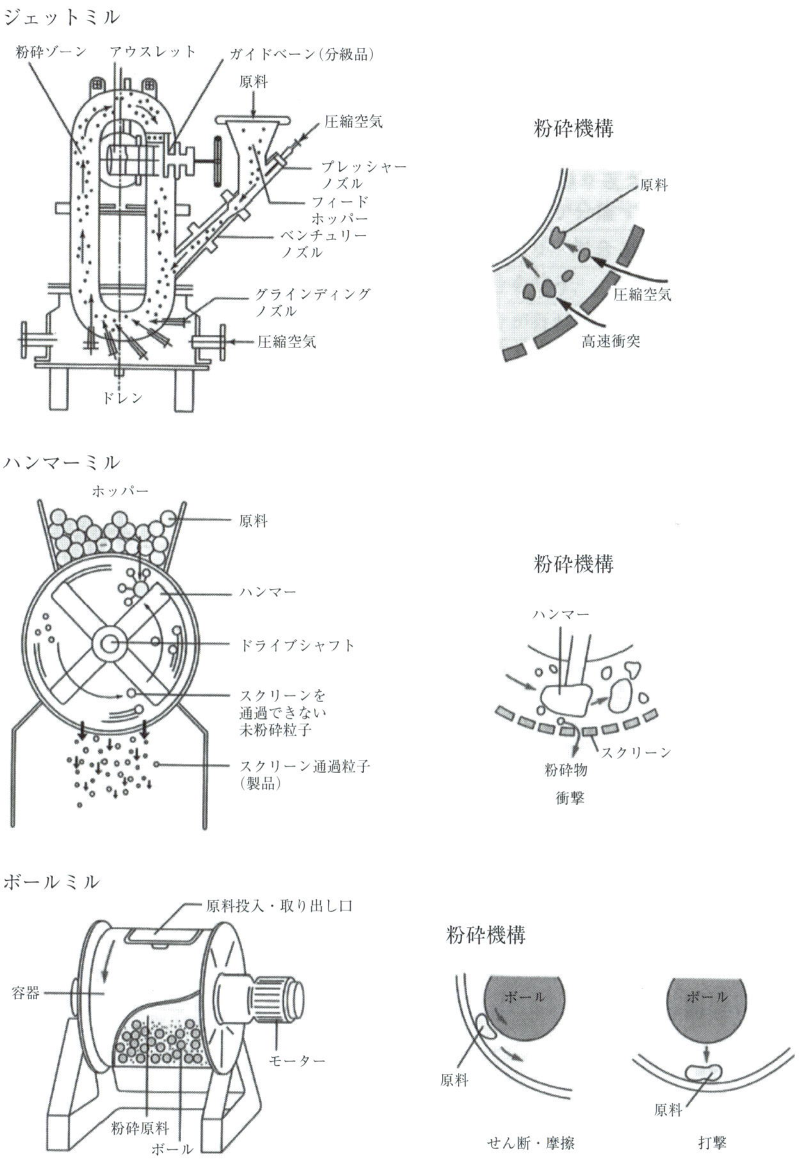

ジェットミル

粉砕ゾーン　アウスレット　ガイドベーン(分級品)　原料

圧縮空気
プレッシャーノズル
フィードホッパー
ベンチュリーノズル
グラインディングノズル
圧縮空気
ドレン

粉砕機構

原料
圧縮空気
高速衝突

ハンマーミル

ホッパー
原料
ハンマー
ドライブシャフト
スクリーンを通過できない未粉砕粒子
スクリーン通過粒子(製品)

粉砕機構

ハンマー
粉砕物
スクリーン
衝撃

ボールミル

原料投入・取り出し口
容器
粉砕原料
ボール
モーター

粉砕機構

ボール
原料
せん断・摩擦
ボール
原料
打撃

図 5-73　粉砕機
丁野純男：新発想薬剤学第 2 版，p.57，京都廣川書店，2017 より転載

### ① エキス剤

【定義】　エキス剤は，生薬の浸出液を濃縮して製したもので，軟エキス剤と乾燥エキス剤がある．

【製法】　適切な大きさとした生薬に適切な浸出液を加え，一定時間冷浸，温浸またはチンキ剤のパーコレーション法に準じて浸出し，浸出液をろ過し，適切な方法で，濃縮または乾燥する．

【規格】　本剤は，重金属試験法に適合する．

【貯法】　本剤に用いる容器は，気密容器とする．

### ② 丸剤

【定義】　丸剤は，経口投与する球状の製剤である．

【製法】　本剤を製するには，通例，有効成分に賦形剤，結合剤，崩壊剤またはそのほか適切な添加剤を加えて混和して均質とした後，適切な方法で球状に成形する．また，適切な方法により，コーティングを施すことができる．

【規格】　本剤は崩壊試験法に適合する．

【貯法】　本剤に用いる容器は，通例，密閉容器または気密容器とする．

### ③ 酒精剤

【定義】 酒精剤は，通例，揮発性の有効成分をエタノールまたはエタノールと水の混液に溶解して製した液状の製剤である．
【貯法】 本剤は，火気を避けて保存する．本剤に用いる容器は，気密容器とする．

④ 浸剤・煎剤
【定義】 浸剤および煎剤は，いずれも生薬を，通例，常水で浸出して製した液状の製剤である．
【製法】 本剤を製するには，通例，生薬を次の大きさとし，その適量を，浸煎剤器に入れる．
　浸剤：通例，生薬50gに常水50mLを加え，約15分間潤した後，熱した常水900mLを注ぎ，数回かき混ぜながら5分間加熱し，冷後，布ごしする．
　煎剤：通例，一日量の生薬に常水400〜600mLを加え，30分以上かけて半量を目安として煎じ，温時，布ごしする．本剤は，用時調製する．本剤は，これを製するに用いた生薬の臭味がある．

⑤ 茶剤
【定義】 茶剤は，通例，生薬を粗末から粗切の大きさとし，一日量または一回量を紙または布の袋に充填した製剤である．
【製法】 本剤は，通例，「4.浸剤・煎剤」の製法に準じ用いられる．
【貯法】 本剤に用いる容器は，通例，密閉容器または気密容器とする．

⑥ チンキ剤
【定義】 チンキ剤は，通例，生薬をエタノールまたはエタノールと精製水の混液で浸出して製した液状の製剤である．
【貯法】 本剤は，火気を避けて保存する．本剤に用いる容器は，気密容器とする．

⑦ 芳香水剤
【定義】 芳香水剤は精油または揮発性物質を飽和させた澄明な液状の製剤である．
【製法】 本剤は，これを製するに用いた精油または揮発性物質の臭味を有する．
【貯法】 本剤に用いる容器は，気密容器とする．

⑧ 流エキス剤
【定義】 流エキス剤は，生薬の浸出液で，その1mL中に生薬1g中の可溶性成分を含むように製した液状の製剤である．
【貯法】 本剤に用いる容器は，気密容器とする．

(viii) 製剤化の単位操作と必要な製剤機械
(1) 粉砕　粉砕工程の目的は，① 表面積増大による溶解速度の増大，② 原薬や添加剤を含めた原料粉粒体間の流動性や混合均一性の向上，③ 造粒性の向上や顆粒や錠剤の機械的強度の増大などである（図5-73）．

・ハンマーミル：約10μmまでの粉砕が可能であるが，長時間運転すると温度が上昇するため，熱に不安定な医薬品や低融点の医薬品には適さない．
・ボールミル：容器全体を滅菌できるので，注射剤や点眼剤の原薬の粉砕などに使用される．
・コロイドミル：懸濁剤や乳剤などの固-液混合物の分散や乳化に使用される．
・ジェットミル：数気圧の圧縮空気を用いて超音波気流をノズルから発生させ，気体の流体エネルギーによって粉砕を行うものである．微粉砕（約3μm）が可能であり，吸入剤に使用する原薬の粉砕に使用される．圧縮空気が断熱膨張して熱を奪うので（ジュールトムソン効果），低温での粉砕が可能となり，熱に不安定な医薬品に適している．

(2) 分級　粉砕造粒によって得られた粉粒体をそれぞれの大きさの粒子径に分別するための単位操作である．分級には，円形振動ふるいやRo-tap式ふるい振とう機などのふるいを用いるふるい分け法（篩過法）とエアジェット法やソニック・シフター法などの気流分級法がある．

(3) 混合　2種類以上の粉体または塊状物質を混ぜ合わせて均質にすることをいう．混合の目的は，① 個々の製剤における主薬の含量均一性を担保する，② 錠剤の崩壊性や硬度のばらつきを防止する．水などの溶剤を加えて混合することを練合，軟膏など高粘度の

V型混合機　　　　　二重円錐型混合機

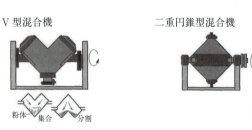

リボン型混合機　　　スクリュー型混合機

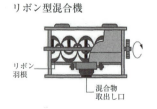
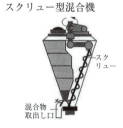

図5-74　混合機
(掛見正郎，戸塚裕一：広義製剤学，p.90，京都廣川書店，2013より抜粋したうえで改変)

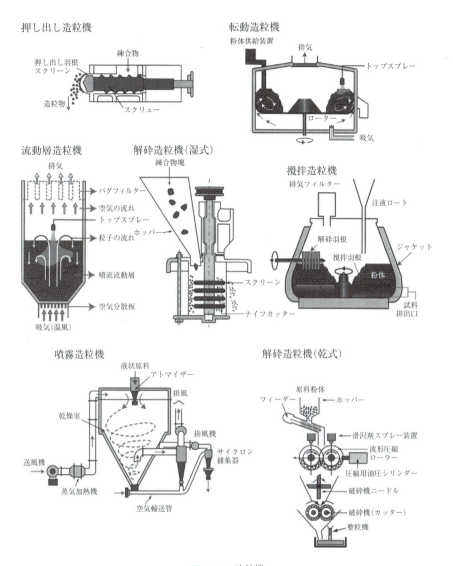

図 5-75 造粒機
(掛見正郎, 戸塚裕一：広義製剤学, p.92-96, 京都廣川書店, 2013 より抜粋のうえ改変)

ものを混合することを捏和（ねっか）という．混合装置には，V 型混合機と二重円錐型混合機などの容器回転型混合機，リボン型混合機や旋回スクリュー型（ナウタ型）混合機などの容器固定型混合機がある（図 5-74）．

(4) **造粒** 造粒の目的は，① 流動性の改善，② 成分の偏析防止，③ 発塵の防止などである（図 5-75）．

- **押し出し造粒**：造粒品は円柱状で比較的密度の高い粒子が得られる．
- **攪拌造粒**：造粒品は重質な球形に近い粒子が得られる．
- **転動造粒**：造粒品は球形に近い粒子が得られる．
- **流動層造粒**：造粒品は比較的かさ高い粒子が得られ

る．この方法は混合，造粒，乾燥，コーティング操作が同一装置内で連続的に行うことができる．
- **噴霧乾燥造粒**（スプレードライ）：造粒品は比較的小さな球形の粒子が得られる．また濃縮，乾燥，造粒が一工程で同時に完了する．
- **破砕造粒**：破砕造粒は塊状物をほぼ一定の大きさに破砕するもので，乾式法と湿式法がある．乾式の場合は乾燥工程が不要であるので，熱や水分に弱い医薬品には適している．

(5) **乾燥** 乾燥の目的は，① 流動性や充塡性を改善する．② 製剤の安定性を確保するなどである．水分は日局 17 の「水分測定法」に規定されているカール・フィッシャー法で測定する．乾燥機には箱型乾燥

| 名称 | 現象 | 原因 |
|---|---|---|
| キャッピング<br>（上・下面の剥離） | | ・微粉末が多い<br>・乾燥のしすぎ<br>・結合剤不足<br>・滑沢剤の量が不適当<br>・圧縮圧が均一に伝わっていない |
| ラミネーション<br>（中間部の層状剥離） | | |
| スティッキング<br>（杵面への付着・固結） | | ・滑沢剤不足<br>・乾燥不足<br>・結合剤の過量 |
| バインディング<br>（ダイフリクション）<br>（側面の擦り傷） | | |

図 5-76 打錠障害

金尾義治編：NEW パワーブック物理薬剤学・製剤学 第3版, p.278, 広川書店, 2017 より転載

機などの加熱乾燥機と凍結乾燥機がある．

**(6) 打錠** 打錠とは，粉末や打錠用顆粒を一定の形状に圧縮して錠剤製する操作である．打錠機には，単発式打錠機（エキセントリック型打錠機）とロータリー式打錠機がある．

・**打錠障害**：キャッピング，ラミネーション，バインディング，スティッキングなどがある（図 5-76）．キャッピングやラミネーションは打錠用顆粒の過乾燥，結合剤の不足や滑沢剤の過剰などが原因で生じ，一方，バインディングやスティッキングは打錠用顆粒の乾燥不足，結合剤の過剰や滑沢剤不足などが原因で生じる．

**(7) コーティング** 錠剤，顆粒剤，カプセル剤の表面を剤皮で被覆するための単位操作である．その目的は，① 外観をよくする．② マスキング（不快な味，臭い，刺激など），③ 医薬品の保護と安定化，④ 製剤からの薬物放出の制御などである．

**(8) カプセル充塡** カプセル充塡とは，散剤，顆粒剤，液状や懸濁状の製剤をカプセルに充塡する単位操作である．硬カプセル剤の充塡方法としては，Auger 式，Disc 式，Compress 式，Press 式がある（図 5-77）．軟カプセル剤の充塡方法としては，ロータリー・ダイス法，滴下法（二重ノズル法）がある（図 5-78）．

## 5.5.5 DDS

1968 年，ザファロニーが米国カリフォルニア州にアルザ社（現在，ジョンソン・エンド・ジョンソン社の傘下）を設立し，カンザス大学のヒグチ教授の協力を得て，次々と，薬物放出制御型製剤や経皮吸収型製

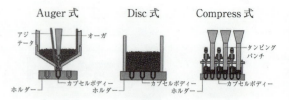

図 5-77 硬カプセル剤の充塡方法

（掛見正郎，戸塚裕一：広義製剤学，p.109, 京都廣川書店，2013 より抜粋したうえ改変）

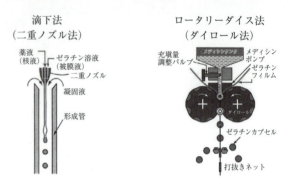

図 5-78 硬カプセル剤の充塡方式

（掛見正郎，戸塚裕一：広義製剤学，p.110, 京都廣川書店，2013 より抜粋したうえ改変）

剤を開発し，薬物送達システム（ドラックデリバリーシステム，drug delivery system：DDS）の概念を提案した．

DDS とは，時間的，量的および空間的な制御により，薬物を必要な時に，必要な量を必要な部位に選択的に送達することである．DDS は，薬の有効性の増強，副作用の軽減，患者の治療における利便性の向上などの薬物治療の最適化を目指した新しい薬物の投与形態であり，薬物送達システムともよばれる．DDSを開発する目的は，有効性や安全性の向上以外に，患者の生活の質やアドヒアランス向上に貢献することである．そのためには，患者や医療従事者の視点から，人に優しい DDS を提供する必要がある．さらに，DDS の開発は，創剤ともよばれ，製薬企業においては，医薬品のライフサイクルマネジメントの観点から，医薬品開発の重要な戦略の一つとなっている．

DDS 技術は，① 放出過程の時間的制御である「薬物放出制御」，② 吸収過程の量的制御である「吸収改善」，③ 分布過程の空間的制御である「ターゲティング」に大別される．

### a. 放出制御型製剤

放出制御型製剤には，経口放出制御型製剤，外用放

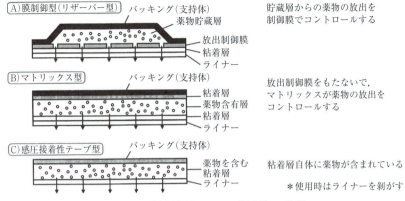

図 5-79 経皮治療システム（TTS）の分類
金尾義治編：NEW パワーブック物理薬剤学・製剤学 第 3 版, p.370, 廣川書店, 2017 より転載

出制御型製剤, 長期徐放性注射剤と埋め込み剤がある. 徐放性製剤の商品名には, R (Retarded), SR (Sustained Release), L (Long), LA (Long Acting), CR (Controlled Release) などの添え字が付けられている.

(ⅰ) 経口放出制御型製剤

薬物放出制御型製剤には, 最高血中濃度 $C_{max}$ を抑えて, トラフ値を上昇させる徐放性製剤と, 望ましい部位で薬物を放出させる部位特異的放出制御型製剤に大別されるが, 放出特性から分類すると, 放出速度の制御, 放出開始時間の制御および放出部位の制御に分類できる.

(1) 放出速度の制御を目的とする製剤　徐放性製剤はその形態からシングルユニット型とマルチユニット型に分けられる. シングルユニット型は錠剤全体が徐放性を有するように設計されたもので, スパンタブ型, ロンタブ型, レペタブ型, グラデュメット型, ワックスマトリックス型, コンチンシステム, OROS® (Osmotic-controlled Release Oral delivery)（浸透圧ポンプ）がある. 一方, マルチユニット型は即放性顆粒と徐放性顆粒がなっており, カプセルタイプのものをスパンスル型, 錠剤タイプのものをスペイスタブ型である.

(2) 放出開始時間の制御を目的とする製剤　時限放出型製剤は, サーカディアンリズムに基づく時間治療を目的とした製剤などがある. 例えば, ベラパミルの時限放出型 OROS である Covera-HS®（ベラパミル）がある. この製剤はカルシウム拮抗薬であるベラパミルの血中濃度を心臓発作の発生頻度曲線とほぼ同期するように薬物を放出するもので, 最も発作の起こりやすい朝 10 時少し前に最高血中濃度に到達するように設計されている.

(3) 放出部位の制御を目的とする製剤　通常, 経口投与された製剤は, 口腔, 食道を速やかに通過し, 胃で 1〜3 時間, 小腸で 3〜5 時間, 大腸で約 20 時間滞留し, 1 日後に排便により体外に排泄される. どこの部位で製剤を崩壊・溶出させるかによって, 口腔内崩壊錠, 腸溶性製剤, 大腸デリバリー製剤などに分類され, 部位特的放出制御型製剤ともよばれる.

(ⅱ) 外用放出制御型製剤

外用放出制御型製剤には, 経皮治療システム (transdermal therapeutic system；TTS), 口腔粘膜適用製剤, 眼粘膜適用製剤, 子宮粘膜適用製剤, 鼻粘膜適用製剤などがある. TTS は経皮吸収型製剤 (transdermal drug delivery system；TDDS) ともいう.

(1) 経皮治療システム（TTS）　TTS の利点としては, ①長時間血中濃度を一定に維持できる. ②肝初回通過効果を回避できる. ③副作用が生じたとき, 投与を速やかに中止できるなどが挙げられる. 一方, 欠点としては, ①適用できる薬物が限定される. ②皮膚に刺激性がある. ③有効血中濃度に到達するまでに時間がかかるなどがある.

TTS の構造としては, 膜制御型（リザーバー型）, マトリックス型および感圧接着性テープ型の三つのタイプがある（図 5-79）.

・膜制御型：エチレン・酢酸ビニル共重合体（EVA）からなる放出制御膜を用いて薬物の 0 次放出速度を達成しているニトロダーム TTS®（ニトログリセリン）, エストラダーム MR®（エストラジオー

ル），デュロテップパッチ®（フエンタニル）などがある．

- **マトリックス型**：シリコーンゴムやアクリル酸系高分子などの半固形あるいは固形マトリックスに薬物に溶解あるいは分散させた薬物層と，支持層，粘着層からなり，デュロテップ MT パッチ®（フエンタニル）などがある．
- **感圧接着性テープ型**：代表例として，気管支喘息の治療を目的とするホクナリンテープ®（塩酸ツロブテロール）がある．この製剤は生体のサーカディアンリズムに合わせ「必要な時に必要な量をデリバリーする」という時間薬理学を取り入れていることから，経皮時間制御送達システムともよばれている．この徐放化機構は粘着層に主薬の一部が結晶状態で存在し，皮膚移行に伴い減少した薬物を補うために結晶が溶解し，粘着層中の薬物濃度を一定に維持するというものであう．この徐放化システムは「結晶レジボアシステム」とよばれている．

**（2） 口腔粘膜適用製剤**　アフタッチ®（トリアムシノロンアセニド）はアフタ性口内炎の局所治療を目的に開発された二層性の口腔粘膜付着錠で，トリアムシノロンアセトニドを含有する支持層と付着層からなる．支持層には乳糖とヒドロキシプロピルセルロース（HPC），粘膜付着層には HPC とカルボキシビニルポリマー（カーボポール 934）が用いられている．この製剤は HPC とカーボポール 934 が唾液を取り込み，膨潤して口腔内に付着することで，患部を保護し，主薬を持続的に放出する機構を用いている．

**（3） 眼粘膜適用製剤**　Ocusert®（ピロカルピン）は緑内障の治療を目的とした眼内治療システムで，ピロカルピン・アルギニン酸複合体をエチレン・酢酸ビニル共重合体（EVA）で覆ったコンタクトレンズ様の製剤である．結膜囊内部に挿入すると，1週間にわたって薬物を一定速度で放出するように設計されている．

**（4） 子宮粘膜適用製剤**　Progestasert®（プロゲステロン）は子宮内挿入避妊器具の一つで，エチレン・酢酸ビニル共重合体（EVA）からなる支持体にシリコンオイルに分散させたプロゲステロンと硫酸バリウムを充填したデバイス型製剤である．この製剤を子宮に挿入すると，約 400 日にわたって 0 次放出でプロゲステロンを放出し，避妊効果を発揮する．

**（5） 鼻粘膜適用製剤**　リノコート®（ベクロメタゾン）はアレルギー性鼻炎などの鼻過敏症治療を目的としたベクロメタゾンプロピオン酸エステルと粘膜付着性基剤 HPC を含むカプセル剤で，専用のデバイス

で鼻腔内に投与する．

**（ⅲ） 長期徐放性注射剤と埋め込み剤**

リュープリン®（リュープロレリン酢酸塩）は水中乾燥法で製造された平均粒子径約 $20\,\mu m$ のマイクロスフェア（多核マイクロカプセル）である．内水層のリュープロレリン酢酸塩は油層の生分解性ポリマー（1 カ月型：乳酸-グリコール酸共重合体（PLGA），3 カ月，6 カ月型：ポリ乳酸（PLA））のアルキル鎖によってミセルように取り込まれて固化され，ポリマーの加水分解によって薬物が放出される．

細長いチタン金属の筒の中に薬物溶液を充填した DUROS® システムは 1 回の埋め込みで浸透圧ポンプにより約 1 年間薬物を一定速度で放出するもので，Viadur®（リュープロレリン酢酸塩）が開発されている．

### b． 吸収改善

**（ⅰ） 吸収促進剤**

吸収促進剤とは，それ自身は薬理効果をもたず，薬物が透過する粘膜に作用し一過性にバリア機能を低下させる成分と定義される．

**（ⅱ） 物理学的吸収促進法**

ソノフォレシスは，皮膚表面に超音波を当てて，薬物の皮膚透過を促進する方法である．特に，低周波（20～100 kHz）では皮膚の損傷が少ない．

マイクロニードルは，微細な針を皮膚に適用し，薬物の皮膚透過を劇的な増大を期待できる方法である．微細な針の材料としては，生分解性のポリマーであるポリ乳酸，ポリグリコール酸やポリ乳酸・ポリグリコール酸共重合体などが用いられる．

針なし注射器は，圧縮ガスやばねなどの力で溶液を細孔から噴出させ，皮膚の角質層や真皮を透過し，皮下組織まで到達させることができる．

**（ⅲ） 新しい投与経路の選択**

全身適用を目的とした吸入剤としては，ファイザー社/ネクター社が開発したインスリンの吸入剤 Exubera® が有名で，この製剤は 2006 年に上市したものの，2007 年には種々の理由により販売が中止された．また，MannKind 社が開発したインスリン吸入剤 AFREZZA® は 2014 年 FDA から承認を得て，2015 年サノフィ社が販売を開始したが，期待された売り上げを達成できず，2016 年に撤退した．さらに，不安定なペプチドやタンパク質に適した製造方法と空気力

学的に有利な多孔性を有する凍結乾燥ケーキを着目した新しい概念の粉末吸入システムである ODPI（Otsuka dry powder inhalation）システムが開発されている．ODPI システムは吸気と完全に同調して空気が導入され，その空気衝撃により，凍結乾燥ケーキが瞬時に経肺投与に適した微粒子を生成するシステムである．

### c. プロドラッグとアンテドラッグ

1958 年アルベルトによって，プロドラックの概念，すなわち，それ自身には活性がなく，生体内で代謝されて活性体に変換して初めて薬効を発揮する医薬品として提唱された．一方，アンテドラック（ソフトドラック）は，それ自身が薬理活性の強い医薬品であり，薬効を示した後，速やかに代謝されて不活性化あるいは低活性化する特長を有する．アンテドラックは1982 年リーとソリマンによって，また，ソフトドラックは 1977 年ボーダーによって提唱された．いずれも全身循環で速やかに不活性化代謝物に変換する安全性の高い薬物で，その代表例としては，局所投与用のステロイド剤がある．

#### （ⅰ） プロドラッグ

**（1） 消化管吸収の改善**　疎水性の高い修飾基を親化合物に結合させることにより，薬物全体としての脂溶性を高め，受動拡散を促進させ，吸収改善を行う．この場合，主にエステラーゼで容易にプロドラックから親化合物に変換できるように，カルボキシ基に対してエステル結合を介して修飾することが多い．一方，トランスポーターを利用したプロドラックも開発されている．

アンピシリンはオリゴペプチドトランスポーターのPEPT1 によって吸収されるが，さらに吸収を改善するために，アンピシリンのカルボキシ基をエステル化することにより，ビバンピシリン，バカンピシリンやレナンピシリンが開発された．

単純ヘルペスウィルスに対する抗ウィルス薬であるアシクロビル自体がプロドラックであるが，アシクロビルをさらに吸収を改善するために，アシクロビルのL-バリルエステル体であるバラシクロビルが開発された．同様に，ガンクロシクロビルのL-バリルエステル体であるバルガンシクロビルも開発されている．

抗インフルエンザ薬であるオセルタミビルリン酸塩（タミフル®）は消化管から吸収された後，肝臓のエステラーゼで加水分解され活性体に変換される．活性体自体はほとんど消化管から吸収されない．

**（2） 作用の持続化**　作用の持続化には，溶解速度の制御，親化合物への変換速度の制御，親化合物の脂溶性向上などの方法がある．

5-フルオロウラシル（5-FU）は血中半減期が約 20分と代謝速度が速いために，5-FU にテトラヒドロフランを結合させたフトラフールが開発された．これは，消化管吸収改善とともに，変換速度を抑え，作用の持続化が図られている．

カルモフールは 5-FU のプロドラックであるが，弱酸性からアルカリ性領域で 5-FU に解離する．

ラニナミビルオクタン酸エステル（イナビル®）は脂溶性と水溶性をうまく利用して，一回投与で治療効果を示す作用の持続化に成功したプロドラックである．

**（3） 副作用の軽減**　アセメタシンやインドメタシンアルネシルはいずれもインドメタシンのプロドラックであり，これらは消化管吸収され，肝臓のエステラーゼで代謝を受け，インドメタシンが生成されるため，胃腸障害を回避できる．

ロキソプロフェン（ロキソニン®）は消化管から未変化体のままで吸収された後，速やかに活性体の*trans*-OH 体に変換されてはじめて薬効を発揮するので，消化管障害が比較的少ない．

**（4） 生体内安定性の改善**　エリスロマイシンは経口投与後胃内の酸性で失活するため，エチルコハク酸エステルやステアリン酸エステルにすることにより不溶化させ，胃内での分解を防止している．

テストステロンやエストラジオールは肝臓での初回通過効果により失活するために，それぞれメチル化，エチニル化することで経口投与が可能となった．

**（5） 標的部位へのデリバリー**　レボドパ（L-ドパ）はドパミンにカルボキシル基を導入しアミノ酸輸送系を介して消化管吸収と脳内移行性が改善されている．

ドキシフルリジンは 5-FU に 5-デオキシリボースを結合させたプロドラックで，腫瘍組織で高い活性を有するピリジンネクレオシドホスホリラーゼ（PyNPase）により 5-FU に変換され，抗腫瘍効果を発揮する．PyNPase は一部正常な腸管粘膜にも発現しているため，副作用の下痢の出現頻度が比較的高い．この副作用を軽減する目的で，ドキシフルリジンのプロドラックであるカペシタビンが開発された．

サラゾスルファピリジンは大部分が大腸に到達して腸内細菌が産生するアゾ還元酵素によって活性体の5-アミノサリチル酸（メサラジン）となって薬効を示す．

アシクロビルはヘルペスウィルス感染細胞内でリン

酸化され活性体（アシクロビル三リン酸）となる.

**(6) 溶解性の改善**　　水溶性の改善にはコハク酸エステルやリン酸エステルのナトリウム塩が用いられ，ヒドロコルチゾンコハク酸エステル，クロラムフェニコールコハク酸エステルやデキサメタゾンリン酸エステルなどがある.

**(7) 苦味の軽減**　　クロラムフェニコールパルミチン酸エステルは水溶性を低下さえることにより苦味を軽減している.

### （ⅱ）　アンテドラッグ

アンテドラックは薬効を示した後，代謝されて不活性化あるいは低活性の代謝物となり，副作用を軽減する．主に局所作用を目的した場合に用いられる.

フルチカゾンプロピオン酸エステルは吸入後に，肺のエステラーゼで代謝され，低活性のカルボン酸体となる.

プレドニゾロン吉草酸エステル酢酸エステルは塗布した皮膚で作用し，エステラーゼにより，低活性のプレドニゾロンに変換される.

### d．ターゲティング

ターゲティングとは，薬物を必要な時に，必要な量を必要な部位にデリバリーさせるという DDS の究極の目標である．一般的には，薬物は標的部位以外にも分布するために，標的部位への薬物濃度を高めるには多くの投与量が必要となる．その結果，標的部位以外に薬物が分布するため副作用が生じやすくなる．一方，理想的なターゲティング製剤を用いて薬物を標的部位にだけに分布することができれば，投与量も減少し，その結果，副作用も生じない．ターゲティングには，主に薬物自身あるいは薬物キャリアーの物理化学的特性ならびに生体側の解剖学的や生理学的特性を利用して受動的に薬物を標的部位へデリバリーさせる受動的ターゲティング（passive targeting）と，標的部位表面に選択的に発現している受容体あるいは抗原と特異的に相互作用できる分子を用いて能動的に薬物を標的部位へデリバリーさせる能動的ターゲティング（active targeting）がある.

### （ⅰ）　受動的ターゲティング

受動的ターゲティングには，薬物キャリアーの粒子径の制御，EPR 効果（enhanced permeability and retention effect）の利用，ポリエチレングリコール（PEG）化などがある.

**(1) 薬物キャリアーの粒子径の制御**　　薬物キャリアーを用いて薬物の体内動態を制御する上で，薬物キャリアーの粒子径が重要である．正常組織において，200 nm ～数 $\mu$m の薬物キャリアーを血管内に投与した場合，肝臓のクッパー細胞などの細網内皮系に認識され，速やかに血中から消失する．200 nm 以下の薬物キャリアーを投与した場合，血中の滞留性が高まり，さらに肝臓の毛細血管は不連続内皮で細胞間隙が 100 nm 以上開いており，肝臓の実質細胞への分布が可能となる.

**(2) EPR 効果の利用**　　がん組織において，血中からの栄養物質を取り込むための新生血管を新生し，血管密度が高まっている．新生血管が未分化な状態であるため，100 nm 付近の微粒子が透過しやすく，さらにがん組織はリンパ管が未発達であり，がん組織に流入した高分子や微粒子はリンパ移行せずに，腫瘍組織内に滞留する．このような特性を EPR 効果という.

**(3) PEG 化**　　薬物（特に，タンパク質性薬物）に PEG 修飾することにより，薬物表面の水和や分子量増加により肝取り込みと腎排泄の抑制，プロテアーゼに対する安定性の向上，抗原性の低下などが得られ，その結果として，血中滞留性が高まり，標的部位への分布量が向上する.

**(4) 代表的な受動的ターゲティング製剤，リピッドマイクロスフェア（リポ製剤，脂肪乳剤）**　　リポ製剤は水中で大豆油，卵黄レシチン，水からなる O/W 型エマルションで，大豆油のまわりにレシチン層が取り囲んであり，約 200 nm の粒子径を有する．静脈投与されたリポ製剤は血管透過性が亢進している炎症部位や血管病変部位へ集積する性質があり，これを利用した慢性動脈閉塞症の治療に用いられるプロスタグランジン $E_1$（リプル®，パルクス®）や，関節リウマチ治療に用いられるデキサメタゾンパルミチン酸エステル（リメタゾン®）が実用化されている.

**(5) リポソーム**　　リポソームは主にリン脂質を用いた脂質に分子膜小胞体であり，内水相を有し，水溶性薬物と脂溶性薬物を封入でき，直径が 100 nm 以下の小さな一枚膜リポソーム（SUV），数百 nm の大きな一枚膜リポソーム（LUV）および多重層リポソーム（MLV）に分類される.

実用化されたリポソーム製剤にはアムビゾーム®とドキシル®などがある.

アムビゾーム®（アムネテリシン B）は 1990 年に世界で初めてリポソーム製剤として臨床応用され，脂質膜にアムネテリシン B を封入したもので，100 nm 以下の粒子径を利用して腎毒性の回避や感染部位での血管透過性に亢進よる薬効増強などを目的に開発され

た.

ドキシル®は抗がん剤ドキソルビシンを封入した粒子径70～100 nmのPEG修飾リポソームである. ドキシル®は異物として細網内皮系に認識されにくく, 血中滞留性を延長し, EPR効果により腫瘍部位へ集積しやすい特長を有し, リモートローディング法により薬物が封入されている.

**(6) 高分子ミセル** PEGなどの水溶性高分子にポリアミノ酸誘導体などの疎水性高分子を化学結合させたブロック共重合体は, 親水性／疎水性のバランスにより水性溶媒中で自己会合し, ミセルを形成する. この疎水部に薬物を物理吸着あるいは化学結合させたものが高分子ミセル医薬品である.

**(ii) 能動的ターゲティング**

能動的ターゲティングには, プロドラッグ化, 抗体結合コンジュゲート, リガンド結合コンジュゲート, ペプチド結合コンジュゲート, 抗体修飾リポソーム, 糖修飾リポソームなどがあるが, 実用化されているのは抗体結合コンジュゲートや糖修飾リポソームである.

**(1) 抗体結合コンジュゲート** 抗体結合コンジュゲート (antibody-drug conjugate；ADC) は抗体に薬物を結合させたものであり, 表に示したように, 4つの医薬品が上市されているが, 現在は, 臨床段階のものは30品目に近い. ADCには, ①放射性物質を結合させたもの, ②強力な殺細胞効果を有する薬物を結合させたものの2種類がある.

**(2) リガンド結合コンジュゲート** 腫瘍細胞に葉酸受容体が高発現していることに着目して, 抗がん剤-葉酸結合体が検討されており, 臨床段階である.

**(3) ペプチド結合コンジュゲート** 腫瘍細胞や血液脳関門に親和性のあるペプチドに低分子を結合させて標的部位へアクティブターゲティングさせるという試みをPDC (peptide-drug conjugate) という. 現在, 臨床段階である.

**(4) 抗体修飾リポソーム** 抗体で表面修飾したリポソームはイムノリポソームとよばれる. 表面修飾をしていないリポソームに抗体修飾した場合, 細網内皮系に取り込まれ, ターゲティング能は低い.

また, リポソーム表面をPEG修飾し, 血中滞留性は改善できたものの, PEG鎖が抗体の結合に対して立体障害となり, ターゲティング能があまり上昇しない. そこで, PEG末端に抗体を結合させたペンダント型イムノリポソームが開発されているが, まだ実用化されていない.

**(5) 糖修飾リポソーム** 肝実質細胞にはガラクトース認識受容体 (アシアロ糖タンパク質受容体) があり, クッパー細胞にはマンノース認識受容体が存在することが知られている. 肝実質細胞のアシアロ糖タンパク質受容体を利用した診断薬 (アシアロアンチ注®) が開発されている.

---

## 5.5 節のまとめ

- 薬物の吸収に最も影響する製剤学的要因は, 溶解性である.
- 懸濁剤 (サスペンション) は液体分散媒中に不溶性の固体が微粒子として分散している. 一方, 乳剤 (エマルション) は互いに溶け合わない液体の一方が他の液体中に小さな液滴となって分散している.
- 粉体は一次粒子や二次粒子といった個々の粒子の性質とかさ密度, 充填性や流動性などの粒子の集合体としての性質を有している.
- 製剤化の目的は医薬品の有効性, 安全性および品質を担保することである.
- DDSとは, 時間的, 量的および空間的な制御により, 薬物を必要な時に, 必要な量を, 必要な部位に送達することである.

---

## 参考文献

[1] 東京理科大学出版センター編, 生命科学がひらく未来, 東京書籍 (2013).

[2] 日本臨床腫瘍学会編, 新臨床腫瘍学改訂第3版, 南江堂 (2012).

[3] 成田年監修, 疾患薬理学, ネオメディカル (2016).

[4] 池北雅彦他, 生命科学入門, 丸善出版 (2016).

[5] 日本生薬学会 監修, "現代医療における漢方薬 改訂第2版", 南江堂, 2016.

[6] 横浜薬科大学漢方和漢薬調査研究センター編，根本幸夫，伊田喜光監修，"イラストと図表で解説漢方重要処方 60 必修処方 30＋繁用処方 30"，万来舎，2014.

[7] 日本東洋医学会学術教育委員会編，"学生のための漢方医学テキスト"，南江堂，2007.

[8] 根本幸夫監修，"漢方 294 処方生薬解説"，じほう，2016.

[9] 上村直樹，下平秀夫編，"医薬品情報学 第2版"，化学同人，2017.

[10] 山崎幹夫監修，"医薬品情報学 第4版"，東京大学出版会，2016.

[11] 折井孝男編，"図解 医薬品情報学 第3版"，南山堂，2014.

[12] 乾賢一監修，"薬学倫理・医薬品開発・臨床研究・医療統計学"，中山書店，2017.

[13] Cobby J, Mayersohn M, Walker GC, Influence of shape factors on kinetics of drug release from matrix tablets I: Theoretical J.Pharm. Sci., 1974, 63, 725-732.

[14] Wagner WG, Interpretation of percent dissolved-time plots derived from *in vitro* testing of conventional tablets and capsules, Pharm. Sci., 1969, 58, 1253-1257.

[15] Higuchi T, Mechanism of sustained-action medication. Theoretical analysis of rate of release of solid drugs dispersed in solid matrices, J.Pharm. Sci, 1963, 52, 1145-1149.

[16] Hixon A.W., Crowell J.H., Ind. Eng. Chem., 23, 923 (1931).

[17] 中野園子，岩奥玲子，中野眞汎，大西功悦，栢野正則，新しいテオフェリン徐放性製剤からの薬物放出機構の検討，薬学雑誌，1985, 105, 760-769.

# 6. 薬学臨床

## 6.1 薬学臨床の基礎

### 6.1.1 早期臨床体験

　早期臨床体験は，薬学教育モデル・コアカリキュラムでは原則として2年次修了までに学習する事項である．薬剤師の活躍する臨床現場を入学後の早い段階に見聞することは，将来活躍したい職業にどのようなものがあるか，どのようなことができるのか，どのような社会貢献ができるのか，将来性はどうなのかなどを感じることができる．ぜひ，自分の将来の夢を実現するために，本項を通じて今後の学習に対するモチベーションを高めていただきたい．

#### a. さまざまな薬剤師の業務の見聞

　大学進学を決意して，たくさんある学部の中から薬学部を選択したからには，将来は薬剤師免許を取得して病院または薬局で薬剤師として，あるいは医薬品を創製する企業の研究者としてなど，何かしら目標があったはずである．その中で薬剤師免許を活用して臨床現場の最前線で業務を行うことができる職種として，病院勤務の薬剤師および薬局勤務の薬剤師がある．

　病院は診断および治療に必要な高度な医療機器を備えており，医師，薬剤師，看護師をはじめとする多くの医療スタッフが協同してチーム医療を実践している場であり，薬局は薬剤師が販売又は授与の目的で調剤の業務を行う場であり，医療法においてどちらも医療提供施設と明文化されている．早期臨床体験では病院および薬局に勤務する薬剤師が，日々の業務を通してどのように医療に関わっているかを見学・体験して頂きたい．

　なお，見学・体験に際しては，医療提供施設は病気に苦しむ患者を対象に診断・治療，さらには生死にかかわる業務が日夜行われている場であることを理解し，医療関係者以外は体験できない貴重な学習の機会であることも自覚して，真摯な態度で臨まなければならない．

　また薬剤師法の第1条には，「薬剤師は，調剤，医薬品の供給その他薬事衛生をつかさどることによって，公衆衛生の向上及び増進に寄与し，もって国民の健康な生活を確保するものとする．」と任務条項が存在する．この条文中の「つかさどる」の意味は，一般的には「役目として，その仕事をする．役目として，そのはたらきをする．（三省堂国語辞典 第七版）」，「官職として担当する．役目として担当する．（広辞苑 第六版）」および「職務として取り扱う．担当する．（岩波国語辞典 第七版新版）」であり，法令上は「職務として担当すること．（有斐閣 法律用語辞典 第四版）」という重い意味があることを認識してほしい．そしてこの用語が条文中に任務条項として書かれている医療職種は，医師・歯科医師と並んで薬剤師のみである．これは，薬剤師が調剤，医薬品の供給その他薬事衛生について保健衛生上の旗手になることを国から期待されているからである．是非，この期待に十分に応えて専門性が発揮できる薬剤師になることを目指していただきたい．

#### b. 地域の保健・福祉の見聞

　地域の保健施設である介護老人保健施設とは，介護保険法の規定に基づき設置され，病状安定期にあり，看護・介護・機能訓練を必要とする要介護者（入院治療は要しない）に対し，看護，医学的管理の下における介護および機能訓練，そのほか必要な医療ならびに日常生活上の世話を行う施設である．また地域の福祉施設である指定介護老人福祉施設とは介護保険法，特別養護老人ホームとは老人福祉法の規定に基づき設置され，どちらも身体上または精神上著しい障害があるために常時の介護を必要とし，かつ，居宅においてこれを受けることが困難な要介護者に対し，入浴，排泄，食事などの介護そのほかの日常生活上の世話，機能訓練，健康管理および療養上の世話を行う施設である．

　これらの保健・福祉施設での，入所者の生活介助（車椅子，入浴，シーツ交換，排便・排尿の世話，配膳・食事など），服薬介助および日常的な対話やレクリエーション（読書，合唱など）の見学・体験を通し

274    6. 薬学臨床

て，薬学生は社会的弱者の気持ちや不自由さを共有・共感し，これらの人々を温かい目で見守り，いたわり，心を通わせることで，専門性のみならず社会性や人間性を併せもった薬剤師になることを目指して頂きたい．さらに高齢化が進む社会の現状とその問題点を認識することで，薬学を学ぶ者として将来何ができるかを，ぜひ，自分の視点で考えていただきたい．

### c. 一次救命処置（心肺蘇生，外傷対応など）

救急蘇生法（一次救命処置とファーストエイド）は，容態が急変した人の命を守るために必要な知識と手技であり，一般社団法人 日本蘇生協議会から『JRC 蘇生ガイドライン 2015』，厚生労働省から『救急蘇生法の指針 2015 市民用』が公表され，一般市民であっても救急蘇生法が実施できるよう，普及活動が進められている．救急蘇生法では，急変した傷病者の命を守るために「何か役立つこと」を迅速に始めることが大切である．もし目の前で倒れた人に遭遇したら，医療の担い手を目指す薬学生ならば，臆せず躊躇せず，学んだことを実施する勇気が必要である．

#### （ⅰ）　救命の連鎖

救命の連鎖とは，急変した傷病者を救命し，社会復帰させるために必要となる一連の行いであり，① 心停止の予防，② 心停止の早期認識と通報，③ 一次救命処置および④ 二次救命処置と心拍再開後の集中治療で構成されており，①から③は現場に居合わせた市民でもできることである．心臓と呼吸が止まってから時間の経過とともに救命の可能性は急激に低下する．救急隊を待つ時間（119 番通報をして救急車が現場に到着するまでにかかる時間は全国平均で 8.6 分）を無駄にせず，居合わせた市民が救急処置を行うことで救命の可能性が高まることが報告されている．

#### （ⅱ）　一次救命処置の手順

一次救命処置（basic life support；BLS）は，心臓や呼吸が止まってしまった人を助けるために，心肺蘇生を行ったり，自動体外式除細動器（automated external defibrillator；AED）を使ったりする緊急の処置である．一次救命処置の手順は図 6-1 のようになる．

**（1）　安全を確認する**　　誰かが突然倒れるところを目撃したり，倒れているところを発見した場合は，まず周囲の状況が安全かどうかを確認する．

**（2）　反応を確認する**　　傷病者の肩をやさしく叩きながら大声で呼びかけた時に，目を開けるなどの応答や目的のある仕草があれば，反応があると判断する．反応が無い場合は心停止の可能性を考えて行動する．「誰か来てください！　人が倒れています！」などと大声で叫んで応援をよぶ．

**（3）　119 番通報をして AED を手配する**　　そばに誰かがいる場合は，その人に 119 番通報をするように依頼し，さらに近くに AED があれば，それをもって来るように依頼する．大声でよんでも誰も来ない場合は，心肺蘇生を始める前に自ら 119 番通報と AED の手配を行わなければならない．

**（4）　呼吸を観察する**　　傷病者の胸と腹部の動きを観察する．胸と腹部が動いていなければ，呼吸が止まっていると判断し，胸骨圧迫の準備を開始する．

**（5）　胸骨圧迫を行う**　　胸の左右の真ん中に「胸骨」とよばれる縦長の平らな骨があるので，胸骨の下半分に一方の手のひらの基部（手掌基部）を当て，その手の上にもう一方の手を重ねて置く．垂直に体重が加わるよう両肘を真っ直ぐに伸ばし，圧迫部位の真上に肩がくるような姿勢をとる．傷病者の胸が約 5 cm 沈み込むように強く，速く圧迫を繰り返す．圧迫のテンポは 1 分間に 100〜120 回で，可能な限り中断せず絶え間なく行う．また圧迫と圧迫の間は，胸が元の高さに戻るように十分に圧迫を解除することが大切である．力強い圧迫を繰り返すには体力を要するので，ほかに手伝ってくれる人がいる場合は 1〜2 分を目安に役割を交代する．

**（6）　胸骨圧迫 30 回と人工呼吸 2 回の組み合わせ**　講習を受けて人工呼吸の技術を身に付けていれば，胸骨圧迫 30 回に人工呼吸 2 回を組み合わせる．人工呼吸をためらう場合は胸骨圧迫だけ実施する．

**（7）　AED を使用する**　　AED の音声メッセージとランプによる指示に従って，AED を使用する（電源を入れる⇒電極パッドを貼り付ける⇒心電図解析⇒電気ショック）．AED を使用する場合も，AED による心電図解析や電気ショックの時間以外は，胸骨圧迫をできるだけ絶え間なく続けることが大切である．

AED は人の目につきやすい場所に置かれており，緊急事態に備えて日頃からどこに AED があるかを把握することが大切である．

**（8）　心肺蘇生を続ける**　　心肺蘇生は効果がなさそうに思えても，あきらめずに続け，到着した救急隊員と交代するまで続けることが大切である．

#### （ⅲ）　ファーストエイド

ファーストエイドとは，急な病気やけがをした人を助けるためにとる最初の行動であり，以下の 16 項目

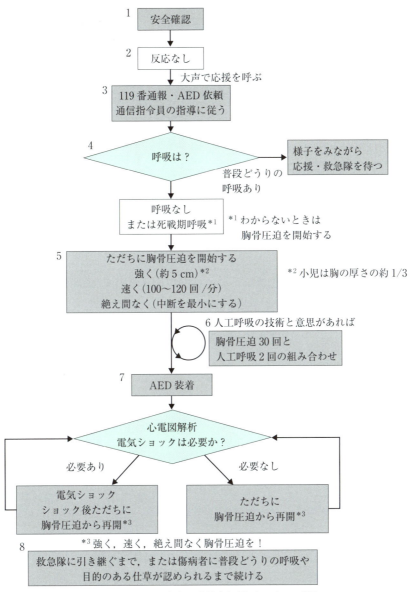

**図 6-1 市民が行う一次救命処置（BLS）の手順**
(日本蘇生協議会（監修），JRC 蘇生ガイドライン 2015，医学書院，2016 より引用)

については，救急隊が到着するまでの間や医師などに診てもらうまでの間に特別な資格をもたない市民がファーストエイドを行うことによって，容態の悪化を防ぐことが期待できる．医療の担い手を目指す薬学生ならば，日頃から次に示す項目のファーストエイドに関心をもつことは重要である．

① 傷病者の体位変換と移動，② 気管支喘息発作，③ アナフィラキシー，④ 低血糖，⑤ けいれん，⑥ 熱中症，⑦ 低体温症，⑧ 凍傷，⑨ すり傷・切り傷，⑩ 出血，⑪ 捻挫・打ち身（打撲）・骨折，⑫ 首の安静，⑬ やけど，⑭ 歯の損傷，⑮ 毒物，⑯ 溺水．

なお，詳細は厚生労働省（日本救急医療財団）より『救急蘇生法の指針 2015（市民用）』が公開されており，無料でダウンロードできるためそちらで確認していただきたい．
http://www.fdma.go.jp/neuter/topics/kyukyu_sosei/sisin2015.pdf

**(iv) 救急蘇生法と法律**

善意の気持ちから心肺蘇生を行いたいと思っても，

失敗して罪に問われることを恐れて躊躇する場合がある. しかし民法第 698 条の「緊急事務管理」の規定では, 悪意または重大な過失がない限り善意の救助者が傷病者などから損害賠償責任に問われないとなっている. また, 刑法第 37 条の「緊急避難」の規定では, 害が生じても, 避けようとした害の程度を超えなかった場合に限り罰せられないとなっている.

## 6.1.2 臨床における心構え
### a. 医療の担い手が守るべき倫理規範や法令
### (i) 倫理と法律
　**倫理**とは, 善悪の基準として守らなければならない事柄であり, 狭義の倫理と広義の倫理に分けて考えることができる. 狭義の倫理は, 遵守するかしないかは個人の良心に依存した**自律的な規範**である. **法律**は, 国家が立法手段で**拘束力と強制力を付与した規範**である. 広義の倫理は, 狭義の倫理と法律を包含し, 法律より広いものと解釈できる. したがって「法律さえ守ればよい」という認識は倫理に反する危険があり, 医療の担い手には絶対あってはならないことである.

### (ii) 医療の担い手が守るべき倫理規範 (医療倫理)
(1) **ヒポクラテスの誓いとジュネーブ宣言**　**ヒポクラテスの誓い**は, 古代ギリシャの医師ヒポクラテスが自学派に入会する医師に対して, 医師の倫理や任務などをギリシア神に誓わせた言葉であり, これを現代的な言葉で表現したものが**ジュネーブ宣言** (1948 年) である.
(2) **ニュルンベルク綱領**　**ニュルンベルク綱領** (1947 年) は, ナチス・ドイツの人体実験に対する反省から, 人を対象とする試験を行う際に遵守すべき 10 項目を定めたものである. これが契機となって世界医師会が結成された.
(3) **ヘルシンキ宣言**　**ヘルシンキ宣言** (1964 年) は, 世界医師会総会で「人体実験を行う場合の倫理規定」として制定された. 臨床試験の国際倫理規範であり, 医薬品の臨床試験の実施の基準に関する省令 (good clinical practice ; GCP) もこれを踏襲している. 2008 年の世界医師会で修正され「人間を対象とする医学研究の倫理的原則」となっている.
(4) **リスボン宣言**　**リスボン宣言** (1981 年) は, 患者の権利として, 良質の医療を受ける権利, 選択の自由, 自己決定権, 情報に関する権利, 秘密保持に関する権利などの 11 項目を定めたものである.

### (iii) 医療の担い手が守るべき法令
　日本国憲法は第 11 条で基本的人権を保障しており, 患者の生命健康権は,「個人の尊厳」に立脚する「幸福追求権」としての憲法第 13 条で保障され, さらに福祉国家の理念に則り「生存権」として憲法第 25 条で保障されている. 医療の担い手が守るべき, 医事, 薬事及び医療保険の各関連法規は, すべて憲法第 13 条と 25 条を具現化するために定められている. そのため憲法第 13 条と第 25 条は, 医療の担い手の拠り所となる法律である.
(1) **憲法第 13 条　個人の尊重と公共の福祉**　すべて国民は, 個人として尊重される. 生命, 自由及び幸福追求に対する国民の権利については, 公共の福祉に反しない限り, 立法その他の国政の上で, 最大の尊重を必要とする.
(2) **憲法第 25 条　生存権・国民生活の社会的進歩向上に努める国の義務**　すべて国民は, 健康で文化的な最低限度の生活を営む権利を有する. 国は, すべての生活部面について, 社会福祉, 社会保障及び公衆衛生の向上及び増進に努めなければならない.

### b. 患者・生活者の個人情報や自己決定権への配慮
### (i) 個人情報への配慮
　患者の医療情報は精神疾患, 特殊な感染症, さらには遺伝子情報などを含む場合があり, 当事者によってきわめて繊細な情報を含むため, 取り扱いには特段の注意が要求される. 個人情報の適正な取り扱いと個人情報の保護を定めた「**個人情報の保護に関する法律**」があるが, この法律が保護の対象としているのは生存する個人に関する情報である.
　しかし医療情報は死者の情報であっても生存している家族および関係者に多大な影響を及ぼす可能性があり, その特殊性ゆえ,「医療・介護関係事業者における個人情報の適切な取扱いのためのガイドライン」では, 死者の情報も生存する者の情報と同様に取り扱うように示されている.

### (ii) 自己決定権への配慮
　医療は, 医療の担い手と患者の協働によるものである. 患者は, 専門家である医療の担い手の手を借りて自らの治療方法を選択する権利 (**患者の自己決定権**) があり, 自分の症状に照らして選択される治療方法について十分に理解し, その上で治療方法を選択することが重要である. これが「十分な説明と理解に基づく同意」であり, **インフォームド・コンセント**の本質である.

## 6.1.3 臨床実習の基礎
### a. 病院における薬剤師業務
#### (ⅰ) 病院の定義
　医療機関は，病院，診療所および助産所に分類され，病院は「医師又は歯科医師が，公衆又は特定多数人のため医業又は歯科医業を行う場所であって，20人以上の患者を入院させるための施設を有するもの」と医療法で定義されている．

#### (ⅱ) 病床の種類と機能
　病院の病床は医療法によって，精神病床，感染症病床，結核病床，療養病床および一般病床の5種に分類される．さらに医療計画の中で療養病床と一般病床は，高度急性期機能，急性期機能，回復期機能および慢性期機能の4種に区分される．

#### (ⅲ) 病院の経営主体
　病院は経営主体によって，国（厚生労働省，独立行政法人国立病院機構，国立大学法人，独立行政法人労働者健康福祉機構，国立高度専門医療研究センター，独立行政法人地域医療機能推進機構，そのほかの国の機関），公的医療機関（都道府県，市町村，地方独立行政法人，日本赤十字社，済生会，北海道社会事業協会，厚生連，国民健康保険団体連合会），社会保険関係団体（健康保険組合およびその連合会，共済組合およびその連合会，国民健康保険組合），医療法人，個人およびその他（公益法人，私立学校法人，社会福祉法人，医療生協，会社，その他の法人）の6種に分類される．

#### (ⅳ) 病院の組織
　病院の組織は規模などによって異なるが，基本的には診療部，中央診療部，看護部，薬剤部および事務部などから構成され，図6-2のようになっている．

#### (ⅴ) 医療スタッフと法的な定義

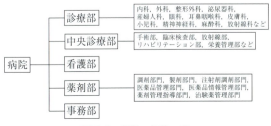

図6-2　病院の組織の例

(1) **医師**　医師は，厚生労働大臣の免許を受けて，医療及び保健指導を掌ることによって公衆衛生の向上及び増進に寄与し，もって国民の健康な生活を確保する任務が国より課せられた者である（医師法第1条，第2条）．

(2) **歯科医師**　歯科医師は，厚生労働大臣の免許を受けて，歯科医療及び保健指導を掌ることによって，公衆衛生の向上及び増進に寄与し，もって国民の健康な生活を確保する任務が国より課せられた者である（歯科医師法第1条，第2条）．

(3) **薬剤師**　薬剤師は，厚生労働大臣の免許を受けて，調剤，医薬品の供給その他薬事衛生をつかさどることによって，公衆衛生の向上及び増進に寄与し，もって国民の健康な生活を確保する任務が国より課せられた者である（薬剤師法第1条，第2条）．

(4) **看護師**　看護師は，厚生労働大臣の免許を受けて，傷病者若しくはじょく婦に対する療養上の世話又は診療の補助を行うことを業とする者である（保健師助産師看護師法第5条）．

(5) **臨床検査技師**　臨床検査技師は，厚生労働大臣の免許を受けて，臨床検査技師の名称を用いて，医師又は歯科医師の指示の下に，微生物学的検査，血清学的検査，血液学的検査，病理学的検査，寄生虫学的検査，生化学的検査及び厚生労働省令で定める生理学的検査を行うことを業とする者である（臨床検査技師等に関する法律第2条）．

(6) **診療放射線技師**　診療放射線技師は，厚生労働大臣の免許を受けて，医師又は歯科医師の指示の下に，放射線を人体に対して照射（撮影を含み，照射機器又は放射性同位元素（その化合物及び放射性同位元素又はその化合物の含有物を含む．）を人体内に挿入して行なうものを除く．）することを業とする者である（診療放射線技師法第2条2項）．

(7) **理学療法士（physical therapist；PT）**　理学療法士は，厚生労働大臣の免許を受けて，理学療法士の名称を用いて，医師の指示の下に，理学療法（身体に障害のある者に対し，主としてその基本的動作能力の回復を図るため，治療体操そのほかの運動を行なわせ，及び電気刺激，マッサージ，温熱そのほかの物理的手段を加えること）を行なうことを業とする者である（理学療法士及び作業療法士法第2条1項，3項）．

(8) **作業療法士（occupational therapist；OT）**　作業療法士は，厚生労働大臣の免許を受けて，作業療法士の名称を用いて，医師の指示の下に，作業療法（身体又は精神に障害のある者に対し，主としてその応用的動作能力又は社会的適応能力の回復を図るため，手

278　6. 薬学臨床

芸，工作そのほかの作業を行なわせること）を行なうことを業とする者である（理学療法士及び作業療法士法第2条2項，4項）．

**(9)　言語聴覚士（speech-language-hearing therapist；ST）**　言語聴覚士は，厚生労働大臣の免許を受けて，言語聴覚士の名称を用いて，音声機能，言語機能又は聴覚に障害のある者についてその機能の維持向上を図るため，言語訓練そのほかの訓練，これに必要な検査及び助言，指導そのほかの援助を行うことを業とする者である（言語聴覚士法第2条）．

**(10)　視能訓練士（orthoptist；ORT）**　視能訓練士は，厚生労働大臣の免許を受けて，視能訓練士の名称を用いて，医師の指示の下に，両眼視機能に障害のある者に対するその両眼視機能の回復のための矯正訓練及びこれに必要な検査を行なうことを業とする者である（視能訓練士法第2条）．

**(11)　栄養士と管理栄養士**　栄養士は，都道府県知事の免許を受けて，栄養士の名称を用いて栄養の指導に従事することを業とする者であり（栄養士法第1条1項），管理栄養士は，厚生労働大臣の免許を受けて，管理栄養士の名称を用いて，傷病者に対する療養のため必要な栄養の指導，個人の身体の状況，栄養状態等に応じた高度の専門的知識及び技術を要する健康の保持増進のための栄養の指導並びに特定多数人に対して継続的に食事を供給する施設における利用者の身体の状況，栄養状態，利用の状況等に応じた特別の配慮を必要とする給食管理及びこれらの施設に対する栄養改善上必要な指導等を行うことを業とする者である（栄養士法第1条2項）．

## （vi）　病院の薬剤部門の構成と業務内容

　病院の薬剤部門とその業務内容は，病院の規模や機能，診療部の種類，外来患者数や院外処方箋発行率および薬剤師の員数などのさまざまな要因によって，その構成と業務内容が異なる．基本的には，調剤部門，製剤部門，注射剤調剤部門，医薬品管理部門，医薬品情報管理部門，薬剤管理指導部門および治験薬管理部門などで構成されている．

**(1)　調剤部門**　調剤部門では，医師が発行する処方箋に基づいて行う内服薬・外用薬の調剤を通じて，医薬品の適正使用およびリスクマネジメントに関与する業務を行っている．現在は多くの病院で電子カルテやオーダリングシステムが導入され，業務の効率化が進んでいる．また，入院患者の安全性に配慮して，内服薬の一包化や入院患者用与薬カートへの内服薬のセットを行っている施設もある．

**(2)　製剤部門**　製剤部門では，採算性や安定性などの理由で企業が市販化しない医薬品，市販品に適切な規格や容量がない医薬品および市販品では対応できない特殊製剤などを，有効性，安全性および倫理性に十分配慮した上で調製する業務を行っている．

**(3)　注射剤調剤部門**　注射剤調剤部門では，入院患者や外来で使用する注射剤を処方箋に基づいて取り揃える計数調剤，さらには配合変化などに配慮しながら注射剤を無菌的に混合調製する計量調剤の業務を行っている．

**(4)　医薬品管理部門**　医薬品管理部門では，病院で使用する医薬品を購入計画に従って発注および検収する購入管理，在庫している医薬品を病院内の各部門に出庫する保管・供給管理を法定規制に従って厳重に行う業務を行っている．

**(5)　医薬品情報管理部門**　医薬品情報管理部門では，院内の各医療スタッフからの医薬品に関する問い合わせへの対応に加え，医薬品情報を収集・整理・加工して病院内や患者に定期的に発信する業務を行っている．

**(6)　薬剤管理指導部門**　薬剤管理指導部門では，医師の同意を得て薬剤管理指導記録に基づき，直接服薬指導，服薬支援そのほかの薬学的管理指導（処方された薬剤の投与量，投与方法，投与速度，相互作用などに関する状況把握を含む）を行い薬剤管理指導料の算定を行いながら，入院患者の薬物療法に対する認識を向上させ，さらに患者から得られた情報を医師にフィードバックすることで薬物療法をトータルサポートする業務を行っている．

**(7)　治験薬管理部門**　治験薬管理部門では，治験依頼者から依頼される治験の受付手続き，治験薬の適正な管理，治験審査委員会の運営に関する業務を行っている．

　また病院内には医療安全対策委員会，褥瘡対策委員会，感染対策委員会そのほか各委員会が存在し，それらの委員会は，医師，薬剤師，看護師，管理栄養士および事務員などの多職種で構成されている．各スタッフはそれぞれの専門的な立場を尊重して意見を出し合い，患者のためによりよい医療の提供に向けて活動を行っている．

### b.　薬局における薬剤師業務

## （i）　薬局の定義

　薬局とは，医薬品，医療機器等の品質，有効性及び安全性の確保等に関する法律（略して，医薬品医療機器等法）によって，薬剤師が販売または授与の目的で

調剤の業務を行う場所（その開設者が医薬品の販売業を併せ行う場合には，その販売業に必要な場所を含む）であり，病院若しくは診療所又は飼育動物診療施設の調剤所は除くと定義されている．

### （ii）　保険薬局と保険薬剤師

保険薬局とは，健康保険法に基づく療養の給付のうち，薬剤又は治療材料の支給を担当する薬局で，薬局開設者の申請に基づいて厚生労働大臣が指定するものであり，6年ごとに更新が必要である．保険薬剤師とは，保険薬局において健康保険の調剤に従事する薬剤師で，登録を受けようとする薬剤師の申請に基づいて厚生労働大臣が登録するものである．

### （iii）　保険薬局における調剤業務

保険薬局では，処方箋の受付から患者への薬剤交付まで一連の流れで業務を行っており，その内容は病院における調剤業務と共通している部分が多い．しかし病院における調剤業務にない保険薬局特有の業務として調剤報酬の算定がある．調剤報酬とは，保険調剤に対する経済的な評価で保険薬局を経営するおもな経済的基盤（収入源）であり，調剤技術料，薬学管理料，薬剤料および特定保険医療材料料の四つで構成されている．保険薬剤師はこの調剤報酬の中から一部を患者負担として算定し，薬剤交付の際に窓口で徴収している．

### （iv）　かかりつけ薬剤師・薬局と健康サポート薬局

かかりつけ薬剤師とは，地域包括ケアシステムの一翼を担い，薬に関していつでも気軽に相談できる薬剤師であり，その役割を発揮する場がかかりつけ薬局である．そのもつべき機能は，患者の服薬情報の一元的・継続的把握，24時間対応および在宅対応，医療機関などとの連携である．さらにこの機能に加え，要

指導医薬品などを適切に選択できるような供給機能や助言の体制，健康相談受付および受診勧奨・関係機関紹介など，国民の病気の予防や健康をサポートできる機能をもった薬局が健康サポート薬局である．

### （v）　学校薬剤師

学校薬剤師は，学校保健安全法の規定に基づき大学を除く学校すべてに委任委嘱されており，照明および照明環境，騒音環境および騒音レベル，教室などの空気，飲料水の検査，学校給食の食品安全管理，水泳プール管理など多岐にわたる検査や助言を行っている．最近では，児童・生徒を対象に，薬の正しい使い方教育や薬物乱用防止活動なども行っている．

### （vi）　在宅医療

在宅での療養を行っている患者であって通院が困難なものに対して，あらかじめ名称，所在地，開設者の氏名および在宅患者訪問薬剤管理指導を行う旨を地方厚生局長に届け出た保険薬局の薬剤師が，医師の指示に基づき，薬学的管理指導計画を策定し，患家を訪問して，薬歴管理，服薬指導，服薬支援，薬剤服用状況，薬剤保管状況および残薬の有無の確認などの薬学的管理指導を行い，当該指示を行った医師に対して訪問結果について必要な情報提供を文書で行った場合に在宅患者訪問薬剤管理指導料の算定を行っている．

### （vii）　セルフメディケーション

セルフメディケーションとは，自己の健康管理のため，医薬品などを自分の意思で使用することである．薬剤師は生活者に対し，医薬品などについての情報を提供し，安心して安全にセルフメディケーションが実行できるように的確なアドバイスを行う役割を担っており，必要な場合は，かかりつけ医や専門医への受診勧奨も行う．

---

## 6.1 節のまとめ

- 早期臨床体験や臨床実習では，病院は多くのスタッフがそれぞれの専門性を生かしてチーム医療を行っていること，薬局は医療提供施設として地域の中でさまざまな活動をしていることを学ぶ．
- また医療の担い手が守るべき倫理規範や法令は，薬学を学んだ深さや学年ごとでその捉え方が違ってくるはずである．ぜひ，6年間の学びの中で「医療人とは何か」を常に考える．

280    6. 薬学臨床

# 6.2　処方箋に基づく調剤

## 6.2.1　法令・規則などの理解と遵守

調剤および薬剤師に関連する主な法令・規則について概説する.

### a. 薬剤師法

薬剤師法には薬剤師の任務, 業務である調剤および資格などについて記されている.

#### （ⅰ）　薬剤師の任務

第1条には, 調剤の任務として次のように規定している. 薬剤師は, 調剤, 医薬品の供給その他薬事衛生をつかさどることによって, 公衆衛生の向上及び増進に寄与し, もって国民の健康な生活を確保するものとする（薬剤師法第1条）.

#### （ⅱ）　薬剤師の調剤権

第19条では, 調剤権は薬剤師固有の権利であることを規定している. 薬剤師でない者は, 販売又は授与の目的で調剤してはならない.（薬剤師法第19条）. この条文の但し書きにおいて, 医師・歯科医師による例外的な調剤を認めているが, あくまでも医師・歯科医師が自らの処方箋にしたがって自ら調剤する場合に限られているもので, 調剤は基本的に薬剤師固有の「調剤権」として理解してよい.

第23条では, 薬剤師による調剤を医師の処方箋によってのみ行うことができると規定している.「薬剤師は, 医師, 歯科医師又は獣医師の処方箋によらなければ, 販売又は授与の目的で調剤してはならない. 2. 薬剤師は処方箋に記載された医薬品につき, その処方箋を交付した医師, 歯科医師又は獣医師の同意を得た場合を除くほか, これを変更して調剤してはならない.（薬剤師法第23条）」.

#### （ⅲ）　調剤における薬剤師の義務

薬剤師法では, 調剤における薬剤師の義務として下記の三つを規定している. これは調剤の支柱といってよい.

**（1）　調剤の求めに応じる義務**　調剤に従事する薬剤師は, 調剤の求めがあった場合には, 正当な理由がなければ, これを拒んではならない.（薬剤師法第21条）.

**（2）　処方箋中の疑義を確認する義務（疑義照会）**　薬剤師は, 処方箋中に疑わしい点があるときは, その処方箋を交付した医師, 歯科医師又は獣医師に問い合わせて, その疑わしい点を確かめた後でなければ, これによって調剤してはならない.（薬剤師法第24条）. 薬剤師は調剤や薬剤の提供を行う場合, 処方箋の記載事項や処方内容の確認といった処方監査を行う. 疑義があった場合は医師などに問い合わせ（疑義照会）をしなければならない.

**（3）　情報の提供および指導の義務**　薬剤師は, 調剤した薬剤の適正な使用のため, 販売又は授与の目的で調剤したときは, 患者又は現にその看護に当たっている者に対し, 必要な情報を提供し, 及び必要な薬学的知見に基づく指導を行わなければならない（薬剤師法第25条の2）. 1993年に起きたソリブジン事件が契機となり, 医薬品の適正使用や安全性を確保していく上で, 調剤した薬剤の交付に際して薬剤師による医薬品情報提供が義務化され, 1997年4月より施行された. 従来の記載は「情報提供義務」であったが, 2014年に施行された改正薬事法にて,「情報提供及び薬学的知見に基づく指導義務」へ変更となった. 薬物治療が高度化, 複雑化する中, 薬剤師による服薬指導を通して, "情報提供"だけではなく, "指導"を行うことが義務付けられた.

#### （ⅳ）　調剤の場所

薬剤師法第22条では, 次のように調剤の場所について規定している.「薬局以外の場所で, 販売又は授与の目的で調剤してはいけない（薬剤師法第22条）」. 調剤が可能な場所を原則, 薬局に限定している. 薬局とは, 薬剤師が販売または授与の目的で調剤を行う場所（薬剤師法第2条の第7項）をいい, 各種医療機関からの処方箋の調剤を行って, 患者に交付することを主な業務とする. 医療用医薬品のみならず, 医師の処方なしに自ら選んで購入できるOTC医薬品なども扱う. また, 医療用医薬品, OTC医薬品などの供給, 衛生材料や介護用品の供給, 地域活動（学校薬剤師やくすり相談事業）などの幅広い業務を通じて, 地域における医療チームの一員として社会に貢献している.

薬局以外の調剤の場所としては, 調剤所（病院薬剤部門）および患者居宅などがある. 調剤所とは, 病院・診療所など医療機関内に設置された調剤を行う施設であり, 医療法において病院には設置が義務付けされている. いわゆる病院内の薬局である. しかし, 調剤所（病院薬剤部門）においては, ほかの医療機関で発行された処方箋を調剤することはできない. 患者居宅での調剤については, 2014年4月から, 患者に処方された薬剤に飲み残しがある場合などに, 処方医

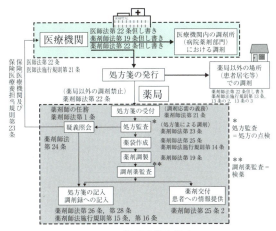

図 6-3 調剤過程と法令

に疑義照会したうえで，患者の居宅などで調剤量を減らすことができるようになった．

### a. 調剤過程および薬剤師に関連する法令

図6-3に調剤過程と法令を示す．調剤の過程を定めた法令を遵守することが求められる．このほか，薬剤師は医薬品や医療機器などの品質，有効性，安全性の確保などを目的とした「医薬品，医療機器等の品質，有効性及び安全性の確保等に関する法律（以下，医薬品医療機器等法）」（2016年，従来の「薬事法」から改称）や，医療法，麻薬及び向精神薬取締法，健康保険法などの法令についても遵守することが求められる．薬剤師の業務上の基本倫理を定めた薬剤師倫理規定（日本薬剤師会制定）では，薬剤師法やそのほか関連法規に精通し，これら法令などを遵守することが規定されている．

## 6.2.2 処方箋と疑義照会

### a. 調剤の概念

#### (i) 処方と調剤

医師，歯科医師は患者を診察し，どのような医薬品を投与するか処方を決め，患者に処方箋を交付する．薬剤師はその処方箋を受け取って調剤し，調剤した薬剤を患者に交付する．つまり，処方するのは医師であり，調剤するのは薬剤師である．もし，「薬剤師が処方した薬剤を患者に交付する」という記載があれば，それは間違いであり，「薬剤師が調剤した薬剤を患者に交付する」という記載が正しい．

#### (ii) 医薬分業

医薬分業とは，薬の処方と調剤を分離し，それぞれを医師，薬剤師という専門家が分担して行うことをいう．医師の処方権と薬剤師の調剤権の二つの職能の分離だけではなく，それぞれの役割を尊重し，薬物治療を提供する必要がある．医師が処方箋を交付し保険薬局にて薬剤師が調剤した場合，患者は二度手間となるばかりではなく，調剤にかかわる費用は病院での医療機関より保険薬局の方が高くなる．しかし，医薬分業のメリットは，かかりつけ薬局の薬剤師が患者の状態や服用薬を一元的・継続的に把握し，処方内容をチェックすることにより，複数診療科受診による重複投薬，相互作用の有無の確認や，副作用や期待される効果の継続的な確認ができ，薬物療法の安全性，有効性が向上することにある．

#### (iii) 調剤について

調剤は通常，狭義の調剤を指す．つまり，医師，歯科医師らの処方により，医薬品を使用して特定の患者の特定の疾病に対する薬剤を，特定の使用法に適合するように調製し，患者に交付することを指す．広義の調剤では，処方設計から次の処方設計へと帰結する医薬品適正使用の連鎖過程や，医薬品情報（drug information；DI），治療薬物モニタリング（therapeutic drug monitoring；TDM），薬歴管理などを含むことがある（図6-4）．2011年の第13改訂調剤指針では調剤の概念を以下のように示している．「調剤の概念とは，薬剤師が専門性を活かして，診断に基づいて指示された薬物療法を患者に対して，個別最適化を行い実施することをいう．また，患者に薬剤を交付した後も，その後の経過の観察や結果の確認を行い，薬物療法の評価と問題を把握し，医師や患者にその内容を伝達することまで含む」．医薬品の適正使用を含めた「広義の調剤」が現在では薬剤師の主たる業務となっている．ファーマシューティカルケアの概念は，この調剤の概念とほぼ同じであると考えることができ，医薬品の適正使用に対して薬剤師が十分に役割を果たしていくことが望まれている．

### b. 処方箋

#### (i) 処方箋の法的位置付け

処方（recipe, formula）とは，医師などが特定の患者に必要な医薬品，用法・用量など定める行為をいう．処方箋（prescription）とは上記の意見を薬剤師に示すために記載したものをいう．医師，あるいは歯科医師は患者に対し治療上薬剤を投与する必要があると認めた場合には，患者（または現にその看護に当たっている者）に処方箋を交付しなければならない（医

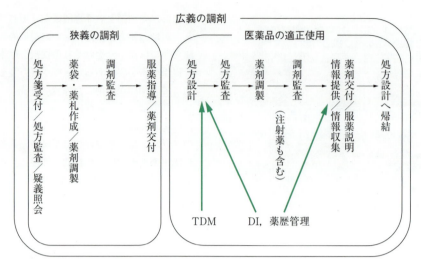

図 6-4 調剤の概念

師法第22条，歯科医師法第21条）．処方箋は「院内処方箋」と「院外処方箋（保険処方箋）」に分けられる．病院または診療所で診療を受けている患者に対して，処方箋を交付しないで，その病院または診療所の薬剤師に院内用の処方箋を渡して調剤を行う場合，その処方箋は通常「院内処方箋」といわれる．院内処方箋には外来患者を対象とした外来処方箋と入院患者を対象とした入院処方箋がある．院内処方箋はその病院や診療所内の薬局（調剤所）で調剤する場合のみ有効である．一方，病院や診療所外（院外）の保険薬局において調剤されることを目的に発行される処方箋を「院外処方箋」という．

(ⅱ) 処方箋の様式
(1) 処方箋の記載事項　医師などは患者に交付する処方箋に，①患者の氏名，②年齢，③薬名，④分量，⑤用法，⑥用量，⑦発行年月日，⑧使用期間，⑨病院若しくは診療所の名称及び所在地又は医師の住所を記載し，⑩処方医師の記名押印又は署名をしなければならない（医師法施行規則第21条，歯科医師法施行規則第20条）（図6-5）．表6-1に一般処方箋の記載事項を示す．

保険診療では保険医療機関および保険医療担当規則第23条に規定された，様式第二号（A5判）またはこれに準ずる形式の処方箋に必要な事項を記載しなければならない．表6-1に保険処方箋の記載事項を示す．

麻薬処方箋（麻薬が記載された処方箋）は，一般処方箋のほかに患者の住所，麻薬施用者免許証番号が必要である．表6-1に麻薬処方箋の記載事項を示す．

表 6-1 処方箋の記載事項

| 記載事項 | 一般処方箋 | 麻薬処方箋 | 保険処方箋 |
| --- | --- | --- | --- |
| 保険者番号 |  |  | ○ |
| 被保険者証などの記号・番号 |  |  | ○ |
| 患者氏名・年齢 | ○ | ○ | ○ |
| 患者住所 |  | ○ |  |
| 薬品名・分量・用法 | ○ | ○ | ○ |
| 用量（投与日数） | ○ | ○ | ○ |
| 処方箋発行年月日 | ○ | ○ | ○ |
| 処方箋の使用期間 | ○ | ○ | ○ |
| 麻薬施用者の免許番号 |  | ○ |  |
| 医師氏名の記名押印または署名 | ○ | ○ | ○ |
| 病院所在地・名称・印 | ○ | ○ | ○ |

※院内処方箋の場合，保険に関する事項は記載する必要はない．
※麻薬処方箋のうち院内処方箋に限り患者の住所は省略してもよい．

保険処方箋の使用期間は，交付日を含めて4日以内である．

(2) 後発医薬品に伴う処方箋形式　後発医薬品（ジェネリック医薬品）とは，すでに承認されている有効成分を含有する医薬品のうち効能・効果，用法・用量，投与経路，投与剤形，含量が既に承認されている医薬品（先発医薬品）と同じ医薬品をいう．先発医薬品の特許が切れた後，発売され，先発医薬品に比べて安価である．

処方医が，個々の医薬品について後発医薬品に変更

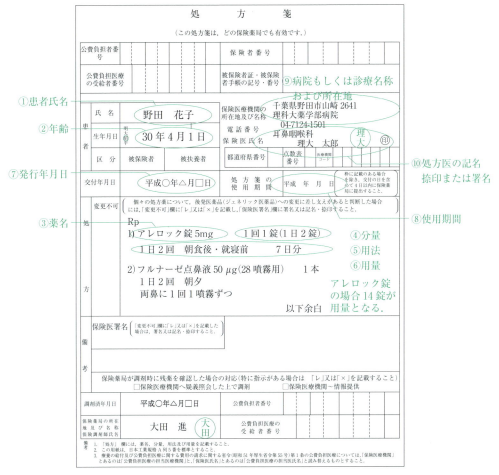

※院内処方では⑨病院もしくは診療所の名称および所在地または医師の住所が省略できる

図6-5 処方箋の記載事項

することに差し支えがあると判断した場合に，その意思表示として，処方箋の「変更不可」欄に「✓」又は「×」を記載し，「保険医署名」欄に署名または記名・押印する．当該欄に記載がない薬剤については，処方箋を受け付けた薬局において，患者の選択に基づき後発医薬品への変更が可能である．

(iii) 処方欄の記載事項

(1) 薬品名　薬名（薬剤名）とは処方箋に記載される医薬品の名称であり，正確に調剤薬を特定するためには，商標，剤形，規格（含量）単位の三要素が記載されなければならない（図6-6）．なお，医師が先発医薬品か後発医薬品かといった個別の銘柄にこだわらず，一般的名称に剤形および含量を付加し処方することを，一般名処方という．一般名処方の際，薬剤師の

判断と患者の同意によって市販されているいずれの医薬品を用いても調剤することができる．

(2) 分量　分量は，薬剤の単位投与量を意味する．内服薬は1回分および1日分の投与量を併記，頓服薬は1回量，外用薬は全量（投与総量）が記載されなければならない（図6-6）．

(3) 用法・用量　用法は，薬剤を適正に使用してもらうための使用方法である．「1日3回，7日分」などと服用回数や日数や，「朝食後」など服用（使用）時点および，「全身に塗布」など服用（使用）に際しての留意事項が記載される．

用量は薬剤の投与総量を意味し，薬剤師が調剤すべき量をいう．

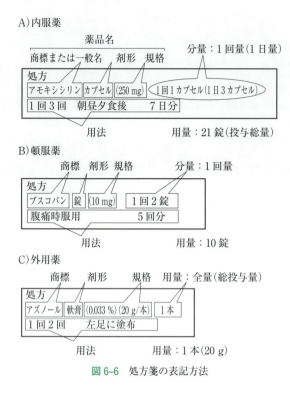

図 6-6　処方箋の表記方法

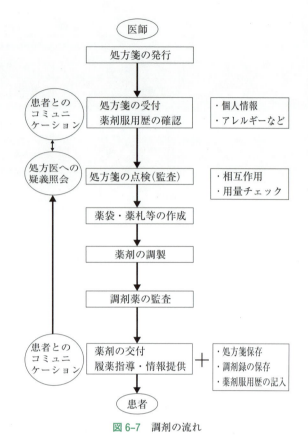

図 6-7　調剤の流れ

## (iv) 処方監査と疑義照会

**(1) 処方監査**　薬剤師は処方箋の十分な点検（**処方監査**）を行い，その内容に不備な点や誤り，不明な点がないかを確認する必要がある．処方箋の点検は調剤の前ばかりではなく，調剤のあらゆる過程で常に行い，疑義が生じた場合は処方医に問い合わせる（**疑義照会**）必要がある．

処方の点検（処方監査）として，処方箋の法的要件および記載事項の確認や，患者情報，薬歴などの情報を踏まえた包括的な処方内容の確認を行うことが求められている．

**(2) 疑義照会**　疑義照会は通常電話で行われる．問い合わせ後は処方変更の有無に関わらず，経緯を含め必ず内容を文書で残す必要がある．**処方箋**の備考欄および調剤録にその旨記入する．処方が変更になった場合は，患者に処方変更内容を説明し理解を求める．

疑義照会の法的根拠として，薬剤師は医師などの処方箋により調剤を行うこと，処方箋に記載された医薬品は医師などの同意なくして変更して調剤してはならないことが薬剤師法第23条に規定されている．また，処方箋中に疑わしい点があるときは，処方した医師などに問い合わせて確かめたうえ（疑義照会）でなければ調剤してはならないことが薬剤師法第24条で規定されている．

ただし，調剤学的に，患者がより服用または使用しやすくするために行う**調剤学上当然の措置**は薬剤師の判断により行われる．調剤学上当然の措置として，① 賦形剤の添加，② 保存剤および安定剤の添加，③ 溶解補助剤，乳化剤および懸濁化剤の添加，④ 等張化剤および緩衝剤の添加，⑤ 組み合わせ剤の調製があげられる．組み合わせ剤とは，配合によって薬剤が湿潤して患者の服用に支障が予想される場合，あるいは投与期間中に不溶性の沈殿を生じる場合，これらの組み合わせを別包にして調製することをいう．例えば，アスピリンと炭酸水素ナトリウムの配合では，加水分解が起きるため，それぞれ別包とする．

## 6.2.3 処方箋に基づく医薬品の調製

### a. 調剤の流れ

調剤の流れを**図 6-7** に示す．調剤は患者から処方箋を受付けたときからはじまる．

### b. 計数調剤と計量調剤

**計数調剤**は，錠剤やカプセル剤などの内用剤や点眼剤，チューブに入っている軟膏剤などの外用剤を処方

に従って，必要数を調剤することをいう．一方，**計量調剤**は，必要量の散剤・顆粒剤，水剤および軟膏剤を処方箋に従って秤量し調剤すること．天秤やメートグラスなどで量りとる操作のある薬剤を調製することをいう．

### c. 内服薬の調製

**内服薬**の調製は，錠剤，カプセル剤，顆粒剤，散剤，経口液剤，シロップ剤および経口ゼリー剤といった経口投与する製剤を対象とする．

#### （ⅰ）散剤・顆粒剤

**（1）散剤・顆粒剤の特徴**　散剤の利点は，① 患者個々にあわせて投与量をきめ細かく設定することができる．② 嚥下能力の低い乳幼児や高齢者にも適用できる．③ 複数の薬剤を混同して一包化することができる．④ 一般に錠剤・カプセル剤に比べて，消化管からの吸収が早いということがあげられる．欠点としては，① 付着性，飛散性がある．② 苦み，刺激性などがある散剤は服用し難い場合がある．③ 調剤後の監査において，識別が困難であることがあげられる．顆粒剤の利点は① 付着性，凝集性が低く，流動性に優れる．② 飛散性が少ない．③ 製造工程でコーティングができ，苦味，刺激性などがある医薬品の服用が容易になる．欠点は散剤，または粒子径の異なる顆粒剤同士の混合に難点があることなどが挙げられる．

**（2）散剤・顆粒剤の調剤**　薬用量の少ない医薬品は，調剤時の秤量や服用時の取り扱いが困難である．**希釈散**とは 0.1 g 以下の秤量を要する医薬品に，賦形剤を加えて適当な濃度に希釈した散剤・顆粒剤である．希釈散の使用により調剤用天秤で迅速・正確に秤量できる．希釈散の規格単位は「○○%散」を使用している．また，処方中の薬品の規格単位には「○○%散」の表示とともに「原薬量/製剤量」を表示する場合や，「原薬量/製剤量」だけを規格単位として表示する場合もある．製剤量は秤量する製剤の量を示し，原薬量は製剤の中の主薬（原薬）量を示す．通常，賦形剤として乳糖，デンプンまたはこれらの混合物が用いられる．希釈散の例として，「10%散」とは製剤量 1 g 中に原薬（主薬）量が 100 mg 含まれることをいい，「100 mg/g」と表すこともできる．

散剤・顆粒剤の調剤において，秤取量を計算することが求められる．

> **処方例 1）**
> A 散（100 mg/g）　1 回 20 mg（1 日 40 mg）【原薬量】
> 1 日 2 回　朝夕食後　　14 日分

処方例 1 における秤取量は次のように計算する．散剤，顆粒剤の調剤では，全部の服用量（全量）を秤量し，その後分割するという方法をとる．そこでまず，全量を求める．全量は 1 日分の製剤量×日数で計算することができる．1 日分の製剤量については，処方箋に 1 日分の原薬量が 40 mg と記載されているため，1 日分の製剤量は 0.4 g となる．したがって，全量は 1 日分の製剤量（0.4g）×日数（14 日）＝5.6 となる．薬剤師は A 散を 5.6 g 秤量し，28 分割・分包（1 日 2 回×14 日＝28 回分）する．

> **処方例 2）**
> B 散 0.1%　　1 回 0.1 mg（1 日 0.2 mg）【原薬量】
> 1 日 2 回　朝食後　　10 日分
> ※ 1 包重量が 0.5 g 未満の場合には，1 包が 0.5 g になるように乳糖で賦形し，分包することとする．

処方例 2 において，B 散は 0.1%希釈散であることから，1 日分の製剤量は 0.2 g となる．今回は，上記の※の条件があることから，1 日分すなわち 2 包分の製剤量として 0.5 g×2＝1.0 g が必要となる．1 日分の製剤量は 0.2 g に賦形剤である乳糖を 0.8 g 加えることで 1 g になる．よって，10 日分すなわち秤取量としては，B 散が 0.2 g×10 日＝2.0 g，乳糖が 0.8 g×10 日＝8.0 g となり，それぞれ秤量し，混和する．その後 20 分割・分包する．

処方例 1 および 2 のように処方箋の分量の記載が原薬量の場合は製剤量に換算し秤取量を計算する必要があるが，製剤量で記載されている場合は日数を乗じて秤取量を計算する．

**（3）散剤・顆粒剤調剤時の留意点**　調製後の監査が非常に難しいので取り扱いや秤量に関し十分な注意が必要である．留意点としては，秤量誤差をなくすために天秤の調整を綿密に行う．医薬品の取り違えをしないために装置瓶のラベルは何度も確認する．少なくとも 3 回，指差し，声だし確認（棚から取るとき，秤量するとき，棚に戻すとき）する．ほかの薬剤とのコンタミネーションをなくすために，乳鉢・乳棒さらに分包機などは常に清潔にしておくことなどが挙げられる．

#### （ⅱ）内用液剤

**（1）内用液剤の特徴**　**内用液剤**は，エリキシル剤，懸濁剤，乳剤，リモナーデ剤およびシロップ剤をいう．利点としては，① 吸収が速やかであること，② 小児，乳児に服用させやすいこと，③ 吸湿性の薬品や液状の薬品を製剤化しやすいことがあげられる．欠点としては，① 化学変化（配合変化）を起こすこと

### a）目盛投薬調製法

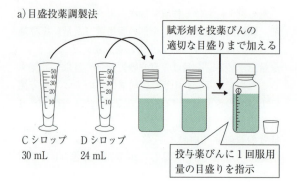

### b）整数 mL 投薬調製法

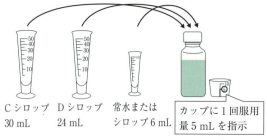

**図 6-8** 内用液剤の調剤

がある．②携帯に不便．③微生物により汚染されやすいなどがあげられる．

**(2) 内用液剤の調剤**　調製法には「目盛投薬調製法」と「整数 mL 投薬調製法」がある．前者は1回の服用量が容器本体に記した1目盛になるように調製する方法であり，後者は1回の服用量が整数になるように調製する方法である．下記にそれぞれの調製法を示す．

> 処方例 3)
> C シロップ 0.04%　　1回 2.5 mL（1日 7.5 mL）
> D シロップ 0.08%　　1回 2 mL（1日 6 mL）
> 1日 3回　朝昼夕食後　4日分

処方例 3 において，1日分の製剤量は C シロップが 7.5 mL，D シロップが 6 mL であるため，4日分すなわち秤取量はそれぞれ 30 mL，24 mL となる．目盛投薬調製法では賦形剤である常水または単シロップを投薬瓶の適切な目盛りまで加える．一方，整数 mL 投薬調製法では，1日分の製剤量は C シロップが 7.5 mL，D シロップが 6 mL であるため，賦形剤を 1.5 mL 加えることで合計が 15 mL になり，1回服用量を 5 mL とすることができる．したがって，賦形剤 6 mL を秤量する（図 6-8）．

**(3) 内用液剤調剤時における留意点**　留意点としては，散剤・顆粒剤の調剤時同様，医薬品の取り違いをしないために，薬瓶のラベルは何度も確認する．液剤はメートグラスを用いて量り取り，薬びんに入れる．その際，メートグラスに残った薬液は少量の水で洗い，この洗液を薬びんに入れる．液剤が必要量を超えて量った場合はびんには戻さずに捨てる．異物のないことを確認する．目盛り付きの薬びんで投与するときには使用する目盛りに印を付ける．薬びんに必要事項を記載したラベルや薬札をつける．麻薬が処方されているときは，麻薬は最後に秤量することなどが挙げられる．

**（ⅲ） 錠剤・カプセル剤**
**(1) 錠剤・カプセル剤の調剤**　薬品名，剤形，規格単位（含量）を正確に読み，分量と用法などを確認し，処方総数（用量）を計算する．

### d. 外用薬の調製

　外用薬は，皮膚や局所などの身体の外部に適用する製剤の総称で，局所作用から全身作用を目的する製剤がある．口腔内に適用する製剤，気管支・肺に適用する製剤，目に投与する製剤，耳に投与する製剤，鼻に投与する製剤，直腸に適用する製剤，腔に適用する製剤，皮膚などに適用する製剤を対象とする．

**（ⅰ） 軟膏剤**
**(1) 軟膏剤調剤時の留意点**

> 処方例 4)
> アズノール® 軟膏 0.033%　　5 g
> 白色ワセリン　　　　　　　　5 g
> 混合
> 1日2回　左足に塗布

上記のような処方の場合，軟膏板と軟膏へらによる混合調剤が必要となる．その際の留意点としては，均一に混合する．空気や異物が入らないように混合するなどが挙げられる．

### e. 注射剤の調製

**（ⅰ） 注射剤**
**(1) 注射剤の特徴**　注射剤は，皮下，筋肉内又は血管などの体内組織・器官に直接投与する，通例，溶液，懸濁液もしくは乳濁液，または用時溶解もしくは用時懸濁して用いる固形の無菌製剤である．注射剤は，薬物を投与するだけにとどまらず，水分や電解質バランスの補正，さらには栄養の補充も目的として使用されている．特徴として速効性でありかつ効果が確実であるが，副作用も現れやすい．直接体内に入るため無菌性が保たれなければならない．溶解性，温度，

光など品質管理が厳重でなければならない．さまざまな要因によって配合変化を起こす．投与ルート，投与速度，投与順序が多様である．注射剤に関わる器具，器械が多様である．個々の患者に対する調節が必要であることなどがあげられる．

**(2) 注射剤の調剤**　注射剤は，従来は病棟への定数配置や箱単位による払い出しで供給されることが多く，物としての管理が主流であったが，昭和63年の「入院調剤技術基本料」の導入により注射剤の調剤が施設基準として明記された．さらにその後の入院患者に対する薬剤管理指導業務の進展に伴い，注射剤処方箋によるいわゆる「1本渡し」調剤が多くの施設で行なわれている．

注射剤調剤における**計数調剤**は，処方箋の1使用単位ごとに必要とする注射剤を点検確認のうえ，患者ごとに取り揃える行為を指す．「個人別セット」，「セット渡し」，「1本渡し」などさまざまな用語が使用されている．**計量調剤（混合調製）**は，処方箋の1使用単位ごとに必要とする注射剤を点検確認のうえ，溶解・混合する行為を指す．また，**ミキシング**ともいう．注射剤は無菌の製剤であるために，溶解・混合操作は無菌的に行うことが必要である（**無菌操作**）．無菌環境下での混合調製は，通常，**クリーンベンチ**内で行う．抗がん剤の混合調製は，**安全キャビネット**内で行う．

**(3) 注射剤調剤**　注射剤の調剤は，注射剤の安全性および有効性を確保するため，患者の医療情報に基づき各薬剤の投与量，投与ルート，投与速度，投与期間（間隔）などが適正かどうかを確認し，疑義がある時は処方医に確認をしてから行う必要がある．注射剤調剤の流れは図6-7の調剤の流れと同じであり，薬剤の調製において，注射剤の取り揃えや混合調製を行う．

**(4) 注射剤処方箋の記載事項**　注射剤処方箋には法的な規定が無く，このため形式および記載事項にも明確な規定がない．しかし，「注射剤についても，その都度処方箋により投薬する」という通知が出されている（平成12年3月17日，保険発30号）．このため，内服薬などの処方箋の形式および記載事項に準拠してさらに注射剤の特殊性を考慮すると，注射剤処方箋の記載事項は下記の項目が必要と考えられる．① 患者基本情報（患者氏名，生年月日（年齢），年齢など），② 投与場所（診療科名・病棟名など），③ 処方医基本情報（氏名，診療科名），④ 処方箋発行年月日，⑤ 投与予定年月日，⑥ 薬名（商標・剤形・含量（濃度）），用量，⑦ 分量（1回分投与量・単位），⑧ 用法（投与方法，投与経路，投与部位，投与回数，投与速度など）．図6-9に注射剤処方箋の記載事項を示す．

注射剤の投与手技には静注，点滴静注，筋注，皮下注，皮内注，動注，髄注など注射剤と投与目的に応じたさまざまな方法がある．適切な投与経路が選択されているか確認する必要がある．

**(5) 配合変化・溶解後変化**　注射剤は本来単独で投与されることを前提に製剤化されているが，実際に

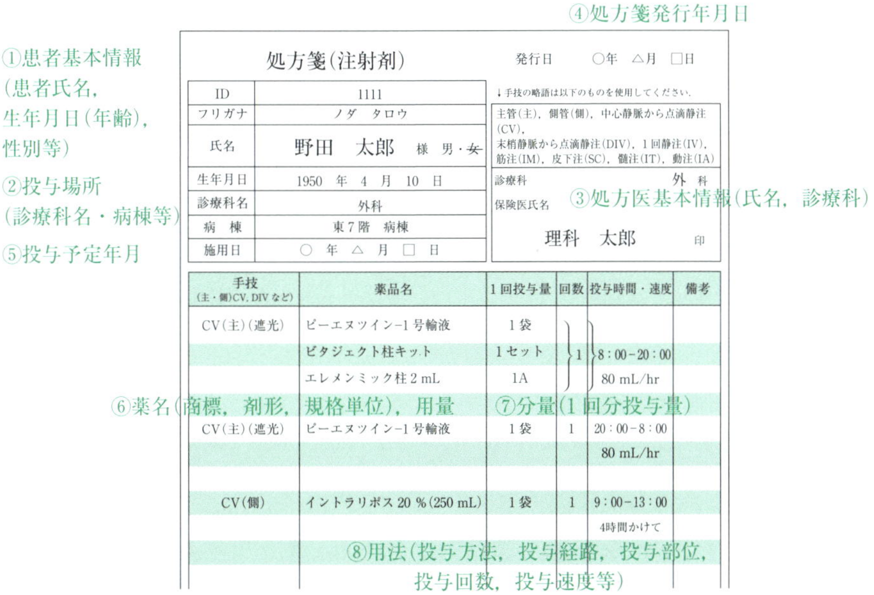

図6-9　注射剤処方箋の記載事項

は他の注射剤と混合したり，適当な輸液剤で希釈して投与されている．その結果，配合変化を起こし，溶解後に含量が低下することがある．配合変化は外観を伴う物理的変化（着色，沈殿など）と外観を伴わない化学的変化（加水分解，酸化など）に分けられる．また，輸液容器や点滴チューブに吸着する場合がある．注射剤同士の配合変化や投与器具などへの相互作用を確認する必要がある．

### （ⅱ） 輸液剤

輸液剤は，静脈投与する通例，100 mL 以上の大容量の注射剤である．輸液の目的は，① 体液の維持または補正，② 栄養の補給，③ 薬剤投与経路のための静脈の確保の三つであり，非経口的に投与される．ここでは，①に該当する電解質輸液剤と，②に該当する栄養輸液剤について概説する．

**（1） 電解質輸液剤**　　出血や経口的水分摂取が不可能な状態が続くと，体液のバランスが崩れる．このようなときに，電解質輸液剤は水分，電解質，酸塩基平衡の是正と維持を目的に投与される．電解質輸液剤は，単一組成電解質輸液剤と複合電解質輸液剤に分類される．

単一組成電解質輸液剤は，体内で不足している電解質を補うことを目的としている．NaCl 液，KCl 液，CaCl$_2$ 液，MgSO$_4$ 液などがある．

複合電解質輸液剤は等張性電解質輸液剤と低張性電解質輸液剤に分けられる．等張性電解質輸液剤は，電解質の浸透圧が細胞外液とほぼ等張になっているため，下痢，嘔吐などで細胞外液が失われた場合の水・電解質を補給する目的で用いられる．細胞外補充液ともよばれる．最も簡単な組成の生理食塩液に始まり，リンゲル液，さらに乳酸リンゲル液へと改良されてきた．低張性電解質輸液剤は電解質の濃度が細胞外液（血漿浸透圧）よりも低張になっているため，細胞内にも水を供給できる．そのため，経口摂取不十分で生理的な水・電解質が喪失した場合（細胞外液のみならず，細胞内液を含むからだ全体から水分が失われた状態のとき）に用いられる．製剤は 1 号液（開始液），2号液（脱水補給液），3 号液（維持液），4 号液（術後回復液）に分類される．1 号液（開始液）は，K$^+$ を含まず病態が明らかでない脱水症や欠乏症に用いられる．いずれも配合されている電解質は低張であるが，ブドウ糖を添加することで血漿と比べ等張あるいはそれ以上になっている．ブドウ糖液は投与時には等張であるが，生体内で水と二酸化炭素に代謝されるので，低張性電解質輸液剤に分類される．

**（2） 栄養輸液剤**　　経口摂取が不十分な場合に栄養の補給を目的として行う輸液を栄養輸液という．栄養輸液には，末梢静脈から最低限のエネルギーを補給する末梢静脈栄養（peripheral parenteral nutrition；PPN）と食事とほぼ同様の栄養がのぞめる高いカロリー輸液剤を用いる中心静脈栄養（total parenteral nutrition；TPN）がある．PPN は静脈栄養期間が 10 日〜2 週間の比較的短期間の場合が適応となり，それ以上の場合は TPN の適応となる．

末梢静脈栄養は短期間の経口摂取障害時，経口・経腸栄養の摂取不足の補完を目的に，維持液あるいは末梢静脈栄養用糖・電解質輸液とアミノ酸輸液が用いられる．

中心静脈栄養には高カロリー輸液が用いられる．高カロリー輸液は，糖質，アミノ酸，ビタミン，電解質，微量元素を基本組成とする栄養輸液剤であり，消化管からの栄養障害が長期にわたって障害されている場合に，栄養の補給の目的で投与される．経口・経腸栄養の摂取不能な症例が適応となる．一般に，末梢静脈から投与可能な輸液剤の浸透圧は約 700（〜1000）mosm/L（mosm）程度（10%ブドウ糖液程度）までとされており，これは血漿の約 2〜3 倍の浸透圧に相当する．つまり，末梢静脈から投与される輸液剤では，約 10%ブドウ糖液が上限となる．それ以上の濃い液を入れると静脈炎を起こす．そこで，高カロリー輸液は中心静脈から 25〜30%という高張糖液を投与することで必要とするカロリーを確保することができる．ヒトが必要とする主なエネルギー源は，炭水化物，脂質，タンパク質である．成人では通常 1 日約2000 kcal を必要とする．高カロリー輸液では，これらを効率よく吸収させるために，ブドウ糖，脂肪乳剤，アミノ酸などをバランスよく組み合わせる必要がある．

高カロリー輸液の主な熱源は糖質である．糖質の中でもブドウ糖が臨床上最もよく使用され，投与熱量は「30〜40 kcal/kg/day」が基準とされている．アミノ酸はタンパク質の構成成分として組織の修復を担っている．アミノ酸の投与量は，「投与熱量 30〜40 kcal/kg/day に対し，1〜2 g/kg/day」，または「窒素量（nitrogen；N）に対する非タンパク性熱量（nonprotein calorie；NPC）の比」が 150〜200（NPC/N）が投与量の目安となる．また，肝不全時には血中の分岐鎖アミノ酸（branched chain amino acid；BCAA）が低下し，芳香族アミノ酸（aromatic amino acid；AAA）が上昇傾向を示すため，Fischer 比（BCAA/AAA）を高めた製剤が使用される．脂肪はカロリー

源および必須脂肪酸の補給を行う．総投与カロリーの20〜30%は脂肪として投与することが望ましいとされている．

**(3) 高カロリー輸液の混合調製**　ブドウ糖とアミノ酸を混合すると，時間が経過するにつれて**メイラード反応**を起こし褐色に変化する．そこで，高カロリー輸液の調製は使用する前に，TPN基本液（高張糖電解質液）にアミノ酸輸液を加え，さらに，ビタミン製剤，微量元素製剤，補正用電解質液を加える．混合は無菌的に行う．最近では，TPN基本液とアミノ酸輸液とを隔壁を隔てて同一の容器に充填したキット製品（ダブルバック製剤）が市販されている．また，TPN基本液とアミノ酸輸液に脂肪乳剤あるいは総合ビタミン製剤を一剤化したキット製品も市販されている（トリプルバッグ製剤）．これらの製品は使用時に隔壁を開通させて混合する．

　高カロリー輸液の混合調製は，可能な限り**無菌室（クリーンルーム）**，あるいは**クリーンベンチ**などの無菌施設内で行い，器具などは滅菌したものを使用する．上述のダブルバッグあるいはトリプルバッグ製剤は無菌室で調製する必要はない．

## 6.2.4　患者・来局者応対，服薬指導，患者教育

　薬剤師は，患者・来局者に適切な態度で応対し，必要な情報を収集するとともに，医薬品を交付する際,適切な服薬指導および患者教育を行うことが求められる．

### a. 服薬指導

#### （ⅰ）　服薬指導の意義，目的

　**服薬指導**とは，薬の正しい服用法・使用法の指導だけではなく，薬効，副作用，薬物相互作用など，薬物治療の安全性と有効性の確保に必要な指導内容を薬剤師が判断し，患者にわかりやすく伝えることである．また，患者との対話の中から副作用の早期発見や，聴取した患者情報を医師，看護師などの医療スタッフへ伝達など，薬物治療の向上には重要である．

　薬剤師の行う服薬指導の役割は以下のことが挙げられる．
① 患者に薬物治療を理解してもらう．
② 患者に適切な服薬方法を理解してもらう．
③ 患者に服薬する医薬品を知ってもらう．
④ 患者のアドヒアランスが向上するよう支援する．
⑤ 患者が副作用を早期に気付くための情報を伝える．

#### （ⅱ）　服薬指導内容

**（1）　服薬指導の項目**　服薬指導の具体的な項目を下記に示す．
① 薬剤名（医薬品名）
② 服薬の意義（効能・効果）
③ 用法・用量の説明
④ 服薬中断による障害や過量服用時の処置，飲み忘れの対応など
⑤ 副作用の説明（よく起こる副作用および重篤な副作用の初期症状について）
⑥ 医師や薬剤師に報告すべき事項（併用薬剤やいつもと違う症状など）
⑦ 保管・管理上の注意（保存方法や使用期限など）
⑧ 日常生活の指導
⑨ 尿や便の色調などの変化
⑩ 飲み合わせ（薬と薬，薬と食事など）

**（2）　服薬指導時の態度**　医療は患者と医療関係者との信頼関係の上に成り立っている．薬剤師は患者に信頼されるためにも服薬指導時の態度に十分配慮する必要がある．以下の心がけが重要となってくる．
① **共感的態度**で接する．一方的な情報伝達で終わるのではなく，傾聴と受容といった相手の気持ちに寄り添うような共感的態度が大切である．
② **閉じた質問**と**開いた質問**を使い分ける．答えが「はい」，「いいえ」で明確に答えられる場合には"閉じた質問"を使い，患者本人の意思をより引き出したい場合には「はい」，「いいえ」で答えられない"開いた質問"を使う．
③ **プライバシー**に配慮する．ほかの患者に会話が聞こえないように配慮し，**守秘義務**を遵守する．
④ 言葉遣い，表情，視線などに配慮する．アイコンタクトを行い，理解度に合わせてわかりやすい言葉を使う．専門用語は避ける．
⑤ 処方箋・薬歴内容の把握．過去の服薬指導内容などから課題や問題点を見つけ，それが解決するように継続して指導する．

### b. 患者情報

#### （ⅰ）　服薬指導に必要な患者情報と収集方法

　病院ではカルテや看護記録,薬剤管理指導記録の他,カンファレンスや医師の回診などを通じ，医師や看護師などの医療スタッフから十分に患者情報を収集しておく．保険薬局では処方箋や薬歴，**お薬手帳**から情報を収集する．カルテなどから情報を収集できないため患者へインタビューして情報を得ることも重要である．

　情報の種類は，患者管理情報，病歴情報，薬剤情

報，健康情報，社会的情報に分けられる．患者管理情報には氏名，性別，年齢，身長，体重などの情報が含まれる．病歴情報には，主訴，現病歴，既往歴，家族歴，副作用歴，アレルギー歴，検査データ，**バイタルサイン**などのデータが含まれる．バイタルサインは患者の体温，血圧，脈拍，呼吸音などをいい，近年，薬剤師が聴診器などを用いバイタルサインを採集し，薬の効果や副作用の早期発見に役立っている施設もある．身体所見の観察・測定を**フィジカルアセスメント**ともいう．薬剤情報は処方薬，服用薬，OTC医薬品などの服用の有無などがある．また患者の服薬状況なども含まれる．服薬状況を表す**コンプライアンス**は服薬遵守という意味で，決められた通りに患者が正しく服薬することを示す．**アドヒアランス**は，患者が治療方針の決定に自ら参加し，能動的，主体的に正しく実践する（服薬する）ことを示す．近年では，患者と医療者で情報を共有し，対等の立場で話合った上で治療（服薬も含む）を決定していくことを目指す**コンコーダンス**の考え方が注目されている．健康情報は嗜好品，**ADL（日常生活動作，activities of daily living）** 情報などが含まれる．社会的情報は職業，家族構成，結婚歴，宗教などが含まれる．

### （ⅱ） 服薬指導内容の記録

保険薬局では服薬指導内容を，**薬剤服用歴管理簿（薬歴簿）** に記録する．病院における入院患者の服薬指導内容は，**薬剤管理指導記録**に記録しなければならない．

これらの記録には，**問題志向型システム（problem oriented system；POS）** に基づく **SOAP形式**が多く用いられている．POSは患者の抱える健康問題について志向するシステム（方法）であり，患者の抱えるプロブレム（健康問題）解決に向け，最善の医療を提供するための概念である．診療録（カルテ），看護記録などの診療記録はSOAPで記載するのが一般的であり，服薬指導の記録もこれに従う．

SOAP方式はPOSをうまく機能させるための経過記録の記載方式の一つである．S：主観的情報（subjective），O：客観的情報（objective），A：評価（assessment），P：計画（plan）の四つの記載項目からなり，それぞれのプロブレムに対してSOAPを作成する．具体的には，Sには患者の訴えを聞き，話した内容を記載し，Oには処方対応，検査所見などの客観的情報を記載する．そして，AにはSとOの情報を分析・統合し，薬剤師として判断・評価を行った内容を記載し，PはAに基づいた問題解決のための計画を記載する．

## 6.2.5　医薬品の供給と管理

### a. 医薬品管理

**医薬品管理**とは，病院内または薬局で使用する医薬品の採用あるいは採用取り消しの決定から，供給までのすべての工程において管理することを意味する．具体的には，購入計画，発注，納品，検収などの段階すべてに関わる．

医薬品管理においては，購入管理，数量管理，品質管理，供給管理および消費管理という在庫管理の五つの要素が重要である．品質管理は医薬品の有効性と安全性を確保するための保存管理をいう．各医薬品の使用期限や保存条件の管理が必要となる．**ABC分析**とは医薬品全購入金額に占める累計金額を3グループに分類し，経済的価値の重要度に応じて，購入・在庫管理を行う手法である．供給管理に関して，医薬品を請求に応じて薬品倉庫から払い出すことを出庫といい，要求や必要に応じて提供することを供給と称している．医薬品の出庫においては，有効期限・使用期限の近いものから先に出す必要があるため，先入れ・先出しを行う．

病院内における医薬品の請求および供給方法には，医薬品の包装箱単位で供給する箱渡し方式，一定数量を配置して使用分を補充する定数配置方式がある．

### b. 医薬品の法的管理

毒薬，劇薬，麻薬，向精神薬，覚せい剤および生物由来製品などの保管方法についてはとくに注意を要する．これらを含めた医薬品の取り扱いについては，医薬品医療機器等法，薬剤師法，麻薬及び向精神薬取締法，覚せい剤取締法，医師法，医療法，健康保険法などの多くの法令で規定されているため，これら法律を理解し遵守しなくてはならない．劇薬，向精神薬および麻薬の保管方法を以下に示す．

・劇薬：ほかの医薬品などと区別し，貯蔵・陳列する必要がある．
・向精神薬：向精神薬に関する業務に従事する者が実地に盗難の防止について必要な注意をする場合を除き，かぎをかけた設備内で行わなければならない．
・麻薬：麻薬以外の医薬品（覚せい剤を除く）と区別し，かぎをかけた堅固な設備内に貯蔵しなければならない．

## 6.2.6　安全管理

薬剤師には医薬品に関わる**リスクマネジメント**の観

点から，患者の安全管理，特に副作用および医薬品に関連する健康被害の防止に向けて，積極的な取り組みが求められている．

### a. リスクマネジメント
#### （ⅰ） リスクマネジメントにおける薬剤師の役割
　2006 年の医療法改正において，医療機関を統括して医療にかかわる安全管理を行う者（医療安全管理者）の設置，また医薬品安全管理責任者の配置と医薬品を安全に使用するための手順書の作成など医薬品の安全管理体制が強化された．薬剤師は医療安全管理者および医薬品安全管理責任者になることができるが，病院において兼務は不可である．薬剤師は薬の専門家として，医療安全への貢献が期待されている．

#### （ⅱ） プレアボイド報告
　プレアボイドとは，日本病院薬剤師会が提唱し収集している薬学的ケアの実践に基づく成果報告の呼称である．薬剤師の患者指導，薬学的管理によって，副作用を回避した事例，患者の QOL を改善した事例などが収集されている．プレアボイド報告は平成 11 年にスタートし，平成 26 年度末で約 22 万件の報告が集積されている．優秀事例を共有することで，薬物療法の安全性の向上につながることが期待されている．

### b. 事故・過誤への対処法
#### （ⅰ） 誤りに関する用語の定義
**（1） アクシデントとインシデント**　アクシデントは，通常，医療事故に相当する用語として用いる．イ
ンシデント（ヒヤリ・ハット）は，誤った医療行為が実施の前に発見，あるいは実施されたが，結果として患者に影響をおよぼさなかったものをいう．

**（2） 医療事故と医療過誤**　医療行為から生じたすべての有害な結果を医療事故といい，その中で有害な結果が人為的に回避可能なものを医療過誤という．つまり，医療過誤は，医療事故の発生の原因に，医療機関・医療従事者に過失があるものをいう．

**（3） 調剤事故と調剤過誤**　調剤事故は調剤に関して，患者に健康被害が発生したものであり，調剤過誤は，調剤事故の中で薬剤師の過失により起こったものをいう．

#### （ⅱ） ハインリッヒの法則
　ハインリッヒの法則は，ヒヤリ・ハット事例の収集・報告による事故防止の考え方の基本となっている．ハインリッヒの法則は，1 件の重傷事故の背景に，29 件の軽傷事故と 300 件の「ヒヤリ」としたり「ハッ」とする無傷事例があるという労働事故に関する法則である．

#### （ⅲ） 過失・過誤の予防
　ヒューマンエラーとは，意図しない結果を生じる人間の行為であり，組織の安全には人的要因と組織要因の両面での対策が必要である．ヒューマンエラーの対策として，フェイルセーフ（fail safe）の概念が有効である．「人はだれでも間違える」との前提に立ち，人為的なミスがあっても，安全が確保される仕組みが必要である．

---

**6.2 節のまとめ**
- 薬剤師法第 1 条に規定されているとおり，調剤が薬剤師の第一の任務である．現在の調剤の概念は，医薬品の適正使用を含めたファーマシューティカルケアの概念とほぼ同じである．
- 調剤は患者への成果に責任をもち，医療における薬剤師業務のすべての業務ととらえることができる．

---

## ▌6.3　薬物療法の実践

　薬学教育モデル・コアカリキュラム（平成 25 年度改訂版）では，「患者に安全・最適な薬物療法を提供するために，適切に患者情報を収集した上で，状態を正しく評価し，適切な医薬品情報を基に，個々の患者に適した薬物療法を提案・実施・評価できる能力を修得する」ことが一般目標として掲げられている．ま
た，薬剤師法第 25 条の 2 には，「薬剤師は，調剤した薬剤の適正な使用のため，販売又は授与の目的で調剤したときは，患者又は現にその看護に当たっている者に対し，必要な情報を提供し，及び必要な薬学的知見に基づく指導を行わなければならない」と記されている．そこで本節では，前出のコアカリキュラムの項目内容に沿って，適正な薬物療法を実践するにあたり，薬剤師が担うべき役割について概説する．

292　6. 薬学臨床

## 6.3.1　患者情報の把握

### a. 基本的な医療用語・略語

　実際に医療現場で用いられるさまざまな情報には多数の医療用語や略号が散りばめられている．近年，多職種によるチーム医療が主流となっている現状では，それぞれの職種ではごく当たり前のように用いられている用語がほかの職種では一般的ではなかったり，医療施設によって略語の用い方が異なったりすることもある．また，同じ略語でもまったく別の意味を表す場合もあるため（例えばCRF：case report form（症例報告書），chronic renal failure（慢性腎不全）など），これらの習得には現場での経験が重要となることはいうまでもないが，さまざまな分野のテキストや論文に目を通し，事前学習することが知識の定着につながる．

### b. 薬物療法に必要な情報の収集

#### （ⅰ）　診療録

　薬剤師の立場で診療録にアクセスできる機会は，主に病院勤務の場合に限られる．診療録は法律上の名称で，狭義には，医師法で定める医師が患者の診療内容・経過などを記載する文書を指す．経過記録は一般的に，問題志向型システム（problem oriented system；POS）の考え方に基づく問題志向型診療記録（problem oriented medical record；POMR）として，SOAP形式で記載されることが多い．その患者に対して施される薬物療法の根拠，内容，評価などが記されているため，医師がどのように考えてその処方を行なったのか，また今後の治療方針をどのように考えているのかを知ることができる．

　　S：subjective（患者の主観的情報）
　　O：objective（客観的情報）
　　A：assessment（医師による診断，考察）
　　P：plan（治療方針などの計画）

　近年では，電子カルテの普及に伴い，医師記載の診療録と後述する看護記録を同一の時系列で確認できるようになってきている．

#### （ⅱ）　薬歴・指導記録

　薬歴（薬剤服用歴管理・指導の記録）とは，薬剤師が行なった調剤や服薬指導の内容などを残すものである．処方箋や患者などから得られた情報を記載し，薬剤師の立場で薬物の適正使用に関わる指導内容などを記録する．患者ごとに作成された薬歴簿は1枚の処方箋だけからでは得られない時系列的な治療の流れを把握したり，服薬指導の内容を組み立てたりするのに役立つ．

#### （ⅲ）　看護記録

　看護記録も広義では診療録に含まれるが，記載者は文字通り看護師である．看護師は医師以上に患者と接することが多いため，ちょっとした体調や気分の変化に気付きやすく，それらに加えて，施された処置の内容などが詳細に記された看護記録は，医師やほかの医療従事者にとっても貴重な情報源となる．

#### （ⅳ）　お薬手帳

　お薬手帳には，患者が使用している薬剤の名称，用法・用量などに関する情報が，アレルギー歴や副作用歴の有無と併せて，経時的に記載されている．診察や調剤の際に，医師や薬剤師がお薬手帳を確認することで，処方薬の重複や薬物間相互作用，アレルギーや副作用発現を未然に防ぐことも可能となる．

　東日本大震災の際に，多くの避難者が服用中の薬剤の正確な情報を携帯できていなかったという経験から，日本薬剤師会をはじめとした多くの組織・団体が，紙媒体ではなく電子媒体を活用した電子お薬手帳を提供するようになった（図6-10）．また，異なる電子お薬手帳を相互に閲覧できるサービス「e薬Link（イークスリンク）」も日本薬剤師会が提供している（http://www.nichiyaku.or.jp/e_kusulink/）．

#### （ⅴ）　持参薬

　他院からの紹介で入院する患者は，通常は診療情報提供書（紹介状）とともに紹介先の病院を受診する．その際，紹介状の処方薬欄に記載されている薬剤は，紹介元の医療機関から処方されているもののみのことがある．このようなケースでは，そのほかの医療機関から処方されている薬剤の情報は，紹介状以外の方法で入手しなければならない．患者がきちんと記載されたお薬手帳を持参していればよいが，そうでない場合には，使用中の薬剤を正確に把握するために，持参薬チェックが重要となる．持参薬を知ることにより，患者の背景の病態を理解することも可能となる．

### c. フィジカルアセスメント

#### （ⅰ）　フィジカルアセスメントの目的

　2005年7月の厚生労働省医政局長通知（医政発第0726005号）によって，医師法第17条「医師でなければ，医業をなしてはならない」という条文に抵触しないとされる医行為の解釈が提示された．具体的には

6.3 薬物療法の実践　293

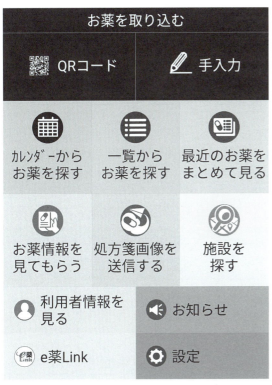

図 6-10　スマートフォン用アプリ『日薬 e お薬手帳』のトップページより改変（http://www-eokusuri.nichiyaku.or.jp より転載）

「腋窩あるいは外耳道での体温測定」,「自動血圧測定器による血圧測定」,「動脈血酸素飽和濃度測定のためのパルスオキシメーターの装着」,「軽微な切り傷，擦り傷，やけどなどの処置」,「軟膏塗布・湿布貼付・点眼剤の点眼・一包化内用薬の内服・坐剤の挿肛・鼻腔への薬剤噴霧の介助」の五つである．

ところで，前述した薬剤師法第 25 条の 2 には，調剤した薬剤の適正な使用のため，必要な情報を提供しなければならない旨が記されており，そのために「必要な情報」を患者から入手することは，処方薬による副作用情報を収集する目的として重要である．

**フィジカルアセスメント**とは，患者の状態を把握するための種々の身体的な徴候を総合的に評価することである．病院勤務であれば，薬剤師よりも高い診察能力や観察能力を備えた医師や看護師が常駐しているため，薬剤師に患者の身体的な情報の多くを収集することは強く求められてはいない．しかし，処方薬によっ

て起こりやすい副作用を事前にチェックし，その点に着目して患者を観察すること，また，それらの情報を医師や看護師に事前に伝えておくことが，副作用の早期発見につながると期待される．薬局勤務や在宅訪問の現場では，薬剤師が単独で患者と接するケースも多いことから，より注意深く患者を観察し，「いつもと違う」「副作用の徴候を認める」と感じた場合は，即座に医師と連絡が取れる体制を整えておく必要がある．

（ⅱ）　薬学的管理への活用

　薬剤師が行うフィジカルアセスメントはあくまでも簡易的なものであり，診断を目的としてはいないが，薬物療法を実践するにあたっては，必要に応じて，患者からの身体的な情報を得ることは重要である．

　患者からの身体的な情報は，**バイタルサイン**とそのほかの症状・徴候に大別することができる．前者は文字通り，「生きている証」であり，血圧，心拍数，呼吸，体温の四つに意識レベルを加える場合もある．

（1）　**血圧**　　高血圧治療ガイドライン 2014（JSH2014）では，成人における高血圧の基準は 140/90mmHg 以上となっている（表 6-2）．ただし，測定方法や測定状況によって基準が異なるので注意が必要である（表 6-3）．降圧薬服用中の患者では，低血圧を呈する可能性がある．

（2）　**心拍数**　　心拍数は通常，橈骨動脈を触診し，動脈の拍動（脈拍）を感じることによって得ることができるが，血圧が著しく低下すると橈骨動脈の拍動を触知することができなくなる．脈拍からは，心拍数以外にも，リズム，拍動の大きさなどを知ることがで

表 6-2　成人における血圧値の分類（mmHg）

| 分類 | | 収縮期血圧 | | 拡張期血圧 |
|---|---|---|---|---|
| 正常域血圧 | 至適血圧 | <120 | かつ | <80 |
| | 正常血圧 | 120-129 | かつ/または | 80-84 |
| | 正常高値血圧 | 130-139 | かつ/または | 85-89 |
| 高血圧 | Ⅰ度高血圧 | 140-159 | かつ/または | 90-99 |
| | Ⅱ度高血圧 | 160-179 | かつ/または | 100-109 |
| | Ⅲ度高血圧 | ≧180 | かつ/または | ≧110 |
| | （孤立性）収縮期高血圧 | ≧140 | かつ | <90 |

（日本高血圧学会高血圧治療ガイドライン作成委員会（編），高血圧治療ガイドライン 2014 より引用）

## 6. 薬学臨床

#### 表6-3 異なる測定法における高血圧基準（mmHg）

| | 収縮期血圧 | | 拡張期血圧 |
|---|---|---|---|
| 診察室血圧 | ≧140 | かつ/または | ≧90 |
| 家庭血圧 | ≧135 | かつ/または | ≧85 |
| 自由行動下血圧 | ≧130 | かつ/または | ≧80 |
| 24時間 | | | |
| 昼間 | ≧135 | かつ/または | ≧85 |
| 夜間 | ≧120 | かつ/または | ≧70 |

（日本高血圧学会高血圧治療ガイドライン作成委員会（編），高血圧治療ガイドライン2014より引用）

#### 表6-4 Japan Coma Scale（JCS）

**Ⅲ．刺激をしても覚醒しない状態（3桁の点数で表現）**
（deep coma, coma, semicoma）

　300．痛み刺激に全く反応しない
　200．痛み刺激で少し手足を動かしたり顔をしかめる
　100．痛み刺激に対し，払いのけるような動作をする

**Ⅱ．刺激すると覚醒する状態（2桁の点数で表現）**
（stupor, lethargy, hypersomnia, somnolence, drowsiness）

　30．痛み刺激を加えつつ呼びかけを繰り返すと辛うじて開眼する
　20．大きな声または体を揺さぶることにより開眼する
　10．普通の呼びかけで容易に開眼する

**Ⅰ．刺激しないでも覚醒している状態（1桁の点数で表現）**
（delirium, confusion, senselessness）

　3．自分の名前，生年月日が言えない
　2．見当識障害がある
　1．意識清明とは言えない

注　R：Restlessness（不穏状態），I：Incontinence（失禁），A：Apallic state（失外套症候群）または Akinetic mutism（無動性無言症）などがあれば，JCS200-I，JCS20-RI，JCS200-RA などと付記する。
（太田富雄ほか，急性期意識障害の新しいGradingとその表現法（いわゆる3-3-9度方式），脳卒中の外科研究講演集，3，61-68（1975）より引用）

き，不整脈などさまざまな疾患や薬物の影響を推測することができる．成人の安静時の心拍数は60～80回/分とされているが，運動時には心拍数は顕著に上昇する．血圧低下時や体温上昇時にも心拍数は，通常上昇する．また，安静時に30回/分程度の心拍数でも問題なく過ごせる人も多い．

**(3) 呼吸**　呼吸数は胸郭運動を観察することによって得られる．成人の安静時の呼吸数は12～18回/分とされているが，呼吸数だけでなく，呼吸状態の観察も重要である．在宅訪問時には，薬剤師が胸部の聴診をすることもあり得るが，呼吸性雑音の詳細よりも，「正常と異なる」ことに気付くことが重要である．

**(4) 体温**　薬剤師が関わる患者の大多数は，すでに医師の診察・診断の後に薬剤を処方されているため，患者の体温の変化が処方内容から想定される病態の経過であれば，特に問題はないと考えられる．ただし，ほかの症状と総合的に考え合わせて，体温の推移が想定外の場合には，医師に対して然るべき報告が必要である．突然の発熱に皮膚・粘膜症状を伴う場合には，薬剤性過敏症症候群やスティーブンス・ジョンソン症候群/中毒性表皮壊死症などの重症薬疹を念頭に置かねばならない．

**(5) 意識レベル**　意識障害の原因はさまざまだが，意識レベルの評価法として，ジャパン・コーマ・スケール（Japan Coma Scale；JCS）（表6-4）を習得しておくと，有事の際に有用である．JCSは短時間で簡便に意識レベルの評価を行うことができ，間脳・中脳・延髄への侵襲の目安として判定しやすい．判定を繰り返すことにより経時的な変化を追うことができ，また，国内では他職種との共通言語として，広く普及している．なお，意識レベルの低下は，向精神薬の過量投与でも起こり得るので，高齢者では特に注意が必要である．

**(6) そのほかの身体症状**　バイタルサイン以外で

も，薬剤服用と関連して起こり得る身体症状は多い．眼球結膜・皮膚の黄染（肝障害の可能性），下腿浮腫（腎障害の可能性），皮膚・口腔内乾燥（脱水の可能性），腹部膨満（腸閉塞の可能性），全身の皮疹（薬剤アレルギーの可能性）など，処方された薬剤に特徴的に出現する可能性のある症状を念頭に置いて患者と接することが大切である．

### 6.3.2　医薬品情報の収集と活用

#### a. 医薬品情報管理の意義と目的

　薬物療法を実施するうえで，関係するすべての医療従事者が当該医薬品に関する情報を把握していることが理想ではあるが，現実的には困難である．薬剤師は薬の専門家であり，医師をはじめとした各種医療従事者に対して，薬物療法に有用な信頼できる情報を提供することができる唯一の職種である．前述した薬剤師

法第25条の2（情報の提供及び指導）に基づき，薬剤師は，薬剤に関する各種最新情報の収集，収集した情報の評価，評価した情報の管理，管理した情報の提供，提供した情報の再評価などを積極的に行わねばならない．そうすることが，医薬品の適正使用に繋がり，患者にも利益がもたらされるはずである．

病院では，医薬品情報の管理は医薬品情報室（DI室）が一括して行なうことが多いが，情報の発信先は医療従事者であることが多い．一方，薬局ではDI室という部署を設ける余裕はないことが多く，医薬品情報（DI）に関する業務も調剤室の一角で行われている場合がほとんどである．また，情報の提供相手は主に患者である．

### b. 医薬品情報の収集

医薬品に関する情報源として代表的なものは，医薬品医療機器等法第52条に定められている「医療用医薬品添付文書（添付文書）」であり，そこには，当該医薬品を実際に使用する際に必要な情報（警告，禁忌，組成・性状，効能・効果，用法・用量，使用上の注意，薬物動態，臨床成績，薬効薬理，有効成分に関する理学的知見，取扱い上の注意，包装，主要文献，文献請求先など）が記載されている．また，添付文書の記載内容の元となっている詳細な情報は，医薬品インタビューフォーム（IF）に記載されている．添付文書やIFを含め，国内で承認されている医療用医薬品に関する公式な情報は，医薬品医療機器総合機構（PMDA）のウェブサイト（http://www.info.pmda.go.jp/psearch/html/menu_tenpu_base.html）で検索が可能である．

添付文書に反映される前の追加情報は，厚生労働省医薬食品局が発行する「医薬品・医療機器等安全性情報」，日本製薬団体連合会が発行する「医薬品安全対策情報（drug safety update；DUS）」から入手可能である．さらに，緊急を要する情報は，緊急安全性情報（イエローレター）や安全性速報（ブルーレター）として提供される．これらの情報もPMDAのウェブサイト（https://www.pmda.go.jp/search_index.html）から入手可能である．

また，各製薬企業からもMRなどを介して，随時，必要に応じた情報提供が行われている．

### c. 医療関係者からの情報提供

主に病院では，他職種からの薬に関する疑問の多くは，薬剤師（DI室）に寄せられる．その内容は，医薬品識別，配合変化・安全性，副作用・相互作用，中毒など多岐に渡る．それらの疑問に薬学的に正しく回答し，その内容を蓄積していくことが，医療従事者全体の円滑な業務遂行に役立つこととなる．

### d. 医療関係者への情報発信

医療関係者からの疑問に対する当事者への回答は随時行うが，それに加えてDI室で収集するあらゆる情報は，定期刊行物などを利用して，院内に周知させることが重要である．

製薬会社から得られる情報は，時として自社製品を売り込むためのバイアスがかかっていることがあり，それらの情報を科学的エビデンスに基づき客観的に評価し直し，総括的な薬物治療に関する公正な情報として提供することも重要である．また，日本とは異なる医療保険制度を有する欧米各国では，有効性や安全性に加えて費用対効果も考慮した処方改善を目指してアカデミック・ディテーリングと称する公的プログラムが実践されている．特別な教育を受けた臨床薬剤師経験者などがアカデミック・ディテーラーとして，直接，処方医に処方提案することによって医療の質の向上に貢献している．

### e. 患者への情報提供

患者への情報提供は医療関係者へのそれとは異なり，素人でも理解できる内容であることが大切である．製薬会社が患者用に製作したパンフレットやしおりを活用することができる．

最近ではインターネットの普及に伴い，種々の医療情報に対して，患者（非医療関係者）が簡単にアクセスできるようになっているが，その中には，エビデンス不明な情報や，明らかに誤りを含んだ情報も散在している．そのような状況で，科学的に正しい情報を患者に提供していくことも，薬剤師としての重要な役割の一つである．

### f. 副作用報告制度

医薬品や医療機器は，承認後は不特定多数の患者に対して使用されることとなる．そのため，承認前の臨床試験からは予期できない有害事象が，販売後に明らかとなる可能性は否定できない．このように新医薬品の特性に応じ，販売開始から6カ月間について，特に注意深い使用を促し，重篤な副作用が発生した場合の情報収集体制を強化する市販直後調査が義務付けられている．

また，市販後調査の期間外でも，因果関係が必ずしも明確でないケースも含めて，医薬品や医療機器によ

る副作用，感染症，不具合が疑われる症例については，医薬品安全性情報報告書を用いて，医療関係者から厚生労働大臣への報告が義務付けられている．

### 6.3.3 処方設計と薬物療法の実践

#### a. 処方計画を立てるにあたって

薬の作用は万人に対して同一であるわけではない．必要とする用量が異なる場合もあれば，副作用出現の可能性も千差万別である．よって，実際の処方を設計するには，患者の特性や背景を踏まえなければならない．臓器別・疾患別の具体的な薬物療法については5.2節に記載されている．本項では薬物療法を実践する際に，一般的に留意せねばならない点について，特別な集団毎に実例を挙げて解説する．

#### b. 患者の特性や背景を考慮した薬物療法

#### （ⅰ） 妊婦

妊婦に薬物を投与する際には，間接的にその薬物へ曝露する胎児の安全性が大きな問題となる．妊婦は治験の対象から除外され，市販後でも精度の高い介入試験が行われることはないため，個々の薬物の催奇形性を正確に評価することは難しく，一般に添付文書の記載は，妊婦への薬物の投与に対し非常に慎重となる傾向がある．ただし，妊婦でも薬物療法が必要になることは多く，逆に薬物を用いて病状を良好に保つことで妊娠・出産が可能となることもある．

妊娠週数によって胎児への薬物暴露の影響度は異なる（図 6-11）が，受精後3週までは薬物暴露の影響は「全か無か（all or none）の法則」に従うとされ，着床しなかったり流産したりというように，妊娠が継続しないか，あるいは，正常に発育するかのどちらかであるため，残留性の薬剤（生ワクチン，金製剤など）を除けば，大きな問題は生じないとされている．

また，妊娠中は生理的な変化も大きく，薬物のクリアランスに大きな影響をおよぼす．代謝酵素活性は亢進するもの（CYP2A6，CYP2C9，CYP2D6，CYP3A4など）もあれば，低下するもの（CYP1A2，CYP2C19など）もあり，それぞれの薬物の主な代謝酵素を考慮し，検討する必要がある．腎機能についても，腎血流量は妊娠初期から中期には約25％増量し，その後回復したり，糸球体ろ過量（GFR）は妊娠初期に約50％上昇して，その後も持続したりすることが知られている．

さらに，循環血漿量の増加に伴い最高薬物血中濃度が低下したり，ホルモンの影響でタンパク結合率が低下したりすることもあるため，血中の総薬物濃度が低下しても，薬効に直接影響する遊離型の薬物濃度が低下していない場合がある．そのような場合には，血中濃度をモニタリングする際に注意が必要となる．

妊婦への薬物投与は，妊婦に対する治療が目的であれば，なるべく胎児へ移行しにくい薬物を採用すべきであるが，胎児治療が目的であれば，逆に胎盤を通過しやすい薬物を選択する必要がある．例えば，副腎皮質ステロイド薬を投与する場合，母体治療が目的であれば胎盤で代謝されやすいプレドニゾロンを，胎児治療には胎盤通過性の高いベタメタゾンを用いるとよい．

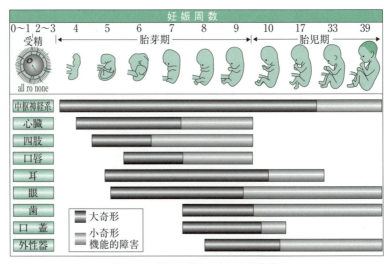

図 6-11 胎児の発生における危険期
（妊娠と薬情報センター（国立成育医療センター）作成）

## （ⅱ）　授乳婦

　乳児を母乳で育てることによる利点は枚挙にいとまがないが，授乳婦に薬物を投与する際には，その薬物の母乳移行性を考慮する必要がある．「授乳中に安全に使用できると思われる薬」と「授乳中の治療に適さないと判断される薬」のリストが妊娠と薬情報センターのウェブサイト（https://www.ncchd.go.jp/kusuri/lactation/druglist.html）に掲載されているので参照されたい．また，授乳婦への薬物治療に関する最新の情報は，米国 National Library of Medicine が運営する「LactMed」のウェブサイト（https://toxnet.nlm.nih.gov/newtoxnet/lactmed. htm）からも入手可能である．

## （ⅲ）　新生児・小児

　新生児・小児に薬物治療を行う場合，身体の大きさだけでなく，成人との薬物動態の違いを考慮しなければならない．

　胃内 pH は，出生直後は pH 6～7 と中性で酸分泌能は低いが，その後数時間で pH 1.5～3 と酸性に変化する．そのため，出生直後は酸不安定薬剤（ベンジルペニシリンカリウムなど）の生体利用率は高くなるが，逆に，酸性薬剤（フェノバルビタールなど）の生体利用率は低下する．また，新生児・小児では水溶性の薬剤は分布容積が大きくなるので，体重あたりの投与量が多めに設定されることがある．代謝酵素であるシトクロム P450 にはさまざまな分子種が存在するが，生後半年でおおむね成人と同等の活性を有するようになる．胎児の腎形成は在胎 9 週から始まり 36 週でほぼ完了し，出生後は日齢の増加に伴い腎血流が増加する．GFR は出生後 8～12 カ月で，尿細管分泌能も生後 12 カ月で成人とほぼ同等となる．

表 6-5　高齢者の薬物治療における薬剤師の役割

1. CQ：薬物有害事象を回避するために，薬剤師はどのように関与するのが有効か？
　薬物有害事象の多くは，過量および過少投与，相互作用，薬物治療のノンアドヒアランスが原因であることが多く，薬学的管理（薬識の確認，残薬確認，薬歴管理，相互作用の確認，処方設計などの薬剤師の包括的な介入）の実施により，未然回避，重篤化の回避が可能となる．（エビデンスの質：中，推奨度：強）

2. CQ：漫然と繰り返し使用されている薬を，薬剤師が見直すことは有効か？
　漫然と繰り返し使用されている薬を薬剤師が定期的に「見直す」ことで薬剤数の削減，薬物有害事象や医療費の抑制につながる．（エビデンスの質：高，推奨度：強）

3. CQ：薬物関連問題に対して，薬剤師はどのように取り組むべきか？
　薬剤師の処方見直しや薬学的管理の実施により薬物関連問題（処方誤り，薬物有害事象，相互作用等）の発生頻度が低下する．（エビデンスの質：高，推奨度：強）

4. CQ：用法など複雑な処方に対して，薬剤師が医師に提言することは有効か？
　薬剤師が処方を見直し，医師に提言することで処方の複雑さを軽減できる．（エビデンスの質：低，推奨度：強）

5. CQ：多剤併用に対して薬剤師が介入することで，医療費および薬物有害事象の発現の軽減に有効か？
　多剤併用における薬剤師の包括的介入は，医療費削減するとともに薬物有害事象の発現を低下させる．（エビデンスの質：中，推奨度：強）

6. CQ：薬物治療のアドヒアランスを改善するために，薬剤者どのような関わりが有効か？
　薬剤師による電話カウンセリングが，薬物治療のアドヒアランスを改善し死亡率を減少させる．（エビデンスの質：高，推奨度：強）

7. CQ：薬剤師が在宅における薬物関連問題や薬物治療のアドヒアランス向上に対して，訪問薬剤管理指導を行うことは有効か？
　薬剤師が訪問薬剤管理指導を積極的に行うことは，薬物関連問題の減少，薬物治療のアドヒアランスの向上につながる．（エビデンスの質：高，推奨度：強）

8. CQ：薬剤師による入院時持参薬の鑑別および薬歴聴取は有効か？
　薬剤師が入院時持参薬の鑑別および薬歴聴取を行い処方提案することで，処方の適正化が行える．（エビデンスの質：高，推奨度：強）

9. CQ：薬剤師による退院時服薬指導は有効か？
　薬剤師が退院時に積極的な情報提供を行うことで，薬物治療のアドヒアランスが維持され，再入院回数の減少につながる．（エビデンスの質：低，推奨度：強）

（日本老年医学会，日本医療研究開発機構研究費・高齢者の薬物治療の安全性に関する研究班編，高齢者の安全な薬物治療ガイドライン 2015 より引用）

298　6. 薬　学　臨　床

薬物動態，有効性，安全性のエビデンスが曖昧な小児用薬（therapeutic orphan）も存在するが，小児への用量記載がなくても禁忌でなければ使用可能である．その際には，臨床経験と小児薬物動態の知識が重要となる（off-label use）．通常は成人薬用量から推定して，体重や体表面積を用いて計算するが，数例の試験的治療にて効果が認められたと判断される場合には，いたずらに症例を重ねるのではなく，直ちに臨床試験を計画・実施し，用量設定や有効性・安全性の評価を科学的に行うべきである．

### （iv）　高齢者

日本老年医学会がまとめた「高齢者の安全な薬物療法ガイドライン 2015」（https://www.jpn-geriat-soc.or.jp/info/topics/pdf/20170808_01.pdf）では高齢者の薬物治療における「薬剤師の役割」が明確に示されている（**表 6-5**）．高齢者の薬物療法で重要なことは，患者の個別性を考慮し，認知機能，薬物治療のアドヒアランス，ADL（activities of daily living，日常生活動作），嚥下機能，療養環境などを包括的に捉える視点であり，薬剤師が積極的に介入し，薬学的管理（薬識の確認，残薬確認，薬歴管理，薬物間相互作用の確認，処方設計など）を行うことが重要となる．それにより，多剤併用や薬物の代謝・排泄能低下を背景とした薬物有害作用の発現を抑制したり，早期に発見したりといったことが可能となる．

### （v）　腎機能障害患者

腎機能が低下している患者では，一般に，腎排泄率の高い薬物の薬物動態に影響がおよぶ．通常は残存腎機能の程度に応じて投薬量や投与間隔を調節することで対処する．腎機能の評価は，**クレアチニン・クリアランス**を測定し，**GFR** を推定することで可能となる．1 回投与量を減量するか，あるいは，1 回投与量は変更せずに投与間隔を延長するかは，その薬剤の体内薬物動態のパターンによるところが大きい．

維持透析患者においては，その薬剤の透析性を考慮し，投与時期を含めた検討が必要である．

注意すべき個々の薬物の情報は，「薬剤性腎障害診療ガイドライン 2016」（https://cdn.jsn.or.jp/academicinfo/report/CKD-guideline 2016.pdf）の中で「薬剤性腎障害原因薬物一覧表」，「腎機能低下時の主な薬剤投与量一覧」として示されているので，参照されたい．

### 表 6-6　Child-Pugh 分類

| 項目 ＼ ポイント | 1 点 | 2 点 | 3 点 |
|---|---|---|---|
| 肝性脳症 | なし | 軽度<br>（I・II） | 昏睡<br>（III 以上） |
| 腹水 | なし | 軽度 | 中程度以上 |
| 血清ビリルビン<br>（mg/dL）<br>（胆汁うっ滞） | <2.0<br>（<4.0） | 2.0〜3.0<br>（4.0〜10.0） | >3.0<br>（>10.0） |
| 血清アルブミン<br>（g/dL） | >3.5 | 2.8〜3.5 | <2.8 |
| プロトロンビン<br>活性値（%）<br>（INR） | >7.0<br>（<1.7） | 40〜70<br>（1.7〜2.3） | <4.0<br>（>2.3） |

grade A：5〜6 点，grade B：7〜9 点，grade C：10〜15 点．
（日本肝臓学会「表 2　Child-Pugh 分類」『慢性肝炎・肝硬変の診療ガイド 2016』，p.68，2016，文光堂

### （vi）　肝機能障害患者

肝機能障害は薬物の代謝能や胆汁への排泄能ばかりでなく，消化管からの吸収や体内薬物動態を変化させる．また，肝機能障害が腎機能障害を誘発したり，肝性脳症を起こしたりと，薬物の効果や安全性に影響を与える場合もある．よって，腎障害患者同様に肝障害患者でも薬剤投与量の調整が必要となってくる．しかし，薬剤投与量調整に有用な肝臓の残存機能を示す指標は存在しない．そのため，肝障害患者を対象とした個別の薬剤毎のエビデンスを得るための臨床試験が現在では精力的に実施されているが，その際には，**チャイルド・ピュー（Child-Pugh）分類**（**表 6-6**）を用いて被験者の肝障害の程度を表すのが一般的である．

### （vii）　遺伝子多型

肝機能全般が低下している肝不全患者以外にも，先天的に特定の薬物代謝酵素の活性が極端に低い集団（poor metabolizer；PM）が存在することが知られている．PM では，その酵素が主な代謝経路を担っている薬物の動態に影響がおよぶ．このように，遺伝的に通常とは異なる形質をもつ個体が人口の 1% 以上を占める場合，**遺伝子多型**として扱われる．薬物動態に関係する既知の遺伝子多型の情報は，それぞれの医薬品添付文書に記載されている．日本国内ではシトクロム P450 の分子種である CYP2C19 の PM は約 10〜20% の割合で存在し，プロトンポンプ阻害剤ランソプラゾ

> **6.3 節のまとめ**
> - 適正な薬物療法が実践されるためには，医師のみならず薬剤師も重要な役割を担っている．
> - 薬剤師は薬の専門家であり，科学的根拠に基づいた薬物療法に有用な情報を，医師をはじめとした各種医療従事者に対して，客観的に公正に提供せねばならない．
> - そのためには，医薬品情報のみならず，患者の特性や背景を踏まえた患者情報も重要となる．

# 6.4 チーム医療への参画

## 6.4.1 医療機関におけるチーム医療

近年，医療は高度化・多様化し，患者の治療にはさまざまな職種が関与するようになった．質の高い医療を提供するためには，複数の職種が患者情報を共有し連携する**チーム医療**が不可欠である．

2009 年 9 月に厚生労働省で「チーム医療推進協議会」が発足し，チーム医療は推進され普及した．ここでは「一人ひとりの患者に対してメディカルスタッフがそれぞれの職種を尊重し，さらに専門性を高めて，それを発揮しながら患者が満足できる最良の医療を提供する」ことをチーム医療としている．

従来のチーム医療は，診断し治療方針を決定する医師を中心に，薬剤師，看護師などの専門職が補佐的に関与するようなイメージであった．しかし，現在は患者とその家族を中心に，さまざまな医療従事者が目的と情報を共有し，各々の高い専門性を発揮しながら業務を分担しつつも互いに連携・補完し合い，最良の医療を提供することがチーム医療であり，実践されている（図 6-12）．

病棟業務においてはすでにチーム医療は成り立っており，そのほか，感染対策，緩和ケア，栄養サポート，褥瘡（じょくそう）対策などの専門に特化したチーム医療も多くの医療機関で実践されている．

### a. チーム医療に関わる職種

先に述べたように，病院などの医療機関ではさまざまな職種が勤務し，患者を中心としたチーム医療を実践している．よりよいチーム医療を実践するためには，それぞれの職種が互いの職種を尊重したうえで，その専門性を十分に発揮し，医療従事者間で連携・補完を図ることが重要である．

また，チーム医療の質を向上させるためには，大学での教育も重要である．専門職種としての知識や技術に関する教育だけでなく，チームの一員として他職種を理解することや，医療現場でのチーム医療の実践的学習を行うなど，学部の枠を超えたチーム医療を参加型で学習する体系的なカリキュラムを実践している大学も多い．

チーム医療に関わる具体的な職種は，医師，歯科医師，薬剤師，看護師，助産師，管理栄養士，臨床検査技師，診療放射線技師，臨床工学技士，理学療法士，作業療法士，言語聴覚士，視能訓練士，臨床心理士，医療ソーシャルワーカーなどである．

### b. チーム医療における薬剤師の役割

薬剤師は，医薬品情報とともに，薬理学，薬物動態学や薬剤学などの薬学の基礎知識をもっている．ゆえに，チーム医療において薬剤師は薬学の基礎知識を駆使して薬物治療を科学的に捉え，医師や看護師とは異なる視点から薬物治療に関与している．

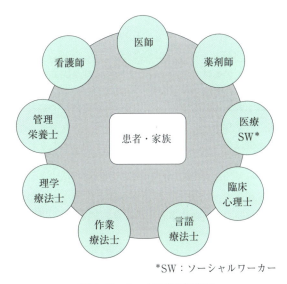

*SW：ソーシャルワーカー

図 6-12 チーム医療の構成例

病棟を担当する薬剤師は，その診療科における疾患の薬物療法に関して精通していることはもちろんのこと，それらの疾患について詳細を学ぶことも重要である．そのうえで，患者個々の状態を把握し，使用薬剤の有効性と副作用のモニタリングに基づく処方提案や処方設計を行い，医薬品の適正使用の推進と患者のQOLの向上に寄与する．また，診療科のカンファレンスへの参画は患者情報を把握し，治療方針を理解するためには重要である．

以下に診療科に関係なく横断的に行われる主なチーム医療と薬剤師の役割について記述する．病院の規模などによりチームの構成員は異なるものの，いずれのチームにおいても薬剤師が参画することで，医療の質の向上に寄与している．

## （i） 感染制御チーム（infection control team；ICT）

病院内で病原微生物に接触して惹起された感染を病院感染（院内感染）という．また，医療従事者が針刺し事故などによりB型肝炎ウイルス（HBV），C型肝炎ウイルス（HCV）やヒト免疫不全ウイルス（HIV）などに感染し発症した場合もこれに含まれる．

そこで，病院内で起こるさまざまな感染症に対する対応を行うために，医師，薬剤師，看護師，臨床検査技師，事務職員などで構成されるICTによる活動が行われている．ICTにおける薬剤師は，病院内における抗菌薬の使用状況を把握し，患者の状態や菌培養の結果などから使用薬剤の薬効評価を行い，適正な薬剤選択に関与している．また，病院内の消毒薬の選択と評価を行い，衛生管理にも関与している．

## （ii） 緩和ケアチーム（palliative care team；PCT）

緩和ケアとは，生命を脅かす疾患に伴う問題に直面する患者と家族の生活の質（quality of life；QOL）を改善するための方策で，疼痛および身体的，心理社会的，スピリチュアルな問題の早期かつ確実な診断・早期治療によって，苦痛の予防と軽減を図ることを目標とする（WHOの定義）．

PCTは患者やその家族のQOLを向上させるために，緩和ケアに関する専門的な臨床知識・技術により，病院内の医療従事者への教育・支援および患者・家族への直接ケアを行う．PCTには，医師，看護師，薬剤師のほかに，医療ソーシャルワーカー，臨床心理士，理学療法士，作業療法士，言語聴覚士，管理栄養士，そのほか，患者・家族のQOL向上に資する職種

で構成されている．チーム内において薬剤師は薬物療法の専門家として，患者の症状に合わせた使用薬剤の選択，薬剤の有効性の評価，副作用モニタリングと対策，併用禁忌薬剤の確認など，薬学的視点からアセスメントし治療計画を立案している．

## （iii） 褥瘡対策チーム（pressure ulcer care team；PUT）

褥瘡とは床ずれともよばれ，活動性が低下したり，安静状態が長期に渡り続いた際に発生する皮膚の潰瘍である．患者自身で寝返りが打てないために，圧迫を受ける臀部やかかとにできやすい．また，褥瘡は皮膚組織が壊死することが原因であり，悪化すると治りにくいため，PUTでは予防と早期発見に努め，適切な褥瘡管理を行なっている．

PUTは医師，薬剤師，看護師，管理栄養士，医療ソーシャルワーカー，臨床検査技師，作業療法士などで構成されている．PUTにおける薬剤師は，創面の水分量などの状態を把握・評価し，使用する外用剤や創傷被覆材の特性を活かした処方提案を行なっている．また，医療従事者や患者・家族に薬剤の適切な管理と使用方法を指導する役割を担っている．

## （iv） 栄養サポートチーム（nutrition support team；NST）

栄養状態の悪化は，術後感染症や合併症などを起こすことがあるため，NSTは入院患者に対して適切な栄養管理を行い，全身状態の改善や合併症の予防を行なっている．

NSTは医師，看護師，管理栄養士，薬剤師，臨床検査技師，地域医療連携室事務員などで構成されている．NSTにおいて薬剤師は，院内ラウンドで患者の状態（食事摂取状況や嚥下状況の確認，皮膚の乾燥や褥瘡の有無の確認など）を把握し，適切な栄養療法（経口・経腸・静脈栄養）を提案するだけでなく，静脈・経腸栄養療法に関する処方設計を行う．また，栄養剤と使用薬剤との相互作用などの確認を行い，薬学的視点から患者の栄養プランニングに関与している．

## c. 薬剤師の専門資格

専門性の高いチーム医療において薬剤師業務の質の向上を図るために，日本病院薬剤師会や各学会でさまざまな薬剤師の専門資格ができている．筆記試験のほかに，経験年数と実際に携わった症例の提示が必要な資格が多く，より専門的な知識と経験が要求されている（表6–7）．また，薬剤師も取得可能な専門資格も

表 6-7　主な薬剤師の専門資格

| | |
|---|---|
| ・がん専門薬剤師 | ・がん薬物療法認定薬剤師 |
| ・外来がん治療認定薬剤師 | ・緩和薬物療法認定薬剤師 |
| ・感染制御専門薬剤師 | ・感染制御認定薬剤師 |
| ・抗菌化学療法認定薬剤師 | ・HIV 感染症専門薬剤師 |
| ・HIV 感染症薬物療法認定薬剤師 | ・日本褥瘡学会認定薬剤師 |
| ・精神科専門薬剤師 | ・精神科薬物療法認定薬剤師 |
| ・薬物療法認定薬剤師 | ・小児薬物療法認定薬剤師 |
| ・妊婦・授乳婦専門薬剤師 医薬品情報専門薬剤師 | ・妊婦・授乳婦薬物療法認定薬剤師 |
| ・腎臓病薬物療法認定薬剤師 | ・救急認定薬剤師 |

表 6-8　薬剤師も取得可能な主な専門資格の一例

| |
|---|
| ・糖尿病療養指導士 |
| ・栄養サポートチーム専門療法士 |
| ・日本臨床薬理学会認定 CRC |
| ・サプリメントアドバイザー |

あり，糖尿病療養指導士や栄養サポートチーム専門療法士などは多くの薬剤師が資格を取得し，活躍している（表 6-8）.

## 6.4.2　地域におけるチーム医療

チーム医療は医療機関内に限らず，地域においても実践されている.

超高齢化社会の到来により，医師の訪問を受けながら自宅で継続的な療養が可能な在宅医療はニーズが高い．また，在宅医療は高齢者だけでなく，神経難病患者や外傷後遺症患者，終末期の悪性疾患患者も対象であり，在宅医療において質の高い医療を提供するためには，保険薬局と医療機関が連携して薬物治療に関与する必要がある．さらに，在宅医療では患者の自宅のみならず，介護施設での薬剤管理に対するニーズも高まっており，保険薬局薬剤師が介護施設と連携しているケースも増えている.

地域における病院薬剤師と保険薬局薬剤師の薬薬連携は非常に重要である．薬薬連携では，退院時薬剤情報提供書やお薬手帳を利用した情報共有が実践されており，禁忌薬や相互作用，サプリメントの摂取などの患者情報を共有することで，適正かつ安全な薬物療法が提供されている．また，病院から在宅医療に移行する患者には，患者や家族，担当医師，看護師，薬剤師，社会福祉士などの病院側のスタッフと在宅医療に関わる医師，訪問看護師，保険薬局薬剤師，ケアマネージャーなどが退院前に集まり，治療経過や現在の病状，今後の治療方針やケア内容などについて話し合う

退院時共同指導が開始されている．在宅医療に関わる医療従事者が事前に患者情報を共有することで退院後の環境調整が可能であり，患者はスムーズな在宅療養生活に移行できる.

### a.　地域における薬剤師の役割

地域におけるチーム医療において薬剤師は，地域連携クリティカルパスや在宅医療などに関与している.

### （ⅰ）　地域連携クリティカルパス

クリティカルパスとは，医療チームが，特定の疾患，手術，検査ごとに，共同で実践する治療・検査・看護・処置・指導などを，時間軸に沿ってまとめた治療計画書のことで，多くの医療機関で導入されている．地域連携クリティカルパスとは，急性期病院から回復期病院を経て自宅に戻るまでの一連の治療計画のことである．患者や関係する病院や保険薬局などの医療機関がクリティカルパスを共有することで，効率的かつ質の高い医療の提供に繋がる．地域連携クリティカルパスにおいて，病院薬剤師と保険薬局薬剤師の薬薬連携は必須である．また，慢性期の外来診療における薬物療法において，保険薬局薬剤師の存在は不可欠であり，患者の使用薬剤の一元管理により重複投与や薬物間相互作用を回避しているだけでなく，患者の服薬状況を把握し，服薬アドヒアランスの向上を支援している.

### （ⅱ）　在宅医療

在宅医療は，さまざまな職種が連携し，患者の望む医療を提供する形で進められている．現在は，在宅医療を支える地域ネットワークが整備され，多くの患者が利用している．在宅医療において薬剤師は，緩和ケアや褥瘡ケアへの関与は大きく，医薬品の適正使用と患者の QOL の向上に寄与している.

在宅緩和ケアにおいては，オピオイド鎮痛薬を使用することが多く，使用薬剤の安全かつ適正使用に薬剤師の関与は不可欠である．また，褥瘡は適正な薬剤選択により速やかに改善するため，薬剤の適正使用が必須である．在宅での褥瘡ケアに関わる薬剤師の役割は，医療機関の PUT における薬剤師の役割と同じであるが，患者の生活習慣を把握し，処置に関わる介護スタッフや家族への薬剤の使用方法などの指導だけでなく，褥瘡のケアにかかる費用なども考慮し，最適な治療法を医師に提案していく必要がある．さらに，褥瘡は栄養状態に影響することから，栄養サポートも重要であり，適宜適切な栄養療法を提案していく必要が

302  6. 薬 学 臨 床

ある.

### 例題 6-1 チーム医療

チーム医療に関する記述で, カッコに入る語句はどれか?

チーム医療とは「多種多様な医療スタッフが,（ ）を前提に目的と情報を共有し, 業務を分担しつつも互いに連携・補完し合い, 患者の状況に適した医療を提供すること」と一般的に理解されている.
1. 業務負担の軽減
2. 医師への依存
3. 人件費の削減
4. 各々の高い専門性
5. 医行為の規制緩和
（薬剤師国家試験第 97 回問 82）

解答　4

チーム医療とは, 患者とその家族を中心に, さまざまな医療従事者が目的と情報を共有し, 各々の高い専門性を発揮しながら業務を分担しつつも互いに連携・補完し合い, 最良の医療を提供することである.

## 6.4 節のまとめ

- チーム医療とは, 多種多様な医療スタッフが各々の高い専門性を活かし, 患者に質の高い医療を提供することである.
- チーム医療における薬剤師の役割は, 科学的に薬物治療を考え, 他職種とは違った視点から薬物治療にアプローチすることである.

# 6.5 地域の保健・医療・福祉への参画

## 6.5.1 在宅（訪問）医療・福祉への参画

### a. 在宅医療・介護の目的, 仕組み, 支援

高齢者は病気になって入院すると自宅に戻るのが難しく病院や老人保健施設などで最期を迎える人が多い. その主な理由は自宅での看護や介護が難しいからである. 2000 年の介護保険施行により多様な事業者によるサービスが介護保険を利用して受けられるようになり, 住み慣れた自宅に戻れるようになってきた. 厚生労働省は団塊の世代が 75 歳以上となる 2025 年を目途に, 重度な要介護状態となっても住み慣れた地域で自分らしい暮らしを人生の最後まで続けることができるような住まい・医療・介護・予防・生活支援が一体的に提供される地域包括ケアシステムの構築を推進している. 地域に暮らす高齢者を中心に置き, 病気になったら医療を受け, 介護が必要となったら在宅系サービスや施設・居住系サービスが受けられる. また, 自宅にいながら生活支援や介護予防として老人クラブなどの団体からの支援を受けつつ暮らす事ができる. この範囲はおおむね 30 分以内に必要なサービスが提供できる中学校区を単位として想定されている（図6-13）.

図 6-14 では, 地域包括ケアシステムの構造を植木の植物に例え, 生活の基盤となる「住まい」を植木鉢,「生活支援」を土に捉えて専門的なサービスである「医療」・「介護」・「予防」をその植木鉢で育つ植物の葉で表している. つまり高齢者のプライバシーと尊厳が保たれた「住まい」が提供され, 日常生活を送るための「生活支援」がなければ専門的なサービスは成り立たないことを示している.

### b. 在宅医療・介護を受ける患者の特色と背景

高齢者は加齢によって若年者とは異なる生理的な特徴が現れる. 高齢者の生理的な特徴の主なものは次の通りである.
① 脱水症になりやすい
② 低栄養になりやすい
③ 認知機能が低下しやすい
④ 慢性疾患をもっている
⑤ 便秘になりやすい
⑥ 廃用症候群になりやすい

これらにより本人の ADL や QOL の低下を引き起こすと同時に介護者の負担が増加する.

### c. 在宅医療・介護に関わる薬剤師の役割とその重要性

地域包括ケアシステムでは介護や介護予防といった

6.5 地域の保健・医療・福祉への参画　303

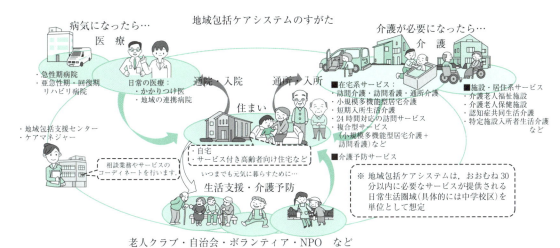

- 団塊の世代が 75 歳以上となる 2025 年を目途に，重度な要介護状態となっても住み慣れた地域で自分らしい暮らしを人生の最後まで続けることができるよう，住まい・医療・介護・予防・生活支援が一体的に提供されれる地域包括ケアシステムの構築を実現していきます．
- 今後，認知症高齢者の増加が見込まれることから，認知症高齢者の地域での生活を支えるためにも，地域包括ケアシステムの構築が重要です．
- 人口が横ばいで 75 歳以上人口が急増する大都市部，75 歳以上人口の増加は緩やかだが人口は減少する町村部等，高齢化の進展状況には大きな地域差が生じています．
地域包括ケアシステムは，保険者である市町村や都道府県が，地域の自主性や主体性に基づき，地域に特性に応じて作り上げていくことが必要です．

図 6-13　地域包括ケアシステム

（厚生労働省ホームページ http://www.mhlw.go.jp/stf/sei-sakunitsuite/bunya/hukushi_kaigo/kaigo_kourei-sha/chiiki-houkatsu/ より転載）

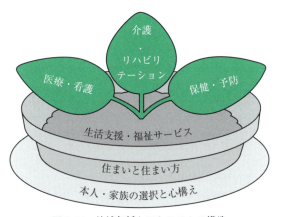

図 6-14　地域包括ケアシステムの構造
（厚生労働省ホームページ http://www.mhlw.go.jp/stf/sei-sakunitsuite/bunya/hukushi_kaigo/kaigo_kourei-sha/chiiki-houkatsu/ より転載）

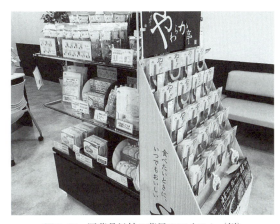

図 6-15　医薬品以外の薬局のアイテム（例）

の供給にも幅を広げることが重要である（図 6-15）．

多職種によるサービスが一体的に受けられるシステムであるため，薬剤師は入院中の調剤や退院後の在宅医療での役割を果たすことは当然であるが，調剤や服薬支援といった枠から飛び出して病気の予防や介護予防，高齢者向けの食事指導やそのためのアイテムなど

### d．在宅医療・介護に関する薬剤師の管理業務

在宅医療での薬剤師の管理業務は在宅患者訪問薬剤管理指導（医療保険）または居宅療養管理指導（介護保険）として調剤報酬・介護報酬を算定することができる．主な管理業務としては，

**304　6.　薬 学 臨 床**

・薬剤の保管状況
・薬剤の重複
・薬剤の飲み忘れ
・薬剤が飲みにくい
・処方内容と食習慣の不一致
・副作用の発症
・服用薬剤の理解不足

などへの取り組みが上げられる．薬剤師が関与することで実際に効果が報告されている．

#### e.　地域における介護サービスや介護支援専門員などの活動と薬剤師との関わり

　薬剤師の多職種連携として介護支援専門員（ケアマネージャー）などとの連携も重要である．薬剤師から介護支援専門員への連絡としては以下の様な事項が挙げられる．

・介護職訪問時の服薬介助，スケジュール調整依頼
・介護職訪問時の体調チェック依頼
・薬剤訪問指導内容の共有
・入院時における服薬情報の提供

また，介護支援専門員から薬剤師への連絡としては，

・ケアプランの情報共有
・利用者情報の提供

などがある．このような情報を共有することで在宅患者の QOL を上げることができる．最近では患者宅に置いていた連絡ノートが電子連絡ノートになり，患者宅に行かなくても情報共有ができるようになってきている．

#### f.　在宅患者の病状（症状，疾患と重症度，栄養状態など）とその変化，生活環境などの情報収集と報告

　医師や看護師だけでなく多くの薬剤師や介護職が在宅患者に関わることにより，病状の変化や生活環境などの変化などさまざまな情報を収集し，報告ができることで，患者の病状の変化にいち早く対応することができる．特に薬剤師の訪問時は服薬アドヒアランスや残薬の確認により，症状の変化や副作用の発生などを服用薬から関連付けることができる．栄養状態についても家族やヘルパーからの聞き取りにより褥瘡などの変化に注意することができる．そのほか居室やベッドサイドの環境などの情報収集をすることにより，認知症の進行や家族との関係も推測することができる．これらの情報を医師などに報告することでさまざまな面からサポートすることが可能になる．

### 6.5.2　地域保健（公衆衛生，学校薬剤師，啓発活動）への参画

#### a.　地域保健における薬剤師の役割と代表的な活動

　薬剤師が関わる地域保健の業務は幅広く，地域住民個々から地域全体にまでにおよぶ．地域住民個々への薬剤師の役割としては，血糖値などを測定する検体測定室の設置による糖尿病予備群への受診勧奨や結核患者の服薬を直接確認する DOTS（直接服薬確認療法，directly observed treatment short-course），食事療法や運動療法の指導などがある．また，地域全体に対しては毎年 10 月に実施される「薬と健康の週間」で街頭でのお薬相談や地域住民を対象としての講演会などがある．薬剤師の活動の幅は広く，そのため「街の科学者」ともいわれている．

#### b.　公衆衛生に求められる具体的な感染防止対策

　近年ではインフルエンザウイルスや MRSA（メチシリン耐性黄色ブドウ球菌）などの感染が大きな課題となっている．これらは免疫力の低下した人や乳幼児，高齢者などが多く発症するため，感染防止対策を適切かつ安全に実施する必要がある．MRSA などの感染は病院などの医療機関に発生するものと思われていたが，現在では病院内だけでなく，在宅療養や介護など地域住民の生活環境の中でも発生する可能性がある．病院では薬剤師が中心となり感染対策チームが結成され，感染症の発生状況を監視し，分析・評価が行われ，感染症の発生を早期に発見して防止対策を整えている．薬局薬剤師も在宅医療が普及したため，医師，訪問看護師，介護職などとチームを結成して感染防止に努める必要がある．そのために薬剤師は消毒薬や抗菌薬などの適正使用にも貢献しなければならない．

#### c.　学校薬剤師の業務

　学校薬剤師は学校保健安全法により「大学以外の学校には，学校歯科医及び学校薬剤師を置くものとする」と規定され，幼稚園・小学校・中学校・高等学校・高等専門学校・盲学校・聾学校・養護学校に至るまで，大学を除く国立・公立・私立の学校すべてに，委任委嘱されている．またその業務については学校環境衛生基準に記されており以下の通りである．

① 教室等の環境に係る学校環境衛生基準
　・換気及び保温等
　・採光及び照明
　・騒音

② 飲料水等の水質及び施設・設備に係る学校環境衛生基準
　・水質
　・施設・設備
③ 学校の清潔，ネズミ，衛生害虫等及び教室等の備品の管理に係る学校環境衛生基準
　・学校の清潔
　・ネズミ，衛生害虫等
　・教室等の備品の管理
④ 水泳プールに係る学校環境衛生基準
　・水質
　・施設・設備の衛生状態
⑤ 日常における衛生管理に係る学校環境衛生基準
　・教室等の環境
　・飲料水等の水質及び施設・設備
　・学校の清潔及びネズミ，衛生害虫等
　・水泳プールの管理

このように学校薬剤師は学校の公衆衛生のほとんどを担っている．しかし，これ以外にもくすり教室，薬物乱用防止教室，禁酒・禁煙教室やドーピング防止などさまざまな業務を実施している．

## 6.5.3　プライマリケア，セルフメディケーションの実践

### a.　プライマリケア

#### （ⅰ）　プライマリケアとは

プライマリケアとは，直訳すると，身近な医師（かかりつけ医師など）から受ける初期の診療を意味することになるが，チーム医療が進展している現在では，国民の健康の維持・増進にかかわる医療・保健・福祉関係職種が行う活動をすべて含んでいると解釈するべきである．薬局薬剤師が行うプライマリケアとしては，セルフメディケーションの支援などがある．

#### （ⅱ）　プライマリケアへの薬剤師の関わり

従来から，薬局は国民の健康相談の場として利用される側面があり，薬剤師のもつ薬学知識は，身近な街の科学者としてプライマリケアへの活用が期待されるところである．しかしながら最近では，経営効率のよい保険調剤を専門に取り扱う，いわゆる「調剤薬局」が激増する一方，基礎薬学の応用などにより，薬剤師ならではの視点で国民のさまざまな生活上の問題解決ができる薬剤師が減っているように感じている．国民医療費が年々増加していることもあり，薬局・薬剤師のさらなる活用による医療費抑制策を検討するなど，かかりつけ薬局やかかりつけ薬剤師の活躍に期待した

いところである．厚生労働省が策定した「患者のための薬局ビジョン～「門前」から「かかりつけ」，そして「地域」へ～」（平成27年10月23日）では，かかりつけ薬剤師の役割として「要指導医薬品等や健康食品の購入目的で来局した利用者からの相談はもとより，地域住民からの健康に関する相談に適切に対応し，そのやり取りを通じて，必要に応じ医療機関への受診や健診の受診勧奨を行うことや，地域の社会資源等に関する情報を十分把握し，地域包括支援センターや居宅介護支援事業所，訪問看護ステーションなどの地域包括ケアの一翼を担う多職種と連携体制を構築していることが重要である」とされている．特にセルフメディケーションの支援や医療機関などへの受診勧奨は，薬剤師の行うプライマリケアにおいて重要な位置を占める．

### b.　セルフメディケーション

#### （ⅰ）　セルフメディケーションとは

セルフメディケーションについては，WHO（World Health Organization，世界保健機関）の定義では，「セルフメディケーションとは，自分自身の健康に責任をもち，軽度な身体の不調（minor ailments）は自分で手当てすること」とされている．また，日本薬剤師会一般用医薬品委員会では，セルフメディケーションとは，「自己の健康管理のため，医薬品等を自分の意思で使用することである．薬剤師は生活者に対し，医薬品等について情報を提供し，アドバイスする役割を担う」としている．ここでいうセルフメディケーションに用いる医薬品とは，医師の診察により処方される医療用医薬品ではなく，街の薬局で購入することができる「OTC医薬品（over the counter drug：薬局のカウンター越しに購入する医薬品）」を活用することを指している．また，OTC医薬品以外にも健康食品や保健機能食品などを用いた疾病の悪化防止や予防などもセルフメディケーションに含まれる．

しかし，一般の方が自己判断でセルフメディケーションを行うことは，ある程度のリスクを伴う．薬の使い方を間違ってしまう場合や薬物乱用につながる恐れもある．そのため，日本では薬の専門家である薬剤師や登録販売者（一部の一般用医薬品を販売できる資格者）に相談した上でOTC医薬品を購入する仕組みになっている．OTC医薬品の添付文書では，注意すべき事項として，「してはいけないこと」や「相談すること」が記載されているが，特に「相談すること」では，あまり具体的な記述はなく，医師や薬剤師，登録

販売者に相談することと記されている．そのため薬局薬剤師には，セルフメディケーションの支援のために顧客に的確なアドバイスをする能力が求められている．また，OTC医薬品で対応できないような場合は，かかりつけ医や専門医への受診勧奨をすることが大切である．このような，薬剤師が顧客の訴えから状況を評価して適切な商品を決定，あるいは受診勧奨，もしくは生活指導（養生法）のみ行う，などに振り分けて顧客に提案する一連の流れのことをトリアージ業務（triage：選別（フランス語））とよぶことがある．

なお，薬剤師法第1条では，「薬剤師は，調剤，医薬品の供給その他薬事衛生をつかさどることによって，公衆衛生の向上及び増進に寄与し，もって国民の健康な生活を確保するものとする」と規定されており，セルフメディケーションの支援は薬剤師の重要な任務のひとつである．

### （ii） OTC医薬品

**(1) OTC医薬品とは**　　OTC医薬品とは，いわゆる医師の処方箋なしで，薬局などで買える医薬品のことであるが，薬剤師や登録販売者と相談のうえで症状にあった薬を購入するという意味をもっている．OTC医薬品には，薬剤師による対面販売が必須である要指導医薬品と，インターネットや郵送，宅配便などでも販売が可能な一般用医薬品があるが，一般用医薬品は，さらにリスクによる分類がなされており，このリスク区分により販売方法や陳列方法などが異なっている．一般用医薬品のリスク区分は，副作用などのリスクの程度に応じて，第1〜3類の三つのグループに区分されているが，第2類医薬品の中には，指定第2類医薬品（第2類医薬品のうち，特に注意を要する成分を含む医薬品として，厚生労働大臣が指定したもの）という分類も存在する．なお，一般用医薬品の商品ごとのリスク分類はしばしば変更されている（第1類医薬品から指定第2類医薬品への指定変更など）．また，第2類医薬品（指定第2類医薬品を含む）と第3類医薬品は，「登録販売者（各都道府県の実施する試験に合格し，一般用医薬品の販売を行うための資質が確保されたと認められ，登録を受けた者）」の資格をもっていれば販売することが可能である．OTC医薬品の分類と販売のルールを表6-10に示す．

**(2) OTC医薬品販売時の注意点**　　OTC医薬品は，医療用医薬品よりも作用が弱いので安全だと思っている人も少なくはないが，決してそのようなことはない．最近ではスイッチOTC医薬品といって，医療用医薬品としてすでに使用している有効成分が，OTC

医薬品の有効成分としても，使用されるようになったものが増えてきている（スイッチOTC医薬品：医療用医薬品からOTC医薬品に転用（スイッチ）したことを意味している）．OTC医薬品販売時に特に注意をすべき人の例としては次のようなものが挙げられる．① 副作用を起こした経験ある方やアレルギー体質の方（特にアスピリン喘息に注意），② 妊婦，授乳婦（OTC医薬品を販売せず，医療機関への受診勧奨が基本となる），③ 高齢者（肝臓や腎臓の機能が低下しているので，薬の作用が強く現れることがある），④ 運転や危険な作業を伴う職業の方（眠気や視力調整障害が出ると危険）．また，特に注意すべき疾患としては，前立腺肥大症，排尿困難，緑内障がある．多くの風邪薬や鼻炎薬，胃腸薬，乗り物酔いの薬などには，抗ヒスタミン成分や抗コリン成分が含まれているため，このような疾患の方が服用すると，おしっこが出なくなったり（尿閉），眼圧が上昇して病気が悪化したりする可能性がある．注意すべき副作用としては，抗ヒスタミン薬による眠気や抗コリン薬による便秘，口渇，甘草やグリチルリチンを含む商品では，偽アルドステロン症（症状：尿量が減少する，手足がむくむ，まぶたが重くなる，手がこわばる，血圧が高くなる，頭痛など）をおこすことがあるため，高血圧の方や代謝・排泄機能が衰えている高齢者，心臓病，肝機能障害，むくみのある人には注意が必要である．また，かぜ薬，小柴胡湯などでは，間質性肺炎（肺胞の壁に炎症が起こる病気）を起こすことがある．なお，重篤な副作用が発生してしまった場合には，OTC医薬品でも医薬品副作用被害救済制度（医薬品を適正に使用したにもかかわらず，その副作用により入院治療が必要になるほど重篤な健康被害が生じた場合に，医療費や年金などの給付を行う公的な制度）の給付対象になることがある．

**(3) 受診勧奨**　　セルフメディケーションは，軽度な身体の不調に対して行うものであり，OTC医薬品使用による対応には限界がある．例えば，胃薬を求めて薬局を訪れた顧客がいた場合で，胃の痛みが激しい時は，胃潰瘍や十二指腸潰瘍の可能性があり，便の色が真っ黒（タール便）の時には，胃や十二指腸から出血している可能性があるので，適切な医療機関（消化器内科など）の受診を勧めるもの薬剤師の重要な役割である．

6.5 地域の保健・医療・福祉への参画 **307**

表 6-10 OTC 医薬品の分類と販売のルール

| 分類 | 要指導医薬品 | 一般用医薬品 | | | |
|---|---|---|---|---|---|
| | | 第 I 類医薬品 | 第 2 類医薬品 | | 第 3 類医薬品 |
| | | | 指定第 2 類医薬品 | | |
| 簡単な定義 | OTC 医薬品の中で, 薬剤師の対面による情報提供, 指導が必要なもの | 一般用医薬品の中で安全性上, 特に注意が必要なもの | 第 2 類医薬品の中で, 特別に注意が必要なもの | 一般用医薬品の中で, 副作用等のリスクが比較的高いもの | 一般用医薬品の中で, 副作用等のリスクが比較的低いもの |
| 販売方法 | 薬剤師による対面販売 | インターネットや郵送, 宅配便等で販売が可能 | | | |
| 対応者 | 薬剤師 | | 薬剤師/登録販売者 | | |
| 情報提供 | 義務<br>(書面, タブレット端末などを用いた情報提供) | | 努力義務<br>(必要に応じて情報提供) | | 義務なし |
| | 相談応需義務 | | | | |
| 陳列場所 | 要指導医薬品又は第 1 類医薬品を陳列した設備から 1.2 m 以内に消費者が進入できない措置を施した場所に陳列する<br>(ただし, かぎをかけた陳列設備か消費者が直接手の触れない設備に陳列している場合は不要) | | 情報提供の場所から 7 m 以内の範囲に陳列する (ただし, かぎをかけた陳列設備か陳列設備から 1.2 m 以内に消費者が進入できない措置をとっている場合は不要) | 指定なし | |
| 販売制限 | ・使用者以外への販売・授与の禁止<br>・常備目的での販売禁止<br>・原則 1 人 1 包装単位 (1 箱, 1 びんなど) を販売 | | | | |
| | 「濫用等の恐れのある医薬品」を販売する場合<br>・原則 1 人 1 包装単位 (1 箱, 1 びんなど) を販売<br>・販売時の確認項目<br>　①購入者が若年者 (中学生, 高校生など) の場合は氏名・年齢<br>　②ほかの薬局などにおける当該医薬品及び他の濫用などのおそれのある医薬品の購入状況<br>　③販売数量制限を超えて購入する場合は, その理由<br>　④その他, 適正な使用を目的とする購入であることを確認するために必要な事項 | | | | |
| 販売前の確認<br>(事前確認) | 義務 | | 努力義務 | | 義務なし |
| 販売者等の情報伝達 | 義務 | | | | |
| 記録 | 販売記録の作成・保存 (2 年間) 義務 | | 販売記録の作成・保存　努力義務 | | |

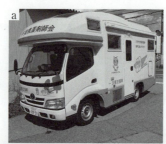
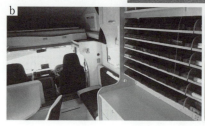 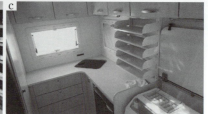

図6-16　a モバイルファーマシー外観，b モバイルファーマシーの内部①，c モバイルファーマシーの内部②

## 6.5.4　災害時医療と薬剤師
### a. 災害支援
#### （ⅰ）災害とは
「災害対策基本法第2条」において，**災害**とは「暴風，豪雨，豪雪，洪水，高潮，地震，津波，噴火その他の異常な自然現象又は大規模な火事若しくは爆発その他その及ぼす被害の程度においてこれらに類する政令で定める原因により生ずる被害をいう」と定義されている．特に日本国内においては，諸外国に比べて地震災害が多いのが特徴である．

#### （ⅱ）DMATとは
**DMAT**とは，**Disaster Medical Assistance Team**（災害医療援助チーム）の頭文字をとったものであり，災害の急性期（おおむね48時間以内）に活動できる機動性をもった，専門的な訓練を受けた医療チームのことである．

### b. 薬剤師による災害支援
#### （ⅰ）災害時における薬剤師の役割
災害時における薬剤師の役割は，災害発生時の緊急医療チームに薬の専門家として参加することをはじめ，避難所などにおける衛生管理，軽微な疾病に対するOTC医薬品などによるセルフメディケーションへの支援など多岐にわたるが，とりわけ支援物資として供給された医薬品や衛生商品の仕分け作業に多くの時間が費やされてしまっていることが問題となっている．

災害時における薬剤師の救援活動の例としては，下記の①〜④のようなものが挙げられる．
① 災害医療救護活動
② 被災地における医薬品などの安定供給の貢献
③ 避難所などにおける被災者支援
④ そのほかの公衆衛生活動

医療チームにおける薬剤師の業務としては，救護所における医薬品の管理（調達および在庫管理），患者が服用していた医薬品の鑑別，救護所における調剤と服薬指導，避難所の衛生管理，および医師とともに避難所や被災地を巡回し，限られた医薬品の範囲内で処方提案を行うことなどが挙げられる．また，医薬品集積所における医薬品の仕分け（主にOTC医薬品）や，OTC医薬品の管理，お薬相談コーナーを設置し，健康相談やOTC医薬品の配布などを行うことも重要な薬剤師の役割である．

最近では，**モバイルファーマシー**（図6-16）とよばれる移動薬局車両が開発され，徐々に導入されてきている．モバイルファーマシーとは，災害対策医薬品供給車両のことであり，医薬品のほかに分包機，保冷庫などの機器も搭載した薬局機能をもった機動力のある自動車のことである．また，発電機やバッテリー，水タンクなどを搭載しており，ライフラインが寸断された被災地であっても，調剤作業と医薬品の交付を行うことができる．また，車の中には薬剤師が宿泊するための簡易ベッドも搭載している．

#### （ⅱ）被災地での調剤
薬剤師は，原則として，薬局以外の場所で，販売ま

たは授与の目的で調剤してはならないとされているが，災害その他特別の理由により，薬剤師が薬局において調剤することができない場合には例外とされ，薬剤師は災害現場で調剤を行うことができる．また，いくつかの条件を満たした場合は，処方箋が発行されなくても必要最小限の調剤が認められる場合もあり，大規模災害発生時においては，人命が優先される．

なお，被災地では停電している可能性があるため，上皿天秤の使い方や薬包紙の包み方，薬袋への手書き記入の仕方をきちんと習得しておきたい．また，水不足への対応としては，口腔内崩壊錠や口腔内崩壊性フィルム製剤を優先的に調剤することや，小児のシロップ剤はOTC医薬品を使用する（調剤器具やメスアップが不要のため）ことも検討すべきである．このように災害現場においては，薬剤師に臨機応変な対応が求められる．

## 6.5 節のまとめ

- 地域での保健・医療・福祉に積極的に貢献できるようになるために，在宅医療，地域保健，福祉，プライマリケア，セルフメディケーションの仕組みと意義を理解することが重要である．
- 薬剤師が地域の活動に参加することで，地域住民の健康の回復，維持，向上に関わることができる．

## 参考文献

[1] 日本薬剤師会編，"第13改訂調剤指針増補版"，薬事日報，2016.

[2] 堀岡正義，"調剤学総論 改訂12版"，南山堂，2015.

[3] 八野芳巳，難波弘行，"コンパス調剤学 改訂第2版"，南江堂，2015.

[4] 上村直樹，平井みどり監修，"新ビジュアル薬剤師実務シリーズ 上 薬剤師業務の基本［知識・態度］第3版"，羊土社，2017.

[5] 上村直樹，平井みどり監修，"新ビジュアル薬剤師実務シリーズ 下 薬剤師業務の基本［技能］第3版"，羊土社，2017.

[6] チーム医療推進方策検討ワーキンググループ，"チーム医療推進のための基本的な考え方と実践的事例集"，2011.

[7] 日本緩和医療学会専門的・横断的緩和ケア推進委員会 "緩和ケアチーム活動の手引き 第2版"，2013.

[8] 薬学ゼミナール編，"薬剤師国家試験対策参考書［改定第7版］⑨実務 2018年版"，薬学ゼミナール（2017）.

[9] 厚生労働省，"患者のための薬局ビジョン～「門前」から「かかりつけ」，そして「地域」へ～"，2015.

[10] 日本プライマリ・ケア学会連合学会編，"日本プライマリ・ケア学会連合学会 薬剤師研修ハンドブック 基礎編"，南山堂，2014.

[11] 上村直樹，鹿村恵明 監，"薬の選び方を学び実践する OTC薬入門 改訂第4版"，薬ゼミ情報教育センター，2016.

[12] 日本薬剤師会，"薬局・薬剤師の災害対策マニュアル―災害時の救援活動と平時の防災対策に関する指針―"，2007.

# 7. 薬学研究

薬学は，二つの大きな特徴をもつ科学である．第一に，基盤となる基礎の部分が物理・化学・生物の3分野に広くわたっていることである．例えば医学では生物学の延長上にある専門領域がほとんどであるが，薬学の専門領域は物理・化学・生物のいずれか，あるいはそれぞれの複合領域として展開されている．第二に，そのスケールの広さである．薬学ではイオン・分子から個体〜生活環境〜地球環境に至る大きなスケールにわたる専門領域が人の健康の観点から展開されている．この二つは医学・理学・工学など薬学と接点をもっている科学には存在しない重要な特徴である．

本来，薬学は薬剤師がよって立つ科学的基盤である．薬剤師法第1条は薬剤師の任務について「薬剤師は，調剤，医薬品の供給その他薬事衛生をつかさどることによって，公衆衛生の向上及び増進に寄与し，もって国民の健康な生活を確保するものとする」と定めている．すなわち，薬剤師の任務は「薬を使う」，「薬をつくる」，「国民の健康を守る」ことであり，薬学はそのための科学である．

薬剤師は千差万別の人と人の健康に向き合わなければならない．それらを大学であらかじめすべて学ぶことは不可能である．しかしながら，限られた知識と経験であっても，不断に研鑽を積み，自分の科学を鍛え上げることによって，最善の対応が可能になる．そのような研究能力と自己研鑽能力は，研究室を中心として行われる薬学研究において磨くことができる．

薬学（6年制）の教育では，まず薬剤師の活動の背景となる「薬剤師の使命，倫理観，信頼関係，多職種連携，自己研鑽」や「人と社会，法律，社会保障制度，医療経済，地域医療」について学ぶ．その上で薬学の基礎となる英語，数学・統計学などを身につける．上記のように物理・化学・生物は薬学基礎として不可欠なものである．その上で，薬学に特徴的な領域である衛生薬学および医療薬学を学ぶ．前者は栄養学・公衆衛生学・毒性学・環境衛生学の4分野で構成されており，後者は薬理学・薬剤学・病態学・薬物治療学の4分野から構成されている．薬学臨床は薬学を医療の場で実践するための領域である．ここには長期実務実習が含まれ，調剤・薬物療法・チーム医療・地域保健の実践を学ぶ．

そしてこれらの総合力を活かし，「薬を使う」医療現場での対応能力の裏付けとなる研究能力と自己研鑽力を磨く薬学研究に取り組むことになる．「薬をつくる」，「国民の健康を守る」企業研究者・技術者や公務員，さらに大学教員や研究者などの職につくためには薬学研究はきわめて重要な取り組みとなる．

忘れてはならないのは，薬学が送り出すのは，薬剤師および薬学研究者・技術者であり，いずれの場合も薬学という共通の科学に裏打ちされた存在であることである．ある特定の専門をもつことは大事なことであるが，同時に薬学という広く大きな科学を背景としてしっかりもっていることが薬学系人材の特徴であり優越点である．

## 7.1　薬学における研究の位置付け

薬剤師として求められる10の資質とは，「薬剤師としての心構え」「患者・生活者本位の視点」「コミュニケーション能力」「チーム医療への参画」「基礎的な科学力：「薬物療法における実践的能力」「地域の保健・医療における実践的能力」「研究能力」「自己研鑽」「教育能力」をいう．薬学研究の実践は，「研究能力」「自己研鑽」「教育能力」を涵養に欠かせないものである．また，新しい発見とそれを科学的手法によってほかに伝える営みはコミュニケーション能力とプレゼンテーション能力を確実に向上させる．

日本薬剤師会は薬剤師の行動規範を定めている．その中で，薬剤師の研究を重視する観点から「学術発展への寄与」を明記し，「研究や職能の実践を通じて，専門的知識，技術，社会知の創生と進歩に尽くし，薬学の発展に寄与する」としている．また「職能基準に基づく実践」では「科学的原則や社会制度に基づく職能基準に従い，その実践，管理，教育，研究等を行う」としている．これらは時代の変化に適切かつ自主的に対応する薬剤師のあり方を念頭に置いたものであ

る.

薬学を学んだあとには，医療現場の薬剤師，企業研究者・技術者，薬事衛生に貢献する公務員，大学教員など，幅広い活躍の場が存在する．しかしながら，どのような場であれ，薬学を活かして活動しようとすれば，薬学研究によって鍛えられた研究能力と自己研鑽能力は不可欠である．

## 7.2　研　究　の　意　義

卒業研究は，基本的には大学の研究室で行われる．薬学が幅広い専門領域を包含する科学であるために，研究内容もきわめて多様である．しかしながら，自然界の真理や法則性に接近しようとする科学的姿勢は共通している．情報を収集して仮説を構築し，それを実験的あるいは実践的に検証し，仮説を修正・確立し，それを証明していく過程は，誰も知らないことが明らかになっていく過程そのものであり，研究の醍醐味である．これは薬学部のあらゆる研究室で共通に行われていることであり，研究内容には依存しない．

研究室はわが国の学術研究の最前線の場であり，科学的知見を発見し発信することが求められている場である．この社会的責任の重さが実習室で行われる学生実習とは根本的に異なっている．研究の最前線で研究者として実践される薬学研究は，独創的な発想と科学的論理的思考，さらには新しい課題に挑戦する心を養い，薬学出身者としての実力を確実に高めるであろう．

## 7.3　研究に必要な法規範と倫理

研究の実施には，法規範に基づいて実施しなければならないものがある．特に，遺伝子実験，放射性同位元素を用いる実験，ヒトの材料を用いる実験，患者情報を用いる研究などでは，それぞれに関連法規や学内規程が存在するので，自分が行う研究に関係する法令・指針等について確実に認識しておかなければならない．また，研究不正（捏造，剽窃，盗用）はあってはならないことであり，卒研生の研究であるからといって許されるものではない．正義感と誠実性をもち，法規範を遵守し，社会的活動として研究に取り組まなければならない．

## 7.4　研　究　の　実　践

研究課題に関する国内外の研究成果を調査すること

は，その研究課題の科学的位置，新規性・独創性，論理的妥当性を確認するために不可欠である．この調査の過程で，当初予定していた研究課題がすでに明らかにされていることがわかることもある．通常は，それぞれの研究室は当該研究に関する歴史をもっているが，それでも研究課題の修正が行われることはよくあることである．

情報収集によって仮説が構築される．その仮説を証明するためにどのような実験や取り組みが必要か，必要かつ十分な計画を立てる．この計画に沿って，意欲的に研究を実施する．研究の過程（実験結果など）は実験ノートに記録していく．

この記録は，きわめて重要である．研究の物的証拠であり，研究を世界に発信するときの情報源でもある．実験前には実験方法や試薬の調製記録などを記録し必要な参考資料を添付する．実験後には観察の記録や数値計算，考察や疑問点などを記述する．記述はできるだけ具体的に行う．

研究成果は大きくいえば人類共通の科学的遺産となるものである．そのため学会など，専門家が集まる場で公表され検証される．研究成果について正しい評価を受けるために，効果的なプレゼンテーションを行うとともに，日頃の情報収集に裏打ちされた質疑応答ができなければならない．そのことによって，研究の完成度を上げることができる．

研究成果は，最終的に論文としてまとめられる．卒業論文はその第一歩である．基礎研究の領域では，通常，英文でまとめられ，国際学術誌に投稿され査読を受けたのちに掲載・公表される．実務系の論文には，わが国特有の重要な問題が解決・解明された場合に，必ずしも英文で公表することに意味はなく，和文で公表されることがある．しかしながら，科学の作法に従い，論理的に記述され，学術的価値が認められて公表されることは同じである．

## 7.5　東京理科大学薬学部の研究室

東京理科大学薬学部では以下の研究室が設置されている．すべての研究室が薬学科と生命創薬科学科の卒業研究生を受け入れており，活発な研究活動が行われている．

【薬学科】
物理系薬学：分析科学，薬品物理化学
化学系薬学：有機化学，生薬学，資源植物化学
生物系薬学：生化学，医療分子生物学

環境・衛生系：衛生化学，環境健康学，放射科学
薬理系：薬理学，応用薬理学，疾患薬理学
薬剤系：生物薬剤学，製剤学，医療デザイン学
病態・薬物治療学系：薬物治療学，臨床薬理学，医薬
　　　　　　　　　　品情報学
臨床薬学系：コミュニケーション学，臨床薬剤学，医
　　　　　　　薬品情報学，医療安全学，実務薬学，薬
　　　　　　　局管理学，

【生命創薬科学科】
＜創薬化学＞
化学系薬学：生物有機化学，有機合成化学，創薬合成

化学
物理系薬学：物理化学，生物物理化学，微生物化学
＜生命科学＞
生物系薬学：遺伝子制御学，分子医化学，免疫学
病態・薬物治療学系：分子病理・代謝学
情報系薬学：生命情報学

　研究は，実習室で行われる学生実習とは異なり，真剣勝負の世界である．限られた時間であっても，その厳しさの中で研究を実践することによって，他では得ることができない大切な資質を身に付けることができる．

## 第7章まとめ

- 薬剤師は医療人であるとともに科学者であり，研究活動は薬剤師の職能の一つである．
- 薬学を活かして活躍するためには，研究による研鑽は不可欠である．
- 研究は法規範と倫理に基づいて実施されなければならない．
- 研究は情報収集，仮説の構築，仮説の検証，研究成果の公表など多段階にわたり，その中で知的財産が産み出されるとともに研究者は鍛えられる．
- 研究は学生実習とは異なり真剣勝負の世界である．東京理科大学薬学部は研究活動を重視している．

# 索 引

## あ

アカデミック・ディテーリング　295
アキシアル結合　59
アキラル　58
アクシデント　2,291
悪臭　170
悪性新生物　186
アクチンフィラメント　91
アクリルアミド　145
アゴニスト　71,76
アコニチン　84,87
亜硝酸塩　146
亜硝酸態窒素　166
アスピリン　87
アスベスト　152
アスマン通風乾湿計　168
アセチル CoA　142
アセチルコリン　102
アセチルコリンアナログ　75
アセチル抱合　151
アセトアミノフェン　152
圧受容器　121
アデニル酸シクラーゼ　102
アトウォーター係数　30,143
アドヒアランス　290
アドレナリン　121
アトロビン　87
アナフィラキシーショック　182
アフラトキシン　146
あへん　19
あへん法　19
アポトーシス　90,106,151
アミノ酸　92,140
アミノ酸経路　87
アミノ酸スコア　142
アミノ酸抱合　150
アミノ末端　92
アミラーゼ　98
アミロース　143
アミロペクチン　143
アラキドン酸　142
アルカロイド　84,87
アルコール脱水素酵素　150
アルツハイマー型認知症　180
アルデヒド脱水素酵素　150
アルテミシニン　85
アルブミン　211
アレニウスの式　42
アレルギー　128
アレルギー性鼻炎　182
アロステリック阻害　70
アロステリック調節　93

アロステリック部位　94
アンギオテンシン　120
安全キャビネット　287
安全係数　154
安全性　198
安全性速報　199,295
安全な血液製剤の安定供給の確保等に関する
　　法律　18
暗騒音　170
アンタゴニスト　72,77
アンチ形　59
アンテドラッグ　269,270
アントシアン　86
アンモニア性窒素　166

## い

胃　114
イエローレター　199,295
硫黄酸化物　171
イオン強度　40,246
イオン交換　51
イオンチャンネル　102
イオンチャンネル内蔵型受容体　175
イオン反応　60
異化　97,131
医師　14,277
医師法　14
異種イオン効果　46
いす形　59
異性化　98
異性化酵素　93
イソフラボン　86
イソプレノイド経路　85
イタイイタイ病　162
一塩基多型　215
一次救命処置　274
一次構造　92
一次消失速度定数　219,221
一次代謝産物　84
一次リンパ組織　125
一段階反応　60
一酸化窒素　122
一般細菌　166
一般酸塩基触媒作用　246
一般毒性試験　154
一般名処方　283
一般用医薬品　15,22,189,306
一般用医薬品添付文書　199
遺伝子　95
遺伝子多型　108,298
遺伝子突然変異　159
遺伝的影響　157,159
移動相　51

移動発生源　171
胃内容物排出速度　206
イニシエーション　153
異物　124
イプリフラボン　88
医薬品　14,15
医薬品、医療機器等の品質、有効性及び安全
　　性の確保等に関する法律　14
医薬品・医療機器等安全性情報　295
医薬品安全管理責任者　291
医薬品医療機器総合機構　18,196,295
医薬品医療機器等法　14
医薬品インタビューフォーム　199,295
医薬品営業所管理者　16
医薬品情報　193,281
医薬品情報提供書　201,203
医薬品製造管理者　16
医薬品適正使用　281
医薬品添付文書　198
医薬品等総括製造販売責任者　16
医薬品分析　44
医薬部外品　14
医薬分業　281
イリノイテカン　88
医療　4
医療安全管理者　291
医療医薬品添付文書　295
医療過誤　2,291
医療機器　14
医療事故　291
医療人　1
医療提供施設　273
医薬品医療機器等法　281
医療法　13,281
医療用医薬品添付文書　199
飲作用　206
インシデント　2,291
インスリン　103,122
インドール　145
イントロン　95
院内感染　134,140
陰病　191
インフォームド・コンセント　8,276

## う

ウイルス　132
ウェルニッケ脳症　141
ウォーレン・スプリング式　244
右旋性　57
埋め込み剤　267
埋め込み注射剤　257
ウリジンニリン酸―グルクロン酸転移酵素
　　214

運搬 RNA　96
ウンベリフェロン　86

## え

永久双極子　33
永久変形　237
エイコサノイド　120
永続平衡　35
栄養茎　80
栄養サポートチーム　300
栄養士　278
栄養素の推奨量　144
栄養素の推定平均必要量　144
栄養素の耐容上限量　144
栄養素の目安量　144
栄養素の目標量　144
栄養輸液　288
栄養輸液剤　288
エームス試験　154
液-液抽出　53
エキス剤　263
エキス製剤　190
エキソン　95
液体シンチレーションカウンタ　35
エクアトリアル結合　59
エチルメルカプタン　145
エチレンジアミン四酢酸二水素二ナトリウム
　　48
エックス線　34
エトポシド　88
エナンチオマー　57
エネルギー準位　55
エネルギー図　60
エネルギー代謝　97
エネルギー保存の法則　36
エフェドリン　87
エリキシル剤　254
エルゴメトリン　87
エレクトロスプレーイオン化　50
塩化物イオン　166
塩基解離定数　45
塩基対置換型変異　155
炎色反応試験　47
塩析　53
塩素消費量　165
塩素要求量　165
エンタルピー　37
エンドセリン　121
エンドポイント　198
エントロピー　37
エントロピー増大の法則　37
円二色性　50
エンベロープ　132-134

## お

オイゲノール　86
黄芩（オウゴン）　83
黄柏（オウバク）　83
応力緩和　237
黄連（オウレン）　83
黄連解毒湯　83,192
オータコイド　70,120

オーバーマッチング　139
岡崎断片　96
オキサロ酢酸　142
お薬手帳　201,202,289,292,301
オクタデシルシリル化シリカゲル　51
オクテット則　　　→八偶子説を見よ
オクラトキシン　146
オゾン　172
オゾン層破壊　162
オペロン　95
思い出しバイアス　139
オリゴマー　239
オルガネラ　89
オレイン酸　142
卸売販売業　15
温室効果　163
温暖化ポテンシャル　163

## か

カーン・インゴールド・プレローグ則　58
外界　36
塊茎　81
壊血病　141
介護老人保健施設　273
改ざん　9
開始コドン　97
回折　34,247
解糖系　98
外毒素　132
介入疫学　138
外部被ばく　158
壊変率　35
開放系　38
界面　229
界面活性剤　231
外用エアゾール剤　261
外用液剤　261
外用固形剤　261
回陽作用　84
外用散剤　261
外用薬　286
化学イオン化　50
化学シフト　65
化学受容器　121
化学的酸素要求量　168
化学の分析法　43
化学反応式　28
化学平衡　28
化学ポテンシャル　38
化学療法剤　5
化学量論　28
かかりつけ薬剤師　279,305
かかりつけ薬局　279,281,305
可逆的阻害　70
可逆反応　42
核　89
核異性体　35
核酸　94
核磁気共鳴　35,50
核磁気共鳴イメージング　54
核磁気共鳴スペクトル測定法　50,64
核質　90

角質層　209
核小体　90
覚せい剤　18
覚せい剤取締法　18
確定的影響　157
獲得免疫　125,126,129,140
確認試験　81
攪拌造粒　265
角ひずみ　59
核膜　90
核膜孔　90
確率的影響　157
重なり形　59
かさべり度　246
過酸化物価　146
可視光線　34,48
加重等価騒音レベル　170
化審法　154,155
加水分解酵素　93
ガスクロマトグラフィー　52
片対数プロット　227
カタラーゼ　152
カタ冷却力　169
脚気　141
脚気心　141
学校薬剤師　22,279,304
葛根（カッコン）　82
葛根湯　82,191
活性汚泥　167
活性酸素　68,151
活性中心　93
活性部位　93
滑石（カッセキ）　84
カップリング定数　66
滑面小胞体　90
活量　40
活量係数　40
家庭麻薬　18
カテキン　86,87
カテコールアミン　77
家伝薬　190
過渡平衡　35
カプシド　132
カプセル剤　254,286
花粉症　182
芽胞　131
加味逍遙散　193
ガム錠　258
ガラクトース　98
空試験　48
顆粒剤　254,258,265,285
カルシトニン　141
カルシトリオール　141
カルバメート系農薬　155,156
カルボカチオン　60
カルボキシ末端　92
カルボニル価　146
カルボニル基　63
カルボン酸誘導体　63
がん　186
がん遺伝子　153
感覚器　186

索　引　**315**

感覚器系　116
換気　169
間期死　158
乾姜（カンキョウ）　83
環境基本法　161
肝クリアランス　219
還元　46
還元剤　46
看護記録　292
看護師　14,277
丸剤　189,263
幹細胞　104,109
観察研究　138
患者情報　201
患者中心の医療　203
患者向医薬品ガイド　199,203
干渉　34
緩衝液　45
緩衝能　45
含漱剤　258
間接作用　158
間接濃縮　161
感染　133
感染症法　140
感染制御チーム　300
乾燥　265
肝臓　115,217
甘草（カンゾウ）　82,84
緩速ろ過法　164
肝抽出率　225
眼軟膏剤　259
乾熱滅菌法　255
眼粘膜適用製剤　268
間脳　110
環反転　59
漢方　190
ガンマ線　34
がん薬物療法　188
がん抑制遺伝子　153
管理栄養士　278
緩和ケアチーム　300

## き

擬1次反応　42
擬アルドステロン症　84
キーサム配向力　33
飢餓　142
幾何異性体　58
貴ガス　67
気管支ぜんそく　185
疑義照会　280,284
機器分析法　44
危険ドラッグ　178
基質　93
基質特異性　93
基質レベルのリン酸化　99,101
希釈散　285
記述疫学　138
基礎代謝基準値　144
基礎代謝量　143
牛車腎気丸　192
基底状態　48

起電力　40
軌道　55
気動　169
軌道電子捕獲　35
キニーネ　87
機能性表示食品　147
キハダ　83
揮発性塩基性窒素　145
ギブス自由エネルギー　38
気分障害　181
基本物理量　23
逆相クロマトグラフィー　51
逆滴定　48
逆平行　96
ギャップ結合　91
キャピラリーカラム　52
キャピラリーゲル電気泳動法　53
キャピラリーゾーン電気泳動法　53
キャピラリー電気泳動法　53
求核試薬　60
求核置換反応　61,63
救急蘇生法　274,275
球茎　80
吸湿平衡曲線　245
吸収　204
吸収スペクトル　49
吸収促進剤　268
急速ろ過法　164
吸着　51
吸着指示薬　48
吸着法　242
求電子試薬　60
求電子置換反応　61
吸入エアゾール　259
吸入液剤　258
吸入剤　258
吸入粉末剤　258
救命の連鎖　274
虚　191
境界　36
共感的態度　289
競合阻害　70
競合法　53
凝固点降下　40
凝集　236
狭心症　183
行政の責任　14
鏡像　57
鏡像異性体　57
鏡像体　57
協奏反応　60
共通イオン効果　46
共鳴　32,56
共鳴エネルギー　56
共鳴構造式　56
共鳴混成体　56
共役　32
共役塩基　45
共役型受容体　102
共役系　56
共役酸　45
共有結合　32

極性反応　60
極大吸収波長　49
虚血性疾患　183
巨赤芽球性貧血　141
居宅療養管理指導　21
許容一日摂取量　154
キラリティー　57
キラル　57
キレート　46
キレート試薬　68
筋委縮性側索硬化症　180
緊急安全性情報　199,295
金属イオン　93
金属酵素　93
金属錯体　68
筋組織　110
筋肉　112

## く

区域管理者　15
空気透過法　242
偶然誤差　44
クーロン静電力　33
クーロンの式　244
クーロン粉体　244
クエン酸回路　90,98,99,142
茎　80
くさび式　57
クズ　82
くすりのしおり　199,203
クチナシ　83
クッシング症候群　186
屈折　34
クマリン　86
クラウジウス・クラペイロンの式　39,43
クラフト点　232
クラペイロンの式　39
グラム陰性　134,135
グラム染色　130
グラム陽性　134
グリア細胞　118
クリアランス　219,220
クリープ現象　237
クリーミング　236
クリーム剤　260,261
クリーンベンチ　287,289
クリーンルーム　289
繰り返し配列　95
グリセミックインデックス　145
グリチルリチン　85
グルカゴン　122
グルクロン酸抱合　150
グルコース　98
グルコースセンサー　54
グルココルチコイド　103
グルタチオンペルオキシダーゼ　152
グルタチオン抱合　151
クレチニン・クリアランス　298
クロマチン　95
クロラミン　165
クロロフルオロカーボン　163

## け

系　36
蛍光　49
経口液剤　254
蛍光検出器　52
蛍光光度法　49
経口ゼリー剤　255
経口投与　253
蛍光偏光イムノアッセイ　54
蛍光量子収率　49
桂枝加附子湯　192
桂枝加竜骨牡蛎湯　193
形式電荷　55
形質転換　132
形質導入　132
形質膜　89
刑事的責任　14
桂枝湯　191
桂枝茯苓丸　193
計数調剤　284,287
系統誤差　44
桂皮（ケイヒ）　82
ケイヒ酸　86
経皮治療システム　209,267
刑法　14
計量調剤　285,287
ケース・コントロール研究　198
劇物　19
劇薬　16
化粧品　14
下水　167
血液・造血器系　118
血液・造血器系疾患　183
血液凝固　122
血液製剤　18
血液胎盤関門　149,214
血液透析用剤　262
血液脳関門　149,213
血液脳脊髄液関門　213
血管系　114
月経周期　123
結合残留塩素　165
結合定数　66
血清療法　130
厥陰病　191
血糖低下作用　175
ケト原性アミノ酸　140
ケトン体　142
ゲニポシド　85
ゲノム　95,215
ゲラニオール　85
下痢　177
ゲル剤　260,262
ゲル浸透クロマトグラフィー　51
ゲル電気泳動法　53
ゲルろ過クロマトグラフィー　51
限外ろ過　53
原核細胞　89
嫌気的呼吸　99
健康サポート薬局　279
健康日本21　144

健康被害救済制度　18
健康保険法　281
言語聴覚士　278
原子オービタル　55
原子価　32
原子化　50
原子価結合理論　32
原子軌道　32,55
原子吸光光度法　50
原子構造　55
原子発光光度法　50
検出限界　44
健常労働者効果　139
検体検査　176
懸濁剤　234,255
懸濁性注射剤　257
原虫　133,135
顕微鏡法　240
憲法　12
原薬量　29
検量線の直進性　44
検量線の範囲　44

## こ

コアセルベート　234,240
膠飴（コウイ）　83
合一　236
抗ウイルス薬　187
公害　162
光化学オキシダント　172
光学活性物質　50
硬カプセル剤　254
高カロリー輸液　30,288
抗寄生虫薬　188
好気的呼吸　99
抗菌薬　187
口腔内崩壊　254
口腔粘膜適用製剤　268
口腔用液剤　258
口腔用錠剤　258
口腔用スプレー剤　258
高血圧　183
高血圧症　177
抗血清　130
抗原-抗体反応　53
抗原虫薬　188
向骨性元素　158
抗酸菌　135
高次構造　92
高周波滅菌法　255
甲状腺機能亢進症　186
甲状腺機能低下症　186
甲状腺ホルモン　103
抗真菌薬　188
校正機能　96
合成酵素　93
抗生物質　5
酵素　93
酵素イムノアッセイ　54
酵素-基質複合体　93
酵素共役型受容体　175
高速液体クロマトグラフィー　52

酵素阻害剤　70
酵素反応　93
抗体結合コンジュゲート　270
抗体修飾リボソーム　267
好中球　126,128
光電効果　35
硬度　166
高尿酸血症　186
後発医薬品　182
高分子　239
高分子化合物　239
酵母　133
交絡　139
抗利尿ホルモン　121
高齢者　298,302
牛黄（ゴオウ）　83
ゴーシュ形　59
コーティング　266
コード領域　95
コールターカウンター法　240
コガネバナ　83
呼吸器　115
呼吸器系　184
呼吸器症候　177
呼吸鎮　101
呼吸商　143
国際がん研究機関　138
国際感染症　140
国際純正・応用化学連合　24
国際単位系　23
国民皆保険制度　20
誤差　25,44
牛車腎気丸　193
固相抽出法　53
個体発生　109
骨格筋　119
コットン効果　50
固定相　51
固定層　232
固定発生源　171
コドン　97
木びき台投影　57
コプラナーPCB　156
個別出来高払い方式　21
コホート研究　138,198
固有クリアランス　225
固溶体　246
コリ回路　100
孤立系　37
ゴルジ装置　90
ゴルジ体　90,101
五苓散　193
コレステロール　142
コロイドミル　264
根拠に基づく医療　202
根茎　80
混合　264
混合調製　287
コンコーダンス　290
混成　55
根生　81
混成軌道　32

索　引　**317**

根治療法　177
コンパートメント　219, 223, 224
コンプトン散乱　35
コンプライアンス　290
コンホメーション　59

## さ

災害医療援助チーム　308
災害支援　308
サイカシン　146
再興感染症　140
柴胡加竜骨牡蛎湯　193
最終糖化産物　142
再審査　17
サイズ排除　51
再生医療等製品　14
最大無作用量　153
在宅医療　301, 302
ザイツェフ則　61
サイトカイン　101, 120, 121, 128
再発　178
再評価　17
細胞間情報伝達　101
細胞間伝達物質　101
細胞骨格　91
細胞質　89
細胞質受容体　176
細胞性免疫　125
細胞内小器官　89, 101
細胞分裂期　105
細胞壁　89
細胞膜　89, 205
作業療法士　277
酢酸-マロン酸経路　86
錯体　46, 68
坐剤　237, 260
左旋性　58
殺菌　133
殺細胞薬　188
サフロール　146
ザルツマン法　171
酸化　46
酸価　146
酸解離定数　45
酸化エチレンガス滅菌法　256
酸化還元酵素　93
酸化還元反応　100
三角関数　26
酸化剤　46
酸化的リン酸化　101
散剤　29, 254, 266, 285
三次構造　92
山梔子（サンシシ）　83
三重点　39
山椒（サンショウ）　83
酸性雨　162
酸素呼吸　98
サンドイッチ法　53
酸変性　53
散乱　34
残留塩素　164

## し

ジアステレオ異性体　58
ジアステレオマー　58
ジエチル-p-フェニレンジアミン法　165
ジェットミル　264
ジェネリック医薬品　282
ジェネレータ　35
四塩化炭素　152
ジオウ　84
紫外・可視吸光検出器　52
紫外可視吸光度測定法　48, 65
歯科医師　277
紫外線　34, 48, 159
時間発展　41
閾値　153
ジギトキシン　85
シキミ酸経路　86
子宮粘膜適用製剤　268
軸対称　55
シグマ軌道　55
シグマ結合　55
シグママイナスプロット　221
シクロオキシゲナーゼ　75
刺激伝導系　113
次元　23
自己免疫疾患　129
示差走査熱量測定　51, 249
示差熱分析法　51, 249
持参薬　292
支持茎　80
支持組織　110
脂質異常症　186
脂質ラジカル　146
指示薬　47
四重極型　50
糸状菌　133
次数　41
指数関数　25
シス形　58
シス-トランス異性体　58
自然放射線　160
自然免疫　125, 126, 129, 140
持続性注射剤　257
市中感染　134
実　191
シックハウス症候群　169
実験研究　138
実験ノート　311
実在気体　36
実質安全量　154
湿熱滅菌法　255
疾病統計　138
疾病予防　139
質量作用の法則　28
質量収支　28
質量電荷比　50, 66
質量分析　50
質量分布比　52
質量保存の法則　28
指定介護老人福祉施設　273
ジテルペン　85

自動酸化機構　145
自動体外式除細動器　274
シトクロム P450　146, 149, 214
シナヒキガエル　83
シナプス　118
視能訓練士　278
磁場セクター型　50
しばり　190
ジヒドロコデイン　88
脂肪酸・酸化系　90
ジメルカプロール　156
指紋領域　49
社会性　195
社会保障制度　20
芍薬（シャクヤク）　82
芍薬甘草湯　192
ジャパン・コーマ・スケール　294
終止コドン　97
十全大補湯　193
従属栄養生物　97
自由沈降　234
充填性　242
シュードアルカロイド　87
修理業　17
重量分析　48
重量法　242
縮重　55
縮退　55
受診勧奨　306
酒精剤　263
出生率　138
受動拡散　148
受動的ターゲティング　270
受動輸送　89, 205
授乳婦　297
ジュネーブ宣言　8, 276
守秘義務　202
腫瘍　129
主要組織適合遺伝子複合体分子　126
循環器症候　177
順相クロマトグラフィー　51
小青竜湯　191
少陰病　191
消化器系　185
消化器症候　177
小核試験　155
消化性潰瘍　185
蒸気圧降下　40
生姜（ショウキョウ・ショウガ）　82
小建中湯　192
錠剤　253, 258, 286
小柴胡湯　191, 306
常在微生物　133
硝酸態窒素　166
使用成績調査　197
脂溶性ビタミン　141
常染色体優性遺伝病　108
常染色体劣性遺伝病　108
状態　36
状態関数　38
状態図　39
小腸　115

# 318 索引

消毒　133
小児　297
承認　17
承認申請資料　196
小脳　111
消費者　160
上皮組織　109
小胞体　89,101
情報バイアス　139
消滅γ線　54
消滅放射線　35
生薬　80
生薬試験法　81
生薬総則　81
省令　12
症例対照研究　138,198
初回通過効果　208
職業性レイノー症候群　170
食作用　206
食事誘発性熱産生　143
褥瘡対策チーム　300
食中毒　147
食品添加物　146
食物繊維　144
食物連鎖　160
助色団　48
処方　281
処方監査　280,284
徐放性製剤　253
処方箋　281,284,287
処方箋医薬品　16
シリカ　152
自律神経系　111
シロップ剤　255
シロップ用剤　255
腎・泌尿器症候　177
真核細胞　89
心筋　120
真菌　135
腎クリアランス　216,219,225
神経症　181
神経症候　177
神経組織　110
神経伝達物質　101,102
神経変性疾患　179
新興感染症　140
人工多能性幹細胞　189
人口統計　138
浸剤　264
腎疾患　184
心身症　181
親水コロイド　234
真性アルカロイド　87
新生児　297
心臓　113
身体依存　178
身体的影響　157,158
心電図　114
真度　44
浸透圧　30,40,288
浸透圧比　30
真の分配係数　47

腎排泄　216
心不全　183
心房性ナトリウム利尿ペプチド　121
診療所　13
診療情報提供書　292
診療放射線技師　277
診療録　292

## す

水性注射剤　257
膵臓　116
水素結合　33,96
水中油型　235
スイッチOTC医薬品　306
推定エネルギー必要量　144
水溶性ビタミン　141
数　24
数値　24
スーパーオキシドジスムターゼ　151
スカトール　145
スキャッチャードプロット　212
スクロース　98
ステアリン酸　142
スティーブンス・ジョンソン症候群　294
ステビオシド　85
ステリグマトシスチン　146
ステロイド　85
ステロイドホルモン　103
ストークスの法則　49
ストロン　80
スピン　34,55
スピン-スピン結合　66
スプライシング　97
スプレー剤　261

## せ

ゼアラレノン　147
生活習慣病　137
性感染症　140
静菌　133
制限アミノ酸　142
生合成　97
製剤設計　250
製剤量　29
生産者　160
静止液体膜　227
正四面体角　56
性周期　123
生殖器系　116
生殖器系疾患　184
精神依存　178
性染色体劣性遺伝病　108
製造　17
製造販売　16,17
製造販売後の調査・試験　197
製造販売後臨床試験　197
生体検査　176
生体膜　89
精度　44
制動放射　35
正の選択　124
生物化学的酸素要求量　167

生物学的アフィニティー　51
生物学的等価性　73
生物学的半減期　158
生物学的分析法　44
生物学的変換　161
生物濃縮　161
生物由来製品　17
生物ろ過法　164
生理性　195
政令　12
世界保健機関　138
セカンドメッセンジャー　102
咳　177
赤外吸収スペクトル測定法　65
赤外線　34,49,159
脊髄　110
脊髄神経　111
積分　26
積分型速度式　41
積分法　41
世代時間　131
舌下錠　258
接合　132
接触角　230
切診　191
絶対検量線法　52
絶対零度不可能の法則　37
接着結合　91
セルフメディケーション　22,189,279,
　　305,306,308
セロトニン　120
遷移元素　67
遷移状態　42,61
遷移状態アナログ　71
旋光性　35,50,57
旋光度　50
旋光分散　50
煎剤　264
染色体異常　159
染色体外ゲノム　95
染色体ゲノム　95
全身クリアランス　219,224
全身症候　176
全身性エリテマトーデス　182
蟾酥（センソ）　83
選択的試薬　47
選択バイアス　138
選択反応モニタリング　50
せん断応力　238
せん断速度　238
蠕虫　133,135
セントラルドグマ　95
センノシド　86
全有機炭素量　166
線溶系　123

## そ

相　39
騒音　169
双極子　33
双極子モーメント　33
双極性障害　181

索　引　**319**

増殖死　158
相図　39
相対的正義　7
相同組換え修復　158
相補性決定領域　127
造粒　265
束一的性質　40
促進拡散　89,205
束生　81
速度　41
速度定数　41
速度論　41
粗死亡率　137,138
疎水コロイド　233
疎水性水和　37
疎水性相互作用　33
卒業研究　311
素反応　42
粗面小胞体　90
ソリブジン事件　280
素粒子　34

## た

ターゲティング　270
第Ⅰ相試験　17
第Ⅱ相試験　17
第Ⅲ相試験　17
退院時共同指導　301
退院時薬剤情報提供書　301
大うつ病性障害　181
体液性免疫　125
ダイオウ　84
ダイオキシン　156
大気汚染　170,172
大建中湯　192,193
大柴胡湯　192
体細胞高頻度突然変異　127
代謝　97,149,204,214,250
代謝活性化　149
代謝系　185
対掌体　57
対称面　58
対症療法　177
ダイズイン　86
対数関数　25
体性神経系　111
体積許容差　44
体積測定容器　44
大棗（タイソウ）　82
大腸　115
大腸菌　166
胎内被ばく　159
大脳　110
大麻草　18
大麻取扱者　18
耐容一日摂取量　154
太陽病　191
対立遺伝子　108
唾液腺　116
多価抗原　53
多剤耐性関連タンパク質　148
打錠障害　266

多職種連携　304
多段階反応　61
脱離反応　61
食べ合わせ　146
単位　23
単回投与　222
単光子放出核種　54
胆汁中排泄　217,218
単純拡散　89,205
弾性体　236
タンデム試料分析　50
断熱過程　36
断熱系　36
胆嚢　116
タンパク結合　210
タンパク質　90,92
単量体　239

## ち

地域医療支援病院　13
地域包括ケアシステム　302
地域保健　304
地域連携クリティカルパス　301
チーム医療　10,289-301
チオバルビツール酸試験　146
置換反応　61
地球温暖化　163
逐次生成定数　46
治験　17,195
腟錠　260
窒素酸化物　68,171
窒素平衡　140
腟用坐剤　260
茶剤　264
チュアブル錠　254
中間径フィラメント　91
中間体　42,60
注射剤　254,256,286
中心静脈栄養　288
中心体　91
中枢神経　100
中性アミノ酸トランスポーター　148
中性脂肪　141
注腸剤　260
中毒処置　156
中毒性表皮壊死症　294
中和滴定　47
超音波検査　54
腸肝循環　149,218
長期徐放性注射剤　267
超共役　57
調剤　281,284
調剤学上当然の措置　284
調剤過誤　291
調剤技術料　21,279
調剤権　280
調剤事故　291
調剤報酬　279
調剤報酬点数表　21
調剤録　284
跳躍伝導　118
超臨界流体　39

超ろ過法　256
直接作用　158
直接濃縮　161
直腸用半固形剤　260
猪苓湯　193
治療薬物モニタリング　281
チンキ剤　264
沈降法　241

## つ

痛風　186

## て

定圧過程　36
定圧熱容量　36
低カリウム血症　84
定常状態　221
呈色反応　47,81
定性分析　43
低張性電解質輸液剤　288
定比例の法則　28
定容過程　36
定容熱容量　36
定量限界　44
定量分析　43
テープ剤　262
デオキシリボース　96
滴定終点　47
デスモゾーム　91
デバイ誘起力　33
テルペノイド　84
転移酵素　93
転位反応　62
電解質　29
電解質輸液剤　288
電荷移動相互作用　33
電荷収支　28
点眼剤　259
電気陰性度　33
電気泳動法　53
電気化学検出器　52
電気浸透流　53
電気素量　34
電気伝導率　40
電極電位　41
典型元素　67
電子イオン化　50
電子雲　32
電子雲のゆらぎ　33
電子カルテ　292
電子求引性共鳴効果　56
電子求引性誘起効果　56
電子供与性共鳴効果　56
電子供与性誘起効果　57
点耳剤　259
電子スピン共鳴　35
電子遷移　34
電子線滅菌　256
電子対供与体　60
電子対受容体　60
電子対生成　35
電子伝達系　90,100

電磁波　34
転写　95
伝承薬　190
点滴投与　221
転動造粒　265
点鼻液剤　260
点鼻剤　259
点鼻粉末剤　260
添付文書　295
デンプン　98
店舗管理者　15
店舗販売業　15

## と

投影式　57
同化　97,131
透過率　49
当帰芍薬散　192
糖原性アミノ酸　140
統合失調症　180
透視式　57
糖質　98,140
糖修飾リボソーム　271
糖新生　100
透析　53
透析用剤　262
等張性電解質輸液剤　288
等電点　45
糖尿病　185
盗用　9
当量　29
当量点　47
登録販売者　15,306
ドーピング　84,194,305
特異試薬　47
特異性　44
特殊酸塩基触媒　43
特殊酸塩基触媒作用　246
特殊毒性試験　154
特性吸収帯　49
毒性試験　154
特定機能病院　13
特定酵素基質培地　166
特定生物由来製品　17
特定生物由来製品取扱医療関係者　17
特定毒物　19
特定部位　93
特定保健医療材料　279
特定保健用食品　147
毒物　19
毒物及び劇物取締法　19
毒物劇物営業者　19
特別管理一般廃棄物　173
特別管理産業廃棄物　173
特別養護老人ホーム　273
毒薬　16
独立栄養生物　97
閉じた質問　289
ドセタキセル　88
ドライケミストリー　54
ドラッグデリバリーシステム　204,266
トランス形　58

トランスファー RNA　96
トランスポーター　148
トリアージ業務　306
トリアシルグリセロール　141
トリコテセン系マイコトキシン　147
トリテルペン　85
トリハロメタン　166
ドルノ線　162
トローチ剤　258
曇点　232

## な

ナイアシン　141
内毒素　132
内標準法　52
内部エネルギー　36
内服薬　285
内部被ばく　158
内分泌系　116,185
内用液剤　285
ナツメ　82
ナロキソン　157
軟カプセル剤　254
軟膏剤　237,260,261,286

## に

新潟水俣病　162
二級アミン　146
ニコチン性アセチルコリン受容体　175
二次構造　92
二次代謝産物　84
二重盲検法　197
二重らせん構造　96
二次リンパ組織　125
日常生活動作　290
日局　　→日本薬局方を見よ
二本鎖　96
日本中毒情報センター　156
日本薬局方　16,23,44,253,265
二面角　59
乳剤　235,255
乳濁性注射剤　257
ニューマン投影　57
ニューロン　118
ニュルンベルク綱領　276
尿　122
尿中排泄　220
尿崩症　186
人参（ニンジン）　83
妊婦　296

## ぬ

ヌクレオシド　96
ヌクレオソーム　95
ヌクレオチド　96
ぬれ　230

## ね

根　80
ネクローシス　106,151
ねじれ形　59
ねじれひずみ　59

熱重量測定法　50,249
ねつ造　9
熱輻射　169
熱分析　249
熱分析法　50
熱容量　36
熱力学　36
熱力学第一法則　36
熱力学第三法則　37
熱力学第二法則　37
熱量　30
ネルンスト・ノイエス・ホイットニー式　226
ネルンストの式　46
粘弾性　237
粘度　238
年齢調整死亡率　137,138

## の

ノイエス・ホイットニー式　207,226
脳幹　111
濃縮係数　161
脳神経　111
脳脊髄液　213
能動的ターゲティング　270,271
能動輸送　89,148,205
農薬　155
のこぎり台投影　57
ノルアドレナリン　103,121

## は

葉　81
パーキンソン病　179
パーフルオロカーボン　163
バイアス　138
配位結合　46
配位原子　68
配位子　46,68
バイオアイソスター　73
バイオアベイラビリティ　208,219,221
バイオプレカーサー　74
バイカリン　86
パイ軌道　55
廃棄物　172
廃棄物の処理及び清掃に関する法律　172
パイ結合　55
配合変化　288
配座　59
配座異性体　57
倍数比例の法則　28
胚性幹細胞　105,189
排泄　204
バイタルサイン　290,293
配置異性体　57
配置販売業　15
ハイドロクロロフルオロカーボン　163
ハイドロフルオロカーボン　163
排尿障害　184
配分的正義　7
培養　131
パイロジェンフリー　256
ハインリッヒの法則　291

索 引　**321**

薄層クロマトグラフィー　52,81
バクテリオファージ　132
麦門冬湯　191
パクリタキセル　85
白ろう病　170
破砕造粒　265
八偶子説　55
八味地黄丸　192
バッカル錠　258
発がん　257
発色団　48
はっ水ガラス　230
パップ剤　262
発泡顆粒剤　254
発泡錠　254
ハプテン　53
パラチオン　150
貼付剤　262
ハロゲン化アルキル　62
半夏瀉心湯　192,193
半夏厚朴湯　193
半減期　35,42,220
半減期法　42
反射　34
繁殖茎　80
伴性劣性遺伝病　108
ハンター・ラッセル症候群　162
判断基準　81
ハンチントン病　179
判定基準　81
半導体検出器　35
半透膜　40
反応特異性　93
反復投与　222
反復配列　95
反芳香族　56
半保存的複製　96
ハンマーミル　264

**ひ**
非 SI 単位　23
比吸光度　49
非競合法　53
非共有結合　92
非局在化　32,56
非局在化エネルギー　56
ヒクソン・クロウェル式　227
ヒグチプロット　228
飛行時間型　50
微小管　91
非晶質　245
非水性注射剤　257
非水滴定　48
ヒスタミン　120
ヒストン　95
微生物　130
非相同末端結合修復　158
ビタミン　93,141
ビタミン $B_1$　141
ビタミン $B_{12}$　141
ビタミン $B_3$　141
ビタミン C　141

非タンパク質性熱量/窒素量　31
必須脂肪酸　141,142
必須微量元素　67
ヒドロキシペルオキシド　146
非ニュートン流動　238
泌尿器系　116
鼻粘膜適用製剤　268
比表面積測定法　241
ピビリジウム系農薬　155
皮膚　112,124,186
微分　26
微分型速度式　41
微分法　42
ヒペリシン　86
ヒポクラテスの誓い　7,276
ヒヤリ・ハット　2,291
ヒューマンエラー　291
ヒューマンファクター　2
ヒュッケル則　56
病院　13,273,277
病気　4
病原体関連分子パターン　126
病原微生物　186
標準圧力　24
標準温度　24
標準活性汚泥法　167
標準酸化還元電位　46
標準状態　24,38
標準大気圧　24
標準添加法　52
標準電極電位　46
病床の種別　13
標的部位　70
標的分子　73
日和見感染　140
日和見感染症　134
開いた質問　289
ピリミジン　95
非臨床試験　198
ビルビン酸　85
ピロリジジン環アルカロイド　146
ビンクリスチン　87
ビンブラスチン　87

**ふ**
ファーストエイド　274,275
ファーマコフォア　72
ファーマシューティカルケア　10,21,281
ファヤンス法　48
ファンデルワールス相互作用　33
ファント・ホッフの反応定圧式　38,43
フィードバック　119
フィードバック阻害　93
フィジカルアセスメント　290,293
フィジカルファクター　2
フィックの法則　227
フィッシャー投影　57
富栄養化　168
フェイルセーフ　2,291
フェニルプロパノイド　86
不応期　114
フォトルミネッセンス　49

フォルハルト法　48
不可逆的阻害薬　71
不確実定数　154
付加脱離酵素　93
付加反応　62
不揮発性腐敗アミン　145
複合反応　42
副作用　3,177,193,196
副作用症例データベース　199
副作用等報告制度　196
腹診　191
腹部膨満　177
腹膜透析用剤　262
服薬指導　289
ブシ　84
不斉中心　57
不整脈　182
ブタキロシド　146
付着錠　258
物質性　195
物質代謝　97
沸点上昇　40
沸騰曲線　39
物理定数　24
物理的バリア　124,129
物理的分析法　43
物理量　23
負の選択　124
腐敗　145
浮遊粒子状物質　172
プライマー RNA　96
プライマリケア　305
ブラウノトール　85
フラグメントイオン　50
ブラジキニン　120,122
プラセボ　197
ブラッグの法則　247
フラッシュバック　178
フラビン含有モノオキシゲナーゼ　149
フラボノイド　84,86
フリーラジカル　60
フリッピング　59
フリップフロップ　221
プリビレッジド構造　73
プリン　95
ふるい分け法　240,264
ブルーレター　199,295
フルクトース　98
フルマゼニル　157
プレアボイド　291
フレームシフト型変異　155
プレフォーミュレーション研究　250
ブレンステッド・ローリーの酸・塩基の定義　44
不連続塩素処理　165
不連続点　165
不連続内皮　211
プログレッション　153
プロスタグランジン類　122
プロドラッグ　74,269
プロモーション　153
分解者　160

分級　264
分極　33
粉砕　264
分散　226
分散錠　254
分子科学　32
分子軌道　32
分子形分率　46
分子振動　49
分子標的　69
分子標的治療薬　188
分子ふるい　51
聞診　191
分析疫学　138
分配　51
分配係数　47
分配の法則　47
分配比　47
分配平衡　47
分泌成分　127
分泌腺　116
分布　204
分布容積　210,219
粉末X線回折測定法　50,248
噴霧乾燥造粒　265
分離係数　52
分離度　52
分量　283
分裂　65
分裂間期　105

## へ

平滑筋　120
平均寿命　138
平均粒子径　242
平行反応　42
閉鎖系　38
ペオニフロリン　85
ヘテロリシス　60
ペプチドアナログ　75
ペプチドグリカン　130,131
ペプチド結合　92
ペプチド結合コンジュゲート　271
ヘミデスモソーム　91
ペリ環状反応　60
ペルオキシソーム　91
ヘルシンキ宣言　276
ベルベリン　87
偏光　34
変質　145
変性　93
ヘンダーソン・ハッセルバルヒの式　45,207,228
便秘　177
鞭毛　131
防已黄耆湯　192

## ほ

崩壊　226
法規範　311
芳香水剤　264
芳香族化合物　56

放射壊変　35
放射性医薬品　160
放射線感受性　158
放射平衡　35
放出制御型製剤　266
放出調節製剤　253
望診　191
包接化合物　246
防風通聖散　192
法律　12
ボールミル　264
保健師助産師看護師法　14
保険薬剤師　279
保険薬局　279,301
補酵素　93,100
保持時間　52
ポジティブリスト制度　147
ポジトロン　54
補償的正義　7
ホスホジエステル結合　96
補中益気湯　193
ポドフィロトキシン　86
ホメオスタシス　119
ホモジニアスイムノアッセイ　54
ホモリシス　60
ポリアミントランスポーター　148
ポリ塩化ビフェニル　156
ポリクローナル抗体　130
ポリケチド　86
ポリケチド経路　86
ポリシストロニックmRNA　95
ポリフェノールオキシダーゼ　145
ポリペプチド　92
ポリマー　239
ホルモン　101,103,116
ポンプスプレー剤　261
翻訳　95
翻訳領域　95

## ま

マーク・ホーウィンクの式　239
マイクロ波　34
前処理　53
麻黄（マオウ）　82,84
麻黄湯　191
麻黄附子細辛湯　191
麻杏甘石湯　191
麻杏薏甘湯　192
膜透過クリアランス　205
マクロファージ　126,128
末梢静脈栄養　288
マトリックス支援レーザー脱離イオン化　50
麻薬　18,81
麻薬・向精神薬取締法　281
麻薬及び向精神薬取締法　18
麻薬管理者　18
麻薬施用者　18
マラチオン　150
マルターゼ　98
マルトース　98
マロンジアルデヒド　146

マンノース結合レクチン　124

## み

ミカエリス・メンテンの式　93,206
ミカエリス定数　93
見かけの分配係数　47
ミキシング　287
ミクロソーム　149
ミクロフィラメント　91
水のイオン積　45
ミセル　231
ミセル導電クロマトグラフィー　53
密着結合　91
密度汎関数理論　32
密封療法　209
充填済みシリンジ剤　257
ミトコンドリア　90,95,101
ミドコンドリアDNA　90
水俣病　162
耳　118
脈診　191
ミルキング　35
民間薬　190
民事的責任　14
民法　14

## む

無機化合物　67
無極性　33
無菌化　255
無菌室　289
無菌操作　287
無糸分裂　89
無毒性量　153

## め

眼　116
メイラード反応　142,289
メソ形　58
メタボリックシンドローム　144
メタロチオネイン　152
メチルエルカプタン　145
メチル抱合　151
メチレンブルー　157
滅菌　133,255
メッセンジャーRNA　96
免疫応答　181
免疫化学的測定法　53
免疫担当細胞　125
免疫不全症　129
メントール　85

## も

モーメント解析法　225
モーメント曲線下面積　225
モノクローナル抗体　130
モノテルペン　85
モノマー　239
モバイルファーマシー　308
モル吸光度係数　49
モル伝導率　40
モルヒネ　87

索 引　**323**

問診　191
問題指向型システム　202,290,292
問題指向型診療記録　292

## や

薬害　3,178
薬学管理料　279
薬学研究　310
薬剤疫学　198
薬剤学　204
薬剤管理指導記録　290
薬剤管理指導料　278
薬剤師　6,15,277,280,295
薬剤師として求められる10の資質　310
薬剤師の任務　310
薬剤師法　13,280,310
薬剤師倫理規定　281
薬剤性過敏症症候群　294
薬剤耐性菌　132
薬剤服用歴管理　292
薬剤服用歴管理簿　290
薬剤料　279
薬事法　281
薬物依存　178
薬物血中濃度-時間曲線下面積　219
薬物送達システム　266
薬物速度論　218,221
薬物の体内動態　204
薬物療法　179
薬薬連携　301
薬理作用　179
薬歴　201,292
薬歴管理　281
薬歴簿　290
薬価基準　21
薬局　6,15,273,278,280
ヤング・ラプラスの式　229

## ゆ

有害化学物質　154
融解曲線　39
有害作用　177
有機化合物　92
誘起効果　56
誘起双極子　33
有機溶剤　156
有機溶媒抽出　53
有機溶媒変性　53
有機リン系農薬　155,156
有効数字　44
有効性　197
有糸分裂　89
有窓内皮　211
誘導結合プラズマ　50
誘導体化　52
誘導適合　70
有病率　138
遊離残留塩素　164
遊離炭酸　164
輸液剤　257,288
湯液療法　190
輸送担体　148

油中水型　235

## よ

溶解　226
溶解錠　254
溶解度　46,226,245
溶解度積　46
溶解熱　226,245
葉酸　157
陽電子放出断層撮影法　160
要指導医薬品　15,189,306
要指導医薬品添付文書　199
容積法　242
ヨウ素価　146
溶存酸素　167
陽電子　54
溶媒和　245
陽病　190
用法　283
陽明病　191
用量　283
抑肝散　193
四日市ぜんそく　162
予防接種　140
予防接種法　140
四次構造　92
四診　190

## ら

ライフサイクルマネジメント　252
ラギング鎖　96
ラクトース　98
ラジオイムノアッセイ　54
ラジカル反応　60
ラセミ体　58
卵巣周期　123
ランダム化二重盲検比較試験　197
ランダム化比較試験　197
ランダム割り付け　197
ランベルト・ベールの法則　49

## り

リーディング鎖　95
理学療法士　277
リガンド　70
リガンド結合コンジュゲート　271
リガンド-受容体複合体　176
罹患率　138
力価　29
リグナン　86
リスクマネジメント　290
リスボン宣言　276
理想気体　36
理想溶液　40
リソソーム　90
六君子湯　192,193
立体異性体　57
立体配座　59
立体配置　57
立体ひずみ　59
立方根プロット　228
リドカイン　88

リニメント剤　261
リノール酸　142
リボース　96
リボソーム　90,130
リボソームRNA　96
リモナーデ剤　255
流エキス剤　264
竜骨（リュウコツ）　84
硫酸転移酵素　214
硫酸抱合　150
粒子径測定法　240
流動層造粒　264
流動法　242
流動モザイクモデル　205
粒度分布　242
量器　44
量子論　32
両性電解質　92
両性物質　45
量-反応関係　153
理論段数　52
理論段高さ　52
臨界点　39
臨界ミセル濃度　231
鱗茎　80
リン光　49
リン脂質二重層　89
臨床検査技師　277
臨床試験　195
臨床薬学　6
輪生　81
リンパ系　114,212
倫理　276

## る

ルイス構造　55
ルチン　86
ルテオスカイリン　146

## れ

励起状態　48
レインアンスロン　86
レオロジー　239
レニン-アンギオテンシン-アルドステロン系
　122
連続内皮　211
連続反応　42

## ろ

労働関連疾患　137
ローション剤　261
ロンドン分散力　33

## わ

ワクチン　129
ワルファリン　88

## 英・数

0次過程　41
1オクタノール/水分配係数　161
1次過程　41
1,3-ジアキシアル相互作用　59

18F-FDG　54
2 次過程　41
50 歳以上死亡割合　138
$\alpha_1$-酸性糖タンパク質　212
$\alpha$ 壊変　35
$\alpha$-サントニン　85
$\alpha$-ヘリックス　92
$\alpha$-リノレン酸　142
$\beta_2$-ミクログロブリン　152
$\beta$ 壊変　35
$\beta$-シート　92
$\gamma$ 線　35
$\gamma$ 線照射滅菌　256
$\delta$-アミノレブリン酸脱水素酵素　153
$\pi$ 結合　62
$\pi$ 電子雲　62
$\pi \rightarrow \pi^*$ 遷移　48
ABC タイプ　148
ABC 分析　290
ADH　150
ADI　154
ADL　290
ADME　204
AED　274
AGE　142
ALDH　150
ALS　180
ATP　90
AUC　219,222
B 細胞　126
BAL　156
BBB　213
BCAA/AAA　288
BCS　250
BCSFB　213
beriberi haert　141
B/F 分離　53
biophatmaceutical classification system
　250
BLS　274
BMI　144
BOD　167
C 末端　92
CD　50
CDR　127
CE　53
CFC　163
Child-Pugh 分類　293
CI　50
cmc　231
COD　168
CSF　213
CYP　149,214
DDS　266
DFT　32
DHA　142
DI　201,281,295
Disaster Medical Assistance Team　308
DMAT　308
DNA　78,89,90,95,105,106,130
DNA ウイルス　134

DNA 損傷修復　158
DNA ポリメラーゼ　96
DO　167
DPD 法　165
drug information　201
DSC　51,249
DTA　51,249
E1 型反応　61
E2 型反応　61
EBM　202
EDTA　48
EI　50
EIA　54
EM　151
EMIT　54
EPA　142
ESI　50
ESR　35
ES 細胞　105,189
extensive metabolizer　151
$E, Z$ 表示　58
Fas リガンド　107
Fischer 比　288
FMO　149
FPIA　54
G タンパク質　102,174
G タンパク質共役型受容体　174
$G_1$ 期　105,106
$G_2$ 期　105,106
GABA$_A$ 受容体　175
GC　52
GC 用検出器　52
GER　206
GFR　296,298
GI 値　143
GM カウンタ　35
GPCR　174
HCFC　163
HDL コレステロール　144
head to tail　85
HFC　163
HLB　231
HPLC　81
IARC　138
ICP　50
ICP-質量分析法　50
ICT　300
IF　295
IgG　53
iPS 細胞　105,189
IR　34
IUPAC　24
Japan Coma Scale　294
JCS　294
K 値　145
LAT　148
LCM　252
M 期　105,106
MALDI　50
MASP 複合体　124
MBL 結合セリンプロテアーゼ複合体
　124

MDR-1　148
medical representatives　201
MHC 分子　126
MR　201
MRI　54
mRNA　96,102
MRP　148
MS　50
MS/MS　50
$m/z$　50,66
N-アセチルシステイン　157
N 末端　92
NaI(Tl)シンチレーションカウンタ　35
ncRNA　95
NK 細胞　126
NMR　35,50,67
NPC/N　31
NST　300
NTP　24
$n \rightarrow \pi^*$ 遷移　48
ODS　51
ODT　209
ORD　50
ORT　278
OT　277
OTC 医薬品　189,305-308
O/W 型　235
p 軌道　55
P 糖タンパク質　148,206,218
PAH　146
PAMPs　126
PAN　172
PCB　156
PCT　300
PET　54,160
PFC　163
pH 分配仮説　207
PM　151
PMDA　18,196,199,295
PMDA メディナビ　201
polycyclic aromatic hydrocarbon　146
POMR　292
poor metabolizer　151
POS　201,290,292
PPN　288
PRTR 法　173
PT　277
PUT　300
R 点　106
$R, S$ 表示　58
RCT　197
rec アッセイ　155
$R_f$ 値　52
RIA　54
RNA　95
RNA ウイルス　134
rRNA　96
S9mix　155
S 期　105,106
s 軌道　55
SATP　24
SC　127

SI　23
SLC タイプ　148
$S_N1$ 反応　61
$S_N2$ 反応　61
SOAP 形式　202, 290, 292
sp 混成軌道　56
$sp^2$ 混成軌道　56
$sp^3$ 混成軌道　55
SPE　53
SPECT　54
ST　278
STD　140
STP　24

SUL　214
T 細胞　126
tail to tail　85
TCA 回路　→クエン酸回路を見よ
TDI　154
TDM　281
TG　50
TLC　52, 81
TOC　166
TORCH 症候群　140
TPN　288
tRNA　96
TTS　209, 267

UDP-グルクロン酸転移酵素　150
UGT　214
UV　34
VB 法　32
Vis　34
VSD　154
WECPNL　170
WHO　138
W/O 型　235
X 線結晶解析　50
X 線結晶構造解析　67
X 線撮影　54
X 線 CT　54

# 執筆者一覧

## 【編集委員】

**鍛冶 利幸（かじ としゆき）**
[4.2 節, 7 章]
1988 年 富山医科薬科大学（現・富山大学）大学院薬学研究科博士後期課程（医療薬科学専攻）修了．薬学博士．1988 年 富山医科薬科大学附属病院助手，1990 年 北陸大学薬学部助手，講師，助教授を経て，2003 年 同大教授．2010 年より東京理科大学薬学部薬学科教授．

**花輪 剛久（はなわ たけひさ）**
[1.1 節（1.1.3 項を除く），1.2 節，5.5.1～3 項]
1991 年 千葉大学大学院薬学研究科修了．薬学博士．東京女子医科大学病院薬剤部などを経て，1998 年 山梨医科大学（現・山梨大学）医学部附属病院薬剤部．2001 年同大助教授，2007 年より同校准教授，副薬剤部長．2005～2006 年米国ミネソタ大学薬学部．2012 年より東京理科大学薬学部薬学科教授．

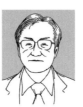

**嶋田 修治（しまだ しゅうじ）**
[2.1 節, 2.2 節, 6.1 節]
2005 年 富山医科薬科大学（現・富山大学）大学院薬学研究科博士後期課程修了．博士（薬学）．1992 年 東京大学医学部附属病院薬剤部，1997 年 石川島播磨重工業健康保険組合病院薬剤科を経て，2006 年より東京理科大学薬学部薬学科准教授．

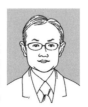

**東 達也（ひがし たつや）**
[3.1.5 項, 3.3 節]
1993 年 金沢大学薬学研究科修士課程修了．博士（薬学）．1993 年 日本グラクソ株式会社筑波研究所，1995 年 金沢大学薬学部教務職員，同大学助手，講師，助教授，静岡県立大学薬学部准教授を経て，2011 年より東京理科大学薬学部薬学科教授．

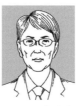

**真野 泰成（まの やすなり）**
[3.1.6 項, 6.2 節]
2006 年 金沢大学大学院自然科学研究科博士後期課程修了．博士（薬学）．金沢大学医学部附属病院薬剤部，国際医療福祉大学薬学部助教，講師を経て，2015 年より東京理科大学薬学部薬学科准教授．

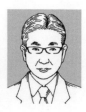

**羽田 紀康（はだ のりやす）**
[3.6 節, 5.2.10 項]
1994 年 名古屋市立大学大学院薬学研究科博士後期課程修了．博士（薬学）．共立薬科大学助手，慶應義塾大学薬学部准教授を経て 2016 年より年東京理科大学薬学部薬学科教授．

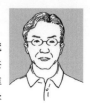

**髙澤 涼子（たかさわ りょうこ）**
[3.8 節]
2002 年 東京理科大学大学院薬学研究科博士課程修了．博士（薬学）．2002 年 東京理科大学ゲノム創薬研究センターポストドクトラル研究員．2007 年 東京理科大学薬学部薬学科助教を経て，2012 年より同大講師．

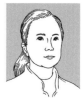

**礒濱 洋一郎（いそはま よういちろう）**
[5.1 節, 5.2 節（5.2.10 項を除く）]
1989 年 熊本大学薬学研究科修士課程修了．博士（薬学）．1991 年 熊本大学薬学部教務員，助手，助教授，同大大学院医学薬学研究部助教授，准教授などを経て 2013 年より東京理科大学薬学部薬学科教授．

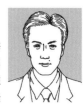

## 【執筆者】

**根岸 健一（ねぎし けんいち）**
[1.1.3 項, 1.3 節, 1.4 節]
2000 年 北里大学大学院薬学研究科博士課程修了．博士（臨床薬学）．2000 年 北里大学薬学部助手，2006 年 武蔵野大学薬学部講師を経て，2010 年より東京理科大学薬学部薬学科准教授．

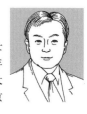

執筆者一覧

**伊集院 一成（いじゅういん かずしげ）**
[2.3 節, 2.4 節]
1988 年 東京理科大学薬学部薬学科卒業．博士（薬学）．外資系製薬企業開発部勤務後, 1990 年より保険薬局勤務. 2004 年 東京理科大学薬学部薬学科非常勤講師, 2008 年より同大教授（併任）.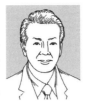

**後藤 了（ごとう さとる）**
[3.1.1～3.1.3 項, 3.2 節]
1993 年 徳島大学大学院博士後期課程修了．博士（薬学）．同学薬学部助手, 国際医療福祉大学薬学部准教授を経て 2012 年 東京理科大学薬学部生命創薬科学科教授.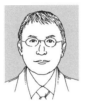

**横山 英志（よこやま ひでし）**
[3.1.1～3.1.3 項]
2002 年 東京大学大学院薬学系研究科博士課程修了．博士（薬学）．2002 年 産業技術総合研究所非常勤職員, 2006 年 静岡県立大学薬学部助手, 助教, 2011 年 同大講師を経て, 2016 年より東京理科大学薬学部生命創薬科学科准教授.

**西川 元也（にしかわ まきや）**
[3.1.4 項, 5.4 節]
1995 年 京都大学大学院薬学研究科博士後期課程退学．博士（薬学）．1995 年 京都大学薬学部助手, 2002 年 同校大学院薬学研究科准教授, 2017 年より東京理科大学薬学部薬学科教授.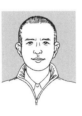

**月本 光俊（つきもと みつとし）**
[3.2.1 項, 3.7.6 項, 4.2.1 項]
2006 年 静岡県立大学大学院薬学研究科博士課程修了．博士（薬学）．2006 年 東京理科大学薬学部助手, 助教, 2014 年 同大薬学部講師, 2017 年より同大准教授.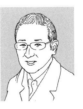

**稲見 圭子（いなみ けいこ）**
[3.4 節, 3.5 節]
2003 年 共立薬科大学大学院薬学研究科博士後期課程修了．博士（薬学）．2003 年 米国国立がん研究所博士研究員, 2008 年 東京理科大学薬学部有機薬化学研究室嘱託講師, 講師を経て, 2016 年より同大准教授.

**秋本 和憲（あきもと かずのり）**
[3.7 節]
1996 年 東京理科大学大学院薬学研究科修了．博士（薬学）．1996 年 横浜市立大学医学部医学科助教を経て, 2012 年より東京理科大学薬学部生命創薬科学科准教授.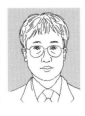

**原田 陽介（はらだ ようすけ）**
[3.9.1 項, 3.9.2 項]
2000 年 北海道大学大学院薬学研究科博士課程修了．博士（薬学）．米国ラホヤアレルギー免疫研究所博士研究員, 東京理科大学生命科学研究所助教を経て, 2015 年より同大薬学部生命創薬科学科講師.

**早川 洋一（はやかわ よういち）**
[3.9.3 項, 3.9.4 項]
1985 年 東京大学大学院農学系研究科農芸化学専攻博士課程修了, 農学博士. 1993 年 東京大学分子細胞生物学研究所助教授を経て, 2004 年より東京理科大学薬学部生命創薬科学科教授.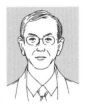

**市原 学（いちはら がく）**
[4.1 節]
1988 年 名古屋大学医学部卒業, 1993 年 名古屋大学医学部助手, 1998 年 名古屋大学大学院医学系研究科助教授（2006 年 准教授), 1999 年 文部省在外研究員, 2004 年 名古屋大学産業医, 2014 年より東京理科大学薬学部薬学科教授.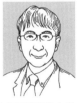

**吉澤 一巳（よしざわ かずみ）**
[5.1 節, 5.2 節 (5.2.10 項を除く)]
2001 年 星薬科大学大学院薬学研究科博士前期課程修了．博士（薬学）．2001 年 日本医科大学千葉北総病院薬剤部, 2011 年 筑波大学附属病院薬剤部を経て, 2013 年より東京理科大学薬学部薬学科講師.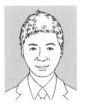

## 執筆者一覧

**佐藤 嗣道（さとう つぐみち）**
[5.3 節]

1995 年 東京医科歯科大学大学院医学系研究科博士課程修了．博士（医学）．北海道女子大学（現 北翔大学）人間福祉学部講師，東京大学大学院医学系研究科薬剤疫学講座特任助教を経て，2013 年より東京理科大学薬学部薬学科講師．

**山下 親正（やました まさちか）**
[5.5.4 項, 5.5.5 項]

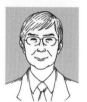

1984 年 九州大学大学院薬学研究科修士課程修了．同年大塚製薬株式会社製剤研究所に入社，1991 年 徳島大学大学院薬学研究科博士課程修了（薬学博士），2002 年 大塚製薬株式会社 ODPI 事業部研究開発部長を経て，2011 年より東京理科大学薬学部薬学科教授．

**鈴木 立紀（すずき たつのり）**
[6.3 節]

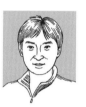

2005 年 東京医科歯科大学大学院医学系研究科内科学専攻博士過程修了，博士（医学）．2005 年 北里大学医学部助手，助教，2009 年 ペンシルバニア大学医学部客員研究員，博士研究員，2014 年 昭和大学臨床薬理研究所助教を経て，2017 年より東京理科大学薬学部薬学科准教授．

**河野 弥生（かわの やよい）**
[6.4 節]

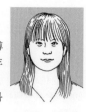

2002 年 星薬科大学大学院薬学研究科博士前期課程修了，博士（薬学）．2001 年 東京女子医科大学病院薬剤部を経て，2013 年より東京理科大学薬学部薬学科助教．

**上村 直樹（かみむら なおき）**
[6.5.1 項, 6.5.2 項]

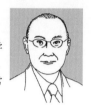

1986 年 東京理科大学薬学部卒業，薬学博士．1983 年 富士見台調剤薬局開設，1998 年 東京理科大学薬学部薬学科非常勤講師を経て，2006 年より同大教授．

**鹿村 恵明（しかむら よしあき）**
[6.5.3 項, 6.5.4 項]

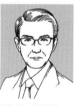

1988 年 昭和薬科大学薬学部卒業．博士（薬学）．1988 年 サンド薬品株式会社，1989 年 足利中央病院を経て，2005 年より有限会社グッドファーマシー代表取締役，2008 年より東京理科大学薬学部薬学科教授（併任）．

理工系の基礎　薬学

平成 30 年 3 月 31 日　発　行

著作者　薬学 編集委員会

発行者　池　田　和　博

発行所　丸善出版株式会社
〒101-0051　東京都千代田区神田神保町二丁目17番
編集：電話 (03) 3512-3261／FAX (03) 3512-3272
営業：電話 (03) 3512-3256／FAX (03) 3512-3270
https://www.maruzen-publishing.co.jp/

Ⓒ 東京理科大学，2018

組版印刷・製本／三美印刷株式会社

ISBN 978-4-621-30283-5　C 3047　　　　　Printed in Japan

**JCOPY** 〈(社)出版者著作権管理機構　委託出版物〉
本書の無断複写は著作権法上での例外を除き禁じられています．複写
される場合は，そのつど事前に，(社)出版者著作権管理機構(電話
03-3513-6969，FAX 03-3513-6979，e-mail：info@jcopy.or.jp)の許
諾を得てください．